临床各科室护理与护理管理

LINCHUANG GEKESHI HULI YU HULIGUANLI

马　姝　王　迎　曹洪云　李　玫　主编

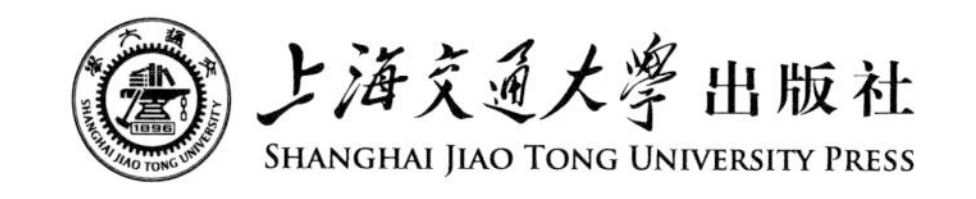

内容提要

本书对临床各科室护理和护理管理进行阐述。重点讲解了手术室护理、心内科护理、肿瘤内科护理、甲乳外科护理、血液透析室护理等内容，包含疾病的病因、临床表现、辅助检查、治疗原则、护理评估、护理措施及健康指导。本书适合医院各级护士与医学院在校学生阅读使用。

图书在版编目（CIP）数据

临床各科室护理与护理管理 / 马姝等主编. --上海 ：上海交通大学出版社，2021.12

ISBN 978-7-313-26096-3

Ⅰ. ①临… Ⅱ. ①马… Ⅲ. ①护理学 Ⅳ. ①R47

中国版本图书馆CIP数据核字（2021）第262922号

临床各科室护理与护理管理

LINCHUANG GEKESHI HULI YU HULIGUANLI

主　　编：马　姝　王　迎　曹洪云　李　玫

出版发行：上海交通大学出版社

地　　址：上海市番禺路951号

邮政编码：200030

电　　话：021-64071208

印　　制：广东虎彩云印刷有限公司

经　　销：全国新华书店

开　　本：787mm×1092mm 1/16

印　　张：20.75

字　　数：528千字

插　　页：2

版　　次：2023年1月第1版

印　　次：2023年1月第1次印刷

书　　号：ISBN 978-7-313-26096-3

定　　价：198.00元

编委会

◎ 主　编

马　姝（山东省聊城市人民医院脑科医院）

王　迎（山东省济宁市金乡宏大医院）

曹洪云（山东省泰安市泰山区人民医院）

李　玫（山东省聊城市人民医院）

◎ 副主编

韩笑笑（济宁医学院附属金乡医院）

杨　莹（中国人民解放军联勤保障部队北戴河康复疗养中心）

贾　苑（湖北省宜城市人民医院）

李　莎（山东中医药大学附属医院）

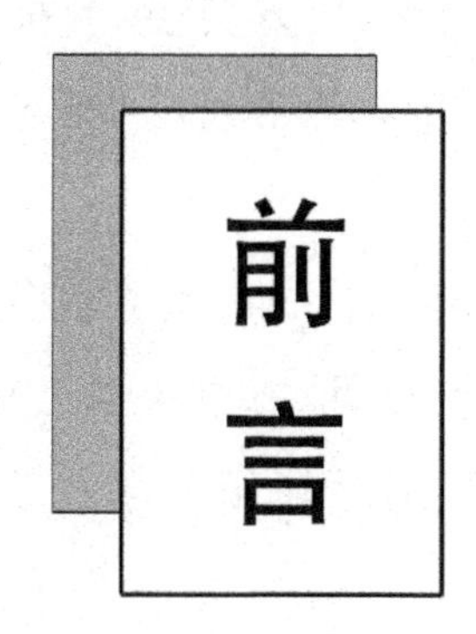

护理学是以自然科学和社会科学理论为基础,研究维护、促进、恢复人类健康的护理理论和技能的综合性应用科学。近年来,随着人民群众对护理服务需求的日益加大和越来越多的新理念、新技术、新方法融入到临床护理工作当中,临床护理工作模式和临床护理服务内容发生了巨大的变化。

此外,护理管理学作为构成护理教育和指导护理实践的重要学科之一,将管理学的原理和方法应用到了护理领域当中,护理管理的水平将直接影响医院管理的水平和卫生事业的发展。因此,护理工作者不仅要具备扎实的专业知识和熟练的专业技能,而且还要掌握一定的护理管理能力,这是每一位护理工作者的重要学习任务之一。

目前,在各级医院中广泛存在着护士经验不足、知识缺乏的年轻化现象,这导致了医疗护理水平的提高出现滞缓。为了让更多的护理工作者掌握牢固的护理理论和护理操作技能,学习护理管理方法,满足广大患者不同层次的健康需要,我们特编写《临床各科室护理与护理管理》一书,旨在提高护理工作者在临床护理工作中解决实际问题的能力。

本书由工作在临床一线的护理专家和护理骨干,结合自身多年临床实践与教学经验进行编写。以循证护理为基础,结合中西方最新的科学研究成果,重点讲解了基础护理技术、麻醉护理、手术室护理、心内科护理、肿瘤内科护理、甲乳外科护理等内容。本书重点介绍了疾病的病因、临床表现、辅助检查、治疗原则、护理评估、护理措施及健康指导;涉及了血液透析室、体检科、重症医学科等专科护理内容。同时,本书对护理管理的部分内容进行了系统的阐述。本书内容丰富,涵盖知识点全面,叙述清晰,重点突出,且融入中西方先进的护理理论与技术,具有实用性、科学性、新颖性、指导性的特点,希望可以为广大的护理工作者和护理教学工作者提供重要参考。

由于本书参考了众多中西方护理学专著,内容较多;加之编写时间仓促,编写风格不尽相同,书中存在的疏漏与不当之处,希望广大读者见谅,并提出意见和建议,以便我们后期修正与学习。

《临床各科室护理与护理管理》编委会

2021年6月

目录

第一章　基础护理技术

第一节　身体活动管理

一、移动技术

(一)目的

协助不能自行移动的患者进行床上移动,以达到患者舒适的目的。

(二)操作前准备

1.告知患者

操作目的、方法、注意事项、配合方法。

2.评估患者

(1)病情、意识状态、皮肤情况、活动耐力及配合程度。

(2)肢体活动能力、体重,有无约束、伤口、引流管、骨折和牵引等。

3.操作护士

着装整洁、修剪指甲、洗手、戴口罩。

4.物品准备

快速手消毒剂,必要时备软枕。

5.环境

整洁、安静。

(三)操作步骤

1.协助患者移向床头

(1)一人协助法:适用于轻症或疾病恢复期患者。①核对患者腕带、床头卡。②固定床脚刹车,妥善安置各种管道。③视病情放平床头,将软枕横立于床头。④患者仰卧屈膝,双手握住床头栏杆,也可搭在护士肩部或抓住床沿。⑤护士一手托在患者肩部,另一手托住臀部,同时让患者两臂用力,脚蹬床面,托住患者的重心顺势向床头移动。⑥放回软枕,根据病情摇起床头。⑦固定管道,整理床单位。⑧洗手。

(2)二人协助法:适用于重症或体重较重的患者。①同一人协助法①～③。②患者仰卧屈膝。③两位护士分别站在床的两侧，交叉托住患者颈肩部和臀部，或一人托住颈肩部及腰部，另一人托住臀部及腘窝部，两人同时抬起患者移向床头。④放回枕头。⑤协助患者取舒适卧位，固定管道，整理床单位。⑥洗手。

2.协助患者翻身侧卧

(1)一人协助法：适用于体重较轻的患者。①核对患者腕带、床头卡。②固定床脚刹车，妥善安置各种管道。③患者仰卧，两手放于腹部。④将患者肩部、臀部移向护士侧床沿，护士两腿分开 11～15 cm，以保持平衡，使重心稳定。⑤护士将患者近侧肩部稍托起，一手伸入肩部，并用手臂扶托颈项部，另一手移至对侧肩背部，用合力抬起患者上身移至近侧；再将患者臀部、双下肢移近并屈膝，使患者尽量靠近护士。⑥护士一手托肩，一手扶膝，轻轻将患者转向对侧，背向护士。⑦按侧卧要求，在患者背部及所需部位垫上软枕。⑧固定管道，整理床单位。⑨洗手。⑩记录翻身时间和皮肤情况。

(2)二人协助法：适用于重症或体重较重的患者。①同一人协助法①～③。②两名护士站在床的同一侧，一人托住患者颈肩部和腰部，另一人托住患者臀部和腘窝部，两人同时抬起患者移向近侧。③分别托住患者的肩部、腰部、臀部和膝部，轻轻将患者翻向对侧。④同一人协助法⑦～⑩。

(四)注意事项

(1)注意各种体位转换间患者的安全，保护管道。

(2)注意体位转换后患者的舒适；观察患者病情、生命体征的变化，记录体位维持时间。

(3)协助患者体位转换时，不可拖拉，注意节力。

(4)被动体位的患者翻身后，应使用辅助用具支撑体位保持稳定，确保肢体和关节处于功能位。

(5)注意患者各种体位受压处的皮肤情况，做好预防压疮的护理。

(6)颅脑手术后，不可剧烈翻转头部，应取健侧卧位或平卧位。

(7)颈椎或颅骨牵引的患者，翻身时不可放松牵引。

(8)石膏固定和伤口较大的患者翻身后应使用软垫支撑，防止局部受压。

(五)评价标准

(1)患者和(或)家属能够知晓护士告知的事项，对服务满意。

(2)卧位正确，管道通畅。

(3)护理过程安全，患者局部皮肤无擦伤，无其他并发症。

(4)操作规范，动作熟练。

二、运送技术

(一)目的

运送不能下床的患者。

(二)操作前准备

1.告知患者

操作目的、方法、注意事项、配合方法。

2.评估患者

(1)病情、意识状态、体重及配合能力。

(2)躯体活动能力、皮肤情况。

(3)有无约束、各种管道情况、身体有无移动障碍。

3.操作护士

着装整洁、修剪指甲、洗手、戴口罩。

4.物品准备

轮椅、平车、被单。

5.环境

运送环境安全。

(三)操作步骤

(1)轮椅运送:①携用物至患者床旁,核对腕带、床头卡。②从床上向轮椅移动时,在床尾处备轮椅,轮椅应放在患者健侧,固定轮椅。③协助患者下床、转身,坐入轮椅后,放好足踏板。④患者坐不稳或轮椅下斜坡时,用束腰带保护患者。⑤下坡时,倒转轮椅,使轮椅缓慢下行,患者头及背部应向后靠。⑥从轮椅向床上移动时,推轮椅至床尾,轮椅朝向床头,并固定轮椅。⑦协助患者站起、转身、坐至床边。⑧协助患者取舒适卧位,整理用物及床单位。⑨洗手。

(2)平车运送:①携用物至患者床旁,核对腕带、床头卡。②挪动法适用于能在床上配合移动的患者。将平车推至与床平行,并紧靠床边,固定平车,将盖被平铺于平车上,协助患者移动到平车上,盖好被单。③搬运法。儿童或体重较轻者可采用1人搬运法;不能自行活动或体重较重者采用2~3人搬运法;病情危重或颈、胸、腰椎骨折患者采用4人以上搬运法。应先将平车推至床尾,使平车头端与床尾成钝角,固定平车,1人或1人以上人员将患者搬运至平车上,盖好被单。④拉起护栏。⑤头部置于平车的大轮端。⑥推车时小轮在前,车速适宜,护士站于患者头侧,上下坡时应使患者头部在高处一端。⑦返回病房时,同法移回病床,协助患者取舒适卧位。⑧整理用物及床单位。⑨洗手。

(四)注意事项

(1)使用前应先检查轮椅和平车,保证完好无损方可使用;轮椅、平车放置位置合理,移动前应先固定。

(2)轮椅、平车使用中注意观察病情变化,确保安全。

(3)保证患者安全,注意保暖,骨折患者应固定好骨折部位再搬运。

(4)遵循节力原则,速度适宜。

(5)在搬运过程中,妥善安置各种管道,避免牵拉。

(五)评价标准

(1)患者和(或)家属能够知晓护士告知的事项,对服务满意。

(2)护理过程安全,患者出现异常情况时,护士处理及时。

三、预防跌倒

(一)目的

评估患者及客观存在的危险因素,采取防止患者跌倒的有效措施,保证患者安全。

(二)操作前准备

1.告知患者和(或)家属

(1)操作目的、注意事项、配合方法。

(2)预防跌倒的方法。

2.评估患者

(1)病情、年龄、意识、自理能力、步态、合作程度、心理状态。

(2)用药、既往病史、目前疾病状况等。

3.操作护士

着装整洁、修剪指甲、洗手、戴口罩。

4.物品准备

根据患者情况适时准备污物桶、快速手消毒剂、隔离衣。

5.环境

(1)地面、各种标识、灯光照明、病房设施。

(2)易跌倒的因素。

(3)整洁、私密、温度适宜。

(三)操作步骤

(1)穿隔离衣,携用物至患者床旁,核对腕带、床头卡。

(2)协助患者取舒适、安全卧位。

(3)定时巡视患者,严密观察患者的生命体征及病情变化,施行合理安全陪护。

(4)遵医嘱按时给患者服药,告知患者服药后注意事项;患者服药后,密切观察患者状况。

(5)将病床调至最低位置,并固定好脚刹,必要时加床挡。

(6)患者坐椅稳定,螺丝固定牢固。

(7)呼叫器、便器等常用物品放在患者易取处。

(8)搬运患者时将平车(轮椅)固定,防止滑动,就位后拉好护栏。

(9)创造良好的病室安全环境,保持地面干净无水迹,走廊畅通、无障碍物,光线明亮。

(10)加强与患者及家属的交流沟通,关注患者的心理需求,给予必要的生活帮助和护理。

(11)整理用物及床单位,将用物按医疗垃圾分类处理。

(12)脱隔离衣,洗手、记录。

(四)注意事项

(1)做好防止患者跌倒的宣教工作。

(2)对年老体弱、活动不便者,下床活动时应有保护措施。

(五)评价标准

(1)患者和(或)家属能够知晓护士告知的事项,对服务满意。

(2)操作规范,动作娴熟。

(3)护理过程安全。

(李　莎)

第二节 铺 床 法

一、备用床

(一)目的

保持病室整洁,准备接收新患者。

(二)操作前准备

1.操作护士

着装整洁、修剪指甲、洗手、戴口罩。

2.物品准备

床、床垫、床褥、棉被或毛毯、枕芯、床罩或床单、被套、枕套。

3.环境

环境整洁、安静。

(三)操作过程

(1)移开床旁桌、椅置于适宜位置。

(2)用物按使用顺序放于床旁椅上。

(3)检查床垫。

(4)将床褥齐床头平放于床垫上,并铺平。

(5)铺床单或床罩。

(6)将棉被或毛毯套入被套内。

(7)两侧内折后与床内沿平齐。

(8)尾端塞于床垫下。

(9)套枕套,将枕头平放于床头正中。

(10)移回床旁桌、椅。

(11)处理用物,洗手。

(四)注意事项

(1)注意省时、节力,防止职业损伤。

(2)铺床时病室内应无患者进食或治疗。

(五)评价标准

(1)用物准备齐全。

(2)床单位整洁、美观。

二、麻醉床

(一)目的

便于接收和护理手术后的患者;保证患者安全、舒适,预防并发症。

（二）操作前准备

1.评估患者

病情、手术和麻醉方式。

2.操作护士

着装整洁、修剪指甲、洗手、戴口罩。

3.物品准备

(1)床上用物：床垫、床褥、棉被或毛毯、枕芯、床罩、一次性中单、被套、枕套。

(2)麻醉护理盘：治疗巾、开口器、舌钳、通气导管、牙垫、弯盘、吸氧管、吸痰管、棉签、压舌板、镊子、无菌纱布。

(3)其他：心电监护仪、听诊器、血压计、吸氧装置、吸痰装置、生理盐水、手电筒、胶布、护理记录单、笔、输液架。

4.环境

麻醉环境安静、整洁。

（三）操作过程

(1)移开床旁桌、椅置于适宜位置。

(2)用物按使用顺序放于床旁椅上。

(3)从床头至床尾铺平床褥后，铺上床罩，根据患者手术麻醉情况和手术部位铺中单。

(4)将棉被或毛毯套入被套内。

(5)盖被尾端向上反折，齐床尾。

(6)将背门一侧盖被塞于床垫下，对齐床沿。

(7)将近门一侧盖被边缘向上反折，对齐床沿。

(8)套枕套后，将枕头横立于床头正中。

(9)移回床旁桌、椅。

(10)处理用物。

(11)洗手。

（四）注意事项

(1)注意省时、节力，防止职业损伤。

(2)枕头平整、充实。

(3)病室及床单位整洁、美观。

（五）评价标准

(1)用物准备齐全。

(2)操作过程规范，符合省时、省力原则。

(3)床单位整洁、美观，符合术后护理要求。

三、卧床患者更换床单

（一）目的

为卧床患者更换床单，保持清洁，增进舒适。

(二)操作前准备

1.告知患者

更换床单的目的及过程,教会患者配合的方法。

2.评估患者

(1)病情、意识、身体移动能力及合作程度。

(2)有无肢体活动障碍、偏瘫和骨折。

(3)有无引流管、输液管及伤口,有无尿、便失禁。

(4)年龄、性别、体重、心理状态与需求。

3.操作护士

着装整洁、修剪指甲、洗手、戴口罩。

4.物品准备

护理车、清洁的大单、一次性中单、被套、枕套、床刷、半湿状布套及污衣袋等。

5.环境

环境安静、整洁。

(三)操作过程

(1)根据需要移开床旁桌、椅。

(2)松开固定在床单上的各种引流管,防止引流管脱落。

(3)移枕头,协助患者移向对侧。

(4)松开近侧各层床单,将其上卷于中线处塞于患者身下。

(5)扫床。

(6)按序依次铺近侧各层床单。

(7)移枕头,协助患者移至近侧。

(8)同法,铺另一侧。

(9)整理盖被,更换枕套。

(10)固定引流管。

(11)协助患者取舒适卧位,必要时加上床挡。

(12)整理用物,洗手。

(四)注意事项

(1)保证患者安全,体位舒适。

(2)注意节力。

(3)注意观察患者病情变化。

(五)评价标准

(1)用物准备齐全。

(2)操作过程规范,符合省时、省力原则。

(3)床单位整洁、美观,患者安全舒适。

(王　迎)

第三节 静脉输液

静脉输液是利用液体重量所产生的液体静压和大气压的作用，将大量的灭菌溶液、电解质或药物等由静脉输入体内的方法，又称静脉滴注。依据穿刺部位的不同静脉输液可分为周围静脉输液和中心静脉输液。

一、静脉输液的目的与常用溶液

在临床治疗过程中，由医师依据患者的病情和治疗的需要为患者制定输液方案，由护士按照医师的医嘱具体执行输液操作。

（一）静脉输液的目的

（1）补充血容量，维持血压，改善微循环：常用于治疗严重烧伤、各种原因引起的大出血、休克等。

（2）补充水和电解质，以维持或调节酸碱平衡：常用于纠正各种原因引起的水、电解质和酸碱平衡失调，如腹泻、大手术后、禁食、剧烈呕吐的患者。

（3）输入药物，达到控制感染、解毒和治疗疾病的目的：常用于各种感染、中毒的患者。

（4）补充营养和热量，促进组织修复，维持正氮平衡：常用于禁食、胃肠道吸收障碍或不能经口腔进食（如昏迷、口腔疾病）、慢性消耗性疾病的患者。

（5）输入脱水剂，提高血浆渗透压，以达到降低颅压、预防或减轻脑水肿、改善中枢神经系统功能的目的，同时借高渗作用，达到利尿消肿的目的。

（二）常用溶液的种类及作用

常用溶液可以分为晶体溶液和胶体溶液两大类。

1.晶体溶液

晶体溶液是指溶液中的溶质分子或离子均＜1 nm，当用一束光通过时不出现反射现象。晶体溶液相对分子质量小，在血管内停留时间短，对维持细胞内外水分的相对平衡有着重要意义。临床常用的晶体溶液按其目的又可分为维持输液剂和补充输液剂（修复输液剂）。维持输液剂用于补充机体的不显性失水，如呼吸与皮肤蒸发、排尿失水等。补充输液剂用于补充机体病理性体液丢失，治疗水、电解质和酸碱失衡。常用晶体溶液如下。

（1）5%～10%葡萄糖溶液：主要用于供给水分和热量。

（2）0.9%氯化钠、5%葡萄糖氯化钠、复方氯化钠等溶液：主要用于供给电解质。

（3）5%碳酸氢钠、11.2%乳酸钠等溶液：主要用于纠正酸中毒，调节酸碱平衡。

（4）20%甘露醇、25%山梨醇、25%～50%葡萄糖注射液等：主要用于利尿脱水。

2.胶体溶液

胶体溶液是指溶液中的溶质分子或离子在1～100 nm，当一束光通过时可出现光反射现象。胶体溶液相对分子质量大，在毛细血管内存留时间长，可提高血管内胶体渗透压，将组织间液的水分吸入血管内，使血浆量增加，维持有效血容量，消除水肿。当给患者输入大量晶体溶液扩容后，有可能使血浆胶体渗透压显著降低，为了维持血容量，需要适当补充胶体溶液以维持扩容效应。常用胶体溶液如下。

(1)中分子右旋糖苷和低分子右旋糖苷:为水溶性多糖类高分子聚合物,中分子右旋糖苷(平均相对分子质量为7.5万左右)能提高血浆胶体渗透压,扩充血容量;低分子右旋糖苷(平均相对分子质量为4万左右)能降低血液黏滞度,改善微循环,防止血栓形成。

(2)羟乙基淀粉、氧化聚明胶和聚维酮:作用与低分子右旋糖苷相似,扩容效果良好,输入后可增加循环血量和心排血量。多用于失血性休克、大面积烧伤的患者。

3.其他

用于特定治疗目的,如浓缩清蛋白注射液,可维持胶体渗透压,减轻组织水肿;水解蛋白注射液,用以补充蛋白质;静脉营养液,能供给患者热量,维持机体正氮平衡,并供给各种维生素、矿物质,多用于不能进食的重症患者。

二、静脉输液的部位及其选择

静脉输液时可依据患者的年龄、病情、治疗的目的、病程长短、所输药物的性质、患者的合作程度等选择合适的静脉穿刺部位。

(一)常用的静脉穿刺部位

1.周围浅静脉

(1)上肢浅静脉:包括手背静脉网、头静脉、贵要静脉、肘正中静脉等,对多数患者而言这些静脉比较表浅且安全。

(2)下肢浅静脉:包括足背静脉网、大隐静脉、小隐静脉等。由于下肢静脉活动受限,易形成血栓,且可迅速播散至深部静脉,有造成深静脉栓塞的危险,因而比较少用。

(3)头皮静脉:多用于0~3岁的婴幼儿。此年龄段小儿头皮有较多的浅层静脉,易固定且活动限制最少,因此婴幼儿输液多选头皮静脉。常用头皮静脉有颞浅静脉、额静脉、枕静脉和耳后静脉。

2.颈外静脉

颈外静脉是颈部最大的浅静脉,其走行表浅,位置较恒定,需长期持续输液或需要静脉高营养的患者多选此部位。

3.锁骨下静脉

锁骨下静脉位置较固定,管腔较大。由于管腔较粗,血量较多,输入液体随即被稀释,对血管的刺激性较小。当输入大量高浓度溶液或刺激性较强的药物时,可选择此部位。

(二)选择穿刺部位的原则

选择穿刺部位一般遵循以下原则。

1.根据静脉穿刺的目的和治疗时间选择

休克或大出血患者需要短时间内输入大量液体时,可选用较大静脉;需要长期输液时,则可由远端末梢小静脉开始选择,有计划地使用静脉血管。

2.根据药物的性质选择

刺激性较大、黏度大的药物,一般选用较粗大的血管。

3.根据穿刺局部的皮肤及静脉状况选择

一般多选择平滑、柔软、有弹性的静脉,不可选用硬化、栓塞、局部有炎症的静脉,注意避开感染、瘢痕、血肿、破损及患皮肤病的部位,已多次穿刺的部位应避免再次穿刺。

4.根据患者活动和舒适的需要选择

静脉穿刺部位尽量选择患者活动限制最少的部位，如应避开关节部位。

三、周围静脉输液的方法

(一)密闭式静脉输液法

利用原装密封瓶或塑料袋，直接插入一次性输液管进行静脉输液。其优点是污染机会少，操作相对简单，是目前临床最常用的输液方法。

1.目的

同静脉输液的目的。

2.评估

(1)身心状况：①评估患者的年龄、病情、意识状态及心肺功能等以作为合理输液的依据。②评估患者的心理状态及合作程度。

(2)穿刺部位的皮肤、血管及肢体活动情况。

(3)输注药液：包括药物的作用、不良反应、质量、有效期及有无药物配伍禁忌。

3.操作前准备

(1)用物准备：治疗盘内备以下几种物品。一次性输液器、皮肤消毒剂(2.5%碘酊、75%酒精或0.5%碘伏、安尔碘)、无菌棉签、输液液体及药物、加药用注射器、启瓶器及砂轮、弯盘、止血带、治疗巾、输液卡、笔、胶布、带秒针的表，根据需要备网套、输液架、夹板及绷带。

(2)患者准备：了解静脉输液的目的和配合方法，输液前排尿或排便，取舒适卧位。

(3)护士准备：着装整洁、修剪指甲、洗手、戴口罩。

(4)环境准备：清洁、宽敞，光线明亮，方便操作。

4.操作步骤

(1)核对检查：①衣帽整洁、洗手、戴口罩，备齐用物。②核对治疗卡和药液瓶签(药名、浓度、时间)。③检查药液质量。

(2)填写、贴输液瓶贴：根据医嘱填写输液卡，并将填好的输液瓶贴倒贴于输液瓶上。

(3)加药：①套瓶套。②用开瓶器开启输液瓶铝盖的中心部分(若塑料输液瓶直接拉掉盖)，常规消毒瓶塞。③按医嘱加入药物。④根据病情需要有计划地安排输液顺序。

(4)插输液器：检查并打开输液器，将输液器针头插入瓶塞内直到针头的根部，关闭调节器。

(5)核对，解释：携用物至患者床旁，核对患者的床号、姓名、药物名称、浓度、剂量、给药时间和方法，向患者解释操作目的和方法。

(6)排气：①挂输液瓶。②将穿刺针的针柄夹于两手指之间，倒置茂菲滴管，打开调节器，使液体流出。当茂菲滴管内液面达1/2～2/3满时，迅速转正茂菲滴管，使液体慢慢流下，排尽输液管里的空气后，关紧调节器。

(7)选择穿刺部位：备胶布，在穿刺肢体下放置脉枕、治疗巾、止血带。

(8)消毒皮肤：常规消毒穿刺部位皮肤，消毒范围直径≥5 cm。第一次穿刺部位消毒后，在穿刺点上方约6 cm处扎止血带，嘱患者握拳，进行第二次穿刺部位消毒，待干。

(9)再次核对患者的床号、姓名、药物名称、浓度、剂量、给药时间和方法。

(10)再次排气。

(11)静脉穿刺：取下护针帽，针尖斜面向上，与皮肤呈15°～30°进针，见回血后，将针头与皮肤平行，再推进少许。

(12)三松一固定：松开止血带，嘱患者松拳，放松调节器。待液体滴入通畅、患者无不舒适后，胶布固定穿刺针头。

(13)根据患者年龄、病情和药物性质调节输液速度。

(14)再次核对。

(15)撤去治疗巾、脉枕、止血带，协助患者取舒适卧位，整理床单位，将呼叫器放于患者易取处。

(16)整理用物，洗手，记录。

(17)更换液体：先仔细查对，再消毒输液瓶的瓶塞和瓶颈，从第一瓶液体内拔出输液管针头插入第二瓶液体内直到针头的根部，调节好输液滴数。再次查对签名。

(18)输液完毕：①输液结束后，关闭调节器，轻揭胶布，迅速拔出针头，按压穿刺点1～2分钟至无出血，防止穿刺点出血。②整理床铺，清理用物，洗手，做好记录。

5.注意事项

(1)严格执行“三查八对”制度，防止发生差错。

(2)严格执行无菌操作，预防并发症。输液器及药液应绝对无菌，连续输液超过24小时应更换输液器。穿刺部位皮肤消毒若使用0.5%碘伏时应局部涂擦两遍，无需脱碘。使用安尔碘时，试穿刺局部皮肤用原液涂擦1～2遍即可。

(3)注意药物配伍禁忌，药物应现配现用，不可久置。

(4)注意保护血管，选择较粗、直、弹性好的血管，应避开关节和静脉瓣，并选择易于固定的部位。对长期输液者可采取：①四肢静脉从远端小静脉开始。②穿刺时提高穿刺成功率。③输液中加入对血管刺激性大的药物，应先用生理盐水进行穿刺，待穿刺成功后再加药，宜充分稀释，输完药应再输入一定量的等渗溶液，冲尽药液保护静脉。

(5)输液前排尽输液管内的空气，输液过程中及时更换输液瓶及添加药液，防止液体流空，输完后及时拔针，预防空气栓塞。

(6)在输液过程中应加强巡视，注意观察患者输液管是否通畅；针头连接处是否漏水；针头有无脱出、阻塞、移位；滴速是否适宜；患者穿刺部位局部和肢体有无肿胀；有无输液反应等。

(7)移动患者、为患者更衣或执行其他护理活动时，要注意保护穿刺部位，以避免过分牵拉。对婴幼儿、小儿应选用头皮静脉。昏迷或其他不合作的患者，必要时可用绷带或夹板加以固定。

(8)不可在静脉输液的肢体抽取血液化验标本或测量血压。偏瘫患者应避免经患侧肢体输液。

(二)静脉留置针输液法

静脉留置针又称套管针，作为头皮针的换代产品，已成为临床输液的主要工具。其外管柔软无尖，不易刺破或滑出血管，可在血管内保留数天。随着技术的不断完善，静脉留置针输液法在临床的应用越来越广泛。

其优点主要包括以下几个方面：①由于静脉留置针的外管使用的材料具有柔韧性，且对血管的刺激性小，因而在血管内可以保留较长时间。②使用静脉留置针可以减少由于反复穿刺对患者血管的破坏，减轻患者的痛苦及不适感。③可以完成持续或间断给药、补液。④患者活动方便。⑤通过静脉留置针可以完成部分标本的采集。⑥可以减轻护士的工作量，提高工作效率。⑦随时保持静脉通路的通畅，便于急救和给药。适用于长期静脉输液、年老体弱、血管穿刺困难、小儿及全身衰竭的患者。可用于静脉输液、输血,动脉及静脉抽血。

静脉留置针可以分为周围静脉留置针和中央静脉留置针,一般推荐使用周围静脉留置针的方法。依据静脉留置针的种类、患者的情况等,留置针在血管内保留的时间为3~5天,最长不超过7天。

常用的静脉留置针是由针头部与肝素帽两部分组成。针头部内有不锈钢丝导针,导针尖部突出于软硅胶导管针头部。肝素部前端有硬塑活塞,后端有橡胶帽封闭。肝素帽内腔有一中空管道,可容肝素。

1.目的

同密闭式静脉输液法。

2.评估

(1)患者的病情、血液循环状况及自理能力,当前诊断及治疗情况。

(2)患者的心理状态及配合程度。

(3)穿刺部位皮肤、血管状况及肢体活动度。

3.操作前准备

(1)用物准备:同密闭式静脉输液法。另备无菌手套一副、静脉留置针一套、无菌透明敷贴一个、5 mL注射器,输液盘内另备封管液、肝素帽(如果留置针肝素帽是非一次性使用者,可以反复穿刺,可不备肝素帽,只需要常规消毒原来的肝素帽后就可以封管)。

(2)患者准备:同密闭式静脉输液法。

(3)护士准备:着装整洁、修剪指甲、洗手、戴口罩。

(4)环境准备:清洁、宽敞,光线明亮,方便操作。

4.操作步骤

(1)同密闭式静脉输液法(1)~(6)。

(2)连接留置针与输液器:①打开静脉留置针及肝素帽或可来福接头外包装。②手持外包装将肝素帽(或可来福接头)对接在留置针的侧管上。③将输液器连接于肝素帽或可来福接头上。

(3)打开调节器,将套管针内的气体排于弯盘中,关闭调节器。

(4)选择穿刺部位,铺治疗巾,将脉枕置于穿刺肢体下,在穿刺点上方10 cm处扎止血带。

(5)消毒皮肤,消毒范围直径要≥8 cm。待干,备胶布及无菌透明敷贴。

(6)再次核对,旋转松动套管,调整针头斜面。

(7)再次排气,拔去针头保护套。

(8)穿刺:左手绷紧皮肤,右手持针翼在血管上方以15°~30°进针,见回血,放平针翼再进针少许,左手持Y接口,右手后撤针芯约0.5 cm,再持针座将外套管与针芯一同送入静脉,左手固定Y接口,右手撤出针芯。

(9)三松:松开止血带,打开调节器,嘱患者松拳。

(10)固定:待液体流入通畅后,用无菌透明敷贴对留置针管做密闭式固定,用胶布固定Y接口和插入肝素帽的输液器针头及输液管,在胶布上注明日期和时间。

(11)同密闭式静脉输液法(14)~(15)。

(12)封管:当输液完毕,要正确进行封管。拔出输液器针头,常规消毒肝素帽的胶塞,用注射器向肝素帽内注入封管液。

(13)再次输液:常规消毒肝素帽,将输液器上的针头插入肝素帽内,用胶布固定好,调节输液滴数。

(14)输液完毕后处理:不再需要继续输液时,要进行拔管。先撕下小胶布,再撕下无菌透明敷贴,把无菌棉签放于穿刺点前方,迅速拔出套管针,纵向按压穿刺点3～5分钟。

(15)协助患者适当活动穿刺肢体,取舒适卧位,整理床单位,清理用物。

(16)洗手,记录。

5.注意事项

(1)严格执行无菌原则和查对制度。皮肤消毒的面积应大于敷料覆盖的面积;穿刺过程中避免污染外套管。

(2)静脉的选择:应尽量选择相对较粗、直、有弹性、无静脉瓣等利于固定的静脉,避开关节,减轻对血管的机械刺激。成人多选用上肢静脉,以头静脉、贵要静脉、肘正中静脉为宜。由于人体下肢静脉瓣多,血流缓慢,易发生静脉炎,故不常为首选。3岁以下患儿宜选用头皮静脉。

(3)注意药物配伍禁忌,根据医嘱、用药原则、患者的病情以及药物的性质,有计划、合理地安排药物输入的顺序,以达最佳治疗效果。

(4)输液前要注意检查是否排尽输液管及针头内的空气,输液过程中要及时更换输液瓶,输液完毕要及时拔针,防止发生空气栓塞。

(5)在输液过程中应加强巡视,密切观察患者全身及置管局部,每次输液前要仔细检查套管是否在血管内,确认在血管内方可输入药物,防止渗漏到皮下造成组织损伤。如果发现导管堵塞,可以换管重新穿刺或采用尿激酶溶栓,禁忌加压将小血栓冲入血管内,防止造成血栓。每次输液前后,均应检查穿刺部位及静脉走行方向有无红肿,并询问患者有无疼痛与不适。如局部出现红、肿或疼痛反应时,及时拔管,对局部进行理疗处理。对仍需输液者应更换肢体另行穿刺。

(6)留置针保留时间参照产品说明书,要注明置管时间。一般可保留3～5天,不超过7天。连续输液24小时以上者,需每天更换输液器。

(7)封管时要注意边退针边注药,确保正压封管。

(8)向患者做好健康教育,说明药物的作用、可能出现的反应、处理办法及自我监测的内容等,对使用静脉留置针的肢体应妥善固定,注意保护,避免肢体下垂姿势。尽量减少肢体的活动,保持置管局部的清洁,在日常活动中避免污染或被水沾湿。如需要洗脸或洗澡时应用塑料纸将局部包裹好。

四、中心静脉穿刺置管输液

对于长期持续输液、输入高浓度或有刺激性的药物、静脉高营养、抢救危重患者以及周围静脉穿刺困难的患者,可采用中心静脉穿刺置管输液,以使患者能得到及时的治疗,挽救患者的生命。临床中常选用的中心静脉有颈内静脉、颈外静脉、锁骨下静脉。虽然中心静脉输液在临床有广泛的应用,但由于穿刺置管技术要求较高,一般由麻醉师或有经验的医师、护师在严格无菌的条件下完成。

(一)颈外静脉穿刺置管输液

颈外静脉是颈部最大的浅静脉,在下颌角后方垂直下降,越过胸锁乳突肌后缘,于锁骨上方穿过深筋膜,最后汇入锁骨下静脉,其走行表浅,位置较恒定,穿刺置入硅胶管后保留时间长。

1.目的

同密闭式静脉输液法。适用于:①需长期输液而周围静脉穿刺困难的患者。②长期静脉内滴注高浓度、刺激性药物或行静脉内高营养的患者。③外周循环衰竭而需测中心静脉压的患者。

2.评估

(1)患者的病情、意识状况、活动能力;询问普鲁卡因过敏史。

(2)患者的心理状态及配合程度。

(3)穿刺部位皮肤、血管状况。

3.操作前准备

(1)用物准备。①治疗盘内盛:一次性输液器、皮肤消毒剂(2.5%碘酊、75%酒精或0.5%碘伏、安尔碘)、无菌棉签、输液液体、弯盘、输液卡、胶布,根据需要备网套、输液架、夹板及绷带。②无菌穿刺包:带内芯穿刺针两枚(长约6.5 cm,内径2 mm,外径2.6 mm),硅胶管两根(长25~30 cm,内径1.2 mm,外径1.6 mm),平头针两枚,洞巾一块,小纱布一块,纱布数块,镊子一把,无菌手套两副,5 mL、10 mL注射器各一副,尖头刀片一个,弯盘一个。③其他:1%普鲁卡因注射液10 mL、无菌生理盐水、无菌透明敷贴、0.4%枸橼酸钠生理盐水或0.5%肝素生理盐水。

(2)患者准备:了解颈外静脉输液的目的和配合方法;穿刺前做普鲁卡因过敏试验;输液前排尿或排便;取舒适卧位。

(3)护士准备:着装整洁、修剪指甲、洗手、戴口罩。

(4)环境准备:清洁、宽敞,光线明亮,方便操作。

4.操作步骤

(1)洗手,戴口罩。

(2)核对,检查药液:备齐用物,按医嘱备药。核对药液瓶签(药名、浓度、剂量和有效期),检查药液质量。

(3)填写,贴输液瓶贴:根据医嘱填写输液卡,并将填好的输液瓶贴倒贴于输液瓶上。

(4)加药:①套瓶套。②用开瓶器开启输液瓶铝盖的中心部分(若塑料输液瓶直接拉掉瓶盖),常规消毒瓶塞。③按医嘱加入药物。④根据病情需要有计划地安排输液顺序。

(5)插输液器:检查并打开输液器,将输液器针头插入瓶塞内直到针头的根部,关闭调节器。

(6)核对,解释:携用物至患者床旁,核对患者的床号、姓名、药物名称、浓度、剂量、给药时间和方法,向患者解释操作目的和方法。

(7)排气:①挂输液瓶。②排出空气。将穿刺针的针柄夹于两手指之间,倒置茂菲滴管,打开调节器,使液体流出。当茂菲滴管内液面达1/2~2/3满时,迅速转正茂菲滴管,使液体慢慢流下,排尽输液管里的空气后,关紧调节器。

(8)体位:协助患者去枕平卧,头偏向对侧后仰,必要时肩下垫一软枕。

(9)选择、确定穿刺点:操作者站在穿刺部位对侧或头侧。

(10)常规消毒局部皮肤,打开穿刺包,戴无菌手套,铺洞巾。

(11)局部麻醉:助手协助,操作者用细针头连接5 mL注射器抽吸利多卡因注射液,在皮肤穿刺点处做皮丘,并做皮下浸润麻醉。

(12)穿刺:操作者左手绷紧穿刺点上方皮肤,右手持粗针头注射器与皮肤呈45°进针,入皮后改为25°沿颈外静脉方向穿刺。

(13)放置导丝:穿刺成功后,用左手固定穿刺针管,右手将导丝自穿刺孔插入,导丝插入长度约40 cm时拔出穿刺针。

(14)扩皮:沿着导丝插入扩张器,接触皮肤后按同一方向旋转,随导丝进入血管后撤出扩张器，并以左手用无菌纱布压迫穿刺点，防止出血。

(15)放置中心静脉导管：右手将中心静脉导管沿着导丝插入颈外静脉内，一边推进一边撤离导丝，当导管进入 14 cm 时，即可完全抽出导丝。

(16)再次抽回血：用装有肝素生理盐水溶液的注射器与导管尾端相连接，反复抽吸 2～3 次均可见回血，向导管内注入 2～3 mL 肝素生理盐水溶液，同时用固定夹夹住导管，撤下注射器，接好输液管接头。

(17)固定导管：将导管固定夹在近穿刺点处缝合固定，用 75%酒精棉球擦除局部血迹，待干后用无菌透明敷贴覆盖穿刺点并固定硅胶管。

(18)接输液器：撤出洞巾，将输液接头与输液器连接，进行输液，调节滴速。

(19)输液完毕，将输液器与输液接头分离，将肝素生理盐水溶液注入导管内进行封管。

(20)再次输液：消毒输液接头，连接输液器，调好滴速即可。

(21)停止置管：管前局部常规消毒，拆线后拔管，局部按压 5 分钟至不出血，消毒穿刺处皮肤，覆盖无菌敷料。

5.注意事项

(1)严格执行无菌技术操作，每天更换输液管及穿刺点敷料，常规消毒穿刺点与周围皮肤，用 0.9%过氧乙酸溶液擦拭消毒硅胶管，防止感染，但不可用酒精擦拭硅胶管。注意观察局部有无红肿。一般导管保留 4～7 天。

(2)若颈外静脉插管插入过深，则较难通过锁骨下静脉与颈外静脉汇合角处，此时可牵拉颈外静脉使汇合角变直，若仍不能通过则应停止送入导管，并轻轻退出少许，在此固定输液，防止盲目插入，以避免导管在血管内打折。如导管质硬，可能会刺破血管发生意外。

(3)根据病情密切观察输液速度，不可随意打开调节器，否则可使液体输入失控。

(4)当暂停输液时可用 0.5%肝素生理盐水 2 mL 封管，防止凝血堵塞管腔。若已经发生凝血，应先用注射器抽出凝血块，再注入药液，若血块抽不出时，应边抽边拔管，切忌将凝血块推入血管内。

(5)局部出现肿胀或漏液，可能硅胶管已脱出静脉，应立即拔管。如出现不明原因发热时应考虑拔管，并剪下一段硅胶管送培养及做药敏试验。

(6)气管切开处严重感染者，不应做此插管。

(二)锁骨下静脉穿刺置管输液

锁骨下静脉是腋静脉的延续，成人长 3～4 cm。在锁骨与第一肋骨之间，向内走行于胸锁关节后方与颈内静脉汇合为无名静脉，再向内与对侧无名静脉汇合成上腔静脉。位置较固定，管腔较大，多作为中心静脉穿刺置管部位，由于右侧无名静脉与上腔静脉几乎在同一直线，且距上腔静脉距离最近，加之右侧胸膜顶较左侧低，穿刺时不易损伤胸膜，故首选右侧穿刺。硅胶管插入后可保留较长时间。当输入大量高浓度溶液或刺激性较强的药物时，由于管腔较粗，血量较多，输入液体随即被稀释，对血管的刺激性较小。

1.目的

(1)全胃肠外营养治疗者。

(2)需输入刺激性较强药物者(如化疗)。

(3)需长期输液而外周静脉穿刺困难者。

(4)经静脉放置心脏起搏器者。

(5)各种原因所致大出血,需迅速输入大量液体以纠正血容量不足,提高血压者。

(6)测定中心静脉压。

2.评估

(1)患者的病情、意识状况、活动能力;询问普鲁卡因过敏史。

(2)患者的心理状态及配合程度。

(3)穿刺部位皮肤、血管状况。

3.操作前准备

(1)用物准备:治疗盘内盛周围静脉输液用物。无菌穿刺包含治疗巾一块,洞巾一块,小纱布一块,纱布数块,缝合针、持针器、结扎线、弯盘一个,镊子、尖头刀片一个。另备中心静脉穿刺导管及穿刺针,无菌敷布,皮肤常规消毒用棉球,5 mL、20 mL 注射器各一具,肝素帽,1%普鲁卡因注射液 10 mL,0.9%氯化钠溶液,无菌透明敷贴,0.4%枸橼酸钠生理盐水或 0.5%～1.0%肝素生理盐水适量,1%甲紫溶液。

(2)患者准备:了解锁骨下静脉穿刺置管输液的目的和配合方法;穿刺前做普鲁卡因过敏试验;穿刺前排尿或排便;取适当卧位。

(3)护士准备:着装整洁、修剪指甲、洗手、戴口罩。

(4)环境准备:清洁、宽敞,光线明亮,方便操作。

4.操作方法

(1)洗手,戴口罩。

(2)核对,解释:携用物到患者处,核对患者床号、姓名,向患者解释操作目的、过程及配合要点。

(3)体位:协助患者取仰卧位,头后仰 15°并偏向对侧,穿刺侧肩部垫一软枕使其略上提外展。

(4)选择穿刺点:用 1%甲紫溶液标记进针点及锁骨关节。

(5)消毒,麻醉:常规皮肤消毒,打开无菌穿刺包,戴无菌手套,铺洞巾,局部用 2%利多卡因注射液浸润麻醉。

(6)试穿刺:将针尖指向胸锁关节,自穿刺点进针,深度通常为 2.5～4.0 cm,边进针边抽吸,见回血后再进针少许即可。

(7)穿刺针穿刺:试穿成功后,沿着试穿针的角度、方向及深度用穿刺针穿刺。当回抽到静脉血时,表明针尖已经进入锁骨下静脉,减小进针角度,当回抽血液通畅时,置入导引钢丝至 30 cm 刻度平齐针尾时,撤出穿刺针,压迫穿刺点。

(8)置入扩张器:沿导引钢丝尾端置入扩张器,扩张穿刺处皮肤及皮下组织,将扩张器旋入血管后,用无菌纱布按压穿刺点并撤出扩张器。

(9)置入导管:沿导引钢丝送入静脉导管,待导管进入锁骨下静脉后,边退导引钢丝边插导管,回抽血液通畅,撤出导引钢丝插入长度 15 cm 左右,退出导引钢丝,接上输液导管。

(10)检测:将装有生理盐水的注射器分别连接每个导管尾端,回抽血液后向管内注入 2～3 mL生理盐水,锁定卡板,取下注射器,接上肝素帽。

(11)固定,连接:将导管固定于穿刺点处,用无菌透明敷贴固定,必要时缝合固定导管,连接输液器或接上中心静脉压(central venous pressure,CVP)测压装置。

(12)输液完毕,将输液器与导管针栓孔分离,将肝素生理盐水注入导管内进行封管,用无菌静脉帽塞住针栓孔，再用安全别针固定在敷料上。

(13)再次输液：消毒导管针栓孔，连接输液器，调好滴速即可。

(14)停止置管：硅胶管尾端接上注射器，边抽吸边拔管，局部加压数分钟，消毒穿刺处皮肤，覆盖无菌敷料。

五、静脉输液速度的调节

在输液过程中，每毫升溶液的滴数称该输液器的滴系数。目前常用输液器的滴系数有10、15、20等，以生产厂家输液器包装袋上标明的滴系数为准。

静脉输液的速度调节依据患者的年龄、身体状况、病情、药物的性质、治疗要求调节，一般成人40～60滴/分，儿童20～40滴/分。对年老、体弱、婴幼儿，心肺疾病患者，输入速度宜慢；滴注高渗溶液、含钾药物、升压药物等宜慢；严重脱水、心肺功能良好者，速度可适当加快。

(1)已知每分钟滴数与液体总量，计算输液所需的时间：输液时间(h)＝液体总量(mL)×滴系数/每分钟滴数×60(min)。

(2)已知液体总量与计划需用的时间，计算每分钟滴数：每分钟滴数＝液体总量(mL)×滴系数/输液时间(min)。

(3)已知每分钟滴数，计算每小时输入量：每小时输入量(mL)＝每分钟滴数×60(min)/滴系数。

六、静脉输液时常见故障及排除方法

(一)溶液点滴不畅或不滴

(1)针头滑出血管外：液体进入皮下，出现局部肿胀、疼痛。处理方法为拔出针头，另选血管重新穿刺。

(2)针头斜面紧贴血管壁，造成不滴：调整针头位置或适当变换肢体位置或在头皮针尾部垫棉签等，直至点滴通畅。

(3)针头阻塞：检测方法为挤压输液管，感觉有阻力，松手后无回血，表示针头已阻塞，应更换针头部位，重新穿刺。

(4)压力过低：适当调高输液瓶的位置。

(5)静脉痉挛：输入的液体温度过低，或环境温度过低可造成静脉痉挛。表现为局部无隆起，但点滴不畅可采用局部热敷以缓解静脉痉挛。

(二)茂菲滴壶内液面过高

(1)侧壁有调节孔的茂菲滴壶：夹住滴壶上端的输液管，打开调节孔，待液体降至露出液面时再关闭调节孔，松开上端即可。

(2)侧壁无调节孔的茂菲滴壶：取下输液瓶倾斜，使插入瓶中的针头露出液面，但须保持输液管通畅，待滴壶内露出液面时，再挂回到输液架上。

(三)茂菲滴壶内液面过低

(1)侧壁有调节孔的茂菲滴壶：先夹住滴壶下端的输液管，打开调节孔，待液面升高至1/2或2/3水平高度时再关闭调节孔，打开滴壶下端输液管即可。

(2)侧壁无调节孔的茂菲滴壶：可夹住滴壶下端的输液管，用手挤压滴壶，待液面升至适当水平高度时，松开滴壶下端输液管即可。

(四)滴壶内液面自行下降

在输液过程中,如果滴壶内液面自行下降,则应检查输液器上端是否有漏气或裂隙,必要时更换输液管。

七、常见输液反应与处理

由于输入的液体不纯、输液管不洁或长时间大量输入刺激性药液、多次反复穿刺等原因常常会出现一些并发症。由于输液引起的这些反应,称之为输液反应。常见的输液反应有以下内容。

(一)发热反应

由于输液过程中输入致热物质,如致热源、游离菌体蛋白、死菌、药物成分不纯等引起的发热。这些致热物质多来源于输液器具消毒灭菌不完全或在操作过程中未严格执行无菌操作造成污染;或输入的药液制剂不纯、保存不当被污染等。

1.主要临床表现

患者在输液过程中突然出现发热,症状较轻者发热常在38 ℃左右,于停止输液后数小时内体温可恢复正常;严重者,初起有寒战,继而出现高热达40~41 ℃,并伴有恶心、呕吐、头痛、周身不适,甚至有神经、精神症状。

2.发热反应的预防

首先输液用具必须严格灭菌;输液时严格执行无菌操作,防止输液器具、药液及穿刺部位被污染;认真检查输液用液体和输液管的质量及有效期;输液用具的保管应注意避免污染。

3.发热反应的处理

对于发热较轻的患者,可减慢或更换药液、输液器,注意保暖;严重者,须立即停止输液,并按高热护理方法对患者进行处理。同时应配合医师共同合作处理,必要时按医嘱给予地塞米松5 mg或盐酸异丙嗪25 mg等治疗。剩余液体和输液管送检查,找出发生发热反应的原因。

(二)静脉炎及血栓性静脉炎

静脉炎是由于输入刺激性较强的溶液或静脉内放置刺激性较强的塑料管时间过长,引起局部静脉壁化脓性炎症或机械性损伤;或由于输液过程中未严格执行无菌操作,导致局部静脉感染。如果血管内膜严重受损,致使血小板黏附其上而形成血栓,则称为血栓性静脉炎。

1.主要临床表现

沿静脉走向出现条索状红线,局部组织红、肿、热、痛,有时伴有全身发热症状。

2.静脉炎的预防

避免感染,减少对血管壁的刺激。在输液过程中,严格执行无菌技术操作,对刺激性强的药物要充分稀释,并防止药液溢出血管外。同时注意保护静脉,需长期输液者应有计划地更换注射部位。静脉置管者应做好留置导管的护理。

3.静脉炎的处理

对已经出现静脉炎的部位,可抬高患肢,局部用95%酒精或50%硫酸镁行湿热敷或用中药(如金黄散)外敷,可达到消炎、止痛、收敛、增加舒适的作用;局部还可用超短波理疗。如已合并感染,应根据医嘱给予抗生素治疗。

(三)循环负荷过重反应

由于输液速度过快,或患者原有心肺功能不良,在短时间内输入过多液体,使循环血容量急剧增加，致心脏负担过重而引起心力衰竭、肺水肿。

1.主要表现

急性左心衰竭的症状，患者突感胸闷、呼吸急促、咳嗽、咳粉红色泡沫痰、面色苍白、出冷汗、心前区疼痛或有压迫感，严重者可自口鼻涌出大量的泡沫样血性液体；肺部布满湿啰音；脉搏快且弱；还可有尿量减少、水肿、腹水、颈静脉怒张等症状。

2.循环负荷过重反应的预防

为防止患者出现循环负荷过重反应，输液时要控制输液速度不宜过快，对老年人、小儿及心肺功能不良者尤应注意。

3.循环负荷过重反应的处理

(1)输液过程中加强巡视注意观察，一旦发现，应立即停止输液，并通知医师。

(2)病情允许的患者可取端坐位，两腿下垂，以减少下肢静脉回流，减轻心脏负担。

(3)按医嘱给予血管扩张药，扩张周围血管，减轻循环负荷，缓解肺水肿；给予利尿剂，有助于缓解肺水肿。

(4)高流量吸氧，湿化瓶内注入20%～30%酒精，以降低肺泡内泡沫表面的张力，使泡沫破裂、消散，从而改善肺泡内的气体交换，减轻缺氧症状。

(5)根据医嘱给予氨茶碱和毛花苷C等药物。

(6)必要时可进行四肢轮扎，有效地减少静脉回心血量。但注意掌握轮扎时间、部位及观察肢体情况，每5～6分钟轮流放松一个肢体的止血带。另外，还可采用静脉放血的方法，每次放血量为200～300 mL，以缓解循环负荷过重状况。

(四)空气栓塞

空气经静脉进入循环，可导致严重后果，甚至导致死亡。原因是空气进入静脉，随血液循环进入右心房，再到右心室，如空气量少则随血液被压入肺动脉，再分散到肺小动脉，最后到肺毛细血管后被打散、吸收，损害较小；当大量的空气进入右心室可阻塞肺动脉入口，使血液无法进入肺内，从而发生气体交换障碍，机体严重缺氧，可致患者立即死亡。

造成空气栓塞的原因是输液导管内空气未排净、导管连接不紧、有缝隙；或在加压输液、输血时无人看守导致液体走空等；更换药液不及时，更换药液后未检查输液管内是否进气，当输液管走空范围较大或滴壶以下部分进气未采取措施，则在更换药液后由于液体的压力，将气体压入静脉。

1.主要症状和体征

患者突然出现胸部感觉异常不适或有胸骨后疼痛，随即出现呼吸困难，严重发绀，有濒死感，心前区可听到响亮持续的水泡音，心电图检查表现为心肌缺血和急性肺心病的改变。严重者可出现意识丧失、死亡。

2.空气栓塞的预防

由于空气栓塞可造成严重后果，甚至导致患者死亡，因而在输液时必须排净空气，及时更换药液，每次更换药液都要认真检查输液管内是否有空气，滴壶液面是否过低，发现异常应及时予以调整。如须加压输液、输血，护士应严密监测，不得随意离开患者。

3.空气栓塞的处理

一旦发生空气进入静脉，嘱患者立即取左侧卧位，病情允许最好取头低足高位，该体位有利于气体浮向右心室尖部，避免阻塞肺动脉口，从而防止发生肺阻塞。再者由于心脏不断跳动，可将空气混成泡沫，分次小量进入肺动脉内，以免发生肺栓塞。如果可能，也可通过中心静脉导管抽出空气。

（李　玫）

第四节　静脉导管维护

一、经外周静脉穿刺中心静脉置管维护

（一）目的

预防导管的感染，保持导管通畅。

（二）操作前准备

1.告知患者

（1）保持穿刺部位的清洁干燥，如贴膜有卷曲、松动，或贴膜下有汗液、渗血，应及时通知护士。

（2）妥善保护体外导管部分。

2.评估患者

（1）病情、意识状态、承受能力、合作程度。

（2）经外周静脉穿刺中心静脉置管（peripherally inserted central venous catheter，PICC）固定情况，导管是否通畅。

（3）穿刺点局部和敷料情况；查看贴膜更换时间、置管时间。

3.操作护士

着装整洁、修剪指甲、洗手、戴口罩。

4.物品准备

治疗车、PICC换药包、脱敏胶带、测量尺、注射器、输液接头、稀释的肝素生理盐水（浓度$<$100 U/mL）、导管标识、一次性多用巾、快速手消毒剂、消毒桶、污物桶。必要时备石油醚。

5.环境

环境安静、整洁、私密。

（三）操作过程

（1）携用物至患者床旁，核对腕带及床头卡。

（2）暴露置管部位，手臂下垫多用巾，测量臂围。

（3）由下向上撕除旧贴膜，检查穿刺点周围皮肤及外露导管情况。

（4）清除胶布痕迹。

（5）打开换药包，戴无菌手套。

（6）以穿刺点为中心，消毒皮肤（先用酒精清洁，待干后，再用碘伏消毒3遍或用葡萄糖酸氯己定消毒）。

（7）体外导管呈S形固定。

（8）固定导管圆盘或连接器后，用透明贴膜覆盖。

（9）消毒输液接头，冲管。

（10）注明换药日期、时间及外露长度。

(11)整理床单位,协助患者取舒适卧位。

(12)整理用物,按医疗垃圾分类处理用物。

(13)洗手、记录、确认医嘱。

(四)注意事项

(1)使用≥10 mL 的注射器给药及冲、封管,并用脉冲式正压冲管。

(2)输入化疗药物、氨基酸、脂肪乳等高渗、强刺激性药物或输血前后,应及时冲管。

(3)常规 PICC 导管不能用于高压注射泵推注造影剂。

(4)PICC 置管后 24 小时内更换敷料,并根据使用敷料种类及贴膜使用情况决定更换频次;渗血、出汗等导致的敷料潮湿、卷曲、松脱或破损时应立即更换。

(5)禁止在 PICC 导管处抽血。

(6)禁止将导管体外部分人为移入体内。

(7)输液接头每周更换 1 次,如输注血液或胃肠外营养液,需 24 小时更换 1 次。

(8)消毒剂可根据国务院卫生行政部门卫生许可批件进行选择,消毒面积应大于敷料面积。

(9)新生儿 PICC 输液结束给予生理盐水 2 mL 脉冲式冲管后,给予 10 U/ mL 肝素生理盐水 1～2 mL 正压封管。

(五)评价标准

(1)患者和(或)家属能够知晓护士告知的事项,对服务满意。

(2)遵循查对制度,符合无菌技术、标准预防原则。

(3)操作过程规范、安全,动作娴熟。

二、中心静脉导管(central venous catheter,CVC)维护

(一)目的

保护穿刺点、避免污染、固定导管、预防感染。

(二)操作前准备

1.告知患者

(1)保持穿刺部位的清洁干燥,如贴膜有卷曲、松动,或贴膜下有汗液、渗血,应及时通知护士。

(2)妥善保护体外导管部分。

2.评估患者

(1)病情、意识状态、承受能力、合作程度。

(2)中心静脉导管固定情况,导管是否通畅。

(3)穿刺点局部和敷料情况;查看贴膜更换时间、置管时间。

3.操作护士

着装整洁、修剪指甲、洗手、戴口罩。

4.物品准备

治疗车、治疗盘、换药包、敷料、无菌手套、稀释的肝素生理盐水、生理盐水、注射器、输液接头、一次性多用巾、治疗巾、快速手消毒剂、消毒桶、污物桶。

5.环境

环境安静、整洁、私密。

（三）操作过程

(1)携用物至患者床旁，核对腕带及床头卡。

(2)协助患者取平卧位，暴露穿刺部位。

(3)垫一次性多用巾，将敷料水平方向松解，脱离皮肤后自下而上去除敷料。

(4)打开换药包，戴无菌手套。

(5)垫治疗巾，消毒穿刺点及周围皮肤。

(6)更换敷料，妥善固定。

(7)关闭 CVC 导管夹，用无菌纱布衬垫取下原有输液接头，消毒接口，更换输液接头。

(8)在透明敷料上注明换药者姓名、换药日期和时间。

(9)冲、封管应遵循生理盐水、药物注射、生理盐水、肝素生理盐水的顺序原则。

(10)输液结束，应用 20 mL 生理盐水脉冲式冲洗导管，用肝素生理盐水正压封管，封管液量应2 倍于导管加辅助装置容积。

(11)整理床单位，协助患者取舒适卧位。

(12)整理用物，按医疗垃圾分类处理用物。

(13)脱去手套，擦拭治疗车。

(14)洗手、记录、确认医嘱。

（四）注意事项

(1)出现液体流速不畅，使用 10 mL 注射器抽吸回血，不应正压推注液体。

(2)输入化疗药物、氨基酸、脂肪乳等高渗、强刺激性药物或输血前后，应及时冲管。

(3)无菌透明敷料每 3 天更换 1 次，纱布敷料常规每天更换 1 次；出现渗血、出汗等导致的敷料潮湿、卷曲、松脱或破损时应立即更换。

(4)注意观察中心静脉导管体外长度的变化，防止导管脱出。

（五）评价标准

(1)患者和(或)家属能够知晓护士告知的事项，对护理服务满意。

(2)遵循查对制度，符合无菌技术、标准预防、安全静脉输液的原则。

(3)操作过程规范，动作娴熟。

三、置入式静脉输液港维护

（一）目的

保护穿刺点、避免污染、固定导管、预防感染。

（二）操作前准备

1.告知患者和(或)家属

(1)操作目的、方法、注意事项、配合方法。

(2)保持穿刺输液港的部位清洁干燥，贴膜有卷曲、松动，或贴膜下有汗液等，应及时通知护士。

(3)妥善保护无损伤针的方法。

2.评估患者

(1)病情、意识状态、承受能力、合作程度。

(2)穿刺部位皮肤情况、输液港情况。

3.操作护士

着装整洁、修剪指甲、洗手、戴口罩。

4.物品准备

治疗车、治疗盘、换药包、敷料、注射器、稀释肝素生理盐水、生理盐水、无菌手套、无损伤针、快速手消毒剂、消毒桶、污物桶。

5.环境

环境安静、整洁、私密。

(三)操作过程

(1)携用物至患者床旁,核对腕带及床头卡。

(2)协助患者取平卧位,暴露穿刺部位。

(3)垫一次性多用巾。

(4)打开换药包,戴无菌手套,以穿刺点为中心用消毒液进行皮肤消毒,消毒面积应大于敷料面积。

(5)穿刺:触诊定位穿刺隔,一手找到输液港注射座的位置,拇指与示指、中指呈三角形,将输液港拱起;另一手持无损伤针自三指中心处垂直刺入穿刺隔(不要过度绷紧皮肤),直达储液槽基座底部;有阻力时不可强行进针。

(6)穿刺成功后,抽回血,冲净无损伤针套件及输液港后,用无菌纱布垫在无损伤针针尾下方,可根据实际情况确定纱布垫的厚度,用透明敷料固定无损伤针。

(7)注明更换敷料和无损伤针的日期和时间。

(8)当注射液剩下最后 0.5 mL 时,以两指固定泵体,边推注边撤出无损伤针,正压封管。

(9)协助患者取舒适卧位。

(10)整理用物,按医疗垃圾分类处理用物。

(11)脱去手套,擦拭治疗车。

(12)洗手、记录、确认医嘱。

(四)注意事项

(1)静脉输液港的维护应由经过专门培训的医护人员进行。

(2)抽吸无回血时,应立即停止输液治疗,寻找原因,必要时行胸部 X 线检查,确认输液港的位置。

(3)敷料、无损伤针至少应每 7 天更换 1 次。

(4)不应在连接有植入式输液港的一侧肢体上进行血流动力学监测和静脉穿刺。

(5)冲、封导管和静脉注射给药时必须使用 10 mL 以上注射器,防止小注射器的压强过大,从而损伤导管、瓣膜或导管与注射座连接处。

(6)输高黏性液体时应每 4 小时用生理盐水冲管 1 次,输血后应立即冲管,两种药物之间有配伍禁忌时应冲净输液港再输入,治疗间歇应每 4 周冲、封管 1 次。

(7)禁用高压注射泵推注造影剂。

(五)评价标准

(1)患者和(或)家属能够知晓护士告知的事项,对服务满意。

(2)遵循查对制度,符合无菌技术、标准预防、安全静脉输液的原则。

(3)操作过程规范,动作娴熟。

(王 迎)

第五节　输液辅助装置应用技术

一、肝素帽、输液接头、三通接头使用

(一)目的

防止血液回流及抗凝固;输液、注射药物使用;测定静脉压。

(二)操作前准备

1.告知患者

(1)使用目的、方法、注意事项、配合方法。

(2)避免用力过度或剧烈活动,防止导管滑脱。

(3)不应随意触碰输液辅助装置,如有液体渗出应立即通知护士。

2.评估装置

(1)肝素帽、输液接头、三通接头的更换时间、有效期及包装完整性。

(2)肝素帽、输液接头、三通接头与输液装置系统各部位吻合、紧密情况。

(3)肝素帽、输液接头、三通接头内无血液残留、完整性良好。

3.操作护士

着装整洁、修剪指甲、洗手、戴口罩。

4.物品准备

肝素帽、输液接头、三通接头。

5.环境

环境安静、整洁。

(三)操作过程

(1)根据治疗及管道维护需要选择输液辅助装置。

(2)将肝素帽、输液接头、三通接头与输液器无菌连接,常规排气。

(3)连接输液通路。

(4)使用肝素帽和输液接头输液结束后,脉冲正压式封管,当封管液剩余0.5～1.0 mL时边推边关闭导管夹;使用三通接头时,输液完毕按需关闭或移除三通接头。

(四)注意事项

(1)按照产品使用说明书的要求定期更换输液辅助装置。

(2)保证输液辅助装置连接紧密。

(3)妥善固定输液辅助装置,预防由于重力所致的导管脱出。

(五)评价标准

(1)患者和(或)家属能够知晓护士告知的事项,对服务满意。

(2)遵循查对制度,符合无菌技术、标准预防的原则。

(3)操作过程规范、安全,动作娴熟。

二、输液泵

(一)目的

准确控制输液速度,使药液速度均匀、用量准确并安全地进入患者体内发生作用。

(二)操作前准备

1.告知患者

(1)应用输液泵的目的、方法及注意事项。

(2)发生任何异常情况应及时通知护士。

2.评估患者

(1)病情、意识、过敏史、自理能力、合作程度、穿刺肢体血供状况。

(2)输液泵功能状态。

3.操作护士

着装整洁、修剪指甲、洗手、戴口罩。

4.物品准备

输液泵。

5.环境

环境整洁、安静。

(三)操作过程

(1)携用物至患者床旁,核对腕带及床头卡。

(2)协助患者取舒适安全卧位。

(3)备好静脉输液通路。

(4)固定输液泵,接通电源。

(5)输液管道排气后备用。

(6)打开输液泵门,固定输液管道,关闭输液泵门。

(7)设置输液速度、预设输液量。

(8)启动输液泵,运行正常后连接静脉通路。

(9)整理用物及床单位,按医疗垃圾分类处理用物。

(10)洗手、记录、确认医嘱。

(四)注意事项

(1)特殊用药需有特殊标记,避光药物需用避光输液泵管。

(2)使用中如需更改输液速度,则先按停止键,重新设置后再按启动键;如需打开输液泵门,应先夹闭输液泵管。

(3)根据产品说明使用相应的输液管道,持续使用时,每 24 小时更换输液管道。

(4)依据产品使用说明书制定输液泵维护周期。

(五)评价标准

(1)患者和(或)家属能够知晓护士告知的事项,对服务满意。

(2)遵循查对制度,符合无菌技术、消毒隔离的原则。

(3)操作过程规范、安全,动作娴熟。

三、微量注射泵

(一)目的

准确控制输液速度,使药物速度均匀、剂量准确地进入患者体内,达到治疗目的。

(二)操作前准备

1.告知患者

(1)应用微量注射液泵(简称微量泵)的目的、方法及注意事项。

(2)微量泵使用过程中不可自行调节。

(3)出现任何异常情况应及时通知护士。

2.评估患者

(1)病情、意识、过敏史、自理能力、合作程度。

(2)微量注射泵功能状态。

3.操作护士

着装整洁、修剪指甲、洗手、戴口罩。

4.物品准备

微量泵、微量泵辅助导管。

5.环境

环境整洁、安静。

(三)操作过程

(1)携用物至患者床旁,核对腕带及床头卡。

(2)协助患者取舒适安全卧位。

(3)备好静脉输液通路。

(4)将抽好药液的注射器连接微量泵的辅助导管,排气后安装到微量泵上。

(5)固定微量泵。

(6)遵医嘱设置输注速度、量。

(7)连接静脉通路,启动微量泵。

(8)整理用物及床单位,按医疗垃圾分类处理用物。

(9)洗手、记录、确认医嘱。

(四)注意事项

(1)需避光的药液,应用避光注射器抽取药液,并使用避光泵管。

(2)使用中如需更改输液速度,则先按停止键,重新设置后再按启动键;更换药液时,应暂停输注,更换完毕复查无误后,再按启动键。

(3)持续使用时,每24小时更换微量泵管道及注射器。

(4)依据产品使用说明书制定输液泵预防性维护周期。

(五)评价标准

(1)患者和(或)家属能够知晓护士告知的事项,对服务满意。

(2)遵循查对制度,符合无菌技术、消毒隔离的原则。

(3)操作过程规范、安全,动作娴熟。

(王 迎)

第六节 防护技术

一、接触传播

（一）目的

保护医务人员，避免接触感染性因子。

（二）适用对象

治疗护理肠道感染、多重耐药菌感染、皮肤感染等接触性传播疾病的医务人员；或与患者体液、分泌物、排泄物接触的人员。

（三）防护用品

工作服、工作裤、工作鞋、工作帽、医用口罩、医用手套或橡胶手套、隔离衣。必要时备防护服、鞋套、护目镜或防护面罩。

（四）个人准备

着装整洁、洗手、戴帽子、口罩。

（五）防护要求

（1）接触隔离患者的血液、体液、分泌物、排泄物时，应戴手套；手上有伤口时应戴双层手套。

（2）进入隔离病室，从事可能污染工作服的操作时，加穿隔离衣。

（3）接触甲类传染病加穿防护服，离开病室前，脱去防护服，防护服按医疗废物管理要求进行处置。

（4）离开隔离病室前，接触污染物品后摘除手套，洗手和（或）进行手消毒。

（5）离开病室前，脱下隔离衣，按要求悬挂，每天更换、清洗与消毒；或使用一次性隔离衣，使用后按医疗废物管理进行处置。

（六）防护流程

1.医务人员进入诊室或病房流程

（1）经医务人员通道进入清洁区→医务人员更衣室→更换工作服、工作鞋，戴帽子、口罩→穿隔离衣和（或）防护服→戴手套→进入诊室或病房。

（2）接触甲类传染病加穿防护服，穿鞋套，戴双层手套。进行可能产生喷溅的诊疗操作时，戴护目镜或防护面罩。

2.医务人员离开诊室或病房流程

摘手套→解开隔离衣腰带和袖带→洗手和（或）手消毒→解开隔离衣领带→脱隔离衣和（或）防护服→洗手和（或）手消毒。

二、呼吸道（空气、飞沫）传播

（一）目的

保护医务人员，避免呼吸道感染。

(二)适用对象

接触经飞沫传播,如百日咳、白喉、流行性感冒、病毒性腮腺炎、流行性脑脊髓膜炎等疾病的医务人员。接触经空气传播,如肺结核、水痘等疾病的医务人员。接触患者体液、分泌物、排泄物的人员。

(三)防护用品

工作服、工作裤、工作鞋、工作帽、医用口罩、隔离衣、医用手套或橡胶手套,必要时备防护服、护目镜或防护面罩、鞋套。

(四)个人准备

着装整洁,洗手,戴口罩、帽子。

(五)防护要求

(1)应严格按照区域流程,在不同的区域,穿戴不同的防护用品,离开时按要求摘脱,并正确处理使用后的物品。

(2)进入确诊或可疑呼吸道传染病患者病室时,应戴帽子、医用防护口罩。

(3)进行可能产生喷溅的诊疗操作时,加戴护目镜或防护面罩,穿防护服。

(4)当接触患者及其血液、体液、分泌物、排泄物等时戴手套。

(六)防护流程

1.进入诊室或病房流程

(1)经医务人员通道进入清洁区→医务人员更衣室→更换工作服、工作鞋,戴帽子、口罩或医用防护口罩→穿隔离衣和(或)防护服→戴手套→进入诊室或病房。

(2)为患者进行可能产生喷溅的诊疗操作时,加戴护目镜或防护面罩,穿防护服。

2.离开诊室或病房流程

摘手套→解开隔离衣腰带和袖带→洗手和(或)手消毒→解开隔离衣领带→脱隔离衣和(或)防护服→摘护目镜或防护面罩→洗手和(或)手消毒。

三、急性传染性非典型肺炎、人感染高致病性禽流感

(一)目的

同呼吸道传播疾病。

(二)防护对象

进入筛查留观室、人感染高致病性禽流感病区的人员。接触患者体液、分泌物、排泄物的人员。对禽流感患者进行有创操作或尸体解剖的人员。

(三)防护用品

同空气传播,另备正压面罩或全面型呼吸防护器。

(四)防护要求

(1)医务人员经过专门培训,掌握正确的防护技术后,方可进入隔离病区工作。

(2)严格按照防护规定着装,不同区域穿着不同服装,且服装颜色有区别或有明显标识。

(五)防护流程

1.穿戴防护用品遵循的程序

(1)清洁区进入潜在污染区:更换工作服→换工作鞋→戴帽子→戴医用防护口罩→进入潜在污染区。

(2)潜在污染区进入污染区:穿隔离衣或防护服→戴手套→加戴外科口罩和一次性防护帽→戴第二层手套→戴护目镜和(或)防护面罩→穿鞋套→进入污染区。

(3)为患者进行吸痰、气管切开、气管插管等操作,有可能被患者的分泌物喷溅的工作前,加戴防护面罩或全面型呼吸防护器。

2.脱防护用品遵循的程序

(1)医务人员离开污染区进入潜在污染区:摘鞋套,解开隔离衣腰带和袖带→摘外层手套,解开隔离衣领带→脱隔离衣和(或)防护服,摘内层手套并消毒双手→摘护目镜和(或)防护面罩→摘外科口罩、外层防护帽→洗手和(或)手消毒→进入潜在污染区。

(2)用后物品分别放置于专用污物容器内。

(3)从潜在污染区进入清洁区:洗手和(或)手消毒→脱工作服→摘医用防护口罩→摘帽子→洗手和(或)手消毒后,进入清洁区。

(4)离开清洁区:沐浴、更衣→离开清洁区。

(六)注意事项

(1)医用防护口罩的效能持续应用6~8小时,遇污染或潮湿,应及时更换。

(2)离开隔离区前应对佩戴的眼镜进行消毒。

(3)医务人员接触多个同类传染病患者时,防护服可连续使用。

(4)接触疑似患者,防护服应在每个患者之间进行更换。

(5)防护服被患者血液、体液、污物污染时,应及时更换。

(6)戴医用防护口罩或全面型呼吸防护器应进行面部密合性检查。

(7)隔离区工作的医务人员应每天监测体温两次,体温超过37.5 ℃应及时就诊。

(8)医务人员应严格执行区域划分的流程,按程序做好个人防护,方可进入病区,沐浴、更衣后,方可离开隔离区。

(9)防护用品应符合国家相关标准,在有效期内使用。

四、医用防护口罩佩戴方法

(一)目的

能阻止经空气传播的直径≤5 μm的感染因子或近距离(<1 m)接触经飞沫传播的疾病而发生的感染。

(二)操作前准备

1.操作护士

着装整洁、修剪指甲、洗手。

2.物品准备

医用防护口罩。

3.环境

环境整洁、宽敞。

(三)操作步骤

(1)洗手,检查医用防护口罩情况。

(2)一手托住防护口罩,有鼻夹的一面背向外。

(3)将防护口罩罩住鼻、口及下巴,鼻夹部位向上紧贴面部。

(4)用另一只手将下方系带拉过头顶,放在颈后双耳下。

(5)再将上方系带拉至头顶中部。

(6)将双手指尖放在金属鼻夹上,从中间位置开始,用手指向内按压鼻夹,并分别向两侧移动和按压,根据鼻梁的形状塑造鼻夹。

(7)包装袋丢弃在医疗垃圾桶内。

(四)注意事项

(1)不可以一只手提鼻夹。

(2)口罩潮湿或被患者血液、体液污染后,应及时更换。

(3)每次佩戴医用防护口罩,均需要进行密合性检查。检查方法用双手完全盖住口罩,快速呼气,若鼻夹附近有漏气应调整鼻夹,若漏气位于四周,调整到不漏气为止。

(五)评价标准

(1)使用目的明确。

(2)佩戴口罩方法规范、熟练。

(3)检查口罩密合性方法正确。

五、穿脱隔离衣

(一)目的

保护医务人员避免受到血液、体液和其他感染性物质污染;保护患者避免感染。

(二)操作前准备

1.操作护士

着装整洁,修剪指甲,洗手,戴帽子、口罩。

2.物品准备

隔离衣。

3.操作环境

环境整洁、宽敞。

(三)操作过程

1.穿隔离衣

(1)取下手表,卷袖过肘。

(2)右手持衣领,左臂伸入袖内,右手将衣领向上拉或举起手臂,露出左手。

(3)左手持衣领,右臂伸入袖内,露出右手。

(4)两手持衣领,自衣领中央沿两边缘向后系好领带。

(5)系好袖口。

(6)两手分别捏住腰部中缝拉向腹部,见到隔离衣边缘,捏紧并双手在背后将一侧压住另一侧(或双手在背后将衣边对齐,向一侧折叠),一手按住,另一手将腰带拉至背后折叠处,将腰带在背后交叉,回到前面将带子系好,打成活结。

(7)双手置胸前。

2.脱隔离衣

(1)解开腰带,在前面打一活结。

(2)解开袖带,塞入袖袢内,充分暴露双手。

(3)洗手和(或)手消毒。

(4)解开衣领。

(5)右手伸入左侧袖口内,拉下衣袖过手。

(6)用遮盖着的左手握住右隔离衣袖的外面,拉下右侧衣袖过手。

(7)双手隔离衣袖松开腰带。

(8)双手转换逐渐从袖管中退出。

(9)两手自衣内向外翻转隔离衣,隔离衣清洁面向外,对折卷好。

(10)投入污衣桶或污衣袋。

(11)再次洗手。

(四)注意事项

(1)使用前检查隔离衣情况,隔离衣长短适宜,无潮湿、破损及漏洞。

(2)穿脱过程中勿使衣袖触及面部及衣领,注意避免污染。

(3)穿着隔离衣,须将内面工作服完全遮盖。

(4)隔离衣只限在规定区域内穿脱。穿隔离衣前,准备好工作中一切需用物品。

(5)如需反复使用的隔离衣,脱下后,按要求悬挂,在污染区内则污染面向外悬挂,在污染区外,则污染面向里悬挂。

(6)隔离衣每天更换、清洗与消毒,如有潮湿或被污染时,应立即更换。

(7)如使用一次性隔离衣,用后按医疗废物管理要求进行处置。

(五)评价标准

(1)隔离衣检查项目全面、准确。

(2)穿脱隔离衣顺序正确、熟练。

(3)隔离衣外观平整。

(4)脱隔离衣过程无污染。

六、终末消毒

(一)目的

传染病患者病情好转、稳定、痊愈需出院或转院(科)、死亡或解除隔离后,护士对其所住的房间、用物等需进行一次彻底消毒,消灭遗留在房间或所有物体上的病原体,杜绝再传染。

(二)操作前准备

1.操作护士

着装整洁、修剪指甲、洗手、戴口罩。

2.物品准备

临床护理车、床单、被套、枕套、扫帚、扫床套、小毛巾、快速手消毒剂、隔离衣、紫外线灯车或臭氧机、消毒桶、污衣袋。

3.环境

环境整洁、安静。

(三)操作步骤

(1)携用物至病床。

(2)撤去病床上的污染被服,放入污衣袋。

(3)用消毒液擦拭床旁桌、椅及床。

(4)非一次性用品须用消毒液浸泡。

(5)床垫、床褥、棉胎、枕芯等使用紫外线灯照射消毒或臭氧机消毒。

(6)病室开窗通风。

(7)铺好备用床,迎接新患者。

(8)处理用物。

(9)洗手。

(四)注意事项

(1)患者离开病房后方可整理床单位,避免在患者未离开病床时撤去被服。

(2)遵循消毒隔离制度。

(3)甲类传染病按严密隔离消毒原则处理。

(五)评价标准

(1)符合消毒隔离,标准预防原则。

(2)护士操作过程规范、准确。

(韩笑笑)

第七节 监测技术

一、体温、脉搏、呼吸测量

(一)目的

通过观察患者体温、脉搏、呼吸变化,了解疾病发生和发展的规律。协助医师做出正确诊断,为治疗和护理提供依据。

(二)操作前准备

1.告知患者和(或)家属

操作目的、方法、注意事项、配合方法。

2.评估患者

(1)年龄、病情、意识状态、自理能力、治疗情况、合作程度、心理状态。

(2)测量部位肢体及皮肤状况。

(3)影响测量准确性的相关因素。

3.操作护士

着装整洁、修剪指甲、洗手、戴口罩。

4.物品准备

治疗盘、弯盘、体温计、手表、快速手消毒剂;集体测量时备治疗车、记录单、笔。

5.环境

室温适宜、光线充足、环境安静。

(三)操作过程

(1)携用物至患者床旁,核对腕带及床头卡。

(2)测量体温:根据患者病情选择合适的体温测量方式(腋下、口腔、直肠),协助患者取舒适卧位。①腋下测温:需擦干腋窝,将体温计水银端放于腋窝深处并紧贴皮肤,10 分钟后取出读数。②口腔测温:将口表水银端斜放于患者舌下,让患者紧闭口唇,切勿用牙咬,用鼻呼吸,3 分钟后取出读数。③直肠测温:患者取侧卧或屈膝仰卧位露出臀部,润滑肛表水银端,轻轻插入肛门 3～4 cm,婴儿为 1.25 cm、幼儿为2.5 cm。3 分钟后取出读数。

(3)测量脉搏:①将患者手臂放于舒适位置。②用示、中、无名指指腹按于桡动脉处或其他浅表大动脉处。③计数 30 秒,将测得的脉率×2。④脉搏异常,危重患者需测量 1 分钟。⑤脉搏短绌时需 2 人同时分别测量心率和脉率 1 分钟,以分数方式记录,即心率/脉率。

(4)测量呼吸:①以诊脉状,观察胸腹起伏,计数 30 秒。②危重患者呼吸不易观察时,用少许棉絮置于患者鼻孔前,计数 1 分钟棉絮被吹动的次数。

(5)协助患者取舒适卧位。

(6)消毒体温计。

(7)洗手、记录、确认医嘱。

(四)注意事项

(1)婴幼儿、意识不清或不合作患者测温时,护士不宜离开。

(2)婴幼儿、精神异常、昏迷、口腔疾病、不合作、口鼻手术或呼吸困难患者,禁忌测量口温。

(3)进食、吸烟,面颊部做冷、热敷患者应推迟 30 分钟后测口腔温度。

(4)腋下有创伤、手术、炎症、腋下出汗较多、极度消瘦的患者,不宜采取腋下测温;沐浴后需待 20 分钟后再测腋下温度。

(5)腹泻、直肠或肛门手术,心肌梗死患者不宜采用直肠测量法。

(6)体温和病情不相符合时需重复测温,必要时可同时采取两种不同的测量方式作为对照。

(7)异常脉搏应测量 1 分钟,当脉搏细弱难以触诊时,可用听诊器听诊心率 1 分钟代替。

(8)偏瘫患者选择健侧肢体测量脉搏。

(9)除桡动脉外,可测颞动脉、肱动脉、颈动脉、股动脉、腘动脉、足背动脉等。

(10)测量呼吸时宜取仰卧位。

(11)不可用拇指诊脉。

(五)评价标准

(1)患者和(或)家属能够知晓护士告知的事项,对服务满意。

(2)遵循查对制度,符合标准预防、安全原则。

(3)护士操作过程规范、准确。

二、血压测量

(一)目的

测量血压值,观察血压的动态变化,协助诊断,为预防、治疗、康复、护理提供依据。

(二)操作前准备

1.告知患者

操作目的、方法、注意事项、配合方法。

2.评估患者

(1)年龄、病情、意识状态、治疗情况、心理反应、合作程度。

(2)测量部位肢体及皮肤状况。

(3)影响测量准确性的相关因素。

3.操作护士

着装整洁、修剪指甲、洗手、戴口罩。

4.物品准备

血压计、听诊器、快速手消毒剂,集体测量时备治疗车、记录单。

5.环境

室温适宜、光线充足、环境安静。

(三)操作过程

肱动脉测量方法如下。

(1)携用物至患者床旁,核对腕带及床头卡。

(2)取舒适卧位,协助患者露出手臂并手掌向上,肘部伸直,排尽袖带内空气,袖带缠于上臂中部,下缘距肘窝 2～3 cm,松紧以放进一指为宜。

(3)使水银柱"0"点与肱动脉、心脏处于同一水平,将听诊器胸件放在肱动脉搏动最强处固定,充气至动脉搏动音消失,再加压使压力升高 2.7～4.0 kPa(20～30 mmHg),缓慢放气。

(4)告知患者血压数值。

(5)取下袖带,排尽空气,血压计向右倾斜 45°,关闭水银槽开关。

(6)整理床单位,协助患者采取舒适卧位。

(7)消毒血压计、听诊器。

(8)洗手、记录、确认医嘱。

(四)注意事项

(1)对需要长期密切观察血压的患者,应遵循四定的原则:定时间、定体位、定部位、定血压计。

(2)测量肢体的肱动脉与心脏处于同一水平位置,卧位时平腋中线,坐位时平第 4 肋。

(3)偏瘫患者选择健侧上臂测量。

(4)测量前需检查血压计的有效性,定期监测、校对血压计。

(5)如发现血压听不清或异常时,应重测;先驱净袖带内空气,使汞柱降至"0",稍休息片刻再行测量,必要时作对照复查。

(五)评价标准

(1)患者和(或)家属能够知晓护士告知的事项,对服务满意。

(2)遵循查对制度,符合标准预防、安全原则。

(3)测量方法正确,测量结果准确。

三、心电监测

(一)目的

遵医嘱正确监测患者心率、心律、呼吸、血压、血氧饱和度,动态评价病情变化,为临床治疗提供依据。

（二）操作前准备

1.告知患者和（或）家属

操作目的、方法、注意事项、配合方法。

2.评估患者

（1）病情、年龄、意识状态、合作程度、心理反应。

（2）胸部皮肤情况。

3.操作护士

着装整洁、修剪指甲、洗手、戴口罩。

4.物品准备

治疗车、监护仪、导联线、一次性电极片、酒精或盐水棉签数根、污物桶、快速手消毒剂。

5.环境

环境整洁、安静。

（三）操作过程

（1）携用物至患者床旁，核对腕带及床头卡。

（2）协助患者平卧位，暴露胸部皮肤。

（3）连接监护仪电源，将电极片连接于导联线上。

（4）酒精棉签擦净皮肤，电极片贴于患者胸部正确位置。

（5）连接 SPO_2、血压袖带。

（6）打开监护仪开关，设置监测指标的报警界限。

（7）整理用物及床单位，按医疗垃圾分类处理用物。

（8）擦拭治疗车。

（9）洗手、记录、确认医嘱。

（四）注意事项

（1）放置电极片时，应避开伤口、瘢痕、中心静脉插管、起搏器及电除颤时电极板的放置部位。

（2）密切监测患者异常心电波形，排除各种干扰和电极脱落，及时通知医师处理；带有起搏器的患者要区别正常心律与起搏心律。

（3）定期更换电极片及其粘贴位置。

（4）心电监护不具有诊断意义，如需更详细地了解心电图变化，需做常规导联心电图。

（5）对躁动患者，应当固定好电极和导线，避免电极脱位以及导线打折缠绕。

（五）评价标准

（1）患者和（或）家属能够知晓护士告知的事项，对服务满意。

（2）护士操作过程规范、准确。

（3）遵循查对制度，符合标准预防及安全原则。

（4）注意观察患者病情变化，出现异常情况时，及时处理。

四、血糖监测

（一）目的

遵医嘱准确测量患者血糖，为诊断和治疗提供依据。

(二)操作前准备

1.告知患者

操作目的、方法、注意事项、配合方法。

2.评估患者

(1)病情、意识状态、治疗情况、合作程度。

(2)外周循环及皮肤情况、进食时间。

(3)评估血糖仪的工作状态,检查试纸有效期。

3.操作护士

着装整洁、修剪指甲、洗手、戴口罩。

4.物品准备

治疗车、治疗盘、75%酒精、棉签、血糖仪、血糖试纸、一次性采血针、快速手消毒剂、利器盒、污物桶。

5.环境

环境整洁、安静。

(三)操作过程

(1)携用物至患者床边,核对腕带及床头卡。

(2)清洁患者双手,协助患者取适当体位。

(3)血糖仪按照说明书使用。

(4)用75%酒精消毒指端皮肤,待干。

(5)采血宜选用指血自然流出法,采血后干棉签按压。

(6)读取血糖值,告知患者。

(7)整理床单位,协助患者取舒适卧位。

(8)按医疗垃圾分类处理用物。

(9)擦拭治疗车、血糖仪。

(10)洗手、记录、确认医嘱。

(四)注意事项

(1)测血糖前,确认血糖仪上的号码与试纸号码一致。

(2)测血糖时应轮换采血部位。

(3)避免试纸受潮、污染。

(4)血糖仪应按生产商使用要求定期进行标准液校正。

(五)评价标准

(1)患者能够知晓护士告知的事项,对服务满意。

(2)遵循查对制度,符合标准预防、安全原则。

(3)操作过程规范,动作娴熟。

五、血氧饱和度监测

(一)目的

监测患者血氧饱和度(SPO_2),动态评价病情变化,为临床治疗提供依据。

（二）操作前准备

1.告知患者和（或）家属

操作目的、方法、注意事项、配合方法，影响监测效果的因素。

2.评估患者

（1）意识状态、吸氧浓度、自理能力、合作程度。

（2）指（趾）端循环、皮肤完整性、指（趾）甲以及肢体活动情况。

3.操作护士

着装整洁、修剪指甲、洗手、戴口罩。

4.物品准备

治疗车、血氧饱和度监测仪、酒精或盐水棉签、快速手消毒剂、污物桶。

5.环境

环境安静、整洁、光线适宜。

（三）操作步骤

（1）携用物至患者床旁，核对腕带及床头卡。

（2）协助患者取舒适体位，暴露测量部位。

（3）连接血氧饱和度监测仪电源。

（4）清洁患者局部皮肤及指（趾）甲。

（5）安放传感器。

（6）开机，设置报警界限，读取数值并告知患者。

（7）整理床单位，安抚患者。

（8）整理用物，按医疗垃圾分类处理用物。

（9）擦拭治疗车。

（10）洗手、记录、确认医嘱。

（四）注意事项

（1）SPO_2监测报警低限设置为90%，发现异常及时通知医师。

（2）注意休克、体温过低、低血压或使用血管收缩药物、贫血、偏瘫、指甲过长、同侧手臂测量血压、周围环境光照太强、电磁干扰及涂抹指甲油等对监测结果的影响。

（3）注意更换传感器的位置，以免皮肤受损或血液循环受阻。

（4）怀疑CO中毒的患者不宜选用脉搏血氧监测仪。

（5）对躁动患者，应当固定好导线，避免传感器脱位以及导线打折缠绕。

（五）评价标准

（1）患者和（或）家属能够知晓护士告知的事项，对服务满意。

（2）传感器安放正确，接触良好，松紧度适宜。

（3）操作过程规范、安全，动作熟练。

六、中心静脉压监测

（一）目的

了解循环血量，判断心功能及外周循环阻力，指导临床补液，评估治疗效果。

（二）操作前准备

1.告知患者和(或)家属

操作目的、方法、注意事项、配合方法。

2.评估患者

(1)病情、意识状态、合作程度。

(2)中心静脉置管及周围皮肤情况。

(3)体位及凝血状况。

3.操作护士

着装整洁、修剪指甲、洗手、戴口罩。

4.物品准备

治疗车、监护仪、压力套装(导联线、压力传感器、加压袋、0.9%氯化钠 250 mL)、穿刺盘、污物桶、快速手消毒剂。

5.环境

环境整洁、安静、私密。

（三）操作步骤

(1)携用物至患者床旁,核对腕带及床头卡。

(2)连接电源,打开监护仪开关。

(3)协助患者取平卧位,暴露置管部位。

(4)将压力套装挂在输液架上,加压袋充气加压至 40.0 kPa(300 mmHg),排气。

(5)拧下置管上的肝素帽,消毒,连接压力传感器,冲管。

(6)在监护仪上调到 CVP 的模块,设置参数。

(7)将传感器置于腋中线第 4 肋间(右心房水平),校正零点,测压,读数。

(8)测量完毕。

(9)整理床单位,协助患者取安全、舒适卧位。

(10)整理用物,按医疗垃圾分类处理用物。

(11)擦拭治疗车。

(12)洗手、记录、确认医嘱。

（四）注意事项

(1)严格执行无菌操作。

(2)避免打折扭曲,保持测压管道的通畅。

(3)每天检查穿刺部位皮肤有无红肿、脓性分泌物,定期更换敷料、管道、压力套装和冲洗液。

(4)选择标准的测压零点,传感器置于腋中线第 4 肋间与右心房同一水平,每次测压前均应校正压力传感器零点。

(5)中心静脉测压通路应避免输注血管活性药物,以防引起血压波动。

(6)注意影响中心静脉压数值的因素,如患者的体位、机械辅助通气、腹内压等。

(7)观察有无心律失常、出血和血肿、气胸、血管损伤等并发症的发生,股静脉插管时,注意观察置管侧下肢有无肿胀、静脉回流受阻等下肢静脉栓塞的表现。

（五）评价标准

(1)患者和(或)家属能够知晓护士告知的事项,对服务满意。

(2)遵循查对制度,符合无菌操作、消毒隔离原则。

(3)操作过程规范、安全,动作娴熟。

七、Swan-Ganz 导管监测

(一)目的

(1)评估左、右心室功能,反映左心室前负荷和右心室后负荷。

(2)指导治疗,为扩容补液,应用强心药物、血管收缩药物和血管扩张药物治疗提供依据,同时还可以判断治疗效果和预后。

(二)操作前准备

1.告知患者

操作目的、方法、注意事项、配合方法。

2.评估患者

(1)病情,体位及合作程度。

(2)置管及穿刺处周围皮肤情况。

3.操作护士

着装整洁、修剪指甲、洗手、戴口罩。

4.物品准备

测压装置、监护仪、注射器、快速手消毒剂等。

5.环境

环境安静、整洁。

(三)操作过程

(1)携用物至患者床旁,核对腕带及床头卡。

(2)暴露置管部位。测量导管插入长度。

(3)连接测压装置,加压袋充气加压至 40.0 kPa(300 mmHg)左右,注意排尽管道内气体。

(4)测压前需调整零点,压力换能器需与患者右心房保持同一水平。

(5)测量肺动脉楔压时,应将气囊缓慢充气(充气量<1.5 mL),待出现嵌顿压图形后,记录数字并放掉气囊内气体。

(6)非测量肺动脉楔压时,抽尽气囊内气体并锁住气囊注射器。

(7)记录测量数据。

(8)整理床单位,协助患者取舒适卧位。

(9)整理用物,按医疗垃圾分类处理用物。

(10)洗手、签字、确认医嘱。

(四)注意事项

(1)每次测量各项指标之前需调定零点。

(2)穿刺伤口应定期换药,若渗出液较多应及时换药。

(3)保证测压装置严密畅通。

(4)及时了解影响压力测定的因素,观察有无相关并发症的发生。

(5)保持管道通畅,每小时用肝素生理盐水 3~5 mL 冲洗测压导管及 Swan-Ganz 导管。

(6)拔除导管时，应在监测心率、心律的条件下进行，拔管后，穿刺的局部应压迫止血。

(五)评价标准

(1)患者和(或)家属能够知晓护士告知的事项，对服务满意。

(2)遵循查对制度，符合无菌技术、标准预防原则。

(3)操作过程规范、安全，动作轻柔。

(韩笑笑)

第八节　气管插管护理

一、概述

气管插管是指将特制的气管导管，通过口腔或鼻腔插入患者气管内，能迅速解除上呼吸道梗阻，进行有效的机械辅助通气，为气道通畅、通气供氧、呼吸道吸引和防止误吸等提供最佳条件，是一种气管内麻醉和抢救患者的技术。

二、病情观察与评估

(1)监测患者生命体征，观察呼吸频率、呼吸动度及血氧饱和度变化。

(2)观察患者意识、面色、口唇及甲床有无发绀。

(3)评估患者有无喉头水肿、气道急性炎症等插管禁忌证。

(4)评估患者年龄、体重，选择与患者匹配的气管导管型号。

(5)评估患者有无因躁动导致意外拔管的危险。

三、护理措施

(一)插管前准备

1.抢救药品

盐酸肾上腺素、阿托品、镇静剂(常用丙泊酚)等。

2.用物准备

合适型号的导管、喉镜、牙垫、连接好管道的呼吸机、氧气设备、吸痰器、简易呼吸器等。

3.抢救人员

符合资质的医师至少1名、护士2名。

(二)插管时的护理配合

(1)评估患者意识、耐受程度；约束四肢，避免抓扯；遵医嘱使用镇静剂。

(2)判断插管成功的指标：呼气时导管口有气流，人工辅助通气时胸廓对称起伏，能闻及双肺呼吸音。

(3)妥善固定导管：选择适当牙垫或气管导管固定器固定导管。

(4)监测气囊压力：维持压力在2.4～2.9 kPa(18～22 mmHg)为宜，避免误吸或气管黏膜的损伤。

(三)插管后护理

(1)体位:床头抬高 15°~30°,保持患者头后仰,减轻气管插管对咽、喉的压迫。

(2)每班观察、记录插管长度并交接,经口成人为(22±2) cm,儿童为(12+年龄÷2)cm,经鼻插管时增加 2 cm。

(3)保持呼吸道通畅,按需吸痰,观察痰液颜色、量及黏稠度。痰液黏稠者应持续气道湿化或遵医嘱雾化吸入。

(4)口腔护理:经口气管插管口腔护理由 2 人配合进行,1 人固定气管插管,1 人做口腔护理。口腔护理前吸净插管内及口鼻腔内的分泌物。

(5)防止非计划拔管:遵医嘱适当约束和镇静。使用呼吸机的患者更换体位时,专人负责管道固定,避免气管插管过度牵拉移位发生脱管。

(四)拔管护理

拔管前吸净口腔及气道内分泌物,气囊放气后拔管。密切观察患者呼吸频率、动度及氧饱和度。

四、健康指导

(1)告知患者及家属气管插管的目的及配合要点。

(2)告知家属行保护性约束的目的及意义。

(3)指导并鼓励患者进行有效咳嗽,做深呼吸,及早拔管。

(4)指导患者在插管期间通过写字板、图片、宣教卡等方式进行有效沟通。

(贾 苑)

第九节 气管切开套管护理

一、概述

气管切开术是临床常用的急救手术之一,方法是在颈部切开皮肤及气管,将套管插入气管,以迅速解除呼吸道梗阻或下呼吸道分泌物潴留所致的呼吸困难。可经套管吸痰、给氧、进行人工通气,从而改善患者呼吸及氧合。

二、病情观察与评估

(1)监测患者生命体征,观察呼吸频率、呼吸动度及血氧饱和度情况。

(2)观察患者意识、面色、口唇及甲床有无发绀。

(3)评估气管套管位置、颈带松紧度、气囊压力。

(4)评估患者有无因躁动导致意外拔管的危险。

三、护理措施

（一）术前准备

(1)药品准备:利多卡因、盐酸肾上腺素、阿托品。

(2)用物准备:合适型号的导管、氧气设备、吸痰器、简易呼吸器等。

(3)抢救人员:符合资质的医师至少 1 名、护士 2 名。

（二）术中护理配合

(1)体位:去枕平卧,肩部垫软枕,使头部正中后仰,保持颈部过伸。

(2)气管前壁暴露后,协助医师拔除经口或鼻的气管插管。

(3)密切观察患者面色、口唇及肢端颜色,血氧饱和度。

（三）术后护理

(1)体位:床头抬高 30°～45°。

(2)妥善固定:系带牢固固定气管切开套管,松紧度以能伸进系带一小指为宜,防止套管脱出。

(3)保持气道通畅:按需吸痰,观察痰液颜色、量、黏稠度,导管口覆盖双层湿润无菌纱布。痰液黏稠时给予雾化吸入或持续气道湿化。

(4)切口护理:观察切口有无渗血、发红,切口及周围皮肤用 0.5%碘伏或 2%氯己定消毒,每天 2 次,无菌开口纱或高吸收性敷料保护切口,保持敷料清洁干燥。

(5)内套管护理:金属气管内套管每天清洁消毒 2 次,清洁消毒顺序为清水洗净－碘伏浸泡 30 分钟或煮沸消毒－0.9%氯化钠注射液冲洗。

(6)口腔护理:每 2～6 小时清洁口腔 1 次,保持口腔清洁无异味。

(7)并发症观察:观察气管切口周围有无肿胀,出现皮下捻发音时,可用头皮针穿刺皮下排气。嘱患者勿用力咳嗽,以免加重皮下气肿。

(8)心理护理:患者经气管切开后不能发音,指导患者采用手势、写字板、图片、文字宣教卡等方式进行沟通,满足其需求。

（四）拔管

首先试堵管,第一天封住 1/3,第二天封住 1/2,第三天全堵。堵管期间,严密观察患者呼吸变化,若堵管 24～48 小时后呼吸平稳、发音好、咳嗽排痰功能佳可考虑拔管。拔管后密切观察患者呼吸及氧饱和度变化。

四、健康指导

(1)告知患者及家属气管切开的目的及配合要点。

(2)指导并鼓励患者进行深呼吸及有效咳嗽排痰。

(3)教会患者有效的沟通方法。

（贾　苑）

第二章 护理管理

第一节 护理安全管理

护理安全管理是护理管理的重要内容。护理安全管理是保证患者得到良好的医疗护理和优质服务的基础，是防范和减少医疗差错事故及纠纷隐患的重要环节，对维护医院正常工作秩序、医院声誉及社会治安起到至关重要的作用。护理职业具有高风险性，护理人员在护理工作中要把患者的生命和安全放在首位，落实安全措施，做好安全管理，切实保障患者安全。

一、概述

（一）基本概念

安全是指没有危险，不受威胁，不出事故。护理安全管理是指尽一切力量运用技术、教育、管理三大对策，从根本上有效地采取预防措施，防范事故，把隐患消灭在萌芽状态，确保患者安全，营造一个安全、健康、高效的医疗环境。

（二）护理安全的分类

护理安全有狭义和广义之分：①狭义的护理安全是指在护理工作的全过程中，不因护理失误或过失而使患者的机体组织、生理功能、心理健康受到损害，甚至发生残疾或死亡。②广义的护理安全有三层含义，除上述狭义的概念外还包括因护理事故或纠纷而造成医院及当事护理人员承担的行政、经济、法律责任等，以及在医疗护理服务场所环境污染、放射性危害、化疗药物、血源性病原体、针头刺伤等都会对护理人员造成危害。

（三）护理安全文化

安全文化是安全价值观和安全行为准则的总和，体现为每一个人，每一个组织对安全的态度、思维程序及采取的行动方式。护理安全文化是护理人员对患者共同安全的价值观、信念和行为准则。护理安全文化的实质是一套科学完整的规章制度，是护士遵章守纪的自觉性、良好的工作习惯及人人自觉关注安全的工作氛围，没有“有无之分”，只有“优劣、浓淡之分”。

（四）护理安全管理的意义

1.护理安全关系到患者预后

护理工作的特点决定了患者从入院到出院的全过程都离不开护士。医嘱的处理、执行，各种护理技术操作的完成，围术期的护理等都是护理工作的具体实施。如果护士在工作中不认真履行职责，不认真执行“三查八对”制度，不按规章制度和操作规程实施护理，轻者增加患者痛苦，重者加重病情及增加患者经济负担，甚至危及患者生命。

2.护理安全关系到护理质量

护理安全是实现优质服务的关键，而优质服务是医院生存发展之根本。实现优质服务，就是要全方位的满足患者生理、心理健康和文明服务的需求，其关键环节在于保障护理安全。安全是护理质量的重要内涵和基础，是护理质量管理的重要内容和评价护理质量优劣的重要指标，只有准确及时地执行医嘱，安全有效地进行护理，才能促使患者疾病的好转或痊愈，护理质量保障才得到根本的体现。

3.护理安全关系到医院声誉

医院的生存依赖患者的信赖和支持，安全直接影响到医院的声誉，声誉是医院的最大影响力。患者来医院就医是特殊的消费者，生存、健康是他们的基本权利，疗效和安全是他们最基本的要求。护理的任务是促进健康，维护患者的基本权利。这就决定了护士在为患者提供护理服务时，要时时从法律的角度来审视自己的言行，做到一视同仁、平等待人。《医疗事故处理条例》实施后，人们的自我保护意识和法律意识增强。因此，护理安全绝不是无足轻重，而是与医院命运息息相关。

4.护理安全关系到患者健康

如果在护理工作中不重视安全，发生护理差错事故，不仅给患者造成痛苦，增加患者经济负担，还会给护理工作造成负面影响，损坏护士群体形象，同时可给医院造成不良的社会影响及经济损失。《中华人民共和国消费者权益保护法》第 2 章第 7 条规定：“消费者在购买、使用商品和接受服务时享有人身、财产安全不受损害的权利”。因此，医务人员应该尽最大能力和义务保障患者的人身安全和财产安全。

5.护理安全关系到自身利益

护理安全管理是减少护理缺陷、降低安全隐患、提高护理专业水平的关键环节，是控制或消灭不安全因素、避免发生护患纠纷和事故的客观需要；护理安全除保障患者的安全、护理质量、医院声誉之外，还涉及护理人员的自身利益，如人身安全、身心健康、奖励与惩罚、职称晋升及评优等。情节严重、影响极坏者甚至追究其法律责任。

（五）护士职业安全

护理工作环境是治疗和护理患者的场所，存在诸多的不安全因素。护士是发生职业伤害的高危群体，在为患者提供各项检查、治疗和护理的过程中，可能会受到各种职业性有害因素的伤害。因此，护士应具备对各种职业性有害因素的认识、处理及防护的基本知识和能力，以减少职业伤害，保护自身安全，维护自身健康。危害护士职业安全的因素有机械性、物理性、化学性、心理性、工作环境等，这些相关损害因素严重可威胁护士的身心健康。护理管理者要制定科学合理的职业安全与防护制度，以减少护士职业暴露伤害的发生，增强护士职业安全性。

1.职业暴露的定义

职业暴露是指医务人员在从事诊疗，护理等工作过程中，意外被传染病病原体、患者的血液、体液污染了皮肤、黏膜或者被含有病原体的血液、体液污染的针头及其他锐器刺破皮肤，致有可能被感染的情况。

2.职业暴露的防护

(1)标准预防:职业暴露的防护原则为标准预防,标准预防是针对所有患者和医务人员采取的预防感染的措施。凡是认定患者的血液、体液、分泌物、排泄物均具有传染性,不论是否有明显的血迹污染或是否接触非完整的皮肤与黏膜,接触上述物质者,均必须采取防护措施。

(2)标准预防的措施:①认真落实手卫生、穿隔离衣、戴口罩、戴护目镜或防护面罩;②实施安全注射,正确使用防护用品,加强锐器伤的防护管理;③安全处置医疗废物,加强职业暴露于HBV、HIV、HCV人员的管理;④完善职业防护设施,强化护士职业安全教育,护士掌握自我防护技术;⑤实行人性化管理,减轻护士工作压力等。

二、临床护理安全管理

(一)护理工作中常见的不安全表现

1.制度、职责执行不严

护理工作中,不遵守规章制度,不严格按操作规程或简化程序办事,是造成不安全护理的严重隐患。有的不认真执行医嘱,错抄或漏抄医嘱,遇到有疑问,不请示,不报告;遗忘重要医嘱、遗忘危重患者的特殊处理;有的交接班不认真,不执行床旁交接班制度;有的不严格执行分级护理制度,巡视病房不及时,患者病情变化或病情恶化未能及时发现,失去抢救时机;值班时擅自离开工作岗位;有的存在侥幸心理,"一念之差"往往造成无法弥补的损失等。

2.工作粗心大意,责任心不强

这类问题主要表现在上班思想不集中,分心走神,未把主要精力放在工作上;护理技术操作不细致,动作粗疏;对危重、昏迷患者不采取必要的安全措施,发生坠床和(或)跌倒、压疮、烫伤等;护理措施不当,实施不及时,造成非计划性管道滑脱;操作不熟练发生并发症,如灌肠时用力过猛刺破直肠,导尿时引起尿道损伤大出血等。

3.专业知识与技术水平低

这类问题主要发生在低年资护士及进修、实习护士身上。基础知识差,业务技术水平低,且不懂装懂;病情观察不仔细,不能及时发现存在的问题,特殊、意外情况处理不及时、不恰当;对解剖位置不熟悉,造成放置导尿管误入阴道,放置胃管误入气管等不该发生的错误。

4.轻视患者的心理变化

护理工作中只注重执行医嘱、完成治疗,对患者的心理变化及反常的思想情绪观察不到位,没有及时做好心理护理;有的违反保护性医疗制度,有意或无意向患者透露病情,使患者丧失治疗信心,产生自杀念头。从法律角度讲,患者自杀是一种自负的行为,但作为医院,是救死扶伤的机构,应避免发生这类事件。

5.服务态度生、冷、硬、推

极少数护士对患者缺乏同情心、责任心和爱心,服务态度简单生硬,甚至训斥患者;有的护士对患者提出的疑问简单应付回答,造成不必要的误会;依赖患者家属及陪护做一些护士职责内的事或护理工作范围内的护理,一旦患者病情发生变化或病故,往往引发不必要的纠纷。

6.监督管理不力

主要是指各级护理管理者预见性差,没有针对性地进行超前预防及安全教育管理;发现和处理问题不及时,督导检查不认真、不严格,流于形式;工作中发现安全隐患和问题隐瞒不报,回避矛盾,甚至推卸责任。

7.医患、护患沟通不畅

沟通不足容易导致医疗安全隐患。有的护士发现医嘱有问题时未及时告知医师，盲目处理，错误执行；操作前后与患者沟通告知不及时、不到位，从而发生护理并发症造成纠纷；对患者提出的疑问解释不耐烦、不正确，或与医师的疾病解释不吻合，留下医疗纠纷隐患。

（二）护理工作中常见的不良事件

1.临床常见护理不良事件的分类

（1）不良治疗：包括给药错误、输血错误、医院感染暴发、手术患者身份及部位识别错误、体内遗留手术器械、输液及输血反应。

（2）意外事件：包括跌倒、坠床、走失、烫伤、烧伤、冻伤、自残、自杀、火灾、失窃、咬破体温表、约束带使用不良、分娩意外等。

（3）医患沟通事件：包括医患争吵、身体攻击、打架、暴力行为等。

（4）饮食、皮肤护理不良事件：包括误吸和（或）窒息、咽入异物、院内压疮、医源性皮肤损伤。

（5）不良辅助诊查、患者转运事件：含身份识别错误、标本丢失、检查或运送中或后病情突变或出现意外。

（6）管道护理不良事件：含管道滑脱、患者自拔。

（7）职业暴露：含针刺伤、割伤、特殊院内感染等。

（8）公共设施事件：包括医院建筑毁损、病房设施故障、蓄意破坏、有害物质泄露等。

（9）医疗设备器械事件：包括医疗材料故障、仪器故障、器械不符合无菌要求等。

（10）消毒供应中心不良事件：包括消毒物品未达到要求、热原试验阳性、操作中发现器械包器械物品不符等。

2.护理不良事件的分级标准

0级：事件在执行前被制止。

Ⅰ级：事件发生并已执行，但未造成患者伤害。

Ⅱ级：患者轻微伤害，生命体征无改变，需进行临床观察及轻微处理。

Ⅲ级：患者中度伤害，部分生命体征有改变，需进一步行临床观察及简单处理。

Ⅳ级：患者重度伤害，生命体征明显改变，需提升护理级别及紧急处理。

Ⅴ级：患者永久性功能丧失。

Ⅵ级：患者死亡。

三、影响护理安全的因素

（一）护理人员因素

护理人员素质包括政治思想素质、职业道德素质、业务素质等，当这些素质不符合或偏离了护理职业的要求，就可能造成言语、行为不当或过失，给患者身心带来不良的影响。主要表现有以下几方面。

1.不安心护理工作

有的护士未把主要精力放在工作上，工作马马虎虎，不负责任。

2.对职业产生厌倦情绪

护士对患者漠不关心，对病情发展缺乏预见性、主动性。

3.技术水平低

护士对患者病情突然变化不知道，观察不到病情变化，对药物剂量不清楚，换算错误。

4.不懂装懂

年轻护士业务生疏，又不主动请教老护士或带教老师。

5.工作责任心不强

在技术操作中为了图省事，方便，严重违反操作规程，也是造成隐患的根源。

(二)管理因素

管理方面存在的问题主要有以下几种。

(1)对护士教育培训不足，护士法律意识淡薄，自我保护意识和安全意识不强。

(2)规章制度不完善、不健全，职责分工不明确，制度、常规落实不到位。

(3)管理不力，要求不严，督促检查不够，对护理工作中不安全的环节缺乏预见性，未及时采取措施或措施不力。

(4)护理人员配置不合理，护士超负荷工作，不能保证工作质量及满足治疗要求而造成安全隐患。

(三)患者因素

(1)患者或家属对医院期望值过高，认为医务人员是包治百病的。

(2)患者的心理承受能力差，对疾病缺乏全面正确的认识，认为患者住进医院什么病都会治好。

(3)患者或家属出于对经济的考虑等。

(四)物质因素

1.设备方面

护理设备是完成护理任务的重要工具。如果设备缺乏或性能不好，不配套，特别是急救物品器材不到位或使用中发生故障，都会影响护理技术的正常发挥，影响抢救、治疗工作，造成不安全因素。

2.物品方面

护理物品质量不过关或数量不足，也是护理工作中存在的不安全因素之一，如一次性输液器、注射器的质量差会造成输液反应等不良事件发生。

3.药品方面

药品质量差、变质、失效也会造成不安全因素。常见的问题有液体瓶口松动、破损，液体长霉菌，药液中有杂物，消毒液失效等。

(五)环境因素

1.基础设施配备及布局

医院的基础设施，病区物品配备和布局不当也存在着不安全因素。如地面过滑导致跌倒，床旁无护栏造成坠床，热水瓶放置不当导致烫伤等。

2.环境污染

环境污染所致的不安全因素，常见于消毒隔离不严所致的医院院内交叉感染等。

3.危险品管理

医用危险品管理及使用不当也是潜在的不安全因素。如氧气、煤气、蒸汽锅炉等。

4.病区治安

病区的治安问题，如防火、防盗、防止犯罪活动等。

5.社会环境

患者的经济状况,家庭、单位及社会对患者的关心程度,对患者的情绪也构成一定影响。

四、护理安全管理措施

(一)护理安全教育

护理安全教育是指针对护士开展的,在实施护理的全过程中,保证患者不发生法律和法定的规章制度允许范围以外的心理、机体结构或功能上的损害、障碍、缺陷或死亡方面的教育。安全教育是做好护理工作的前提,要把安全教育纳入护理部年度工作计划,从引导护理人员转变思想观念入手,抓好3个方面的教育。

1.经常性教育

医疗护理安全是医院管理永恒的主题,管理部门应坚持不懈地对护理人员进行教育培训,把安全教育作为经常性教育来抓,牢固树立“安全第一”的思想观念。护理安全是职业道德的基本要求,全面提高护士的职业素质,才能为规章制度的顺利贯彻执行、防止差错事故的发生打下良好的基础。

2.法制教育

护理安全与法律、法规有着密切的关系,因护理人员法制观念淡薄而产生的护理缺陷或纠纷屡见不鲜。因此,要加强法制教育,组织护理人员学习法律知识,增强护理人员的法律意识和法制观念,自觉遵守法律、法规,以防范由于法制观念不强而造成的护理事故或差错,并学会运用法律武器,维护自身合法权益。

3.专题教育

专题教育是针对管理中存在的某一方面的问题进行专题讲座或个案讨论,以解决某方面或某一主要问题而进行的护士教育。对不同层次的护理人员及在为患者服务中存在的问题等都可以进行专题教育。如在新护士岗前培训中的职业道德教育、护理安全教育等。

(二)护理安全防范措施

1.职能部门的安全管理措施

(1)医院成立护理安全管理委员会,制定护理安全管理制度、职责和监管措施。各部门及各级人员认真履行安全管理监督指导职能。委员会每季度定期召开护理安全会议,运用质量管理工具分析护理工作中存在的安全问题,持续改善护理质量与安全。

(2)实施护理安全目标管理,把“患者十大安全目标”纳入科室年度责任目标管理,保障护理质量与患者安全。

(3)护理部成立护理风险管理小组,制定护理风险管理制度、防范程序及监控流程,加强护理风险的分析、评估、控制和监测,防患于未然。

(4)护理风险管理小组每月对各科室护理安全管理进行全面检查,重点检查各项核心制度,护理常规等规范的落实情况。

(5)将护理风险管理纳入医院《护理质量评价标准》,每次安全检查结果均纳入科室当月质量考核及当事人绩效考核。

(6)建立护理安全应急管理机制,加强对重点科室、重点时段、重点环节、重点人群、重点操作的监管力度,杜绝安全隐患。

(7)制定紧急意外情况的应急预案和处理流程,定期组织护士培训及演练,提高护士应急处理能力。

(8)建立护理不良事件成因分析及质量持续改进机制,对全院每月发生的护理不良事件进行统计分析,典型案例进行个案分析讨论,总结经验教训,制订整改方案。

(9)定期对各级护士进行安全警示教育,护士掌握安全管理制度及防范措施、上报流程等。

(10)制定主动报告护理不良事件与隐患信息的制度,实行非惩罚性主动上报不良事件的制度。建立主动上报的激励机制,统一上报系统及流程,统一部门管理。

(11)制订临床护理风险(如坠床、跌倒、压疮、管道滑脱、给药错误)的防范措施,定期监督检查措施的执行情况。

(12)合理配置护理人力资源,减轻护士工作压力及工作强度,保证护理工作安全。

2.科室(病区)安全管理措施

(1)科室(病区)成立安全管理小组,由护士长牵头做到监管落实的“三不放过”:一是事实不清楚不放过;二是认识不到位不放过;三是奖罚不到位不放过。对护士工作责任心不强、失职、离岗等造成的差错事件,必须给予处罚,处理过程越认真,处理结果越恰当,监管的效果也就越实在。

(2)科室定期、反复对护理人员进行质量意识、安全意识、护理缺陷意识的安全警示教育,增强护士对工作的事业心和责任感,不断提高护理风险防范意识。树立“质量安全,服务满意”的理念,保障医疗护理安全。

(3)科室发生护理不良事件应及时填报《护理不良事件上报表》,按规定及时上报相关部门及领导,不得隐瞒不报或迟报、漏报、错报,并保存好病历。护士长应及时组织讨论,明确不良事件的性质,分析原因,总结经验教训,制定防范措施,并记录完整。

(4)让患者及家属主动参与医疗安全活动,是对患者和家属知情同意权、选择权的重视,让患者在医疗活动中实施自已的知情同意权、选择权,并且参与其中,同时获取信息。采用工休座谈会、视频、健康教育处方、黑板等形式,定期对患者及其家属进行相关知识的健康教育并做好记录。

(5)落实出院患者随访制度。科室对出院患者进行回访工作,并记录、总结患者的治疗效果、满意度情况、改进意见等信息,促进医疗质量持续改进。

(6)临床医疗、医技科室医务人员主动为患者及其家属提供相关的安全知识健康宣教,提供安全管理相关信息,积极配合医务人员实施预防和处理措施。

(7)主动邀请患者及其家属参与治疗计划的制订、实施和医疗决策过程。最大限度地促进医患沟通,有利于医务人员根据患者病情及个体差异的不同制订出适合每个患者的详细、科学的治疗(手术)方案。当患者病情变化的时候能够及时调整、修改治疗(手术)方案,以提高患者家属的知情权和自我护理能力,利于改善患者的健康状况。

(8)对需要手术的患者,主动邀请患者参与手术安全核查。术前医师应标示手术部位,主动邀请患者参与认定;手术、麻醉实施前按“患者身份和手术部位确认”程序执行,由手术医师、麻醉师、手术或巡回护士执行最后确认程序后,方可开始实施手术、麻醉。严格防止手术患者、手术部位及术式发生错误。

(9)在实施任何有创诊疗活动前,实施者应亲自与患者(或家属)沟通,作为最后确认的手段,对接收手术、昏迷、神志不清、无自主能力的重症患者及重症监护室、手术室、急诊抢救室、新生儿室等科室的患者,要使用“腕带”作为操作、用药、输血等诊疗活动时辨识患者的一种必备手段。严格执行“查对制度”和“患者身份识别制度”,应至少同时使用两种患者身份识别方式,禁止仅以房间或床号作为身份识别的唯一依据。

(10)科室应加强转科患者的管理,严格执行身份识别制度及转科流程,转科交接记录登记完整。

(11)制定科室医嘱处理制度及流程,监督检查护士医嘱处理与执行情况,防范安全事故发生。

(12)制定病区安全与消毒隔离管理制度,控制院内感染发生。

(13)加强病区物品、药品、医疗设备、设施的管理,保证物品、药品、医疗设施的完好及安全使用。

(14)严格落实患者分级护理制度,及时发现患者病情变化,防范及减少患者压疮、坠床、跌倒等意外事件发生。

(15)公开医院接受患者投诉的主管部门、投诉的方式及途径,保证医患沟通途径及信息畅通。

(16)对护士实施人性化管理,关心、爱护护士,使护士保持良好的工作状态及工作情绪,防范差错事故发生。

(三)护理投诉管理

1.护理投诉的定义

凡在护理工作中因服务态度、服务质量及自身原因或技术因素而发生的护理缺陷,引起患者或家属不满,并以书面或口头方式反映到护理部或其他部门的意见,均为护理投诉。

2.护理投诉的管理办法

(1)护理部设有《护理投诉登记表》,记录投诉事件的发生原因、分析和处理经过及整改措施。每月在全院护士长会上总结、分析,并制定相应的措施。

(2)护理部设专人接待护理投诉,认真倾听投诉者意见,耐心做好安抚工作并做好记录。接待投诉人员要做到耐心细致,认真做好解释说明工作,避免引发新的冲突。

(3)护理部接到护理投诉后,应及时反馈,并调查核实,告知有关部门的护士长。科内应认真分析事发原因,总结经验,接受教训,提出整改措施。

(4)投诉经核实后,护理部可根据事件事发情节的严重程度,给予当事人相应的处理:①给予当事人批评教育;②当事人认真做书面检查,并在护理部备案;③向投诉者诚意道歉,取得其原谅;④根据情节严重扣科室护理质量考核分。

(5)因护士违反操作规程给患者造成损失或痛苦,按《医疗事故处理条例》规定处理。

(6)护理部一旦收到患者的投诉,包括来信、来访、电话等任一途径的投诉,立即向科护士长和病区护士长了解情况,科护士长和病区护士长应根据当事护士口头或书面所叙述事件的经过,包括事件起因、详细经过、详细对话、操作过程、有关证人,及对所发生事件的认识和今后改进的方法,分析投诉事件的性质,采取相应的处理方案及措施。对患者住院期间的投诉,当事护士要向患者当面解释和表示歉意;如果是患者出院后的投诉,则由护理部向投诉人做出道歉。由质量管理委员会对当月的护理投诉进行讨论,决定扣分情况,并在护理质量分析会上予以通报。

五、临床常见护理不良事件的管理

(一)给药安全管理

1.给药错误的判定

(1)根据药物分类、给药错误的类型、给药途径和给药错误导致的后果等情况的轻重,将给药错误的性质分别定为一般差错、严重差错和事故。

(2)给药差错类型:如给药日期、时间错误;给药途径错误(静脉注射、肌内注射、皮下注射、口服、舌下含服,其他经眼、鼻、咽、阴道、直肠、皮肤等途径);遗漏给药;输液速度错误;剂量错误;浓度错误;药物错误;未遵医嘱给药等。

2.给药安全的管理

(1)病房建立重点药物用药后的观察制度与程序,医师、护士须知晓这些观察制度和程序,并有效执行。对于新药特殊药品要建立用药前的培训制度。

(2)建立给药错误的明确判定与预防处理措施。

(3)护理人员要做到常用药物“五了解”,即了解药物性质、了解主要作用、了解常用剂量、了解不良反应及中毒症状、了解中毒解救方法。给药时严格执行“三查八对一注意”,注射剂在执行中要注意配伍禁忌。给药过程中认真观察患者用药前后的病情变化及不良反应。

(4)对某些易产生不良反应或可能产生不良反应的药物,使用前要向患者进行充分的说明与告知。

(5)建立病房基数药品的存放、使用、限额、定期检查等管理规定及制度;存放毒、麻、精神药品有管理和登记制度,且符合法规要求。

(6)病房存放高危药品有管理制度及规范,不得与其他药物混合存放,高浓度电解质制剂(包括氯化钾、磷化钾及浓度超过0.9%的氯化钠等)、肌肉松弛剂与细胞毒性药物等高危药品必须单独存放,有醒目标识。

(7)病区药柜的注射药、内服药与外用药严格分开放置,有菌、无菌物品严格分类存放,输液处置用品、备用物品、皮肤消毒剂、空气消毒剂、物品消毒剂严格分类分室存放管理。

(8)所有处方或用药医嘱在转抄和执行时,都有严格的二人核对、签名程序,认真遵循。

(9)在转抄与执行注射剂的医嘱(或处方)时要注意药物配伍禁忌。

(10)完善输液安全管理制度,严把药物配伍禁忌关,控制静脉输液流速,制定并执行对输液患者最高滴数限定告知程序,预防输液不良反应发生。

(11)特殊药物的管理:①严格执行麻醉药品、精神药品、放射性药品、医疗用毒性药品及药品类易制毒化学品等特殊药物的使用管理制度,有存放区域、标识和储存方法的相关规定。②对高浓度电解质、化学药物等特殊药品及易混淆的药品有标识和储存方法的规定。③对包装相似、听似、看似药品、一品多规或多剂型药物的存放有明晰的“警示标识”。④相关人员知晓管理要求,具备识别技能,并遵照执行。

(二)跌倒/坠床管理

(1)患者入院后由管床护士对其行入院评估的同时,根据《患者跌倒/坠床风险评估表》评估内容进行坠床跌倒危险因素评估,判定患者坠床或跌倒风险程度。评估有风险的患者,病房护士应为患者建立《跌倒/坠床风险告知书》,根据患者病情变化进行动态风险评估,并主动告知患者跌倒/坠床风险及预防措施,床头悬挂“防跌倒/坠床”醒目标识,并采取预防护理措施,根据患者病情、用药变化进行动态评估,记录规范。

(2)患者发生跌倒/坠床,当班护士必须及时填写《护理不良事件上报表》,一式两份,其中一份在24小时内上报护理部,另一份科室保留。

(3)相关人员知晓患者发生跌倒/坠床的处置及报告程序。

(4)跌倒/坠床管理质量控制:①定期组织护士学习,培训及考核预防跌倒、坠床的管理规范、预防护理措施，护理人员知晓培训内容，有效预防跌倒、坠床事件的发生。②告知患者容易发生跌倒、坠床的原因、危害和预防方法，以引起他们的重视。特别是高危人群，应加强跌倒、坠床风险的评估，评估率≥90%，床头悬挂预防风险的温馨提示牌，并记录预防跌倒所采取的护理措施。③按分级护理制度要求巡视病房，对全病区的患者实行床头交接班，对年老体弱、危重、病情不稳、意识不清、特殊治疗的患者重点交接，并拉床栏保护。④根据年龄、疾病、既往有无跌倒或坠床史、活动能力，确定高危因素和重点人群，并及时填写住院患者预防跌倒、坠床评估表。⑤制定患者跌倒/坠床的报告制度、处理预案、处理流程，且相关人员知晓，知晓率≥95%，执行率≥100%。⑥制定防范患者跌倒/坠床的相关制度，并建立多部门合作机制，防范意外事件发生。⑦发生跌倒/坠床事件，科室应及时组织进行分析讨论，制定改进措施。

（三）压疮的管理

(1)制定压疮风险评估、报告制度及工作流程，相关人员知晓发生压疮的处理措施及报告程序，高危患者入院时压疮的风险评估率≥90%。

(2)患者入院后及住院期间，护士根据《压疮风险评估表》对存在压疮风险的患者进行动态评估。对存在压疮风险的患者，应填写《压疮风险告知书》，主动告知患者及家属压疮风险，床头悬挂“防压疮”醒目标识，对患者及家属进行健康教育，并采取预防护理措施以预防压疮的发生，在护理记录单中记录采取的护理措施及效果。

(3)评估为难免压疮的患者，护士应及时填写《难免压疮申报表》，护理部或压疮管理小组进行床旁审核后确认是否属于难免压疮，并给予审核意见及护理指导，持续监控压疮预防护理措施的落实。

(4)压疮管理质量控制：①病区护士对新入院患者，均进行皮肤评估、筛选。②病区护士应对住院患者的皮肤情况进行严密监控。③病区护士每天在护理过程中应密切观察特级、一级护理患者及二级护理生活不能完全自理者的皮肤情况，根据《压疮风险评估表》进行压疮风险因素的评估。④在皮肤护理过程中，对患者的皮肤进行评估，经过评估，属高度危险患者，需进行预报。⑤预报需经过护士长的确认，按照压疮管理流程，填写《压疮风险评估表》，根据病情变化进行动态评估，直至风险不存在或患者出院(或死亡)。⑥护理部接到预报表后对压疮发生有高度风险的患者适时进行监控和护理指导，有效预防压疮发生。⑦科室有压疮诊疗和护理规范，并落实预防压疮的护理措施，无非预期压疮事件发生。⑧压疮发生后及时填报《压疮上报表》，一式两份，一份在24小时内上报护理部，另一份科室保留。⑨科室对发生压疮的案例进行分析讨论，总结经验教训。

（四）管道滑脱管理

(1)带管患者住院期间均由管床护士对其进行评估，根据《患者管道滑脱风险评估表》评估内容进行危险因素评估，判定管道滑脱风险程度。评估有脱管风险的患者，病房护士应主动告知患者及家属相关风险因素及预防措施，床头悬挂“防脱管”醒目标识，并采取预防护理措施，根据患者病情、置管情况进行动态评估，规范记录。

(2)患者发生管道非计划性滑脱时，护士应及时填写《护理不良事件上报表》，一式两份，其中一份在24小时内上报护理部，另一份科室保留。

(3)相关人员知晓患者管道滑脱的预防措施、应急处理预案、处理措施及上报流程。

(4)高危患者管道滑脱的风险评估率≥90%。

(5)管道滑脱管理的质量控制：①定期组织护士学习各类管道风险级别和正确固定方式，采取有效措施预防意外事件的发生。②告知患者容易发生管道滑脱的原因、危害、观察要点和预防方法,以引起他们的重视,特别是重点人群,床头应挂有安全温馨提示牌。③按分级护理制度要求及时巡视病房,对带管患者实行床头交接班,对年老体弱、危重、病情不稳、意识不清、特殊治疗的患者重点交接及班班床头交接。④根据患者年龄、病情、活动能力、用药因素、固定方式、留置管道数量及风险级别,确定高危因素和重点人群,及时填写《患者管道滑脱风险评估表》,告知患者及家属风险,并采取预防护理措施,预防管道滑脱。⑤制定患者管道滑脱报告制度及处理预案、处理流程,相关人员知晓,知晓率应≥95%,执行率应≥100%。

(五)安全标识管理

1.安全标识的定义

标识是指利用有特征的记号去标记在护理工作中容易出现的各种安全隐患。特征的记号包括图案或文字。规范、醒目的标识能给人们一种警示信息,使之对此有所反应,有所触动,从而对其思想和行为产生影响。护理安全标识是指患者在就医过程中由于生理、病理、心理、社会、环境等诸多不确定的因素,或难以预料的意外事件或风险事件发生,而医院或科室采用特殊制作的各种有针对性强、目的性明确、科学性引导的警示标识,能够使临床护理工作有序进行,保证患者及家属安全,提高患者就医满意度,是一项护理安全管理措施。

2.使用安全标识的意义

(1)规范护士工作行为,强化风险意识。

(2)提高护士的工作效率。

(3)建立和谐的护患关系。

(4)警示作用,防范差错事故发生。

3.安全标识的分类

(1)识别标识:患者身份、病情识别。

(2)管道标识:包括各种引流管。

(3)药物标识:药物分类、特殊药品、高风险药物及药物过敏。

(4)防意外警告标识:防跌倒、防坠床、防滑标识等。

(5)沟通标识:各种流程图、温馨提示、各种简介。

(6)护理形态标识:护理级别、禁饮食、控制滴数等。

(7)其他标识:如区域标识、护理用物分类标识(无菌用品、一次性用品、资料等)、仪器设备标识(各种仪器设备的操作流程及保养情况等)。

4.安全标识在临床中的应用

(1)患者身份识别标识(即"腕带"标识)。护士必须认真核对患者的住院证,正确填写患者信息,包括患者姓名、科室、病区、住院号、性别、年龄、药物过敏史,系到患者手腕或脚腕,松紧适宜,并告知患者及其家属佩戴"腕带"的重要性,在住院期间患者及家属不得私自取下或丢弃,出院时由护士将其除去。

(2)病情识别标识。由患者床头卡标识进行识别,危重、分级护理标识采用各种不同颜色的塑料卡片,根据病情需要以插卡方式插于床头牌上相应位置或用不同颜色指示灯标识。

(3)特殊体位标识。如去枕平卧位标识,头高脚低标识,侧卧位标识,神经外科左、右去骨瓣、双侧去骨瓣标识、颅后窝去骨瓣标识等,以明确告知护士患者病情及护理操作中的体位要求。

(4)管道标识。包括中心静脉置管或导管(PICC、CVC)、尿管、胃十二指肠营养管、腹腔引流管、脑室引流管、胸腔引流管、结肠造瘘管等，以不同颜色分类，以达到护士在工作繁忙时快速识别不同管道的目的，降低护理风险。

(5)药物标识。①高危药品标识：设置专柜存放，红色标签，用颜色的差别来区分不一样的药物，避免错拿、错用。②毒麻药品标识：采用专柜、上锁、定人管理，并在药柜外粘贴醒目的警示标识，严格交接班。③药物过敏者，在患者一览表、床头卡、患者腕带、病历本上用红笔注明药物名称。④治疗室常见药物标识用蓝色标签。

(6)防止意外、风险标识。如"防脱管""防压疮""防跌倒""防坠床""血型标识""青霉素药物过敏"等标识，根据患者病情及风险评估情况在床头悬挂标识牌，在病房洗澡的地方贴上"小心滑倒"的标识；开水房上贴"小心烫伤"的标识；用氧安全标识，氧气筒随时悬挂四防卡(即防震、防热、防火、防油)及"空""满"标识；输血安全标识，为患者输血时，可以将危险标识及血型标识与血液同步悬挂于输液架上或输液盆上；特殊治疗标识，非静脉通路用药时应与静脉药物分别悬挂于不同的输液架上，根据不同药物使用途径，悬挂相应的警示牌于输液架上(如"膀胱冲洗""肠内营养"等)。

(7)区域标识。如警示护士遵守消毒隔离制度的标识、无菌区与非无菌区标识、医用垃圾、生活垃圾分类标识、隔离标识(如飞沫隔离标识、耐药菌隔离标识、接触隔离标识等)，提示护士按类别要求进行标准的预防操作。更提醒患者家属探视时注意消毒隔离，防止交叉感染。

(8)仪器操作流程及保养标识。使用范围为所有仪器，为白底黑字卡片，外表塑封，悬挂于相应仪器上，使用规范、系统的设备仪器卡，正面填写使用操作流程，反面填写消毒、保养流程。

六、护理不良事件的管理与预防

(一)护理不良事件的定义

护理不良事件是指由于医疗护理行为造成的失能，伤害事件并非由原有疾病所致，而是由于医疗护理行为造成患者死亡、住院时间延长，或离院时仍带有某种程度的失能，包括护理差错及事故，严重护理并发症(非难免压疮、静脉炎等)，严重输血，输液反应，特殊感染，跌倒，坠床，管道滑脱，意外事件(烫伤、自杀、走失等)等情况。护理不良事件分为可预防性不良事件和不可预防性不良事件两种。

(二)护理不良事件的处理

(1)不良事件发生后，当班护士要及时向护士长及当班医师汇报，本着"患者安全第一"的原则，迅速采取补救措施，尽量避免或减轻对患者健康的损害，或将损害降到最低程度。配合值班医师做好伤情认定、家属签字等工作。

(2)根据护理不良事件报告流程连级上报事件的经过、原因、后果，并按规定填写《护理不良事件上报表》，情节严重的突发事件 2 小时内上报护理部，其他不良事件 24 小时内上报护理部，护理部接到上报后及时了解情况，给予处理意见，尽量降低对患者的损害。

(3)各种有关记录、检查报告、药品、器械等均应妥善保管，不得擅自涂改、销毁，必要时封存，以备鉴定。

(4)科室和护理部如实登记不良事件。不良事件发生后，病区进行成因分析和讨论，定期对护士进行安全警示教育。

(5)护理部对护理投诉和纠纷应热情接待、认真调查、尊重事实、耐心沟通、端正处理态度，5 个工作日内给以答复。重大护理投诉，上报医院备案、讨论。医院成立护理质量管理委员会，对上述事件每月汇总进行讨论，从制度合理性、制度执行、环节管理、工作流程、职业道德、主观态度等方面综合分析，根据事件的情节及对患者的影响，确定性质，提出奖惩意见和改进措施，在全院护士长会上传达，共享经验教训，不断提高护理工作质量。

(6)执行非惩罚性护理不良事件报告制度，并鼓励积极上报未造成不良后果但存在安全隐患的事件以及有效杜绝差错的事例。如不按规定报告，有意隐瞒已发生的护理不良事件，一经查实，视情节轻重给予处理。

(7)统一护理不良事件的上报管理系统，保证上报网络及流程、信息畅通。

(8)定期对科室及全院发生的护理不良事件进行统计分析，并进行院内、科内同期对比，总结护理安全管理存在的问题，制订质量整改方案，持续改进护理质量与安全，降低护理不良事件的发生，保障患者安全，提高患者满意度。

（三）护理不良事件的防范措施

(1)护理风险的正确评估。护理人员在实施医疗行为之前应充分评估医疗行为可能面临的各种风险，护理人员预测医疗行为风险是通过责任护士的评估、具体执行护士的观察、上级护理人员查房指导等环节来实现的。护理人员决定对患者实施护理行为之前，应当对特定患者实施特定护理操作所面临的各种风险和利弊有一个全面和科学的判断，这种判断的准确性是护理操作成功的基本保证。护理人员准确判断护理操作所存在的各种风险，一般包括以下 3 个层次。①护理操作中的一般风险：护理操作中的一般风险是指所有护理操作都将面临的风险，是护理操作中普遍存在的问题，具有共性，因而是所有护理操作都必须重视和严格防范的问题。如无菌操作防止感染的问题，“三查八对”以防止出错的问题。②具体护理操作的风险：就某一具体护理操作而言，由于具体的护理操作需要达到特定的护理目的，涉及患者身体特定部位或者有特定的技术风险，如输液操作后阻止液体混入空气、防止输入液体回流等。每一个具体的护理操作，既有其技术要领，也有经常出问题的薄弱环节，分析、评估、清除或降低这些风险，让护理人员牢记并在实际工作中谨慎注意，可以有效避免护理不良事件的发生。③针对具体患者的特殊风险：主要是患者个人身体状况、其他疾病、既往损伤和治疗对患者的影响，特殊风险因人而异。其预防主要取决于护理人员对患者健康情况的掌握，如术后出汗较多的患者其在输液过程中因敷贴固定不牢极易出现留置静脉通路管道滑脱的情况，必须要向患者家属交代相关风险和预防要点。而普通患者此类风险发生的概率相对较低。

(2)护理部及科室应根据要求建立各类护理不良事件的预防及处理规范，定期组织学习并列入护士绩效考核内容。

(3)严格执行鼓励主动上报护理不良事件制度及相关管理制度，定期对不良事件进行统计分析；护理管理部门及时将科室存在的质量安全问题进行反馈，督促整改，改进优化工作制度流程，持续改进护理安全管理工作。

(4)组织护理人员学习《护士条例》，开展护理安全相关法律法规和规章制度的培训，加强护理人员责任心，牢固树立“患者第一、安全第一”的意识，培养良好的慎独精神。自觉履行岗位职责，严格落实核心制度。

(5)通过组织开展培训、讲座等，提高护士综合素质，包括医德、专业、技术、身体和心理等各方面素质。

(6)抓实“六个关键”，即关键核心制度、关键人员、关键患者、关键环节、关键事件、关键终末质量管理，确保护理安全。

(7)护理部在质量监管过程中，将护士操作规范及不良事件处理规范同步管理；各级护理管理人员应深入了解一线护理人员的工作状况，及时发现、清除护理工作中的安全隐患；对违反护理工作要求、操作常规的现象及行为，要及时进行教育和纠正，情节严重的应给予处理。

(8)各级护理管理人员对护理工作环境及护理工具进行深入考察及论证，从患者安全角度出发，为不断完善环境建设、更新护理用具提出建议，为护患提供安全的工作环境和治疗休养环境。

(四)护理差错事故评定标准

1.护理事故分级

护理事故是由护理人员在护理活动中，违反医疗卫生管理法律、行政法规、部门规章和诊疗护理规范、常规，过失造成患者人身损害的事故。《医疗事故处理条例》中对医疗事故的分级做了具体规定。

(1)一级医疗事故：是指对患者造成死亡、中度残疾的医疗事故。具体又分为一级甲等和一级乙等医疗事故两种，一级甲等医疗事故是指造成患者死亡；一级乙等医疗事故是指造成患者重要器官缺失或者完全丧失，其他器官不能代偿，生活不能完全自理，例如植物人状态等。

(2)二级医疗事故：是指对患者造成中度残疾、器官组织损伤导致严重功能障碍的医疗事故。具体分为甲、乙、丙、丁 4 个等级。

(3)三级医疗事故：是指对患者造成轻度残疾、组织器官损伤导致一般功能障碍的医疗事故。具体分为甲、乙、丙、丁、戊 5 个等级。

(4)四级医疗事故：是指造成患者明显人身损害的其他后果的医疗事故。在医疗事故中常见的造成患者明显人身损害后果的有 16 种情况，如拔除健康恒牙、剖宫产术引起胎儿损伤等。

2.护理差错分级

护理差错是指在护理工作中，护理人员虽有失职行为或技术过失，但未给患者造成死亡、残疾、组织器官功能障碍的不良后果。护理差错分级如下。

(1)一般差错：指未对患者造成影响，或对患者轻度影响但未造成不良后果的护理过失。

(2)严重差错：指由于护理人员的失职行为或技术过失，给患者造成一定痛苦，延长了治疗时间。

3.护理差错的评级标准

(1)严重差错：①护理监护失误造成了不良后果者(如病情观察不周失时抢救、仪器监护违反操作规程者)。②不认真执行查对制度，打错针、发错药、灌错肠等造成严重不良后果者。③因护理不周，导致昏迷、坠床或绝对卧床患者自动下床并有不良后果者。④擅离职守，延误护理、治疗和抢救，造成严重后果者。⑤凡需要做皮试的注射药，未做皮试或标号不符即行注射，产生严重后果者。⑥输液或静脉注射外漏，造成组织坏死达 3 cm×3 cm 以上者。⑦执行医嘱错误造成严重后果者。⑧因交接班不认真，延误治疗、护理工作，造成严重后果者。⑨发生Ⅰ度压疮。

(2)一般护理差错：①执行查对制度不认真，发错药、打错针，给患者增加痛苦者。②护理不周发生Ⅱ度压疮。③实施热敷造成Ⅰ度烫伤面积不超过体表的 0.2%者。④未进行术前准备或术前准备不合适，而退出手术，尚未造成严重后果者。⑤各种护理记录不准确，影响诊断、治疗者。⑥监护失误，对引流不畅未及时发现，影响治疗者。⑦监护失误，致使静脉注射外漏，面积达到3 cm×3 cm 者。⑧患者入院无卫生处理又无补救措施。

七、护理安全管理评价

(一)患者“十大安全目标”评价

(1)严格执行查对制度,提高医务人员对患者身份识别的准确性。

(2)确立在特殊情况下医务人员之间有效沟通的程序、步骤,做到正确执行医嘱。

(3)严格防止手术患者、手术部位及术式发生错误。

(4)严格执行手卫生,落实医院感染控制的基本要求。

(5)提高用药安全。

(6)建立临床实验室“危急值”报告制度。

(7)防范与减少跌倒、坠床事件的发生。

(8)防范与减少患者压疮发生。

(9)主动报告医疗安全(不良)事件。

(10)鼓励患者参与医疗安全。

(二)护理安全评价敏感指标

(1)高危患者入院时压疮的风险评估率达90%。

(2)住院患者非预期压疮发生率为“0”(难免压疮除外)。

(3)高危患者入院时跌倒/坠床的风险评估率达90%。

(4)护士对患者跌倒/坠床意外事件报告、处理流程知晓率达95%。

(5)护士对患者跌倒/坠床意外事件的报告制度、处理预案与工作流程的执行率达100%。

(6)护士对护理安全(不良)事件报告制度的知晓率达100%。

(7)护士对高危患者非计划性管道滑脱的风险评估率达90%。

(8)护士对患者管道滑脱报告制度、处置预案、处理流程的知晓率≥95%,执行率达100%。

(9)护理人员手卫生依从性≥95%,外科洗手依从性达100%。

(10)护理人员“七步法”洗手正确率≥90%。

(11)高危药品贮存要求符合率≥90%。

(12)患者身份识别正确率达100%。

(13)手术安全核查执行率达100%。

(三)护理安全管理评价

1.制度管理评价

(1)有健全的护理差错防范、安全管理制度和措施并监督落实。护理部设有《护理登记本》及《护理不良事件登记本》,记录投诉及不良事件的发生原因,分析和处理经过及整改措施。每月在全院护士长会上总结、分析,并制定相应的措施,对全院无投诉无不良事件发生的科室给予表扬。

(2)发生不良事件后,护士长及时组织讨论,明确不良事件性质,总结经验教训,制定防范措施,记录完整。

(3)对典型的护理不良事件,质量和安全管理委员会应组织相关科室及当事人进行原因分析,杜绝再次发生。

(4)制定临床护理技术操作常见并发症的预防及处理规范,并落实到位。

(5)护士掌握常见护理技术操作,常见并发症的预防及处理流程。

(6)有重点环节应急管理制度及处理预案,相关护士知晓。

(7)定期对相关人员进行应急预案的培训及演练。

2.护理标识评价

(1)各种护理标记齐全、醒目(药物过敏、防压疮、防跌倒/坠床标识)。

(2)药物过敏标识做到“病历夹、医嘱单、腕带、治疗单”四统一,注明过敏药物名称,患者知晓。

(3)腕带标识规范佩戴。

3.药品管理评价

(1)有健全的药品管理制度,毒、麻药品管理制度,高危药品管理制度,基数药品管理制度等。

(2)加强毒、麻药品管理,设专人保管,专用处方,定量存放,加锁管理,定期清点。并执行交接班制度,做到账物相符。

(3)根据药品种类、性质(针剂、内服、外用等)分别放置,定数量,定位置,标签清晰,专人管理。

(4)高危药品单独放置,标识醒目规范。

(5)抢救车固定在抢救室内,专人管理,药品用物班班交接并做好记录。

(6)有基数药物登记本,记录规范。

4.病房安全管理评价

(1)严格执行查对制度,做到“三查八对”。

(2)定期检查急救物品及器械的性能是否完好。电源等有明显标志,并定期检查维护。

(3)病室内禁止吸烟、饮酒、使用电热杯及任何个人用电,有标识提示。

(4)冰箱功能完好清洁,定时除霜,无过期药品及私人物品。

(5)病区安全通道无杂物堆放,保证畅通。应急灯功能完好。

5.患者风险管理评价

(1)对儿童、老年人、神志不清的患者有加床挡及其他安全防护措施。

(2)对高危患者进行护理风险评估(压疮、跌倒、坠床、自杀、走失、管道脱落、烫伤、突发事件等),制定有效的防范措施及处理程序,认真落实,规范记录。

(3)熟知护理差错事故防范、报告及处理程序,有记录。

(四)护理安全持续改进

1.护理组织管理

(1)根据医院的功能任务建立完善的护理管理组织体系;完善护理工作制度、岗位职责、护理常规、操作规程,护理安全考核标准,制定重点环节工作交接流程,护理安全管理敏感指标。

(2)严格按照《护士条例》规定实施护理管理工作。制定健全的护理工作制度、岗位职责、护理常规、操作规程、应急预案等,并保证有效落实。

(3)护理管理部门实行目标管理责任制,职责明确。

(4)护理管理部门结合医院实际情况,制定护理工作制度,并有相应的监督与协调机制。

(5)组织护理人员加强制度的学习,特别是核心制度要做到熟练掌握,如查对制度、不良事件管理制度、分级护理制度、抢救制度、交接班制度、消毒隔离制度等。

2.护理人力资源管理

(1)有明确的护士管理规定,有护士的岗位职责、技术能力要求和工作标准。

(2)对护士的资质、各岗位的技术能力有明确要求,同工同酬。

(3)对各护理单元护士的配置有明确的原则与标准,确保护理质量与患者安全,重症监护室、手术室等重要部门护患比达到国家规定标准。

(4)有紧急状态下对护理人力资源调配的预案,并定期进行演练。

(5)制订并实施各级各类护士的在职培训计划。每月坚持护理讲座和护理技术操作培训及考核,使护理人员的理论水平和工作能力不断提高。

(6)有紧急状态下护理人力资源调配制度,确保等级护理的护理要求和患者安全需要。

(7)科室实行弹性排班制,科学合理使用护理人力资源。制定各级护理人员的岗位任务和工作标准,实行护理人员分层管理。

(8)根据专业特点拟订专业护士培训计划,并严格落实到位。加强年轻护士的“三基”训练,拟订“三基”培训计划,进行理论和技能培训及考核,提高护士护理水平,保证患者安全。

3.护理质量考核管理

有护理质量考核标准、考核办法和持续改进方案。有基础护理、专科护理质量评价标准,并建立可追溯机制;定期与不定期对护理质量标准进行效果评价;按照《病历书写基本规范》书写护理文件,定期质量评价;有重点护理环节的管理、应急预案与处理程序;护理工作流程符合医院感染控制要求。

(1)完善各项质量考核标准,严格落实查对制度、分级护理制度、安全管理制度、压疮上报制度和患者跌倒、坠床、导管脱落上报制度,学习掌握常见应急预案。

(2)加强护理安全教育,增强风险意识,及时发现和处理不安全因素,确保患者就医安全。

(3)充分发挥护理质量与安全管理委员会的作用,定期进行护理质量监控,每月要至少进行质量检查一次,并做到及时反馈,要克服敷衍了事的工作作风,切实发现质量问题,促进护理质量不断提高。

(4)科室做到日有抽查,周有检查,月有分析和总结,及时纠正护理疏漏,杜绝差错隐患。

(5)护理部强化质量意识,抓好安全管理,倡导护士“慎独”精神,严格监督约束机制,对护理质量监控要做到平时督导和定期检查相结合,加强对高风险科室和危重患者的巡查,了解临床护理工作中护士的思想动态和工作中遇到的困难,及时疏导、及时协助解决,指导护理人员和护士长做好临床护理工作,确保临床护理质量不断提高。

(6)护理工作实行三级质量控制,护士长质控组按分工要求每月检查 1 次,科护士长加强日巡查和督导检查,护理部组织每季度进行全面督查。

(7)科室及护理部定期进行护理安全工作全院检查,及时发现及排查隐患问题。

4.临床护理管理

(1)体现人性化服务,落实患者知情同意与隐私保护,提供心理护理服务。

(2)基础护理合格率≥90%,危重患者护理合格率≥90%。

(3)护士对住院患者的用药、治疗提供规范服务。

(4)对围术期患者有规范的术前访视和术后支持服务制度与程序。

(5)提供适宜的康复训练和健康指导。

(6)各项特殊检查护理措施到位。

(7)密切观察患者病情变化,根据要求正确记录。

(8)加强住院患者用药指导、饮食指导、康复指导、检查前后指导等健康教育工作,实现以社会医学、生态环境医学为指导的健康管理。

(9)护理人员要加强学习,掌握专科知识、康复知识和预防保健知识。

(10)各科室要开通患者咨询热线,以满足患者的需求,确保住院患者健康教育工作扎实有效开展。

(11)对特殊出院患者要进行出院护理随诊,实施延续护理服务。

5.危重症患者护理

(1)对危重患者有护理常规,措施具体,记录规范完整。

(2)护理管理部门对急诊科、重症监护室、手术室、血液净化等部门进行重点管理,定期检查、改进。

(3)保障监护仪等急救设备的有效使用。

(4)保障对危重患者实施安全的护理操作。

(5)保障呼吸机使用、管道消毒与灭菌的可靠性。

(6)建立与完善护理查房、护理会诊、护理病例讨论制度。

(7)加强危重患者的管理,制定危重患者上报制度并有效落实,护理人员掌握危重患者护理常规,护理部加强对危重患者的督导,对重点科室如急诊科、重症医学科、心胸外科、手术室、神经外科、神经内科、呼吸科等危重患者较多的科室进行定期和不定期督查。

(8)对特殊病例组织相关人员进行危重病例讨论。

(9)临床科室加强急救器械、物品的管理,确保急救器械物品完好率达100%,消毒灭菌合格率达100%。

6.手术室与中心供应室管理

(1)手术室与中心供应室工作流程合理,符合预防和控制医院感染的要求。

(2)制定并实施相关的工作制度、程序、操作常规。

(3)与临床保持良好的沟通机制,满足临床工作和住院患者的需要。

(4)进一步完善接、送手术患者等各项流程、各项操作常规。

(5)护士长保持与临床科室良好的沟通,注意征求科室及手术医师意见,严格各种工作程序,满足临床工作和住院患者的需要。

(6)制定与后勤、保卫等部门的沟通协调机制,保证水、电、暖气供应畅通。

(7)做好手术器械集中清洗消毒管理,保障无菌物品的安全使用。

7.护理不良事件报告管理

(1)有护理不良事件报告和管理制度,鼓励主动报告护理不良事件,加强各类导管脱落、患者跌倒、压疮等上报制度的落实。

(2)完善专项护理质量管理制度,如各类导管脱落、患者跌倒、压疮等。

(3)能够应用对护理不良事件评价的结果,改进相应的运行机制与工作流程、工作制度。

(4)护理部加强对上报病例的跟踪观察,定期组织护理不良事件讨论会,查找发生事件的原因,制定整改措施,以促进护理质量稳步提高。

护理安全管理是保障患者安全的必要条件,是避免护理缺陷、减少护理纠纷的重要措施,是提高护理质量与护理水平的关键环节。对患者实施安全管理是医院管理中的重要内容之一。科室应将安全管理运用到患者的整个住院过程中,从健全安全制度、提高护理人员专业素质入手,强化重点环节、重点时段、重点人员以及医疗设施的管理,构建安全管理组织架构,提高护理人员危机意识,防范差错事故的发生,确保患者安全和自身安全。

(马　姝)

第二节 护理人员培训

护理人员培训是加强护理队伍建设、提高护士专业素质能力、规范护士执业行为的重要前提。护士培训要以岗位需求为导向、岗位胜任力为核心,突出专业内涵,注重实践能力,提高人文素养,适应临床护理发展的需要。护理人员培训包括新入职护士培训、继续医学教育培训、专科护士培训和护理管理培训。

一、新入职护士培训

新入职护士培训对象为院校毕业后新进入护理岗位工作的护士。培训目的主要是在规定的时间内对新毕业护士进行有计划的系统培训,帮助新护士从护生向能胜任临床工作能力的护士进行角色转变,明确护理职业发展规划,使其具备良好的职业道德素养、沟通交流能力、应急处理能力和落实责任制整体护理所需的专业照顾、病情观察、协助治疗、心理护理、健康教育等护理服务能力,掌握从事临床护理工作的基本理论、基本知识和基本技能,增强人文关怀和责任意识,能够独立、规范地为患者提供护理服务。

医院应遵照国家卫生计生委 2016 年《新入职护士培训大纲(试行)》制订院内培训计划。可采取理论知识培训和临床实践能力培训相结合的方式,采用课堂讲授、讨论、临床查房、情景模拟、个案护理等教学方法。内容主要包括基础培训和专业培训。

(一)基础培训

基础培训包括基本理论知识及常见临床护理操作技术培训,一般为 2 周～1 个月。

1.基本理论知识培训

(1)法律、法规、规章:熟悉《护士条例》《侵权责任法》《医疗事故处理条例》《传染病防治法》《医疗废物管理条例》《医院感染管理办法》《医疗机构临床用血管理办法》等相关法律、法规、规章。

(2)规范标准:掌握《临床护理实践指南》《静脉输液操作技术规范》《护理分级》《临床输血操作技术规范》等规范标准。

(3)规章制度:掌握护理工作相关规章制度、护理岗位职责及工作流程。如患者出入院管理制度、查对制度、分级护理制度、医嘱执行制度、交接班制度、危重症患者护理管理制度、危急值报告及处置制度、病历书写制度、药品管理制度、医院感染管理制度、职业防护制度等。熟悉医院相关工作流程、规章制度等。

(4)安全管理:掌握患者安全目标、患者风险(如压疮、跌倒/坠床、管道滑脱等)的评估观察要点及防范护理措施、特殊药物的管理与应用、各类应急风险预案、护患纠纷预防与处理、护理不良事件的预防与处理等。

(5)护理文书:掌握体温单、医嘱单、护理记录单、手术清点记录单等护理文书的书写规范。

(6)健康教育:掌握患者健康教育的基本原则与方法。健康教育主要内容包括出入院指导、常见疾病康复知识、常用药物作用与注意事项、常见检验或检查的准备与配合要点等。

(7)心理护理:掌握患者心理特点、常见心理问题,如应激反应、焦虑、情感障碍等识别和干预措施,不同年龄阶段患者及特殊患者的心理护理。护士的角色心理和角色适应、护士的工作应激和心理保健等。

(8)沟通技巧:掌握沟通的基本原则、方式和技巧,与患者、家属及其他医务人员之间的有效沟通。

(9)职业素养:熟悉医学伦理、医学人文、医德医风、护理职业精神、职业道德和职业礼仪等。

2.常见临床护理操作技术培训

新入职护士须掌握并熟练运用常用临床护理操作技术。

(二)专业培训

专业培训即专业理论与实践能力培训,包括各专科轮转培训,培训时间为24个月。其中内科系统、外科系统、急诊科、重症监护室、其他科室(妇产科、儿科、手术室、肿瘤科等)分别为6个月。

(三)培训考核

新入职护士培训考核分为培训过程考核与培训结业考核。

1.培训过程考核

该考核是对培训对象在接受规范化培训过程中各种表现的综合考评。考核内容主要包括医德医风、职业素养、人文关怀、沟通技巧、理论学习和临床实践能力的日常表现,基础培训结束后和专业培训的各专科轮转结束后的考核等。

2.培训结业考核

对培训对象在培训结束后实施的专业考核,包括理论知识考核、临床实践能力考核。

(1)理论知识考核内容:包括法律法规、规范标准、规章制度、安全管理、护理文书、健康教育、心理护理、沟通技巧、医学人文、职业素养等基本理论知识和内、外、妇、儿、急诊、重症、手术等专业理论知识。

(2)临床实践能力考核内容:以标准化患者或个案护理的形式,抽取临床常见病种的病例。根据患者的病情及一般情况,要求护士对患者进行专业评估,提出主要的护理问题,从病情观察、协助治疗、心理护理、人文沟通及教育等方面提出有针对性的护理措施,并评估护理措施的有效性,同时考核护士对常见临床护理操作技术的掌握情况。

二、继续医学教育培训

国际医学教育界把医学院校教育、毕业后规范化教育和继续医学教育3个互相联系的教育阶段称为医学教育的全过程。继续医学教育是继规范化专业培训之后,以学习新理论、新知识、新技术和新方法为主的一种终身教育。护理技术人员须按规定每年取得继续护理学教育的学分,才能作为再次注册、聘任及晋升专业技术职称的条件之一。

(一)继续医学教育分级

1.国家级

有以下3种。

(1)经全国继续医学教育委员会、国家中医药管理局、中医药继续教育委员会、学科组评审,由原卫生部(现卫健委)、国家中医药管理局批准的项目。

(2)国家级继续医学教育基地、国家中医药管理局、中医药继续教育基地举办,由原卫生部

(现卫健委)、国家中医药管理局公布的项目。

(3)原卫生部(现卫健委)、国家中医药管理局委托举办,向全国继续医学教育委员会、国家中医药管理局、中医药继续教育委员会备案的继续教育项目。

2.省市级

有以下3种。

(1)经省市继续医学教育委员会学科组评审,并经省、市卫生局批准公布的项目。

(2)省市继续教育基地、省市中医药继续教育基地举办的由省、市卫生局公布的项目。

(3)省市继续医学教育委员会组织的其他形式的继续医学教育活动。

3.区、县、院级

经主管单位继续医学教育委员会审定、批准的项目。

(二)学分授予要求

(1)初级护理人员,每年应当取得20学分,其中Ⅰ类、Ⅱ类学分所占的比例由各单位制订。

(2)中级、高级护理技术人员每年应当取得25学分,其中Ⅰ类学分15学分,Ⅱ类学分10学分。

三、专科护士培训

专科护士是指以一定的临床及某专科工作经验为基础,经过系统化的该专科领域理论和实践的培训,并通过专科护士资格认证获得证书,具有较高专科护理水平的注册护士。

(一)专科护士的职能和作用

(1)利用专科护士在某一领域的知识、专长和技术为患者提供护理服务,并为患者提供相应的教育,促进患者康复、提高患者自我护理的能力。

(2)为其他护理人员提供专科领域的信息和建议,共同提高护理质量。

(3)开展专科领域的护理研究,并将研究的结果应用于临床护理。

(4)参与护理质量管理工作。

(二)专科护士培养过程

专科护士的培养过程包括组织培训、资格审定、院内培养与管理、继续教育培训阶段。

1.组织培训

专科护士的培训应当由各省市行政部门组织,除十二五规划纲要中提到的重症监护、手术室、急诊、器官移植、肿瘤5个专科护理领域以外,还可根据《全国护理事业发展规划(2016—2020)》要求选择部分临床急需、相对成熟的专科护理领域,逐步发展专科护士队伍。组织部门应建立专科护士管理制度,明确专科护士准入条件、培训要求、工作职责及服务范畴等。专科护士准入条件一般为具备2年以上专科领域工作经验的注册护士。培训时间一般2~3个月,其中包含1个月理论学习,1~2个月临床实习。

2.资格审定

专科护士参加理论与临床实习课程以后,均应有相应的考核。其中理论考核可以卷面形式进行,临床实践考核可以复杂个案病例为基础,延伸到理论知识、技能操作等内容。考核过程能够体现专科护士专业知识、技术操作、协调能力、临床思维能力、应急能力等综合水平。考核合格者由组织方授予专科护士资质证书。

3.院内培养与管理

医院护理部应按照专科护士管理制度对专科护士进行使用和管理,并制订长期培养计划。

一方面充分发挥专科护士作用，承担更多疑难病例会诊、护理教学、专业指导、专业标准制定等工作，体现专业价值、推进学科发展；另一方面建立专科护士激励机制，为专科护士提供更多学习、深造机会，并落实优先晋级、待遇提升等措施，保障专科护士职业发展动力。

4.继续教育培训

对于取得专科护士资质证书的护士，应由组织培训部门或医院提供多种形式的继续教育培训，并定期进行考核与评价。专科护士也要实时追踪本专业国内外最新进展，不断自学和研究，持续更新知识体系，以适应新的学科发展需求，为临床提供专业的护理服务。

（三）专科护士职业发展路径

随着诊疗技术的发展、医学分科的不断细化和患者需求的不断增加，专科护士服务领域也从病房逐步走向门诊、家庭、社区，其职业发展路径也将向更高层次发展，因此，“临床护理专家”也应运而生。专科护士是“临床护理专家”的储备力量，从专科护士到“临床护理专家”的发展也是专科护理实践到高级护理实践的演变过程。专科护士必须在本专业领域经过长期经验积累、知识培训与更新、持续能力提升才能成为“临床护理专家”。

“临床护理专家”与专科护士相比，其专业细化更加凸显，如肾病护理专家、糖尿病护理专家、伤口造口护理专家等。“临床护理专家”将在专业领域具备更加精湛的专业护理知识、更加丰富的实际临床经验，并能向患者提供最高质量的护理服务和教育。其在临床中将承担更加复杂和困难的工作，如护理顾问、护理会诊、疑难病例讨论、健康评估、指导制订危重患者护理计划等，并在专业护理发展中参与更多的决策。

从新入职护士到资深临床护士，再发展到专科护士，最终成为“临床护理专家”，这一发展模式为护理人员提供了更加清晰、更具专业价值的职业发展路径。医院也更加需要培养高素质、高水平的护理专业人才，专注于护理实践，并在专业领域发挥带头和引领作用，推动护理学科不断向专业化、精细化发展，逐步与国际接轨。

四、护理管理培训

护理管理培训旨在通过对管理人员系统化、科学化、专业化的培训，提升管理者科学管理能力、思维拓展能力，以引导临床护理质量水平提升，保证患者安全。

（一）培训对象

与护理管理相关的各级管理人员，包括主管护理院长、护理部主任、护理部副主任、科护士长、护士长。

（二）培训内容

1.管理培训

侧重管理能力的提升，如领导力培养、团队建设、人力资源管理、护理风险管理、成本核算、数据管理、效益分析、持续质量改进、循证护理实践等培训内容。

2.专业培训

重点从各专业标准出发，对各专业管理要求进行培训。

3.强制性培训

各行业发布的最新标准、指南以及国家行政部门下发的管理要求，均应作为强制性培训内容。

4.实用性培训

例如质量管理工具的应用、质量改善专案项目的设计、品管圈活动应用等。

（三）培训方式

护理管理培训除集中授课外，还可采取实地演练、经验交流、现场观摩、外出学习、网上培训等方式开展管理人员培训。

医疗卫生发展整体趋势和护理专业发展的方向决定着护理管理人员培训的重点。随着医学模式的转变，新的医疗形势对护理管理人员能力提出新的要求，信息化技术、大数据医疗迅猛发展也给护理管理人员提出新的挑战。护理管理人员也要不断转变管理理念、创新管理思维，逐步从经验式管理向精益化、科学化管理转变，从偏重终末质量管理向结构－过程－结果全面质量管理转变，持续引导临床质量改善。因此，护理管理培训也需要与时俱进、及时更新，内容符合当前管理需求，培训方法形式多样，培养一支高素质的护理管理人才队伍，促进护理事业更好、更快、健康发展。

（马　姝）

第三章 麻醉护理

第一节 麻醉前评估

麻醉前对患者的评估是完善术前准备和制订麻醉方案的基础，一般通过麻醉前访视来完成。对于即将接受麻醉和手术的患者来说，麻醉前评估还能够减轻其紧张和恐惧的心理，使患者以最佳状态来配合麻醉和手术。一个及时、准确和全面的麻醉前评估，是保障患者围术期护理安全的重要因素。

一、麻醉前评估的目的

(1)实现优质化护理，达到患者满意、舒适、便利。

(2)通过准确地评估影响麻醉风险的因素，可改变原计划的麻醉方式，减少围术期的发病率和死亡率。

(3)减少手术延迟或预防当天手术取消的情况。

(4)为患者选择适当的术后处置，根据患者的状态，选择送回病房还是送重症监护室。

(5)评估患者的整体健康状况，明确术前检查，必要时做专家咨询。

(6)制订一个最适合围麻醉期护理和患者术后护理的计划。

(7)与看护人员有效沟通患者的管理问题。

(8)针对麻醉、手术、术中和术后护理，以及术后疼痛的治疗，对患者进行宣教，以减少患者的焦虑和提高患者满意度。

(9)确保有时效、高效率的患者评估。

二、麻醉前访视

麻醉护士应与麻醉医师一起对患者进行访视，一般在麻醉前一日，对于复杂病例往往在麻醉前数天进行，以便有充足的时间完善麻醉前准备。

(一)麻醉前访视的重要性

麻醉前访视多数采用面对面访视的形式，但是对于那些由于某种原因不能来医院的患者，可以通过电话来完成访视，主要以患者方便和个人情况而定。不论什么地点，使用什么方法，访视都能够促进患者和麻醉访视者之间的信任关系。当访视者表现得从容不迫、富有同情心时，患者对其信任度增强。此外，当患者受到尊重时，更愿意遵守围麻醉期的相关制度。

麻醉前访视中，患者的评估以一份完整的病历回顾和与患者交谈开始，其次是身体检查。一个全面的病史和体格检查是患者后续准备的基石，从这一评估过程中收集的信息，可以指导进一步的评估(即获得诊断结果，然后咨询专家)。术前检查的范围取决于患者目前的身体状况、拟施手术方式和麻醉类型。来自最初评估中的一些重要资料，能够使麻醉护士在患者护理方面做出适当调整(即明确最初的治疗方法才能使患者原拟定的手术和麻醉条件得到最优化)。

(二)麻醉前访视的目的

(1)了解患者有关病史、体格检查、实验室检查的资料以及精神状态。

(2)指导患者和家属了解有关麻醉过程，以更好地配合麻醉和手术工作。

(3)评估患者对麻醉和手术的耐受性，规避麻醉相关风险因素。

(4)鼓励患者遵守预防保健知识，如戒烟，促进心血管健康。

(5)与患者和家属有效沟通，减轻患者焦虑心理，建立良好的护患关系。

(三)病史回顾

患者的病史在一定程度上取决于手术前病历中的可参考资料。如果外科医师已经记录了一份完整的病史和体格检查，访视时可以把重点放在确认检查结果上，并直接获取和患者麻醉管理相关的信息。如果在术前访视中，病例中的病史是不可用的，那么麻醉访视者必须亲自获取并记录一份详细的病史。

以一种有计划和系统的方法来获取患者的病史，以减少可能遗漏的重要数据。针对每一类别的检查，可以直接提出开放式的问题。通过这种方法，从患者身上得到更详细的、分类的病史报告。为避免使患者产生困惑，要以患者能够理解的方式，进行分别和分类提问。

1.个人史

个人史包括患者的生活习惯，有无饮酒、吸烟史，以及睡眠、饮食习惯，是否进行体育锻炼；患者的职业与工作条件，有无有毒、放射性物质接触史；还包括患者的活动能力，能否胜任较重的体力劳动等。

2.现病史

现病史是记述患者病后的全过程，即发生、发展演变和诊治经过。浏览病历，查看各种化验结果、用药情况及治疗效果。

3.手术史

患者的手术史可以从病例或术前访视中获得。大多数患者只能隐约记起手术经历，甚至来自童年的手术。列出与先前手术有关的并发症，比如周围神经损伤或不受控制的失血，以确定进一步的探查。

4.麻醉史

患者过去的麻醉经历，往往不能和手术史一样明确。明确患者对先前注射的麻醉药物的反应是至关重要的。麻醉药物的不良反应(例如长期呕吐、困难气道、恶性高热、术后躁动、变态反应和心衰)对患者来说，或许只是一个小麻烦，但也可能威胁到患者的生命。麻醉前了解相关并发症，可以根据具体情况更改麻醉方式，从而避免并发症的再次发生。对于先前手术被停掉的住院患者，需要全面调查其引发因素。困难气道可以改变气管插管的方法，视患者病情而定。不明原因的发热和抽搐反应值得做进一步调查，以排除恶性高热的可能。

5.家族性麻醉史

许多涉及代谢紊乱的遗传性疾病，可能会影响患者对压力和某些药物的反应，包括麻醉药物。明确询问患者，是否有家庭成员在手术期间经历过麻醉的不良反应。调查是否有家族性倾向的疾病，例如非典型血浆胆碱酯酶、恶性高热等。在手术前要明确诊断，因为需要做患者麻醉管理方面的调整。

6.用药史

术前用药史为患者术前访视的方向和深度提供了一个很好的指南。评估药物治疗剂量、日程安排和治疗时间，向患者问及这些药物治疗的目的和效果。使用药物治疗的高血压或心绞痛患者，需要做进一步的检查，如果没有近期检查报告，可以请专家会诊。

7.药物间的不良反应

在术前评估期间，现用药物必须仔细核查，以防和麻醉药物发生不良反应或潜在反应。药品管理的策略之一，就是为了减少潜在的不良反应，术前应停止特定药物的使用。同时要权衡这些药物疗效突然中断所带来的风险。对于长期药物治疗的患者来说，突然停药可能引起不良的停药症状。大多数药物可以持续用药到手术前，只有少数例外。手术前应该保留一种特定的药物，允许足够的时间代谢。

8.药物过敏性

患者的用药史应该包括对某一食物或药物敏感反应的信息。明确先前的变态反应，这样就能够和药物不良反应区分开来。如果产生胃肠道不良反应，就应该避免使用某种抗生素和阿片类药物。然而这些不代表真正的变态反应。区分变态反应和不良反应是至关重要的，因为过敏药物是绝对禁止使用的。要避免同一类别药物的变态反应，在围术期更要高度重视潜在的变态反应。

（四）体格检查

麻醉护士应该在麻醉访视前先查阅患者的病历，因为病历中提供了最基本和最直接的患者各方面检查和身体评估信息。详细阅读病历，查看各种诊断学检查和化验结果。通常从入院信息中获得患者的基本资料，如患者的年龄，身高和体重等。在患者的病程记录和会诊报告中，概括了患者的身体状况和疾病史，还包括一些治疗措施，如药物剂量、给药时间等资料。

访视患者时，了解其全身状况，观察有无营养不良、贫血、脱水、发热、意识障碍等问题。评估患者有无心血管系统、呼吸系统疾病以及肥胖、凝血异常、糖尿病等。评估患者精神状况，对其担忧的问题进行相应的解释和心理护理，以取得患者的配合。另外，了解拟施行手术的部位、切口是否标记、手术难易程度、预计出血量以及手术时间长短等情况，评估麻醉和手术的风险性，是否需要特殊的麻醉和护理准备。评估过程中，如发现需要补充的问题，立即向麻醉医师汇报，必要时做进一步的检查。

欧洲麻醉学会《成人非心脏手术术前评估指南》，主要评估：心血管疾病、呼吸疾病、吸烟、阻塞性睡眠呼吸暂停综合征、肾脏疾病、糖尿病、肥胖、凝血异常、贫血、术前血液保护策略、老年、酒精滥用与成瘾、过敏。

三、病情评估

根据麻醉前访视结果，将患者病史、体格检查和实验室检查结果，结合麻醉和手术风险进行整体评估。最终对麻醉和手术的耐受性做全面评估。目的是减少麻醉意外事件发生，提高围麻醉期安全性。

对患者病情和体格情况的评估，多采用美国麻醉医师协会的标准，将患者分为五级。

1级：患者的重要器官、系统功能正常，对麻醉和手术耐受良好，正常情况下基本无风险。

2级：有轻微系统性疾病，重要器官有轻度病变，但代偿功能健全。对一般麻醉和手术可以耐受，风险较小。

3级：有严重系统性疾病，重要器官功能受损，但仍在代偿范围内，行动受限，单位丧失工作能力。施行麻醉和手术有一定顾虑和风险。

4级：有严重系统性疾病，重要器官病变严重，功能代偿不全，已丧失工作能力，经常面临对其生命安全的威胁。施行麻醉和手术均有危险，风险很大。

5级：病情严重、濒临死亡。麻醉和手术异常危险。

这种分类也适用于急症手术。在评定的级别旁加“E”或“急”。

四、术前宣教

（一）患者宣教的目的

(1)促进患者和麻醉护士之间的相互沟通。

(2)鼓励患者参与到围麻醉期护理的实践之中去。

(3)提高了患者处理自身健康状况的能力。

(4)提高了患者对围术期护理的依从性。

(5)提供了个性化的术前指导。

（二）术前宣教的内容

(1)向患者介绍手术室环境、手术时间、麻醉和手术相关程序，以减轻患者紧张、焦虑心理。

(2)完善各项实验室检查，体格检查和诊断程序，以做好充分的术前准备工作。

(3)告知患者术前要禁食、水，成人一般术前禁食6～8小时，禁水4小时，小儿术前应禁食4～8小时，禁水2～3小时。其目的是防止术中或术后胃内容物反流而发生误吸、肺部感染或窒息的危险。

(4)患者自身注意事项，如穿着病号服，不要化妆或佩戴首饰，取出活动性义齿，不要携带金属、贵重物品进入手术室。

(5)戒除一些不良习惯，如吸烟、喝酒。嘱患者进入手术室前要排空膀胱，以防止术中尿床和术后尿潴留。

(6)告知麻醉和手术体位，以取得患者的配合。

(7)指导术后注意事项，如预期的恢复过程，出院指导，如何处理并发症。

（贾　苑）

第二节　麻醉前准备

在经过正确地麻醉前评估的基础上，必须要进行详细、全面的麻醉前准备工作。麻醉前准备一般包括麻醉前药物、器械、仪器以及患者的准备。其目的在于：使患者体格和精神两方面均达到最佳状态，以增强患者对手术和麻醉的耐受能力，减少麻醉后的并发症。麻醉前的充分准备，能够使患者平稳度过围麻醉期，提高麻醉安全性。

一、患者身体与心理方面的准备

（一）身体方面的准备

麻醉前要改善患者的全身状况，为麻醉和手术做充分的准备。在术前宣教中已告知患者关于禁食、水问题及自身注意事项，除此之外，在麻醉前要及时纠正患者水、电解质和酸碱失衡的情况，术前应常规进行输液补充。对于营养不良及贫血的患者，必要时给予输血及注射水解蛋白和维生素等进行纠正。指导患者术后深呼吸、咳嗽、咳痰的正确方法，并向其解释重要性。对于吸烟患者应向其详细解释吸烟对麻醉的不良反应及可能导致术后肺部并发症的危险。要求患者麻醉前主动进行四肢和各关节的活动，对于运动功能障碍者应加强关节的被动活动，以避免术后关节功能障碍。病情较复杂的患者，对于自带药物，确定是否继续使用，并注意药物之间的反应。麻醉前应详细了解患者原有的内科疾病及治疗情况，查看各项检查及化验结果，必要时请专家会诊。

手术前应对全部准备工作进行复查，如临时发现患者感冒、发热、妇女月经来潮等情况，除非急诊，否则应延迟手术。

（二）心理方面的准备

手术和麻醉均存在一定的风险，患者必然会对其安全性以及可能出现的并发症产生担忧和焦虑心理。而这种情绪上的波动会进一步引起机体内环境的紊乱，可严重影响患者对麻醉和手术的耐受力。因此，麻醉前患者精神方面的准备尤为重要，主要表现为与患者有效的术前沟通与心理护理。

麻醉前，要结合患者病情，以通俗易懂的语言介绍疾病的相关知识，说明麻醉和手术的必要性，并举例说明成功案例，以增强患者信心。对于小儿患者，应向其家属做好解释和安慰工作。应尊重患者的人格权和知情权，向其讲解手术和麻醉的过程，以及需要患者配合的要点，说明术后放置各种引流管的意义。同时耐心听取患者提出的问题，并作出合理的解答，以取得患者的信任。针对患者对疼痛的恐惧，说明麻醉医师会提供良好的术后镇痛，减轻患者的忧虑。对于情绪过度紧张者，应予以药物治疗。与患者谈话时，要注意沟通技巧，言辞恰如其分，对麻醉的危险性及可能出现的并发症，既不过分强调，又让患者充分了解。鼓励患者以积极、乐观的态度面对麻醉和手术。

二、麻醉前药品准备

麻醉前充足的药物准备，是保障患者围麻醉期安全的重要因素。

麻醉准备室是麻醉前后进行各项准备、清洗和消毒工作的场所，包含有麻醉用具和药品的准备及使用后的处理。在麻醉准备室中，应有一定数量的麻醉护士和辅助人员。准备室人员根据手术通知单、麻醉方式和麻醉医师的具体要求来准备药品、用具和一次性耗材。

麻醉药品应分类放置，标识清楚，毒麻药品应按规定放置于保险柜中，双人管理。麻醉护士应根据手术通知单和麻醉医师具体要求准备次日手术的麻醉基本用药和特殊用药，手术完成后核对处方、空安瓿及退药数量，防止药品丢失。

不同麻醉方式，需要准备的药品不同，但是无论何种麻醉方式，均应准备各种抢救药品。在每个手术间设有专用柜，将麻醉科常用药品准备齐全，并定期检查补充，以备急救使用。

(一)常用药品

1.静脉麻醉药

经静脉注射进入体内，通过血液循环作用于中枢神经系统而产生全身麻醉作用的药物，称为静脉麻醉药。常用静脉麻醉药：巴比妥类如硫喷妥钠，非巴比妥类如丙泊酚、氯胺酮、依托咪酯等。

2.吸入麻醉药

吸入麻醉药是指经呼吸道吸入人体内并产生全身麻醉作用的药物。如氧化亚氮、七氟烷、异氟烷、地氟烷、氟烷等。

3.镇静药

镇静药主要用于焦虑和烦躁等的对症治疗。常用药物有苯二氮䓬类(地西泮、氟硝西泮、咪达唑仑等)、丁酰苯类(氟哌利多)、吩噻嗪类(异丙嗪)。

4.中枢性镇痛药

中枢性镇痛药通常指作用于中枢神经系统，能消除或减轻疼痛并改变患者对疼痛的情绪反应的药物。常用的镇痛药为阿片生物碱类药(吗啡、可待因)与人工合成品(芬太尼、哌替啶、舒芬太尼等)。

5.肌肉松弛药

肌肉松弛药简称肌松药，是指能够阻断神经-肌肉传导功能而使骨骼肌松弛的药物。如琥珀胆碱、维库溴铵、罗库溴铵、阿曲库铵等。

(二)辅助药品

1.局部麻醉药

局部麻醉药简称局麻药，是一类可阻断神经冲动和传导，在意识清醒的条件下，使有关神经支配的部位出现暂时性、可逆性感觉丧失的药物。常用药物有利多卡因、丁卡因、普鲁卡因等。

2.心血管药物

(1)血管扩张药：乌拉地尔、酚妥拉明、尼卡地平、尼硝普钠等。

(2)抗心律失常药：利多卡因、美托洛尔、艾司洛尔等。

(3)强心药：毛花苷C、多巴胺、多巴酚丁胺等。

3.利尿剂

呋塞米、甘露醇等。

4.拟肾上腺药

肾上腺素、去甲肾上腺素、异丙肾上腺素、麻黄碱等。

5.拮抗药

(1)中枢神经兴奋药：尼可刹米、氨茶碱等。

(2)苯二氮䓬类阻滞剂：氟马西尼等。

(3)阿片受体阻滞剂：纳洛酮等。

(4)肌松阻滞剂：新斯的明等。

6.抗胆碱能药

东莨菪碱、山莨菪碱、阿托品等。

7.钙通道阻滞剂

维拉帕米、尼莫地平等。

8.止血药

氨基己酸、凝血酶、鱼精蛋白、维生素 K 等。

9.抗凝药

肝素等。

10.激素类药

地塞米松、氢化可的松、甲泼尼龙等。

(三)麻醉前药品准备注意事项

进行麻醉诱导前,需将麻醉诱导和麻醉维持药品准备妥当。

(1)抽吸药品时必须做到“三查八对”和无菌操作原则。

(2)根据医嘱抽吸和稀释药液,在注射器外用标签笔注明药名和浓度。

(3)注射器应置于无菌盘中,所用注射器不得重复使用。

(4)安瓿内药液要抽吸干净,将安瓿置于锐器盒中。

(5)给药前需经两人核对药品名称及用量。

三、麻醉器具、设备的检查与准备

为了使麻醉和手术安全顺利地进行,防止意外事件发生,麻醉前必须对麻醉设备、麻醉器具和药品进行全面准备和安全核查。麻醉过程中所需的器具包括一次性耗材和辅助性器械等。根据麻醉方式和患者自身情况的不同,所需准备的麻醉用物不同。

(一)麻醉一次性耗材的准备

呼吸道一次性耗材:一次性呼吸回路、麻醉面罩、储气囊、各种气管导管、喉罩、人工鼻、牙垫、气管固定器、吸痰管、一次性输氧面罩、通气道及气管插管导丝等。

动静脉通路一次性耗材:中心静脉穿刺套件、动脉留置针、压力监测传感器、镇痛泵、三通和连接管等。

区域神经阻滞一次性耗材:硬膜外麻醉穿刺套件、腰椎麻醉穿刺套件、腰硬联合麻醉套件等。

(二)麻醉器械的准备

常用麻醉辅助器械有气管插管钳、管钳、开口器、喉头喷雾器、麻醉喉镜、纤维支气管镜、听诊器、简易呼吸囊、环甲膜穿刺针、微量注射泵等。根据患者不同的麻醉方式,做充分的术前准备。

(三)气源的检查

无论施行何种麻醉方式,可靠的氧气供应是麻醉过程中患者的基本保障。手术室有 2 种形式的氧气来源:中心供氧和高压氧气瓶。采用中心供氧时,应注意检查管道是否通畅,管道连接处是否有破损、漏气现象。若采用高压氧气瓶供氧,应防止接错气源,按照国际惯例以不同颜色区分,氧气瓶为蓝色,氧化亚氮气瓶为灰色,压缩空气瓶为黄色。如气源无颜色标识,应注意查看有其他明确标志。采用高压氧气瓶供氧,还要确认高压氧气瓶内气体的存量。无论采取何种形式氧气供应,必须确认准确无误后,再将气源连接至麻醉机上的相应部位进行检查。

(四)麻醉机的检查与准备

麻醉机结构复杂,麻醉前需特别注意检查各部件性能是否完好,并处于备用状态。

1.检查气体流量

查看流量表及流量控制钮,如发现部件有损坏,应立即更换。

2.CO_2吸收剂(碱石灰)

麻醉前检查,发现CO_2吸收剂的颜色改变,颗粒变硬,应及时更换,废弃的CO_2吸收剂按医疗废物处理条例有关规定处理。

3.快速充气阀

麻醉前检查其功能是否正常。

4.麻醉机的密封性

仔细检查麻醉机各管道有无破损,接头部位有无漏气;然后检查麻醉机本身的密封性,保证正常运行。

5.呼气和吸气导向活瓣

若活瓣内有异物或水滴残留,应将其清除。

6.氧浓度探头

如氧电池耗竭或探头已损坏,应立即更换。

7.麻醉机、呼吸器及检测仪的电源

检查各线路、电压及接地装置。

通过对以上各部件的重点检查,按照患者资料设定各项参数,使麻醉机试运行数分钟,并观察麻醉机工作是否正常。

(五)监测仪器的检查

麻醉监测仪器是监测患者生命体征的重要设备,在麻醉实施前必须认真检查,保证其处于安全备用状态。麻醉监测仪器除能对患者基本生命体征进行监测,即血压、心率、呼吸、体温、心电图和血氧饱和度,还可根据病情和需要,选择适当的特殊监测项目,如中心静脉压、呼气末CO_2分压、心排血量等。

四、患者进入手术室后的复核

患者进入手术室后,进行麻醉前的复核至关重要。逐项核对患者姓名、性别、年龄、住院号、拟施手术名称,查看有无手术部位标识,并明确左右侧。询问患者最后一次进食时间,并查看胃管及导尿管是否通畅。再次核查患者是否随身携带金属及贵重物品,活动性义齿是否已取出。询问患者有无过敏史、是否做过药物过敏试验及其结果。了解患者最新化验结果、血型及备血情况。以上复核完成后,监测患者各项生命体征及建立静脉通道,再次核对麻醉器具和药品的准备是否完善,以保障麻醉工作的顺利进行。

(贾　苑)

第三节　麻醉术后监护病房工作常规和离室标准

麻醉术后患者在麻醉术后监护病房,虽然仅有短暂的停留,但因在此期间对其生命的支持等同于手术中的麻醉管理,所以麻醉后监测治疗室(postanesthesia care unit,PACU)是保证麻醉手术后患者的生命安全重要的一个监护治疗环节;在PACU期间主要的管理工作是由护理人员完成的。当患者的病情出现变化时护士首先给予初步的处理;当发生严重并发症时,护士会迅速汇报医师进行急救，稍有贻误便可发生不可逆转的后果。患者从手术间至 PACU 及从 PACU 返回病房的二次转运，也都存在着很大的风险，所以必须严格按照统一可行的制度和流程去执行，才能确保 PACU 患者的生命安全。

一、PACU 医护人员的基本素质和工作要求

（1）PACU 是个相对封闭并与外界隔离的治疗环境，对医护人员基本素质要求更高，医护人员首先要具备较高的业务素质，熟练的专业护理技能，同时还必须具备高尚的医德品质、优良的医德修养，更需具备能够严于律己、踏实工作、慎独工作的敬业精神；对患者实施人文护理关怀及优质的护理服务。

（2）PACU 医务人员需具备熟练使用苏醒室内的呼吸机、监护仪（图 3-1）、除颤器、简易呼吸器与加压吸氧面罩（图 3-2）、负压吸引器等设备的能力，患者进入前需确保这些设备均处于良好的备用状态。

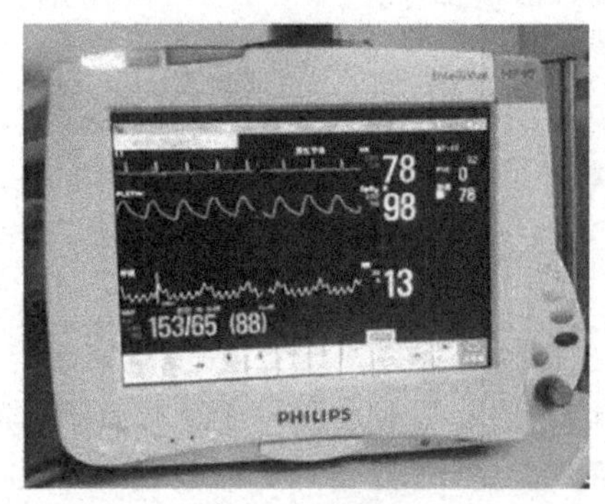

图 3-1　监护仪

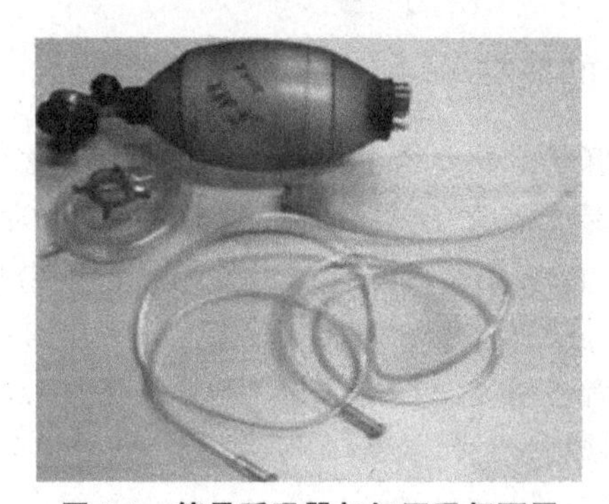

图 3-2　简易呼吸器与加压吸氧面罩

（3）熟知常规必备物品，如喉镜（图 3-3、图 3-4、）、气管插管、氧气袋、手电、吸痰管、口咽通气管（图 3-5）、鼻咽通气管、加压面罩、听诊器、血压计及抢救药品的放置位置，随手便可触及。

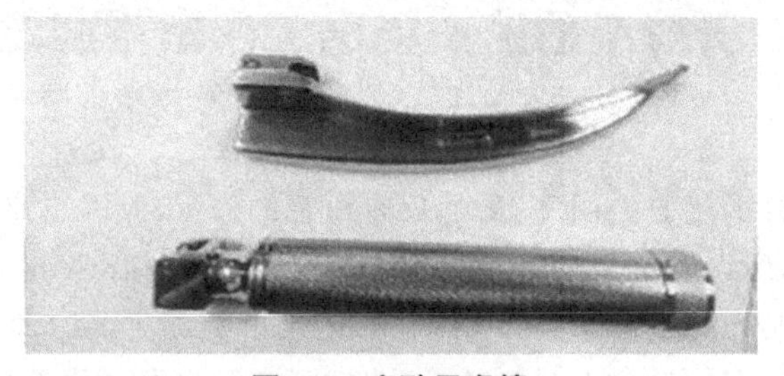

图 3-3　麻醉用喉镜

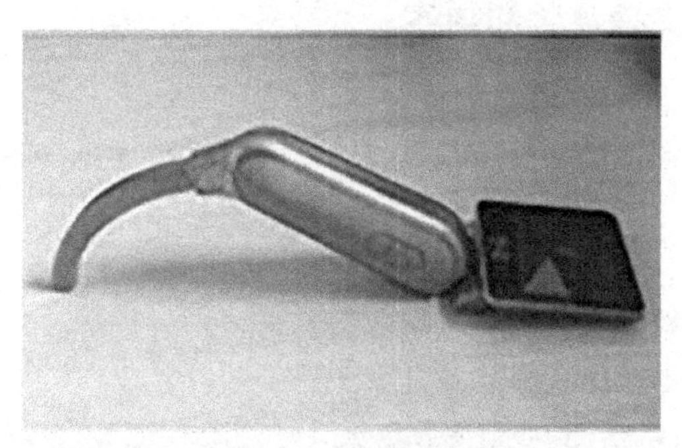

图 3-4 电子喉镜

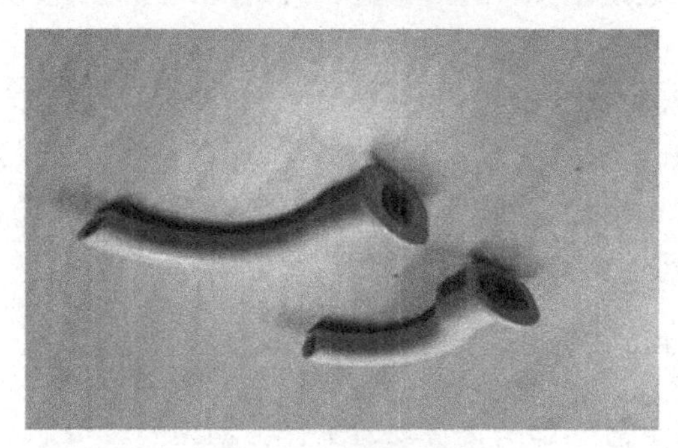

图 3-5 口咽通气管

(4)保证吸痰管、注射器、吸氧管、电极片、消毒剂、洗手液、手消毒液、无菌手套等一次性用品充足供应。

(5)保证供给 O_2 的准确性,防止吸入混合气体而致意外低氧血症甚至是死亡的情况发生;保障用电不可间断,专人负责管理。

(6)感染控制制度:为预防医院患者间发生交叉感染,入室前需要穿着隔离服,除苏醒室工作人员及相关麻醉及手术医师外,减少其他人员出入;与患者接触的医护人员须佩戴口罩帽子;传染病及感染患者需要专用病室监护,并在其使用呼吸机时配用人工鼻;患者出 PACU 后做空气及用物消毒处理;苏醒室内严格执行无菌技术操作及操作前洗手制度,执行物体表面、地面、空气消毒制度,避免医源性感染的发生。

二、PACU 入室的标准

麻醉术后的患者,都有一个恢复的过程,为确保患者术后安全,避免术后意外情况或并发症的发生,同时减少医疗工作不必要的重复性工作,术后进入 PACU 按如下标准执行。

(1)凡是全麻患者麻醉后清醒不完全,自主呼吸未完全恢复者、肌肉张力差或因某些原因气管导管未拔除者,均应送入恢复室。

(2)各种神经阻滞麻醉术后生命体征不稳定、术中发生意外情况、术中使用大量镇痛镇静药物、有迟发性呼吸抑制危险者。

(3)特殊病情手术后,需要在手术室环境短暂监测、治疗者。但乙肝等传染性患者在手术间内苏醒,不入恢复室。

三、进入 PACU 的交接流程和内容

(一)交接流程

负责患者的麻醉医师、巡回护士与恢复室医师、护士交接,护士还需在“手术患者签字单”三联单上签字备案。

(二)交接内容

1.麻醉医师与 PACU 医师交接内容

(1)一般资料:手术名称、时间、麻醉方法。

(2)药物使用:镇痛药、肌松药、心血管活性药等。

(3)特殊情况:失血量、输血量、液体量、尿量、牙齿松动等情况;拔管特殊注意事件、病情特殊注意事项。

2.手术巡回护士与 PACU 护士交接内容

(1)核对资料:病历、患者身份(腕带)、物品、记录单、病号服、药品、X 线等。

(2)输液管道通畅及固定情况、皮肤情况、各种引流管通畅情况、妥善安置固定情况。

(3)安全检查:输液用药性质、血液制品、腕带、病历核对。

四、患者入苏醒室的转运

麻醉术后患者,多数转运过程都是很常规的工作。但是有部分患者因手术间面临紧急的接台手术,或手术结束过快而麻醉药物还需要时间代谢,或是呼吸功能恢复不完全需要简易呼吸器辅助呼吸,或术后已苏醒出现躁动,甚至还有因血压低用升压药物持续维持等情况出现。所以术后转运过程要根据病情不同而有侧重,存在一定的风险,应该重视并要严格按工作流程执行。

(1)由麻醉医师负责把患者送入 PACU,或由 PACU 护士从手术间接患者至 PACU。

(2)将患者从手术台移至苏醒室平车上,给予患者头低脚高位或头低位。

(3)妥善固定好各种管道,维持各管道通畅,生命支持药物正常输入,防治各种管道被刮碰或被患者自行拔除。

(4)转运途中有气道阻塞或呕吐发生误吸的危险,注意让患者保持侧卧位。

(5)病情重者,途中应不间断给予吸氧或辅助呼吸,以防发生低氧血症;并适当加快转运速度。

(6)转运中负责麻醉医师或苏醒护士,应在患者头部位置严密观察患者面色、呼吸状态等,防止发生病情突变以急救。

五、PACU 评估及监测处理

常规工作是对术后患者进行呼吸功能恢复的正确评估,选择有效的给氧方式,降低低氧血症发生概率;给予术后患者保温,以提高患者舒适度并加快复苏。病情发生变化时,护士首先要快速进行初步处理,有困难时需立即通知医师。

(1)常规监测血氧饱和度、心电及无创血压,评估气道通畅程度;少数患者因病情的需要给予监测 $ETCO_2$、有创动脉压力及体温,至少每 15 分钟监测一次并记录。

(2)实时对患者意识、疼痛、恶心、呕吐、手术切口出血等进行评估和初步的处理,必要时按医嘱执行用药并记录。

(3)气管插管者等待呼吸完全恢复,血气分析正常,患者清醒,循环功能基本稳定及无特殊情况即可拔除插管。

(4)全麻后苏醒期间重点注意:①保持呼吸道通畅,插管患者注意保持插管固定的牢靠性,防止脱出。及时负压吸引清除气道内分泌物,保持插管气囊压力在 1.5～2.4 kPa(11～18 mmHg),检查插管深度并记录,拔管后清醒者去枕平卧,头偏向一侧,有效方式吸氧。加强对呼吸频率、呼吸幅度、皮肤颜色的观察,对缺 O_2 及 CO_2 潴留蓄积应做出确切诊断并汇报医师治疗处理。②保持循环稳定,密切观察血压、脉搏、中心静脉压,如有血压下降、高血压、心律失常,立刻汇报医师查明原因并及时处理。③监测心电,观察尿量、引流情况,若有继发出血立即报告医师,做好二次手术准备。④意识恢复评估。全麻后 2 小时意识未恢复即认为麻醉苏醒延迟,应考虑麻醉药物的影响,回顾手术麻醉中有无严重低血压与低氧血症;严重贫血、低温、糖代谢紊乱、水电解质失衡及中枢神经系统本身疾病影响,均应及早防治,除加强呼吸循环管理,查明原因对症处理外,必要时遵照医嘱给相应麻醉药拮抗如纳洛酮、毒扁豆碱、氨茶碱、贝美格、哌甲酯等药物处理。⑤实时评估患者肢体活动情况,区域麻醉肢体活动及感觉运动功能情况,全麻后四肢能否自主活动及清醒后对握力的评估。

(5)拔管指征的评估及实施拔管。①拔管指征:呼吸空气情况下,血氧饱和度达 92%以上;呼吸方式正常,患者自主呼吸不费力,每分钟呼吸频率＜30 次,潮气量＞300 mL;患者意识恢复,可以合作;保护性吞咽、咳嗽反射恢复;肌张力恢复,持续握拳有力,抬头试验阳性(无支撑抬头坚持 10 秒)。②实施拔除插管:患者已经符合拔管指征即拔管;或是病情需要可提前拔管,但拔管后要严密监测血氧情况;拔管前要了解气道情况,充分吸氧,清理气道内、口腔内分泌物;放出气囊气体;加大吸氧流量,监测血氧饱和度达 95%以上;嘱患者张嘴,边吸引边将吸痰管连同插管一起拔出,头偏向一侧,继续用面罩给氧。现在也有主张拔管同时不做气道吸痰,气道吸痰负压下有可能导致肺泡塌陷,拔管瞬间导致误吸,可在拔管前先做膨肺吸痰后即刻拔管,气道里即使有分泌物也可被肺内气体吹出。监测血氧饱和度,评估是否存在气道梗阻或通气不足的征象,若发生低氧血症应迅速处理,积极纠正处理诱发因素。

六、离室标准

(一)PACU 离室标准

1.全麻患者离室标准

(1)全麻患者需完全清醒,恢复知觉,能正确辨别时间和地点。

(2)呼吸道通畅,呼吸交换满意,无呕吐及误吸危险。

(3)全麻后四肢能自主活动。

(4)循环功能稳定。

2.患者离室的其他标准

(1)中枢神经系统标准:术前神志正常者,神志恢复,有指定性动作;定向能力恢复,能辨认时间和地点;肌张力恢复,平卧抬头能持续 10 秒以上。

(2)呼吸系统标准:能自行保持呼吸道通畅,吞咽及咳嗽反射恢复,通气功能正常,呼吸频率为 12～30 次/分,能自行咳嗽排除呼吸道分泌物,$PaCO_2$ 在正常范围,或达到术前水平,呼吸空气条件下 5 分钟后血氧饱和度仍能高于 95%。

(3)循环系统标准:心率、血压不超过术前值的 20%并稳定 30 分钟。

(4)椎管内麻醉后，呼吸循环稳定，麻醉平面在 T_6 以下，最后一次椎管内给予局麻药 1 小时以后，感觉及运动神经功能已有恢复，交感神经功能已恢复，循环功能稳定不需要升压药。

(5)术后麻醉性镇痛药或镇静药用后观察 30 分钟无异常反应。凡是术中术后使用了镇静镇痛药物，出室前均由麻醉医师根据 Steward 评分对患者进行评价。≥4 分方可离开恢复室。

(6)没有麻醉或手术并发症，如气胸、活动性出血等。

(7)如果病情危重，需进一步加强监测和治疗患者则直接转入 ICU。

(二)PACU 转出流程及交接内容

患者达到转出标准，由 PACU 护士提出，麻醉医师确认签字转送原来病房。

1.转出流程

转出流程见图 3-6。

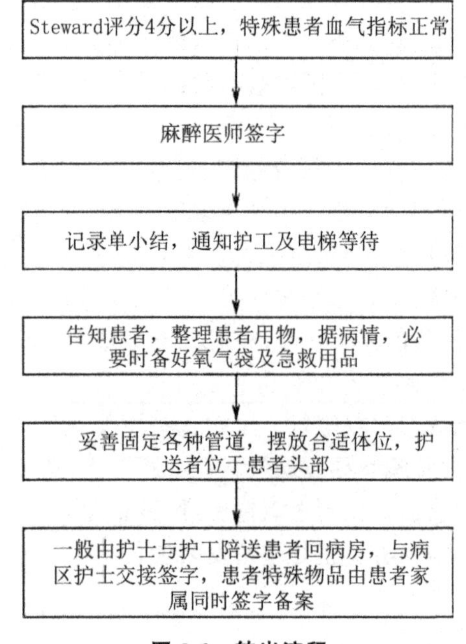

图 3-6 转出流程

2.与病房护士交接内容

(1)与病房护士交接病情，监护仪显示患者生命体征正常且平稳，在护理记录单上双方签字。

(2)交接内容包括简要病史、诊断、麻醉及手术经过，术中用药、生命体征变化、输血输液情况、麻醉药及阻滞剂使用情况，恢复苏醒经过、仍有可能发生的问题、下一步需要注意观察和处理事项，皮肤完好情况等，并将患者随身携带的病服、活动义齿、药品、各种检查等一并交予护士及家属，签字备案。

(3)转运工作应由 PACU 护士及护工护送；重危患者应由麻醉医师或与手术医师共同护送，转运流程参见患者入苏醒室的转运；并向病房医师详细交接病情，移交病历与治疗记录。

3.术后患者转入 ICU 标准

(1)病情危重，循环不稳定，仍需血管活性药物维持者，应在不间断监测和治疗的条件下转入 ICU。

(2)呼吸衰竭，其他多脏器功能不全或衰竭者，休克纠正患者，尚未彻底或估计较长时间呼吸仍不能恢复到满意程度或出现呼吸系统并发症，复杂的口腔、咽部等特殊部位手术后患者仍需呼吸支持或监测的条件下转至ICU。

(3)心肺复苏患者直接转至ICU。

(4)术前既有昏迷，呕吐误吸等情形，直接送入ICU。

(5)感染伤口大面积暴露患者。

(6)特殊感染患者：多重耐药菌感染、炭疽、气性坏疽、破伤风、艾滋病、狂犬病患者。

(7)其他医院感染管理规定需要特殊隔离患者。

(8)其他器官系统功能异常或病情需要送入ICU进一步治疗情形的。

(三)PACU患者转入ICU的流程及交接

凡是需要转入ICU的患者，均是因为在PACU短时间内其意识不能恢复、需要长时间带气管插管、需长时间循环支持、术中或术后发生过严重并发症等患者，这些患者的转运过程都存在着生命危险，有的需要辅助呼吸，有的需要升压药维持，必须重视转运过程中的安全。

(1)对较为复杂的大手术，评估生理功能在1～2天内难以稳定，随时可能出现严重并发症者，手术后直接转至ICU。

(2)对已经进入恢复室的患者，术后已2～4小时以上生理功能不稳定或出现比较严重并发症，由PACU室护士提出，麻醉医师下达医嘱，与患者家属沟通后转入ICU继续监测治疗。

(3)首先电话联系ICU做好准备；呼叫电梯等候，以缩短患者等待时间。

(4)苏醒室进行病情记录小结，对患者现在状态、下一步加强观察护理问题总结并记录。

(5)各种管道妥善放置，需要泵入药物要保证连续不间断；需要使用简易呼吸器辅助呼吸的患者途中不可间断，必要时携带氧气袋等急救物品。

(6)由麻醉医师、苏醒室护士和手术医师同时参加患者ICU的转运。外科医师和护士在转运车前方，麻醉医师在转运车后方(患者头部位置处)保证充分通气，必要时使用简易呼吸器辅助呼吸。

(7)途中密切观察患者的呼吸、血压、心率及面色等，以维持途中的治疗和应对病情突变。

(8)转至ICU后，与护士交接内容，同病房交接并签字。

(贾　苑)

第四章　手术室护理

第一节　外科手术新进展

最近几十年,微创外科在医学领域得到广泛应用。早期微创手术是指通过腹腔镜、胸腔镜等在人体内施行手术的一种技术。随着科学技术的进步,微创这一概念已经深入到外科手术的各个领域,且早已不局限于普外科范畴,而是扩展到了神经外科、骨科、妇产科、耳鼻咽喉科、眼科等。

一、微创手术的临床发展

腹腔镜技术是借助摄像系统、光源和器械操作的手术方法,与传统手术相比,具有切口小、手术效果好、术后痛苦少、恢复快、住院时间短等特点。自 1987 年腹腔镜胆囊切除术成功开展以来,腹腔镜技术在外科领域得到广泛应用,手术应用范围从单一的胆囊切除扩展到普外科、肝胆外科、胸外科、妇产科及泌尿外科等多个专业领域。

但腔镜手术也存在一定的缺点和局限性,如通过器械感觉病症性质不够精确,易误诊;手术适应证比开腹手术严格;费用高、可能出现腔镜相关并发症、医师技术不够熟练增加风险等均可影响腔镜技术的开展。近年来随着设备更新和技术提高,其临床应用不断拓展。

(一)腹腔镜技术不断改进

传统的腹腔镜下胆囊切除术是最为常见、最为成熟的术式之一。随着技术的发展,早期的一些禁忌证已逐渐成为适应证,成为胆囊疾病治疗的“金标准”。在此基础上,新的技术不断涌现,三孔或两孔法“针式镜”胆囊切除术在全世界许多治疗中心得到应用。近年来,经脐单孔腹腔镜技术逐渐在临床应用(图 4-1)。

单孔腹腔镜技术作为近年来国内发展成熟起来的最新微创手术,以其显著的微创性、美观性、经济性、舒适性、成功率高、并发症少而得到认可和推广。目前在普外科、泌尿外科等手术中得到应用。与传统腔镜比较,单孔技术的价值体现在先进的视频技术,放大局部结构图像,从而可以进行相对于开腹手术更加精细的操作,减少损伤。以后努力的方向是腔镜下的严谨、程序化的手术流程等,从而不断扩大其应用范围。

另外,经自然腔道内镜手术(natural orifice transluminal endoscopic surgery,NOTES)也是

外科技术的一大突破性进展。2007年法国首例经阴道入路NOTES,实现了腹部无手术切口,具有里程碑式的意义。近年来,NOTES迅速发展并呈现出巨大潜力,但在入路选择的安全性、合理性、内脏穿刺孔的闭合及防治内脏损伤和感染方面,还需要进一步研究。

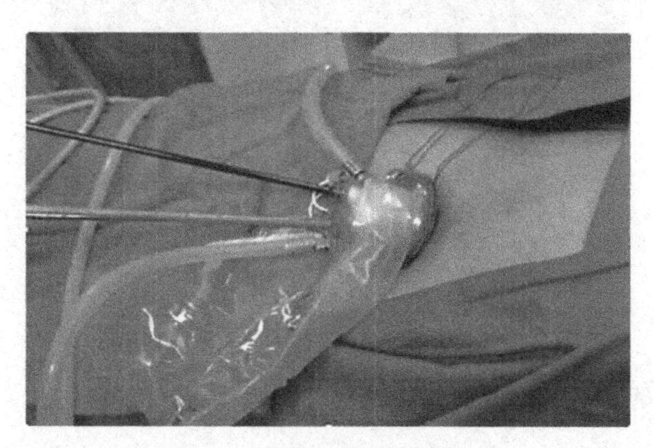

图4-1 经脐单孔腹腔镜手术

(二)腹腔镜手术适应证不断扩展

腹腔镜手术在普外科领域得到广泛应用;除了胆囊手术外,腹腔镜手术还被应用于胃十二指肠溃疡、直肠等部位。其中肝脏手术的应用是一大难点。自1991年首例腹腔镜肝切除术成功完成以来,20多年的实践经验积累使腔镜手术在肝脏良性肿瘤、肝内肝管结石、肝囊肿切除、活体肝移植供体肝脏切取等手术中得到应用。这得益于腹腔镜器械特别是止血技术的迅速发展,如钛夹、超声刀、超声吸引设备、腔镜切割缝合器等。

在妇产科领域,腹腔镜自20世纪60年代用于诊断,近年来得到迅速发展,逐渐成为许多妇科良性疾病的首选手术方式,并逐渐在恶性肿瘤的治疗中开展。在泌尿外科领域,腹部手术也经历了从开腹手术,到手助腹腔镜手术、标准三孔腹腔镜手术,再到单孔手术的演变;总之,尽可能减少手术创伤是外科医师追求的目标,也是外科学发展的方向。

(三)手术机器人的临床应用

随着微米纳米材料、微电子机械等的迅速发展,手术机器人更加微型化,近年来,发达国家研究的第一代微型机器人系统,具有检查、诊断和治疗胃肠道系统疾病的功能,能自动平稳地进入体内并柔顺地调节弯曲形状,发挥了很大作用。2000年,达芬奇机器人手术系统通过美国食品药品监督管理局认证,成为世界上首套用于医院临床腹腔手术的机器人辅助系统,使外科医师能以微创外科的方式表达开腹手术的理念,进而优化了各种手术切除技术。机器人腹腔镜完全按照手术医师的指令操作,更利于精细操作,也节省人力,实现了“单人外科”。借助达芬奇机器人手术系统的灵巧器械,外科医师手部的震颤被滤除,手指的操作等比例缩小,从而可以实现精细的手术解剖和稳定准确的缝合操作,加上三维视野以及手眼协调、更加稳定的图像、舒适的操作界面,使外科医师真正实现以开腹的手术技术进行复杂的腹腔镜手术操作,大大缩短了学习曲线,促进了腔镜手术的普及。机器人腹腔镜手术医师还可以通过因特网远程操控其他地区的机器人,远程遥控手术。计算机和图像处理技术的发展使远程手术和图像引导的外科手术成为机器人辅助外科手术发展的方向(图4-2)。

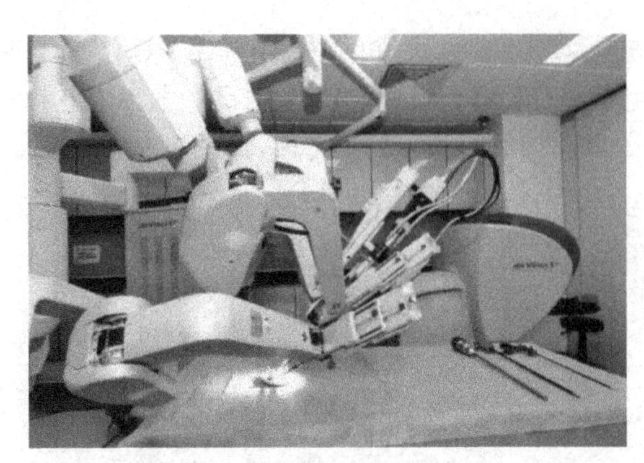

图 4-2　达芬奇机器人手术系统

二、各外科领域的新进展

（一）整形外科的新进展

微创整形美容相对于普通手术是一个飞跃，是高科技手段应用于整形美容外科的结果。微创不仅是最小手术切口或没有切口，更重要的是，它通过运用各种高新技术和材料，以及精细的操作，在美容手术中对正常组织的损伤最小，炎症反应最轻，肿胀、淤血最少，并发症最少，瘢痕最小，而且治疗时间短，患者痛苦小，术后康复快，安全性高，疗效好，无须住院。预计不远的将来，微创美容外科将更快发展，甚至成为一支独立的医学学科分支。

近年发展的组织工程，即通过各种技术，在体外预先构建一个有生物活性的假体，然后植入体内，起到修复、代替组织或者器官的功能，若能与整形外科结合，将会发挥非常重要的作用。目前，通过组织工程，已经在构建皮肤、脂肪、骨骼肌、软骨、骨、血管和周围神经方面取得了很多进展，但应用于临床尚有很多困难。

（二）心外科新进展

在心内介入治疗发展迅猛的时代，心外科也在积极发展新的领域和新的技术。房颤的外科治疗技术随着对心脏电生理机制的不断深入理解，在心脏外科“切与缝”技术基础上，经过对多种外科消融及器械的研发，心脏外科在房颤治疗领域呈现出蓬勃发展和革新的态势。瓣膜外科的进展主要为 3F 无须缝合主动脉瓣的研发和使用，更加精确地附和人体瓣膜的几何构型，具有良好的血流动力学特点，大大缩短了手术时间；另外经皮主动脉瓣置换手术的研究也取得了很大进展，改善了手术入路和途径，且不断发展出新的微创手术类型。另外，心脏肿瘤、心脏移植、心外科心室起搏的调控治疗等也在迅速发展中。

（三）神经外科新进展

神经外科手术的最关键技术是最大限度地保护神经功能，并保持患者最佳的生活质量。因此，越来越多的微创技术应用于神经外科疾病的治疗，包括显微神经外科、立体定向放射外科、神经内镜技术、神经导航技术的发展和完善。

显微外科技术是神经外科的标志性技术，娴熟的显微手术操作结合丰富的显微解剖知识，打破了脑干等以往手术的禁区，使脑干肿瘤和脑干血管病变得到手术治疗。在颅底肿瘤的手术治疗中，特别是中央颅底区的病变治疗，更依赖于显微解剖和手术技术。接触性激光、电磁刀等新技术使解剖复杂、位置深且伴有重要血管神经穿行的肿瘤达到全部切除的目的；神经刺激电极的使用,使手术操作中最大限度地保护了面、听等重要神经的功能,微创和锁孔的显微神经外科技术,不断更新了传统手术的理念(图 4-3)。

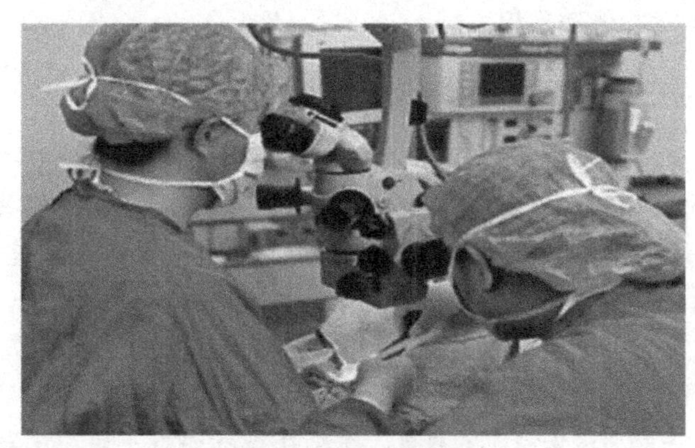

图 4-3 显微外科技术

立体定向这一古老的神经外科手术技术通过和影像学、放射外科学等的有机结合,衍生出许多新型治疗手段,γ 刀、χ 刀及质子束放射系统在神经外科疾病治疗中也已经成熟,逐渐成为主要的治疗手段之一。神经外科手术导航系统通过无框架式立体定向系统引导外科手术可在三维空间定位,精确设计手术入路,模拟最安全的手术方法,极大地提高了手术的安全性和准确性,并使微创向无创定向转变。计算机和机器人辅助立体定向手术技术虽然还不完善,但将是今后的发展方向。

(四)骨科手术新进展

创伤骨科的内固定理念和材料不断发展。四肢骨折的治疗原理从 AO 理论,即借助坚强固定,一期恢复解剖连续性和力学完整性,转变为 BO 理论,即生物学内固定,充分重视和保护软组织的血运,促进肢体康复。

(1)各种新型内固定材料正在快速研发,如不扩髓的髓内锁钉、髓内扩张自锁钉,以及加压钢板、点接触钢板、各种治疗骨端骨折的解剖型钢板等。

(2)骨盆骨折和复合型创伤的急救技术、脊柱内固定技术及材料不断得到发展和完善。

(3)脊柱的微创手术及导航系统增加了手术的准确性,加快了患者功能的康复。

(4)人工关节假体逐渐采用高科技金属材料、高分子生物材料等,帮助患者恢复行走能力。

(5)关节镜技术强调尽可能少地切除组织,实现修复、移植、重建功能,其手术范围和适应证不断拓宽。同时,膝关节镜技术得到普及,而肩关节镜、肘关节镜、手外科与足外科关节镜、脊柱外科关节镜等也正在不断发展中。

(韩笑笑)

第二节 手术室护理的发展趋势

手术室护理的发展趋势必将呈现更显著的专业特性,体现在知识特性、技能特性和专业自主性等多个方面。手术室护理人员要具备更丰富、更全面的专业知识,以便为临床工作提供依据和指导。手术室护理人员应掌握更多技能和方法，配合手术的顺利进行，为患者提供全方位的围术期护理，同时发现问题、解决问题，不断提高护理质量。手术室护理将不断专业化、独立化，在外科治疗领域承担起独特的功能和作用。

一、完善围术期护理的职能

自1975年美国手术室护理协会和美国护理协会共同出版了《手术室护理实施基准》，即明确了手术室护理工作已经转向围术期的护理。患者在护士眼中不再是分离的器官，而是整体的人；手术室护理不再是简单的准备和传递器械，而是包括了在术前、术中和术后整个过程中，给予患者生理和心理全方位的支持和照顾。

近年来，许多医院实行了包括术前访视、术中配合和术后随访3个环节的工作模式，并根据患者的实际情况制订具体的、个性化的整体护理措施，取得了良好的效果。其中，术前访视成为非常重要的环节之一，并受到越来越多的重视。术前访视的内容主要为患者手术相关信息的收集、各种手术注意事项的宣教，以及手术室护士与患者的熟悉和沟通。形式主要为口头讲解，配合知识图片和文字说明，以及手术室现场的参观等。通过有效的术前访视，缓解了手术患者的心理压力，增加了患者对手术室护士的信任和配合，能够帮助患者顺利渡过手术期。在术前访视的实施过程中，还需要进一步统一术前访视的程序，增加专科化知识内涵，提高护患沟通技巧，达到最佳的护理效果。

术后随访是手术室护理工作的延伸，其方式和内涵也不断发展。其中，由手术室或者麻醉科的护理人员在术后进入病房，了解患者精神状况、切口、有无发热及其他异常情况，询问患者疼痛及其他的感受，是否有疑问或者心理困惑等，并进行健康教育，解决存在的问题。同时，对于手术室护理工作的满意度调查也可借助这种方式开展。通过术后随访，可以进一步了解和掌握相关工作的现状，发现问题，提出调整和改进策略，以细化患者手术护理满意度专项工作，促进手术室优质护理工作的开展，提高护理质量。

二、加强多学科间的团队协作

手术室作为医疗诊疗工作的重要部门，是医院进行多科协作、集中治疗的特殊科室。手术团队是指手术医师、麻醉师及手术室护士。团队成员从准备手术、术前核对、到术中配合及术后随访，都必须密切联系，相互合作。手术室护士不再是“外科医师助手”的角色，而是逐渐转变为“手术合作者”的角色。通过有效的团队协作，有效缩短手术时间，提高手术效率。加强成员间的相互理解和沟通，把团队的任务化为自己的任务，增强凝聚力和战斗力。降低医疗不良事件的发生，整合现有资源，相互支持，以灵活积极、集思广益的方法解决复杂的问题。

手术室护士的参与意识和团队概念应逐步加强，不再是被动、盲目、机械地传递手术器械，而是主动积极地参与手术，包括术前的病例讨论和方案制订，术中突发情况的处理以及术后辅助支持工作。在与医师的协作中，如何相互信任、有效沟通、建立自信心是关键。手术室护士需要不断学习新知识、新技术、新设备，掌握手术进展，满足医师需求。在与麻醉医师的协作中，除了分工明确，还需发展多种形式的相互配合，包括麻醉前患者的安抚、麻醉中体位的配合、监测中各项指标的观察、手术中相关情况的沟通，进一步保证手术顺利、安全地进行。在与护理人员、实习学员及其他工作人员的相互协作中，需增强主动意识，相互尊重，以诚相待，取长补短，相互补充，将手术室护理工作作为一个整体来完成。

总之，手术医疗工作是一个共同整体，手术医师、护士、医技人员和其他辅助人员、行政人员共同合作，缺一不可。作为一个团队，需探讨和建立以患者为中心的“共同目标”，加强“领头雁”的领导和协调作用。在科技不断发展、患者法律意识不断增强的现状下，无论临床、科研和教学工作都要求大家整合团队优势，发挥团队精神，充分调动全体人员的积极性和创造性，使手术室护理工作更为整体化和系统化。

三、拓展和细化专科护理内涵

随着现代外科医疗分科越来越细，在手术室也出现了各个不同专业领域的专科护士。手术室专科护士是指在特定的外科领域能深入掌握相关知识和技能，熟练配合各个专科领域的特殊手术，如骨科专科护士、神经外科专科护士、心外科专科护士、泌尿外科专科护士等。手术室护士的专科化是配合手术技术不断发展、器械设备迅速更新的必然趋势；在一些医院试行手术室护士专科化的经验证明，专科化的护理使护士能够更快熟悉高、新仪器的使用和保养，更快掌握各种特殊手术的配合技巧，更好了解外科医师的习惯和方法，这使手术配合更为默契，提高了护理工作质量，增加了医护合作的满意度。

手术室专科护士的运作模式和培训方式目前尚未统一；各家医院正在积极摸索和探讨中。对于专科护士的培养，需采取阶段式、分层次的计划，建立多种形式结合的培训课程，迅速地提高专业技能，以应对专科知识不断细化和深入、手术方式不断创新、各种专科仪器设备更新换代的发展现状。在运作模式上，需建立完整的认证、考核、奖励机制，从而规范地培养和使用专科护士，确保其工作效果，鼓励更多的护士努力学习钻研技术，促进手术室护理专科化、专业化的进程。

在专科护士的培养和使用中，还需要解决好“专才”和“通才”的问题，以全科轮转和专科提升交替进行的方式排班，以最大限度节约人力资源，保证护士既能完成各种应急情况的处置和急诊手术的任务，又能在专科层面提供更优质的服务。

四、继续强化手术室风险管理机制

手术室是一个比较复杂的环境，随处可能存在安全隐患。手术安全是医疗质量的重要环节之一。手术虽然分大小，但风险无处不在。在 2007－2010 年发布的“患者安全目标”中，将手术安全作为重要内容，其中包括严格执行查对制度、提高患者身份识别的准确性、严格防止手术患者手术部位错误等。

风险管理机制是一套循环的科学方法，包括对潜在的危险因素进行识别、评估，采取正确行动的一系列过程。手术室护理人员应该不断强化风险意识，防患于未然，最大限度保证患者及其他人、财、物的安全。对于任何一台手术，护理人员均应采取严谨的工作态度，严格执行各项规章制度和操作规范，做到细致入微，严禁马虎从事。手术室护士要以科学的工作态度，加强观察和总结，开展调查和研究，发现手术室护理工作的特点、难点，引进和采用先进的方法，才能从根本上发现和解决安全隐患。

制订手术室应急处置预案，并进行培训和演习均具有重要的意义。手术室突发各种意外情况时，如停水、停电、失火、有害物质泄漏等，应根据事先制订和演练的应急预案立即处置。对于手术患者突发的重大病情变化，如患者心搏骤停、大出血、变态反应等，应根据医疗指南迅速采取有效急救措施。因此，预案的制订应科学、实用，有预见性，并简明、易懂、易记、易操作，经过反复演习和培训，做到分工清楚，各司其职，人人掌握，才能最大限度减少突发事件的危害，保护生命及财产的安全。

五、实现多种方式的教学和培训

手术室教学工作是保持专业可持续发展的重要环节。一直以来，手术室带教多采取“师徒式”的传统模式。由于手术室工作性质和环境较为特殊，涉及理论知识面广，操作专科性强，无菌技术要求高，加上工作节奏快，造成了手术室教学工作的困难。另外，随着手术室护理专业的发展，对于专业自主性、评判性思维、综合运用知识解决问题能力等的培养越来越重视，给传统教学方式带来更大的挑战。因此，需要发展科学、有效的教学和培训方式，以迅速提高年轻护士及实习学生的工作能力，帮助他们尽快进入工作角色，承担起手术室护理的重任。

临床能力的培训是教学工作的重点。除了各个单项的操作技能，还应特别注重模拟情景下的训练，结合有条件时的实地演练，使接受培训的对象能够感受到真正的场景和氛围，并能综合、灵活运用多种技能，理解护理的动态性和现实的多变性，实现与临床工作的无缝衔接。

各种“软技能”，即非技术技能，主要包括合作、领导、管理、决策等能力，也是手术室护士非常重要的培训内容之一。护理软技能反映个人的基本素质和经验的积累、表达。具体的培训内容包括合作技能、沟通技能、礼仪规范、观察思维、心理素质等，通过概念的建立、意识和态度的改变、具体方法的传授、模拟训练和演示等，使手术室护士不但具备扎实的理论知识和技术能力，还善于团队协作、调节人际关系、组织协调、自我管理，建立护士良好的内外兼修的形象。

（韩笑笑）

第三节　手术室相关知识

一、环境要求

手术室的环境应全方位、全过程地阻止所有污染途径的干扰，因此手术室位置应选择自然环境质量好，大气含尘、含菌浓度低，无有害气体的地区。

理想的手术室应设置在医院楼房空气洁净的较高层或顶层，外科病房、病理科、血库和放射科应邻近手术室，以便于接送患者、术中迅速处理病理切片、取血、拍摄 X 线片等。

建筑结构和布局合理、设备器械及各种辅助用品齐全，是保证手术顺利进行的必要条件。手术室还应建立严格、完善的管理制度，提供一个高效率的工作环境。

二、手术室环境分区

(1)洁净区：手术间、刷手间、内走廊、无菌敷料间、无菌物品间、洁净电梯等。

(2)清洁区：更衣室、敷料间、餐厅、办公室、清洁电梯等。

(3)污染区：污染走廊、污染电梯、器械房污染区及走廊入口等。

三、工作流程

(1)洁净手术室的人、物流动是影响室内空气洁净度的重要媒介。手术人员、手术患者、手术用品(敷料和器械等)进出洁净手术室必须受到严格控制,并采取适宜的隔离程序。

(2)手术室采取的是双通道方案。①无菌手术通道:医护人员、患者、洁净物品的供应流线;②非洁净处置通道:术后手术器械、敷料、污物处置流线。

(3)手术室还应设3个出入口,包括患者出入口、工作人员出入口、污物出入口。尽量做到隔离、洁污分流,避免交叉感染。

四、主要房间配置

(1)手术间:①Ⅰ级特别洁净手术间,适用于关节置换、器官移植及神经外科、心外科和眼科等手术中的无菌手术;②Ⅱ级标准洁净手术间,适用于整形外科、泌尿外科、骨外科和普通外科中的一类切口无菌手术;③Ⅲ级一般洁净手术间,适用于普通外科、妇产科等手术;④Ⅳ级准洁净手术间,适用于肛肠外科及污染类手术。

(2)刷手间:两个手术间之间或洁净区内。

(3)无菌物品间:是备有麻醉的气管插管、呼吸面罩,各种引流管、纱布罐、缝线、油纱、手术特殊用物、手套、棉棍、尿管、吸引器管、负极板等无菌物品的存放地。

(4)药品间:手术各种用药、消毒液、抢救车存放地。

(5)无菌敷料间:除了保存当天的手术器械和敷料,还备有手术中随时可能用到的敷料及急诊备用器械等。

(6)麻醉恢复室:配备各种监护仪器和急救药品。

(7)器械房、供应室和敷料间:是全手术室的枢纽,所有手术器械和敷料都由器械房和敷料间工作人员打包、灭菌,放在无菌敷料间备用。

(8)手术准备间:存放各种体位架、姿势垫、辅助仪器及手术间常规用品(床单、脚凳、垃圾袋、鞋套、棉垫等)。

五、手术室规则

(一)手术室一般规则

(1)严格执行无菌技术操作规范,除参加手术的医护人员、与手术有关的工作人员和学生外,其他人员不得进入手术室。

(2)进入手术室的人员必须换上手术室的专用衣、帽、拖鞋、口罩等。

(3)手术室工作人员暂离手术室外出时,必须更换外出衣、戴鞋套(或者更换外出鞋)。

(4)患疖肿或急性呼吸道感染者,不得进入手术间。

(5)手术室内保持肃静,严禁抽烟,值班人员在指定地点进餐。

(6)参加手术的人员必须先进行无菌手术,后进行感染手术。

(7)手术进行时,除有特殊紧急情况,一律不传私人电话。

(8)手术室内一切用品用后归还原处。

(9)注意安全,手术间内电源开关和各种气体一定要在专人指导下使用。

（二）手术间规则

(1)手术准时开始。

(2)手术间内避免对流通风。

(3)严格遵守无菌技术操作，若无意违反但经他人指出时，应立即纠正，不得争辩。

(4)手术进行中，室内巡回护士不得无故擅自外出，如需外出时必须与器械护士及麻醉医师协商，经同意后方可离开。

(5)手术完毕后，脱下的手套及沾染患者体液的一次性垃圾应放入黄色垃圾袋中。

(6)特殊感染的手术，术后应按照隔离技术要求进行消毒。

(7)手术完毕后认真进行清洁卫生、物品归位。

（三）更衣室规则

(1)个人更换的衣物存放在衣架或衣柜内，贵重物品应自行保管好。

(2)术后脱下的衣裤应放入专用洗衣袋，拖鞋置于鞋格或柜内，一次性口罩帽子弃于黄色垃圾袋内。

(3)严禁抽烟。

(4)除参加手术的有关人员外，其他人不得在更衣室内洗浴。

六、手术室制度

（一）消毒隔离制度

(1)手术室要定期做空气培养，物品细菌培养，参加手术人员刷手后的细菌培养，蒸锅的芽孢测试；另外每天对压力蒸汽灭菌锅做布维-狄克试验，合格后方可进行全日灭菌，并做记录。

(2)所有高压灭菌敷料包内均放指示卡，包口用指示胶条固定，灭菌结束后必须检查指示胶条变为均匀的黑色方可取出，包内指示卡变为黑色方可使用。

(3)灭菌敷料包有效期为2周，有效期写在固定的胶条上，手术间内打开的无菌包不得用于其他患者。

(4)每周更换安尔碘、酒精瓶，并注明开启时间。锐器收集盒开启后注明时间，2天有效。

(5)实施特殊感染手术时，严格按照特殊感染手术后处理要求执行。

(6)澳抗阳性手术处理：设专用扫把、拖把、隔离鞋套、塑料水桶；手术间、门外、平车及污衣袋挂隔离标志；参加手术者穿着鞋套不得离开手术间；术后器械用2%洗消净浸泡30分钟；污染被服放入污衣袋，注明澳抗阳性及日期，送洗衣房处理；将2%洗消净倒入吸引器浸泡30分钟，一次性物品（包括麻醉用物）放入垃圾袋注明“隔离”二字，焚烧处理；墙、地面、无影灯、手术平车及各类物品先用0.5%洗消净擦拭，再用清水擦拭，最后用75%酒精擦拭。

（二）查对制度

(1)执行护理操作要做到“三查七对”。

(2)接手术患者要认真查对病室、姓名、性别、年龄、住院号、手术名称、手术时间、手术部位及手术带药等。

(3)在进行体腔或深部组织手术时，严格清点器械、纱布、纱垫、棉片、棉球、缝针、线轴等，实行开台前、关体腔前、关体腔后、缝皮前4次清点。

(4)台上、台下医护人员需认真核对病理标本来源、病理单，将病理标本浸泡到4%甲醛溶液中，病理标本的体积与溶液的体积比为1∶10。

七、手术室工作人员职责

（一）器械护士职责

（1）术前 1 天看手术表，了解预施手术步骤，必要时参加病例讨论，以便主动配合，如巡回护士休息，要代其完成术前访视工作。

（2）备齐手术所需用物，检查手术所用的无菌物品及器械的灭菌有效期、灭菌指示标记。

（3）协助巡回护士安置患者、准备手术用物仪器等。

（4）提前 20～30 分钟，严格按刷手步骤刷手。

（5）严格执行手术物品查对制度，与巡回护士共同清点台上所有物品 2 遍。

（6）按无菌技术操作规范和细则协助医师消毒铺单、整理无菌台，检查器械性能是否良好，请术者检查关键的器械和物品是否备齐适用，如有疑问及时补充、更换。

（7）对正在使用的纱布、纱垫、缝针等，做到心中有数，用后及时收回。

（8）术中随时监督台上人员是否为无菌技术操作，及时指出并监督其立即更正。

（9）掌握手术步骤，积极配合，及时传递手术用物。

（10）与手术医师核对后，及时、妥善处理病理标本，确保病理的完好性，在护理记录单的相应位置签全名，送冷冻标本要与手术医师、内勤人员核对。

（11）术毕将器械送至器械房并和护理员核对，按医用垃圾处理流程处理术中废弃物。手术间的物品归回原位。

（12）对污染手术，按污染类别，遵照感染手术处理细则处理。

（13）术中原则上不调换器械护士，特殊情况必须调换时，需两人清点台上所有用物，交代手术进程、物品摆放等，告之主刀医师，原器械护士交代去向并留联系电话后方可离开。

（二）巡回护士职责

（1）术前 1 日看手术表，了解手术及预施手术步骤，必要时参加病例讨论；访视患者做好术前宣教；准备手术所需物品、器械、仪器和设备，做到心中有数，准备充分，主动配合。

（2）认真执行患者查对制度，核对患者姓名、年龄、性别、病房、手术名称、手术部位和麻醉方式。检查手术野备皮及全身皮肤情况，再次核实患者有无义齿、发卡、隐形眼镜及贵重物品。如有异常及时报告、处理。同时做好麻醉前患者的心理护理，提高患者的安全感、舒适度和满意度。

（3）严格执行护理文件书写规定，术前及术中特殊情况应在护理记录单上详细描述，并请主刀医师签名，如术前患者皮肤有压伤时，应在皮肤情况一栏中注明。

（4）按静脉输液操作规程建立静脉通道，协助麻醉，按医嘱给药。

（5）严格执行安置体位查对制度，协助手术医师摆好手术体位，保证肢体功能位，保护相应位置神经血管，防止压迫损伤。系好约束带，防止患者坠床。减少患者不必要的暴露，保护其隐私。

（6）确保患者安全、舒适，注意保暖。

（7）全麻患者，用眼药膏保护角膜、结膜或用胶布闭合眼睑，避开睫毛和眉毛固定。

（8）协助洗手护士开台，严格执行手术物品查对制度与洗手护士共同清点台上所有物品，并记录。术中添加物品两人清点后及时记录，台上掉下的物品应集中放于固定位置，以便清点。

（9）按手术间管理制度对手术间内各类人员进行管理，安排各类人员就位，控制参观人员人数，并监督各类人员正确执行无菌技术操作。

（10）坚守岗位，随时供给术中所需一切物品，负责监督手术间物理环境是否达标，包括温度、湿度、照明、层流、门窗、墙体等，以及手术间各种仪器和设备的正常运转情况，确保手术顺利进行，发现异常及时按报修流程处理。做好护理观察，包括患者病情变化、出血情况、手术体位情况、用药、输液、输血情况和反应，确保患者安全。填写病理单上各项内容，及时传呼内勤送冷冻标本，与手术医师、器械护士核对后将冷冻标本和病理单交内勤，由巡回护士与内勤人员在护理记录单上相应位置签字。术中怀疑或发现电烧、氩气刀、手术灯、手术床、快速压力蒸汽灭菌锅等仪器有故障时，应立即传呼仪器维修员。手术带药要与病历核对；术中给药要与术者核对，并征求麻醉医师同意后方可给药，抢救时协助医师给药，在执行医师口头医嘱时，必须复述一遍，避免医疗差错或事故的发生，并保留空安瓿，以便事后核对。协助手术医师包扎伤口，并与主管医师共同检查受压部位皮肤情况，认真记录。术后搬运患者应在麻醉医师同意下，至少由 4 名医务人员共同完成，注意患者的动、静脉通路，各类引流管，有颈腰椎疾病、骨质疏松等疾病的患者应格外注意保护相应部位，注意保暖。清洁、整理、补充手术间内一切物品，定位归原。若为污染手术，按污染类别，遵照特殊感染手术后处理细则处理。每周一开启新安尔碘消毒液，每周五全天手术结束后，倾倒剩余药液，扔掉小瓶，每周五用酒精擦拭棉棍罐。术中调换巡回护士，须现场详细交接班，交接内容有患者姓名、病情、物品清点、手术进行情况、输液、用药、输血、体位、电烧、止血带、出入量、热水袋(冰袋)、受压皮肤、特殊仪器情况等，同时要通知术者和麻醉医师。执行工作人员管理细则，加强自我保护意识。认真按护理文件书写规定完成护理记录单、记账单，准确登记手术本。

(韩笑笑)

第四节　手术室基本技术

一、铺无菌巾

(一)用物准备

手术器械桌、无菌器械包、敷料包等。

(二)操作步骤

(1)将手术器械包、敷料包放于器械桌面上，打包前查看名称、灭菌日期、是否开启、干燥，解开系带挽结，按折叠顺序依次打开第一层包皮(双层无菌巾)，注意只能接触包皮的外面，保持手臂不跨越无菌区。

(2)用无菌持物钳打开第二层包皮，先对侧，后近侧。

(3)器械护士刷手、穿无菌手术衣、戴无菌手套后，将器械包放于器械桌中央并打开。铺无菌大单，先铺近侧，后铺对侧，桌巾下垂距桌缘下 30 cm 以上，周围距离要均匀。铺在台面上的无菌巾需 4～6 层。

(4)器械护士将器械按使用先后次序及类别排列整齐，放于无菌桌上。

(三)注意事项

(1)未穿无菌手术衣及戴无菌手套者，手不得越过无菌区及接触包内的一切物品。

(2)如用无菌钳铺置无菌桌，应注意手臂禁止越过无菌区操作。

(3)若为备用的无菌桌，应用双层无菌巾盖好，超过 4 小时不能再用。

(4)必须严格保持无菌要求，术中已经污染的器械或物品，不能再放回原处，如术中接触胃肠等污染的器械应放置于弯盘等容器内，勿与其他器械接触。

(5)无菌桌上的物品一旦被污染，立即更换。

二、空气熏蒸或喷雾消毒法

(一)用物及环境准备

过氧乙酸、蒸馏水、量杯、加热蒸发器一套(包括酒精灯、治疗碗、支架、火柴)、高效空气消毒剂、喷雾器；关闭门窗，人员离开房间。

(二)操作步骤

(1)过氧乙酸熏蒸法：将过氧乙酸稀释成 0.5%～1.0%水溶液，加热蒸发，在 60%～80%的相对湿度、室温下，过氧乙酸用量按 1 g/m^3计算，熏蒸时间 2 小时。

(2)空气消毒剂喷雾法：消毒剂用量按 3 mL/m^3计算，由上至下、左右中间循环喷雾，密闭作用 30～60 分钟。

(三)注意事项

(1)所用消毒剂必须有卫生许可证且在有效期内。

(2)消毒时人员离开房间。

(3)操作者应注意个人防护，戴手套、口罩和防护眼镜。

三、紫外线空气消毒

(一)用物及环境准备

紫外线消毒灯、记录本、笔；房间清洁后关闭门窗，人员离开。紫外线消毒的适宜温度是20～40 ℃，湿度为 50%～70%。

(二)操作步骤

(1)打开电源，观察灯管照射情况。

(2)记录照射时间并签名，计时应从灯亮后 7 分钟开始。

(3)消毒完毕，关闭电源。

(4)由专人负责统计灯管照射累计时间。

(三)注意事项

(1)紫外线灯管应保持清洁，每 2 周用 75%酒精棉球擦拭 1 次。手术间保持清洁干燥，减少尘埃和水雾，温度<20 ℃或>40 ℃，相对湿度>80%时应适当延长照射时间。

(2)定时监测紫外线照射强度。

(3)室内安装紫外线消毒灯的数量为平均每立方米不少于 15 W，照射时间不少于 30 分钟。

四、电动气压止血带的使用

(一)用物准备

电动气压止血仪、纱布垫、绷带、气囊止血带。

(二)操作步骤

(1)首先检查气囊止血带是否漏气，电动气压止血仪性能是否良好。

(2)将纱布垫围在患者手术部位上端，再将气囊止血带缠在纱布垫外，用绷带加固，松紧适度，以防损伤神经肌肉。

(3)气囊止血带的位置应距手术野 10～15 cm，以利于无菌操作。

(4)连接气囊止血带橡皮胶管与电动止血仪，连接电源。

(5)抬高患肢驱血，打开电动气压止血仪电源开关，旋转充气按钮缓慢充气，达到手术需要的压力。

(6)记录时间及压力。

(7)手术完毕，旋转充气按钮缓慢放气，取下气囊止血带，保持清洁，整理用物。

(三)注意事项

(1)保护皮肤的纱布垫要平整、舒适，以免损伤皮肤和神经。

(2)准确记录电动气压止血仪使用时间，一般不超过 1 小时，如需继续使用，可放气 5～10 分钟后再次充气使用，以免时间过长引起组织缺血坏死。

(3)准确掌握气压止血带的压力，及时调整。

(4)气压止血带应缓慢放气，压力降至一半时停留 1～2 分钟再逐渐全部放完，如果双下肢同时应用气压止血带，应先放一侧肢体，观察 5 分钟后再放另一侧肢体，以防血压下降。

(韩笑笑)

第五节　手术室基础护理技术

一、手术室着装要求

(1)所有进入手术室清洁和洁净区的人员服装必须符合穿着规定。

(2)所有人员应穿着上下两件式衣裤或单件式裙装，不得套穿个人长内衣裤，穿着两件式手术衣时应将上衣扎进裤内，非刷手人员须穿长袖外套时系好全部纽扣。

(3)鞋的管理。进入手术室人员须在污染区脱去外穿鞋，在清洁区换穿拖鞋。手持外穿鞋进更衣室，将外穿鞋放入更衣柜内。穿鞋套外出返回手术室时，须在污染区除去鞋套后跨入清洁区；由外走廊返回时，须脱掉鞋套进入内走廊。

(4)在清洁和洁净区内必须戴手术帽，手术帽应同时覆盖所有头面部的毛发，长发者应先将长发固定好再戴帽子，可重复使用的帽子应在每次用后清洗干净。

(5)所有进入洁净手术区的人员必须戴口罩，口罩潮湿或污染时应及时更换。

(6)所有进入清洁和洁净区的人员佩戴的饰物须被手术衣所覆盖或摘除。

(7)手术衣一旦弄脏或潮湿，必须及时更换以减少微生物的传播。

(8)手术衣不能在手术室以外区域穿着，外出时必须外罩一件背后打结单次使用的长袍(外出衣)，回到手术室后必须将外出衣脱掉放入污衣袋内。

(9)注意使用保护性防护用具，如手套、眼罩、面罩、鞋套、防水围裙等。

(10)工作人员必须注重个人卫生和形象。每天洗澡，勤修指甲、不可涂指甲油或戴人工指甲，注意洗手，不浓妆艳抹，不佩戴首饰，眼镜于手术前要清洗擦拭。

(11)手术衣每次穿着后放于指定位置由专人收集、打包,在洗衣房集中清洗。

二、无菌技术操作

(一)手术室刷手法

1.准备工作要点原则

(1)整理仪容,包括刷手服、帽子和口罩。

(2)剪短指甲,使指甲平整光滑。

(3)除去手表及手部饰物。

2.刷手步骤

(1)用消毒液、流动水将双手和前臂清洗1遍。

(2)取无菌手刷浇上消毒液,自指尖至上臂上1/3,用手刷毛刷面彻底无遗漏刷洗手指、指间、手掌、手背和手腕部,双手交替用时2分钟,用手刷海绵面无遗漏刷手臂,用时1分钟。

(3)流动水冲洗手和手臂,从指尖到肘部,向一个方向移动冲洗,注意防止肘部水返流到手部。

(4)流动水冲洗手刷,再用此刷按步骤(2)刷洗手及手臂2分钟,不再冲洗,将手刷弃入洗手池内。

(5)手及前臂呈上举姿势,保持在胸腰段水平进入手术间。

(6)刷手期间至戴手套后,若手及前臂被污染,应重新按以上步骤刷手。

(二)手术室擦手法

(1)一手从无菌手术衣上抓取一块擦手巾。

(2)将擦手巾从抓取侧展开,分别以擦手巾两面擦干双手,两面不得交换。

(3)按对角线方向对折擦手巾,下层长于上层,置于一侧手腕上,底边朝向肘部方向。

(4)另一手抓住两底角,从腕向肘部交互转动擦拭,擦干手臂。

(5)该手抓内侧底角,沿手臂外侧取下擦手巾。

(6)保持底边及两底角不变,打开擦手巾,沿反面对角线方向对折,按步骤(3)(4)擦干另一侧。

(三)自穿手术衣

(1)抓取手术衣。

(2)向后退,远离无菌台面,双手持衣领处,内面朝向自身,在与肩同齐水平打开手术衣。

(3)将手伸入袖管,向前平举伸展手臂插进袖管。

(四)自戴手套闭式技术

1.原则

未戴手套的手不得触及无菌面及无菌物品。

2.常规戴手套法

(1)一手捏住手套内面的反折部,提起手套。

(2)戴右手时左手捏住手套内面的反折部,对准手套五指,插入右手。

(3)戴左手时右手指插入左手套反折部的外面,托住手套,插入左手。

(4)将双手反折部分向上翻,套扎住手术衣袖口。

3.闭式自戴手套法

(1)双手保持在手术衣的袖口内,不得露出。

(2)隔衣袖取出一只手套,与同侧手掌心相对,手指朝向身体肘关节方向置于袖上。

(3)双手隔衣袖打开手套反折部,对准五指,翻起反折,套扎住手术衣袖口。

(4)同法戴好另一只手套后,双手调整舒适。

4.注意事项

(1)未戴手套的手不可触及手套外面。

(2)已戴手套的手不可触及未戴手套的手。

(3)手套的末端要严密地套扎住手术衣袖口。

(五)术野皮肤消毒

(1)消毒前检查皮肤清洁情况。

(2)消毒范围原则上以最终切口为中心向外 20 cm。

(3)医师应遵循手术室刷手法刷手后方可实施消毒。

(4)消毒顺序以手术切口为中心,由内向外、从上到下。若为感染伤口或肛门区消毒,则应由外向内;已接触消毒边缘的消毒垫不得返回中央涂擦。

(5)医师按顺序消毒一遍后,应更换消毒钳及消毒垫后继续消毒。

(6)使用后的消毒钳应放于指定位置,不可放回器械台。

(7)若用碘酊消毒,碘酊待干后应用乙醇彻底脱碘 2 遍,避免遗漏,以防皮肤烧伤。

(六)铺无菌巾

(1)铺无菌巾应由穿戴好无菌手术衣和手套的器械护士和已刷手的手术医师共同完成。

(2)第一层手术铺单应由医师刷手后完成,不需穿手术衣、戴手套。

(3)第一层手术单应距离手术切口 2～3 cm,切口周围手术单不得少于 4 层,外围不少于 2 层。

(4)第一层铺巾顺序遵循从较干净一侧－对侧－干净一侧－近侧的原则。

(5)接取无菌单或手术巾时,应保持在胸腰段,消毒医师的手不可触及器械护士的手套,铺放前不得接触非无菌物体。

(6)铺巾时必须对准手术部位,无菌巾一旦放下,便不得移动,必须移动时,只能由内向外。

(7)第二层以后的铺单应由器械护士和穿手术衣、戴手套的医师共同完成。

(8)消毒医师需重新消毒手臂一遍后,方可穿手术衣。

(七)无菌持物钳的使用

(1)保持无菌持物钳的无菌,用后及时放回容器内。

(2)不可碰容器的边缘。

(3)若到远处拿取物品时,应连同容器一起搬走。

(4)无菌持物钳每 4 小时更换 1 次。

(八)术中无菌技术

(1)手术台面以下视为污染。

(2)作为无菌台面的无菌包内第二层用无菌持物钳打开。

(3)器械应从胸前传递,不可从医师头上或身后传递。

(4)无菌物品一经取出,即使未使用,也不能再放回无菌容器内,必须重新消毒。

(5)无菌巾被无菌液体浸湿,应立即原位加铺 4 层以上小手巾或更换,发现手套破损,立即更换。

(6)手术人员更换位置,先由一人双手放于胸前,与交换者采用背靠背形式交换。

(7)口罩潮湿要及时更换,手术人员打喷嚏或咳嗽应将头转离无菌区。

三、护士基本技术操作

(一)各种手术的基础包和敷料

(1)基础包:眼科包、耳科包、整形包、开台包。

(2)敷料:软垫、显纱、骨纱、棉片、纱鱼。

(3)还有棉垫、整形纱、线头。

(二)常用外科器械

(1)手术刀:刀片有 22#、20#、10#、15#、11#,4 号刀柄安装 20#~22# 刀片,3 号和 7 号刀柄安装的刀片相同(10#、15#、11#)。

(2)手术剪:分为组织剪和线剪。

(3)手术镊:分为平镊、尖镊、齿镊。

(4)缝合的针线:缝针分为角针和圆针,缝线分为可吸收线和不可吸收线。

(5)血管钳:有直弯、长短、全齿和半齿之分。

(6)针持:用来夹持缝针,根据组织的深度来决定针持的长短。

(7)其他特殊器械:根据手术部位有不同的特殊器械,如用于夹闭肠腔而不损伤肠黏膜的肠钳,用于夹持肺叶的肺钳以及骨科常用的牵开器及咬骨钳等。

(8)拉钩:用于显露术野,根据手术部位、深浅来决定拉钩的形状、深浅和大小。

(9)吸引器头:通过吸引器管连于负压吸引器瓶上,用于及时吸出术野内出血及体液,以便暴露术野。

术后器械处理:清洗(90 ℃的压力锅清洗 1 分钟)→烤干(90 ℃,15 分钟)→涂液状石蜡(涂在器械的关节部位)→高压蒸锅灭菌(132 ℃,7 分钟)。

(三)基础操作

(1)安取刀片宜用针持夹持,避免割伤手指。

(2)穿线引针法要求做到 3 个 1/3,即缝线的返回线占总线长的 1/3;缝针被夹持在针尾的后 1/3 处,并稍向外上;持针器开口前端的 1/3 夹持缝线,传递时,用环指、小指将缝线夹住或将缝线绕到手背,使术者接线时不致抓住缝线受影响。

(3)血管钳带线法:血管钳尖部夹线头约 2 mm。

(4)手术台准备:①选择宽敞的区域打开开台包,检查胶带灭菌是否合格,是否在有效期内。②徒手打开外层包布,先对侧、后近侧,用无菌持物钳开内层包布。打开后先检查灭菌标记。③弯盘放到开台包的左侧,碗按大、中、小依次摆开,放在开台包左上方,便于倒盐水和消毒液。④向台面上打手术用物,手套、吸引器管等用持物钳夹持,缝针和线直接打到台上,注意无菌操作,倒盐水时先冲洗瓶口,距离碗上20 cm。⑤器械和敷料打开时,除了常规检查外,两层包布都用手打,但要注意手一定要捏角打开,打开后同样检查灭菌标记。⑥刷手穿衣后,原位清点纱布、纱垫,整理台面,清点器械,备好消毒物品。右手边铺一块 1/2 打开的小手巾,上层呈 S 状掀开,作为一个相对污染区,放手术用过的器械。

(四)常用的手术体位

(1)水平仰卧位:适用于腹部、下肢、正中开胸的手术。

(2)仰卧位(颈伸位):适用于甲状腺、腭裂修补等手术。

(3)上肢外展仰卧位:适用于乳腺、上肢手术。

(4)侧卧位:适用于肺、食管、侧胸壁、肾的手术。

(5)膀胱截石位:适用于膀胱手术、阴道手术、经阴道子宫切除术及直肠的手术。

(6)俯卧位:适用于颈椎、腰椎的手术。

(7)头低脚高位:常用于妇科腹腔镜。

(8)头高脚低位:适用于腹腔镜胆囊等手术。

(五)安置手术体位的注意事项

(1)避免受压部位损伤,神经、肌肉、骨突处应垫棉垫加以保护。

(2)使用约束带时,不要过紧,以一手的厚度为宜。

(3)固定时应注意肢体不可过度外展及出现其他不当压力。托垫要稳妥,不能悬空。

(4)避免眼部受压,并涂眼药膏保护。

(5)俯卧位时,注意保护面部、腹部、会阴部及手臂关节处避免受压,保持呼吸通畅。

(韩笑笑)

第六节　手术室常见手术配合

一、胆囊切除术手术配合

(一)特殊用物准备

扁桃体血管钳、长剪刀、直角钳。

(二)手术配合

(1)常规消毒皮肤,铺巾。取右上腹直肌切口或右肋缘下斜切口,切开皮肤及皮下组织,用直血管钳止血。

(2)按切口方向切开腹直肌前鞘及腹外斜肌,分离腹直肌的内外侧缘,依切口方向将其切断。分离腹内斜肌及腹横肌,切开腹直肌后鞘及腹膜,显露胆囊。

(3)探查后,用盐水纱垫保护切口,用深部拉钩和蒂氏拉钩显露肝外胆道和十二指肠韧带,进一步探查肝和胆囊。

(4)用盐水纱垫隔开周围脏器组织,艾力斯钳夹住胆囊底部向上牵引,切开胆囊管前面的腹膜,推开周围的疏松组织,显露胆囊管及其相连的胆总管及肝总管。

(5)分离胆囊管,用直角钳从其后方引过一根 4 号线,将胆囊管提起,分离胆囊动脉并结扎。

(6)游离胆囊,切开胆囊边缘浆膜,用组织剪、电烧将胆囊从胆囊床上剥下,出血点用中线结扎。切断胆囊管,近端再结扎 1 次。

(7)用小圆针中线缝合胆囊床两侧腹膜,彻底止血。

(8)清点用物,关闭腹腔,常规逐层缝合,伤口覆盖纱布包扎。

二、胃大部切除术手术配合

(一)特殊用物准备

3-0 可吸收线、吻合器、荷包钳及荷包线。

(二)手术配合

(1)常规消毒皮肤,铺巾,取上腹部正中切口,常规进入腹腔,探查病变部位,决定手术方式。

(2)用深拉钩显露手术野,分离大小网膜,游离胃大弯,将胃提起,在大弯稍左处选出一无血管区,剪开胃结肠韧带,切断并结扎胃网膜血管通往胃壁的各分支。

(3)沿大弯向左切断至胃网膜左血管邻近无血管区的最后 1 或 2 个分支,再向右切断并结扎胃网膜右血管各分支,直至幽门部。用剪刀将右侧胃后壁与横结肠系膜、胰腺之间及胃结肠韧带与横结肠系膜之间的粘连分开。

(4)将胃向上翻开,切断并结扎走向胃幽门部的各分支。

(5)游离胃小弯,剪开肝胃韧带,结扎胃右动脉,将胃翻向左侧,游离胃小弯及胰腺之间的粘连。

(6)分离十二指肠球部,切断并结扎胃十二指肠动脉的分支,用两把直可可钳在近幽门处夹住十二指肠,并在两钳间切断,用络合碘消毒残端,胃残端用纱垫包裹。

(7)将胃向下方牵引,向左切断肝胃韧带,结扎胃左动脉,清除胃小弯的脂肪约 2 cm,以利于缝合。

(8)在预定切除胃大弯侧夹两把直可可钳,胃小弯侧夹一把直可可钳并用闭合器闭合,两钳间将胃切除,移去标本,用络合碘消毒残端,小弯侧闭合的残端用 1 号线缝合浆肌层。

(9)胃肠道重建:将十二指肠残端用荷包钳及荷包线缝制荷包,将涂有络合碘的吻合器伞形头置入并收紧荷包线,放开胃残端,吸净胃内容物,用络合碘消毒,并用吻合器将胃后壁与十二指肠残端吻合,将大弯侧残端用闭合器闭合,并用 1 号线将肌层缝合。

(10)用 1 号线缝闭后腹膜与肠系膜的空隙。

(11)冲洗伤口,止血,清点用物,常规关闭腹腔。

三、右半结肠切除术手术配合

(一)特殊用物准备

3-0 可吸收缝线、吻合器、引流管。

(二)手术配合

(1)常规消毒皮肤,铺巾,取右上腹直肌切口,切开腹膜,探查病变。

(2)腹腔牵开器显露腹腔,剪开升结肠后外侧的后腹膜,分离结缔组织,向下剪开升结肠后及末端回肠系膜下的腹膜,向上剪开肝结肠韧带,游离右半结肠。

(3)分离回盲系膜血管、升结肠血管,结扎中结肠动脉、静脉及右结肠动静脉。

(4)在末段回肠的近端夹肠钳,下夹直可可钳,切除回肠末端、盲肠、升结肠及右半横结肠。

(5)回肠、横结肠端端吻合,以小圆针细线做间断缝合,3-0 可吸收缝线缝合全层,或用吻合器做功能性对端吻合。

(6)冲洗腹腔,仔细止血,放置引流管,清点物品后常规关闭腹腔。

四、肝切除术手术配合

(一)特殊用物准备

肝针、粗引流管、超声刀、氩气刀、肝拉钩、血管阻断钳。

(二)手术配合

(1)常规消毒皮肤,铺巾,做右肋缘下斜切口或右上腹直肌或正中切口,切口上端至剑突左侧,常规进入腹腔。

(2)保护周围组织,用深拉钩充分显露,进行腹腔内探查。

(3)游离肝:用肝拉钩显露手术野,分离肝周围韧带,用扁桃体血管钳和组织剪依次分离切断肝圆韧带、镰状韧带、冠状韧带、三角韧带和肝胃韧带,用中线缝扎或7号线结扎。切缘的预计可通过扪诊和用电灼画出界限。也可同时行胆囊切除。

(4)显露肝门:分离肝、十二指肠韧带上段,分离肝动脉、肝管及门静脉分支,用阻断套管和长气门芯环绕肝门并钳夹气门芯两端准备阻断。用扁桃体血管钳和直角钳先分离和夹住动脉和肝管,切断动脉,近端用7号线结扎,切断肝管后用7号线缝扎,门静脉分支用7号线结扎切断。

(5)结扎肝静脉:分离冠状韧带内侧,显露肝上的腔静脉,用肝针或7号线缝扎肝静脉主干。

(6)沿下腔静脉左缘与胆囊右缘的平面用超声吸引装置离断肝,先切开肝包膜,逐步离断肝实质,遇有血管和肝管分支时用蚊式血管钳夹住切断,用1号线结扎或缝扎。

(7)肝断面止血:用肝针或7号线做褥式缝合,并用氩气刀烧灼肝断面,以大网膜缝合覆盖在肝断面上,左膈下放置引流管于切口旁引出。

(8)仔细止血,清点用物,常规关腹。

五、腹股沟斜疝修补术手术配合

(一)特殊用物准备

布带子、疝补片。

(二)手术配合

(1)常规消毒皮肤,铺巾,自腹股沟韧带中点上方2 cm处至耻骨结节做一与腹股沟韧带相平行的切口,切开皮肤、皮下组织,直血管钳止血。

(2)保护切口,铺皮垫,用巾钳固定。甲状腺拉钩牵开显露腹外斜肌腱膜及外环。

(3)用弯血管钳或手指将皮下脂肪组织及筋膜从腹外斜肌腱膜上推开,内达腹直肌前鞘,外至腹股沟韧带。

(4)在外环的外上方切开腹外斜肌腱膜,用弯血管钳在腱膜下潜行分离,剪开腱膜,显露并分离髂腹股沟神经及髂腹下神经。用弯血管钳提起腱膜,在深面分离,内达腹内斜肌与联合肌腱,外至腹股沟韧带。

(5)沿纤维方向切开提睾肌,显露精索及疝囊,疝囊一般在精索的内前方。如果疝囊小,就不用切开疝囊;如果疝囊大且进入阴囊,则自精索中部横断疝囊,远端旷置,近端向上钝性剥离达内环口。小疝囊向内翻转推至腹腔内,大疝囊断端用4号线缝扎后推至腹腔内,然后将伞状填充物放入内环口,伞端用4号线固定于内环边缘和附近的腹横筋膜上。提起精索将补片平铺于精索深层,补片预留缺口以包绕精索间断缝合缺口,修剪补片,用4号线将补片固定于联合肌腱和腹股沟韧带上，还纳精索间断缝合提睾肌。止血，还纳髂腹下和髂腹股沟神经于精索浅层，间断缝合腹外斜肌腱膜达外环口。

(6)缝合皮下、皮肤。

六、阑尾切除术手术配合

(一)特殊用物准备

麻头吸引器、石炭酸、棉棍。

(二)手术配合

(1)常规消毒皮肤，铺巾。取右下腹麦氏切口，切开皮肤及皮下组织，保护皮肤切口铺护皮垫。

(2)切开腹外斜肌腱膜，切开肌膜，甲状腺拉钩牵开肌层。

(3)切开腹膜，直钳将腹膜固定在皮垫上。

(4)用长平镊、卵圆钳找出阑尾，用艾力斯钳提起阑尾，依次切断阑尾系膜，用中线结扎，用小圆针中线在阑尾根部做荷包缝合，阑尾根部用7号线结扎。手术刀涂以石炭酸切除阑尾，分别用石炭酸、酒精、盐水棉棍擦拭阑尾残端。将阑尾残端埋入直肠，扎紧荷包线，做褥式缝合。

(5)检查腹腔有无出血，清点物品，关腹。

(6)更换干净的器械，逐层缝合。

七、乳腺癌改良根治术手术配合

(一)特殊用物准备

棉垫、线头、引流管2根、头皮针2根。

(二)手术配合

(1)常规消毒皮肤，铺巾，做一梭形切口，切皮后用大巾钳依次夹住皮肤边缘，大刀向两侧潜行分离，用干纱垫止血。

(2)显露遮盖腋窝的胸锁筋膜，剪开并清除腋窝的淋巴组织，用干纱垫止血。

(3)切除乳腺组织，止血，放置引流，做减张缝合。

(4)纱布、棉垫、线头覆盖伤口，用弹力绷带包扎。

八、甲状腺次全切除术手术配合

(一)特殊用物

3-0可吸收缝线、皮片引流、显纱、布带子、扣线。

(二)手术配合

(1)常规消毒皮肤，铺巾，在胸骨切迹上两横指沿颈部皮肤横纹作弧形切口。依次切开皮肤、皮下组织、颈阔肌，出血点用直钳钳夹，行电凝止血。

(2)分离皮瓣：上至甲状软骨，下至胸骨颈静脉切迹，两侧达胸锁乳突肌缘，用弯钳电凝止血。两块干纱垫保护切口。

(3)牵引颈阔肌：直钳钳夹上侧颈阔肌边缘，并用布带子及艾力斯钳将其固定在头部托盘上。

(4)用电刀沿颈白线正中切开颈阔筋膜，上下扩大颈白线切口。

(5)切断颈前肌群，出血点用中线结扎或缝扎。

(6)由上级至下级游离甲状腺组织。用小圆针中线缝扎甲状腺作牵引，弯钳、组织剪分离甲状腺组织，小直角钳分离甲状腺上、下动静脉，用7号线结扎并切断，远端用中线结扎，近端用中线缝扎。

(7)切断甲状腺峡部，用中线或7号线结扎。

(8)切除甲状腺：用弯钳钳夹甲状腺四周，并切除甲状腺体，用细线结扎，用3-0可吸收线缝合包埋腺体残端，止血。

(9)同法切除另一侧甲状腺。

(10)冲洗切口，清点物品。

(11)用中线缝合甲状腺前肌群，并放置皮片引流。

(12)用细线或0号线缝合颈阔肌和皮下组织，并清点物品。

(13)用扣线缝合皮肤，切口覆盖纱布及棉垫并加压包扎。

九、大隐静脉高位结扎剥脱术手术配合

(一)特殊用物

大隐静脉剥脱器、绷带、显纱、棉垫、弹力绷带。

(二)手术配合

(1)常规消毒皮肤，铺巾，于卵圆窝处做一平行于腹股沟韧带的斜切口。

(2)切开皮肤及皮下组织，于卵圆窝内下缘找到大隐静脉主干，分离、中线结扎其分支并切断。

(3)用7号线结扎并切断大隐静脉，近端用中线缝扎，远端插入剥脱器至膝下，并于该部位做一小切口，用7号线将远端静脉与剥脱器绑扎后切断。

(4)拔出剥脱器，同时抽出大隐静脉，用干纱垫压迫止血。

(5)膝部以下静脉需剥脱时，将剥脱器从膝部静脉插入，将曲张静脉全部抽出。

(6)冲洗切口，清点物品，缝合筋膜。

(7)用细线缝合皮下组织及皮肤。

(8)切口覆盖纱布及棉垫，用弹力绷带加压包扎。

十、腹腔镜胆囊切除术手术配合

(一)特殊用物

腹腔镜器械、冲水管、钛夹。

(二)手术配合

(1)常规消毒皮肤，铺无菌巾。

(2)在脐部刺入气腹针并注入CO_2气体建立气腹，插入电视镜头。

(3)在剑突部、右肋缘下穿刺，置入穿刺套管针(Trocar)，经腹腔镜直视做腹腔探查和胆囊切除术。

(4)分离胆囊管、胆囊血管，用钛夹夹闭并切断。将胆囊从肝床分离，彻底止血，并探查胆总管。

(5)取出胆囊，冲洗腹腔，清点用物，关闭切口。

十一、经腹腔镜乙状结肠癌根治术手术配合

(一)特殊用物

腹腔镜器械、吻合器、闭合器、超声刀、钉仓、钉仓钳、荷包钳等。

(二)手术配合

(1)建立气腹后,置入摄像头,观察腹腔和盆腔情况,是否适合腹腔镜手术。

(2)用超声刀分离乙状结肠和侧腹壁。此过程中同时解剖出左侧输尿管,并注意保护。

(3)剪开乙状结肠系膜前叶并与左侧术野会合后,用超声刀继续向上解剖,直至肠系膜下动脉根部。

(4)向下游离直肠,于拟切断肠管的位置用超声刀游离肠管周围的系膜和脂肪组织,从第1穿刺孔内置入钉仓,夹住肠管,切断盲肠。

(5)于脐与耻骨联合水平之间行左下腹3～4 cm的腹直肌旁切口,逐层进入腹腔,用直桶型的无菌塑料袋保护切口,将近段结肠提出腹壁外。于腹壁外修剪乙状结肠系膜,并切除、移走病变肠段。用荷包钳夹住结肠近断端,荷包线缝合结肠断端,并于其中置入吻合器的钉砧头,收紧荷包线并打结。将其放回腹腔内,缝合左下腹切口的腹膜及后鞘,重新建立气腹。

(6)助手经患者肛门放入吻合器,腹腔内直视下旋出钻钉,主刀用胆囊抓钳将钉仓与钻钉对合,扣动扳机吻合,确认吻合口无张力后,放置引流管,分别置入吻合口的前后方。

(7)冲洗腹腔,清点纱布器械无误后,分层缝合。

十二、肾切除术手术配合

(一)特殊用物

肾蒂钳、开胸去肋器械。

(二)手术配合

(1)常规消毒皮肤,铺无菌单。取腰部做切口,探查肾。

(2)用纱垫推开腹膜,打开肾周筋膜,用一深直角拉钩将其牵向内侧再用手分离肾蒂脂肪组织,以充分显露肾蒂。

(3)手指钝性分离肾周围脂肪及粘连处,出血点用中线结扎,直至显露肾动静脉,应先处理肾动脉,找到输尿管,用扁桃体钳夹住,待肾蒂处理完后再切断。

(4)肾及上段输尿管全部分离清楚,用3把肾蒂钳夹住肾血管,两把位于近端,一把位于远端,用手术刀在肾蒂间切断,用7号线结扎肾蒂残端,再用7号线缝扎。

(5)切下的肾用纱垫包好,此时只有输尿管与其相连,沿输尿管向膀胱方向分离,用两把血管钳夹住,周围以湿纱垫保护、切断。将离体肾放入弯盘内,输尿管残端用中线双重结扎,缝合。

(6)清点物品,冲洗伤口逐层缝合,盖无菌纱布。

十三、前列腺摘除术手术配合

(一)特殊用物

热盐水。

(二)手术配合

(1)常规消毒皮肤,铺单,取下腹部正中做切口。

(2)用盐水纱布将腹膜反折向上推,显露膀胱,用艾力斯钳提起膀胱从中间切开吸尽尿液。

(3)用组织剪扩大膀胱切口,手指由膀胱插入直至前列腺内,在前列腺体及包膜间做钝性分离。

(4)助手将手指伸入肛门内,向前上顶起前列腺,术者剥离腺体将前列腺摘除的腺体应仔细查看是否完整,如有残缺遗留部分未摘除应进一步摘除干净。

(5)用热盐水纱垫压迫前列腺窝,暂时止血,用 3-0 可吸收线将膀胱做荷包缝合止血,缝线应穿过前列腺包膜及膀胱壁肌层和黏膜。

(6)放置尿管冲洗伤口,清点用物缝合伤口。

十四、腹腔镜下肾上腺切除术手术配合

(一)特殊用物

20 mL 空针、粗引流管、中粗引流管、三通、无菌引流袋、18#(16#)尿管各 1 根,手套多备一副(用来作水囊),超声刀、每袋 1 000 mL 的生理盐水、体位垫。

(二)手术配合

(1)腔镜的手术在进 Trocar 前需要通过水囊将皮下组织撑开,以免进 Trocar 时造成损伤。

(2)铺巾:先在胸腰段两侧各铺一小手巾,再以切口为中心铺 4 块小手巾,然后铺腹单。在铺单完成后,将平车放于与床同一水平线上,并用 1 块大手巾将平车与手术床连接。

(3)连接腹腔镜镜头、冷光源线、单极线、CO_2通气管、超声刀等。

(4)尖刀自脐与髂前上棘连线与腋前线交点处做第一个切口,依次切开皮肤、皮下、肌层,用弯钳分离筋膜,并把打水囊的一套用物递与医师。

(5)气腹建立后,由于切口大漏气,用皮针 7 号丝线缝两针到切口直径大约为 1.5 cm 后,置入 10 mm 套管针,建立人工 CO_2气腹,压力为 1.7～2.0 kPa(13～15 mmHg),引入摄像头。

(6)腹腔镜监视下于术侧锁骨中线肋缘下约 1 cm 及 7 cm 分别穿刺置入 5 mm、10 mm 套管针作为第 2、第 3 穿刺孔,分别引入器械,腋中线肋缘下建立第 4 穿刺孔。横行切开侧后腹膜及肾上腺筋膜,提起肾周筋膜并行钝性分离。自第 4 穿刺孔引入一钝性器械,牵开肝脾以暴露肾上腺。

(7)提起肾上腺内侧面,仔细分离肾上腺门区,显露肾上腺上、下动脉并用超声刀切断,分离肾上腺中央静脉,置双肽夹闭后切断。右肾上腺静脉较短,只有 1 cm,可置 1 个钛夹。然后用超声刀于近端切断,仔细止血并检查脾、胰、结肠有无损伤,冲洗和清理手术区。

(8)用无菌橡胶手套剪掉手指后用 7 号丝线结扎成兜状,把标本经第 1 穿刺孔从腹腔中取出。

(9)肾上腺窝放置粗引流管,经腋后线套管引出,缝合切口。

十五、全子宫切除术手术配合

(一)特殊用物

双爪钳、有牙血管钳、普通纱布 1 块、可吸收缝线。

(二)手术配合

(1)常规消毒皮肤,铺巾,探查盆腔。

(2)分离子宫两侧圆韧带、阔韧带、主韧带、宫骶韧带,并用胖圆针 7 号丝线缝扎或结扎。

(3)切断宫颈阴道穹隆处，将半块酒精纱布放入阴道残端内，用可吸收缝线封闭残端。

(4)常规关闭伤口，取出阴道内纱布。

十六、卵巢癌细胞减灭术手术配合

(一)特殊用物

深部手术器械1套。

(二)手术配合

(1)常规消毒皮肤，铺巾，探查腹腔。

(2)按全子宫切除术切除子宫。

(3)切除大网膜，用4号线结扎，清扫腹腔各淋巴结，用1号线结扎。

(4)按常规方法切除阑尾。

(5)放置引流管，常规关闭腹腔。

十七、卵巢囊肿剔除术手术配合

(一)特殊用物

0号可吸收缝线，3-0可吸收缝线，弯有齿血管钳。

(二)手术配合

(1)常规消毒皮肤，铺巾，铺护皮膜及无菌单，探查腹腔。

(2)将囊肿拉出腹腔，用10号刀片在囊肿上划一小口，蚊式钳夹住小口边缘，以纱布钝性分离并取出囊肿，用3-0可吸收缝线缝合切口。

(3)探查对侧卵巢。

(4)清点用物，常规关腹，覆盖伤口。

十八、阴式子宫切除及阴道前后壁修补术手术配合

(一)特殊用物

重锤、阴道拉钩2个、窥具、海绵钳、宫颈钳。

(二)手术配合

(1)消毒会阴和阴道。第1块络合碘海绵消毒会阴部皮肤，第2块络合碘刷洗阴道。

(2)用三角针1号线将小阴唇缝于小手巾上，螺旋拉钩拉开阴道后壁，用艾力斯钳夹住宫颈向外牵引，用金属导尿管排尿并测定膀胱底部位置。

(3)游离膀胱腹膜反折并做标记。20#刀片在膀胱子宫颈交界下方的阴道膜上做1横切口。环形延长后分离阴道黏膜，将膀胱向上推开，暴露膀胱宫颈韧带并剪开，用7号线结扎。拉钩牵开可见膀胱腹膜反折，用弯血管钳提起腹膜，用剪刀剪一小口，向两侧延长。在腹膜中点用小圆针1号线缝1针，用蚊式钳固定末端，剪开后穹隆进入子宫直肠陷窝，在腹膜处剪小口延长并缝1针固定。

(4)切开双侧宫骶韧带及主韧带。双爪钳夹主宫颈作牵引，暴露宫骶韧带用妇科有牙血管钳或弯血管钳夹住切断，用小胖针7号线缝扎，4号线加固，主韧带处理同上。

(5)分离并切断双侧子宫动脉和静脉、圆韧带、卵巢固有韧带，切下子宫，并以0号可吸收缝线缝合残端。

(6)修补前壁。在阴道前壁用手术刀做三角形切口，用剪刀和盐水小纱布将阴道黏膜剥离。用4号刀柄20#刀片背面分离膀胱表层及筋膜，并剪去多余的阴道黏膜，再用3-0可吸收缝线缝合阴道黏膜。

(7)关闭后腹膜。用小圆针1号线将阴道前壁及前壁腹膜与韧带残端做荷包状缝合，使韧带残端固定于腹膜两侧。呈两个半环状，在中间放置T型管引流。

(8)修补后壁。在后壁及皮肤交界处切口，用剪刀及纱布将阴道后壁向上做钝性分离，再用3-0可吸收缝线缝合后壁，用三角针1号线缝合会阴部皮肤。

(9)用油纱卷填塞阴道，压迫止血，置尿管。

十九、腹腔镜卵巢囊肿剔除术手术配合

(一)特殊用物

妇科腔镜器械。

(二)手术配合

(1)消毒腹部、会阴和阴道。第1块络合碘海绵消毒会阴部皮肤，第2块刷洗阴道，更换卵圆钳及消毒垫，用碘酒、酒精消毒腹部皮肤。

(2)导尿，消毒宫颈，上举宫器。

(3)用11#刀片切开脐部皮肤，用大巾钳夹并提起脐周皮肤，用气腹针行脐部穿刺，建立人工气腹。于左下腹、右下腹、脐部3个小切口分别放置3个打孔器。

(4)切开卵巢囊肿表面包膜、囊皮，吸净内容液体。剥离卵巢囊肿之囊壁，取出囊壁及内容物，卵巢剥离面行电凝止血，冲洗。

(5)缝合腹部切口。

(韩笑笑)

第五章 心内科护理

第一节 心 绞 痛

一、稳定型心绞痛

（一）概念和特点

稳定型心绞痛也称劳力性心绞痛，是在冠状动脉固定性严重狭窄基础上，由于心肌负荷的增加引起心肌急剧的、暂时的缺血缺氧的临床综合征。其特点为阵发性的前胸压榨性疼痛或憋闷感觉，主要位于胸骨后部，可放射至心前区和左上肢尺侧，常发生于劳力负荷增加时，持续数分钟，休息或用硝酸酯类药物后疼痛消失。疼痛发作的程度、频度、性质及诱发因素在数周至数月内无明显变化。

（二）相关病理生理

患者在心绞痛发作之前，常有血压增高、心律增快、肺动脉压和肺毛细血管压增高的变化，反映心脏和肺的顺应性减低。发作时可有左心室收缩力和收缩速度降低、射血速度减慢、左心室收缩压下降、心排血量降低、左心室舒张末期压和血容量增加等左心室收缩和舒张功能障碍的病理生理变化。左心室壁可呈不协调收缩或部分心室壁有收缩减弱的现象。

（三）主要病因及诱因

本病的基本病因是冠状动脉粥样硬化。正常情况下，冠状动脉循环血流量具有很大的储备力量，其血流量可随身体的生理情况有显著的变化，休息时无症状。当劳累、激动、心力衰竭等使心脏负荷增加，心肌耗氧量增加时，对血液的需求增加，而冠状动脉的供血已不能相应增加，即可引起心绞痛。

（四）临床表现

1.症状

心绞痛以发作性胸痛为主要临床表现，典型疼痛的特点如下。

（1）部位：主要在胸骨体中、上段之后，可波及心前区，界限不清楚。常放射至左肩、左臂尺侧达无名指和小指，偶有疼痛放射至颈、咽或下颌部。

（2）性质：胸痛常有压迫、憋闷或紧缩感，也可有烧灼感，偶尔伴有濒死感。

(3)持续时间:疼痛出现后常逐步加重,持续3～5分钟,休息或含服硝酸甘油可迅速缓解,很少超过半小时。可数天或数周发作1次,亦可一天内发作数次。

2.体征

心绞痛发作时,患者面色苍白、出冷汗、心率增快、血压升高、表情焦虑。心尖部听诊有时出现“奔马律”,可有暂时性心尖部收缩期杂音,是由乳头肌缺血从而功能失调引起二尖瓣关闭不全所致。

3.诱因

发作常由体力劳动、情绪激动、饱餐、寒冷、吸烟、心动过速、休克等因素引起。

(五)辅助检查

1.心电图

(1)静息时心电图:约有50%的患者在正常范围,也可有陈旧性心肌梗死的改变或非特异性ST和T波异常。有时出现心律失常。

(2)心绞痛发作时心电图:绝大多数患者可出现暂时性心肌缺血引起的ST压低(≥0.1 mV),有时出现T波倒置,在平时有T波持续倒置的患者,发作时可变为直立(假性正常化)。

(3)心电图负荷试验:做运动负荷试验及24小时动态心电图,可显著提高缺血性心电图的检出率。

2.X线检查

心脏X线检查可无异常,若已伴发缺血性心肌病可见心影增大、肺充血等。

3.放射性核素

利用放射性铊心肌显像所示灌注缺损,提示心肌供血不足或血供消失,对心肌缺血诊断较有价值。

4.超声心动图

多数稳定型心绞痛患者静息时超声心动图检查无异常;有陈旧性心肌梗死者或严重心肌缺血者二维超声心动图可探测到坏死区或缺血区心室壁的运动异常。运动或药物负荷超声心动图检查可以评价心肌灌注和存活性。

5.冠状动脉造影

选择性冠状动脉造影可使左、右冠状动脉及主要分支得到清楚的显影,具有确诊价值。

(六)治疗原则

治疗原则是改善冠状动脉血供和降低心肌耗氧量以改善患者症状,提高生活质量,同时治疗冠状动脉粥样硬化,预防心肌梗死和死亡,以延长生存期。

1.发作时的治疗

(1)休息:发作时立即休息,一般患者停止活动后症状即可消失。

(2)药物治疗:宜选用作用快的硝酸酯类药物,这类药物除可扩张冠状动脉增加冠状动脉血流量外,还可扩张外周血管,减轻心脏负荷,从而缓解心绞痛。如硝酸甘油0.3～0.6 mg或硝酸异山梨酯3～10 mg舌下含化。

2.缓解期的治疗

缓解期一般不需卧床休息,应避免各种已知的诱因。

(1)药物治疗:以改善预后的药物和减轻症状、改善缺血的药物为主,如阿司匹林、氯吡格雷、β受体阻滞剂、他汀类药物、血管紧张素转换酶抑制剂、硝酸酯类药物,其他如代谢性药物、中医中药。

（2）非药物治疗：包括运动锻炼疗法、血管重建治疗、增强型体外反搏等。

二、不稳定型心绞痛

（一）概念和特点

目前已趋向将典型的稳定型劳力性心绞痛以外的缺血性胸痛统称为不稳定型心绞痛。不稳定型心绞痛根据临床表现可分为静息型心绞痛、初发型心绞痛、恶化型心绞痛3种类型。

（二）相关病理生理

与稳定型心绞痛的差别主要在于冠状动脉内不稳定的粥样斑块继发的病理改变，使局部的心肌血流量明显下降，如斑块内出血、斑块纤维帽出现裂隙、表面有血小板聚集和（或）刺激冠状动脉痉挛，导致缺血性心绞痛，虽然也可因劳力负荷诱发，但劳力负荷终止后胸痛并不能缓解。

（三）主要病因及诱因

少部分不稳定型心绞痛患者心绞痛发作有明显的诱因。

1.增加心肌氧耗

感染、甲状腺功能亢进或心律失常。

2.冠状动脉血流减少

低血压。

3.血液携氧能力下降

贫血和低氧血症。

（四）临床表现

1.症状

不稳定型心绞痛患者胸部不适的性质与典型的稳定型心绞痛相似，通常程度更重，持续时间更长，可达数十分钟，胸痛在休息时也可发生。

2.体征

体检可发现一过性第三心音或第四心音，以及由于二尖瓣反流引起的一过性收缩期杂音，这些非特异性体征也可出现在稳定型心绞痛和心肌梗死患者，但详细的体格检查可发现潜在的加重心肌缺血的因素，并成为判断预后非常重要的依据。

（五）辅助检查

1.心电图

（1）大多数患者胸痛发作时有一过性ST（抬高或压低）和T波（低平或倒置）改变，其中ST的动态改变（≥0.1 mV的抬高或压低）是严重冠状动脉疾病的表现，可能会发生急性心肌梗死或猝死。

（2）连续24小时心电监测发现，85%～90%的心肌缺血，可不伴有心绞痛症状。

2.冠状动脉造影检查

在长期稳定型心绞痛基础上出现的不稳定型心绞痛患者，常有多支冠状动脉病变，而新发作静息型心绞痛患者，可能只有单支冠状动脉病变。在所有的不稳定型心绞痛患者中，3支血管病变占40%，2支血管病变占20%，左冠状动脉主干病变约占20%，单支血管病变约占10%，没有明显血管狭窄者占10%。

3.心脏标志物检查

心脏肌钙蛋白 T 及 I 较传统的肌酸激酶(creatine kinase,CK)和肌酸激酶同工酶(CK-MB)更为敏感、更可靠。

4.其他

胸部 X 线、心脏超声和放射性核素检查的结果,与稳定型心绞痛患者的结果相似,但阳性发现率会更高。

(六)治疗原则

不稳定型心绞痛是严重、具有潜在危险的疾病,病情发展难以预料,应使患者处于监控之下,疼痛发作频繁或持续不缓解及高危组的患者应立即住院。其治疗包括抗缺血治疗、抗血栓治疗和根据危险度分层进行的优创治疗。

1.一般治疗

发作时立即卧床休息,床边行 24 小时心电监护,严密观察血压、脉搏、呼吸、心率、心律变化,有呼吸困难、发绀者应给氧吸入,维持血氧饱和度达 95%以上。如有必要,重测心肌坏死标志物。

2.止痛

烦躁不安、疼痛剧烈者,可考虑应用镇静剂如吗啡 5～10 mg 皮下注射;硝酸甘油或硝酸异山梨酯持续静脉滴注或微量泵输注,以 10 μg/min 开始,每 3～5 分钟增加 10 μg/min,直至症状缓解或出现血压下降为止。

3.抗凝

抗血小板和抗凝治疗是不稳定型心绞痛治疗至关重要的措施,应尽早应用阿司匹林、氯吡格雷、肝素或低分子肝素,以有效防止血栓形成,阻止病情进展为心肌梗死。

4.其他

对于个别病情极严重患者,若保守治疗效果不佳,心绞痛发作时 ST≥0.1 mV,持续时间>20 分钟,或血肌钙蛋白含量升高者,在有条件的医院可行急诊冠状动脉造影,考虑经皮冠状动脉成形术。

二、护理评估

(一)一般评估

(1)患者有无面色苍白、出冷汗、心率加快、血压升高。

(2)患者主诉有无心绞痛发作症状。

(二)身体评估

(1)有无表情焦虑、皮肤湿冷、出冷汗。

(2)有无心律增快、血压升高。

(3)心尖区听诊是否闻及收缩期杂音,或听到第三心音或第四心音。

(三)心理-社会评估

患者能否控制情绪,避免激动或愤怒,以减少心悸耗氧量;家属能否做到给予患者安慰及细心的照顾,并督促定期复查。

(四)辅助检查结果的评估

(1)心电图有无 ST 及 T 波异常改变。

(2)24 小时连续心电监测有无心肌缺血的改变。

(3)冠状动脉造影检查结果有无显示单支或多支病变。

(4)心脏标志物肌钙蛋白 T 的峰值是否超过正常对照值的百分数。

(五)常用药物治疗效果的评估

1.硝酸酯类药物

心绞痛发作时,能及时舌下含化,迅速缓解疼痛。

2.他汀类药物

长期服用可以维持低密度脂蛋白胆固醇(low-density lipoprotein cholesterol,LDL-C)的目标值<70 mg/dL,且不出现肝酶和肌酶升高等不良反应。

三、主要护理诊断

(一)胸痛

胸痛与心肌缺血、缺氧有关。

(二)活动无耐力

活动无耐力与心肌氧的供需失调有关。

(三)知识缺乏

缺乏控制诱发因素及预防心绞痛发作的知识。

(四)潜在并发症

心肌梗死。

四、护理措施

(一)休息与活动

1.适量运动

运动应以有氧运动为主,运动的强度和时间因病情和个体差异而不同,必要时在监测下进行。

2.心绞痛发作

立即停止活动,就地休息。不稳定型心绞痛患者,应卧床休息,并密切观察。

(二)用药的指导

1.心绞痛发作

立即舌下含化硝酸甘油,用药后注意观察患者胸痛变化情况,如 3～5 分钟后仍不缓解,隔 5 分钟后可重复使用。对于心绞痛发作频繁者,静脉滴注硝酸甘油时,患者及家属不要擅自调整滴速,以防低血压发生。部分患者用药后出现面部潮红、头部胀痛、头晕、心动过速、心悸等不适,应告知患者是药物的扩血管作用所致,不必有顾虑。

2.应用他汀类药物

应严密监测转氨酶及肌酸激酶等生化指标,及时发现药物可能引起的肝脏损害和肌病。采用强化降脂治疗时,应注意监测药物的安全性。

(三)心理护理

安慰患者,缓解紧张不安情绪,改变急躁易怒性格,保持心理平衡。告知患者及家属过劳、情绪激动、饱餐、用力排便、寒冷刺激等都是心绞痛发作的诱因,应注意避免。

（四）健康教育

1.疾病知识指导

（1）合理膳食：宜摄入低热量、低脂、低胆固醇、低盐饮食，多食蔬菜、水果和粗纤维食物如芹菜、糙米等，避免暴饮暴食，应少食多餐。

（2）戒烟、限酒。

（3）适量运动：应以有氧运动为主，运动的强度和时间因病情和个体差异而不同，必要时在监测下进行。

（4）心理调适：保持心理平衡，可采取放松技术或与他人交流的方式缓解压力，避免接触心绞痛发作的诱因。

2.用药指导

指导患者出院后遵医嘱用药，不擅自增减药量，自我检测药物的不良反应。外出时随身携带硝酸甘油以备急用。硝酸甘油遇光易分解，应放在棕色瓶内存放于干燥处，以免潮解失效。药瓶开封后每 6 个月更换 1 次，以确保疗效。

3.病情检测指导

教会患者及家属心绞痛发作时的缓解方法，胸痛发作时应立即停止活动或舌下含服硝酸甘油。如连续含服 3 次仍不缓解，或心绞痛发作比以往频繁、程度加重、疼痛时间延长，应及时就医，警惕心肌梗死的发生。不典型心绞痛发作时，可能表现为牙痛、肩周炎、上腹痛等，为防治误诊，应尽快到医院做相关检查。

4.及时就诊的指标

（1）心绞痛发作时，舌下含化硝酸酯类药物无效或重复用药仍未缓解。

（2）心绞痛发作比以往频繁、程度加重、疼痛时间延长。

五、护理效果评估

（1）患者能坚持长期遵医嘱用药物治疗。

（2）心绞痛发作时，能立即停止活动，并舌下含服硝酸甘油。

（3）能预防和控制缺血症状，减少心肌梗死的发生。

（4）能戒烟、控制饮食。

（5）能坚持定期门诊复查。

（曹洪云）

第二节 心肌炎

一、疾病概述

（一）概念和特点

心肌炎是心肌的炎症性疾病。最常见病因为病毒感染，细菌、真菌、螺旋体、立克次体、原虫、蠕虫等感染也可引起心肌炎，但相对少见。肺感染性心肌炎的病因包括药物、毒物、放射、结缔组织病、血管炎、巨细胞心肌炎、结节病等。起病急缓不定，少数呈暴发性，可导致急性泵衰竭或猝死。病程多有自限性，但也可进展为扩张型心肌病。本节重点叙述病毒性心肌炎。

病毒性心肌炎指由嗜心肌性病毒感染引起的，以心肌非特异性间质性炎症为主要病变的心肌炎。病毒性心肌炎包括无症状的心肌局灶性炎症和心肌弥漫性炎症所致的重症心肌炎。

（二）相关病理生理

病毒性心肌炎的病理改变轻重不等。轻者常以局灶性病变为主，而重者则多呈弥漫性病变。局灶性病变的心肌外观正常，而弥漫性者则心肌苍白、松软，心脏呈不同程度的扩大、增重。镜检可见病变部位的心肌纤维变性或断裂，心肌细胞溶解、水肿、坏死。间质有不同程度水肿以及淋巴细胞、单核细胞和少数多核细胞的浸润。病变以左心室及室间隔最显著，可波及心包、心内膜及传导系统。慢性病例可有心脏扩大，心肌间质炎症浸润及心肌纤维化并有瘢痕组织形成，心内膜呈弥漫性或局限性增厚，血管内皮肿胀等变化。

（三）主要病因与诱因

近年来，由于病毒学及免疫病理学的迅速发展，通过大量动物试验及临床观察，证明多种病毒皆可引起心肌炎。其中柯萨奇病毒 B_6 最常见，占 30％～50％。其他如埃柯病毒、脊髓灰质炎病毒也较常见。此外，人类腺病毒、流感、风疹、单纯疱疹、肝炎病毒、EB 病毒、巨细胞病毒和人类免疫缺陷病毒等，都能引起心肌炎。

（四）临床表现

1.症状

病毒性心肌炎患者的临床表现取决于病变的广泛程度和部位。轻者可无症状，重者可出现心源性休克及猝死。

（1）病毒感染症状：半数患者发病前 1～3 周有病毒感染前驱症状，如发热、全身倦怠、肌肉酸痛，或恶心、呕吐等消化道症状。

（2）心脏受累症状：患者常出现心悸、胸痛、呼吸困难、胸痛、乏力等表现。严重者甚至出现阿-斯综合征、心源性休克、猝死。绝大多数就诊患者以心律失常为主诉或首见症状。

2.体征

可见各种心律失常，以房性与室性期前收缩及房室传导阻滞最多见。心率可增快且与体温升高不相称。听诊可闻及第三、第四心音或奔马律，部分患者于心尖部闻及收缩期吹风样杂音。心衰患者可有颈静脉怒张、肺部湿啰音、肝大等体征。重者可出现血压降低、四肢湿冷等心源性休克体征。

（五）辅助检查

1.血生化及心脏损伤标志物检查

红细胞沉降率加快，C 反应蛋白阳性，急性期或心肌炎活动期心肌肌酸激酶、肌钙蛋白含量增高。

2.病原学检查

血清柯萨奇病毒 IgM 抗体滴度明显增高，外周血肠道病毒核酸阳性或肝炎病毒血清学检查阳性，心内膜心肌活检有助于病原学诊断。

3.胸部 X 线

胸部 X 线可见心影扩大，有心包积液时可呈烧瓶样改变。

4.心电图

心电图常见 ST、T 波改变，包括 ST 轻度移位和 T 波倒置。可出现各型心律失常，特别是室性心律失常和房室传导阻滞等。

5.超声心动图

超声心动图可正常，也可显示左心室增大，室壁运动减低，左心室收缩功能降低，附壁血栓等。合并心包炎者可有心包积液。

(六)治疗原则

急性病毒性心肌炎至今无特效治疗，一般都采用对症及支持疗法，以减轻心肌负担，注意休息和营养等综合治疗为主。多年实践证明心脏彩超诊断后，及时给予足够的休息，并避免再次病毒感染，可较快顺利恢复，减少后遗症。

1.一般治疗

目前尚无特异性治疗，以针对左心功能不全的支持治疗为主，注意休息和营养。卧床休息应延长到症状消失，心电图恢复正常，一般需 3 个月左右；心脏已扩大或曾经出现过心功能不全者应延长至半年，直至心脏不再缩小。心功能不全症状消失后，在密切观察下患者可逐渐增加活动量，恢复期仍应适当限制活动 3～6 个月。

2.抗病毒及免疫治疗

在心肌炎急性期，抗病毒是治疗的关键，应早期应用抗病毒药物，可抑制病毒复制。本病心肌受累之前，先有病毒血症过程，病毒在细胞内复制，可早期使用如黄芪、牛磺酸、干扰素、辅酶 Q_{10} 等中西医结合治疗病毒性心肌炎，有抗病毒、调节免疫和改善心脏功能等作用。

二、护理评估

(一)一般评估

了解患者有无上呼吸道、肠道或其他感染史，测量体温、脉搏、呼吸、血压，观察尿量及水肿情况。

(二)身体评估

1.测量心界

轻者心脏不扩大，或有暂时性扩大，不久即恢复。心脏扩大显著反映心肌炎广泛而严重。

2.测量心率

心率增快与体温不相称，或心率异常缓慢，均为心肌炎的可疑征象。

3.听诊

(1)心尖区 S_1 可减低或分裂。心音可呈胎心样。心包摩擦音的出现提示有心包炎存在。

(2)杂音：心尖区可能有收缩期吹风样杂音或舒张期杂音，前者为发热、贫血、心腔扩大所致，后者因左心室扩大造成的相对性二尖瓣狭窄所致。杂音响度都不超过 3 级，心肌炎好转后即消失。

(3)心律失常：极常见，各种心律失常都可出现，以房性与室性期前收缩最常见，其次为房室传导阻滞，此外，心房颤动、病态窦房结综合征均可出现。心律失常是造成猝死的原因之一。

4.心力衰竭

重症弥漫性心肌炎患者可出现急性心力衰竭，属于心肌泵血功能衰竭，左、右心同时发生衰竭，引起心排血量过低，故除一般心力衰竭表现外，易合并心源性休克。

(三)心理-社会评估

患者的焦虑、紧张程度，能否积极配合治疗，患者及家属是否存在不了解介入或手术治疗效果而产生较大的心理压力的情况。

(四)辅助检查结果的评估

1.一般检查

(1)细胞总数1万～2万,中性粒细胞数偏高。抗链球菌溶血素"O"大多数正常。

(2)损伤标志物:CK及其同工酶CK-MB、乳酸脱氢酶、谷草转氨酶在病程早期可增高。肌钙蛋白也可升高,而且持续时间较长。

(3)分离:从心包、心肌或心内膜分离出病毒,或用免疫荧光抗体检查找到心肌中有特异的病毒抗原,或电镜检查心肌发现有病毒颗粒,均可以确定诊断;咽洗液、粪便、血液、心包液中分离出病毒,同时结合恢复期血清中同型病毒中和抗体滴度较第1份血清升高或下降4倍以上,则有助于病原诊断。

(4)测定与病毒核酸检测:病毒特异性抗体,补体结合抗体的测定以及用分子杂交法或聚合酶链反应检测心肌细胞内的病毒核酸也有助于病原诊断。部分病毒性心肌炎患者可有抗心肌抗体出现,一般于短期内恢复,若持续提高,表示心肌炎病变处于活动期。

2.心电图

心电图在急性期有多变与易变的特点,对可疑病例应反复检查,以助诊断,其主要变化为ST-T改变,各种心律失常和传导阻滞。上呼吸道感染、腹泻等病毒感染后3周内新出现下列心律失常或心电图改变。

(1)ST-T及QRS波的改变:ST下降(心包积液时可见抬高),T波低平、双向或倒置。可有低电压,Q-T间期延长。大片心肌坏死时有宽大的Q波,类似心肌梗死。

(2)心律失常:除窦性心动过速、窦性心动过缓外,可见各种期前收缩(房性、室性、交界性),其中以室性期前收缩多见。室上性或室性心动过速、心房扑动或颤动,心室颤动也可见。

(3)传导阻滞:窦房、房室或室内传导阻滞颇为常见,其中以一度、二度房室传导阻滞最多见。恢复期以各种类型的期前收缩为多见。少数慢性期患儿可有房室肥厚的改变。

3.胸部X线

心影正常或有不同程度的增大,多数为轻度增大。若反复迁延不愈或合并心力衰竭,则心脏扩大明显。后者可见心脏搏动减弱,伴肺淤血、肺水肿或胸腔少量积液。有心包炎时,有积液征。

4.超声心动图

超声心动图主要表现:①心肌收缩功能异常;②心室充盈异常;③室壁节段性运动异常;④心脏扩大,以左心室扩大常见,多数属轻度扩大,对此类心脏扩大超声心动图较X线检查更为敏感。病毒性心肌炎心脏扩大经治疗后,多数逐渐恢复正常,因此,超声心动图随诊观察对病毒性心肌炎的病程变化了解具有很大价值。

(五)常用药物治疗效果的评估

1.抗病毒及免疫治疗

抗病毒治疗主要用于疾病早期,可抑制病毒复制。本病心肌受累之前,先有病毒血症过程,病毒在细胞内复制,可早期使用如黄芪、牛磺酸、干扰素、辅酶Q_{10}等中西医结合治疗病毒性心肌炎,有抗病毒、调节免疫和改善心脏功能等作用。

2.心律失常的治疗

如果期前收缩无明显临床不适症状,不一定马上给予抗心律失常治疗,可以随访观察,并做好患者的解释工作，使其了解该病的预后，消除恐惧心理。

3.免疫抑制疗法

糖皮质激素治疗仍有争论。

4.改善心肌代谢及抗氧化治疗

大量研究证明，氧自由基升高与病毒性心肌炎的发病密切相关，采用抗氧化剂治疗病毒性心肌炎有肯定疗效。目前常用的药物有辅酶 Q_{10}、曲美他嗪、肌苷、ATP、1，6-二磷酸果糖等。大剂量维生素C清除氧自由基的疗效最为肯定，而且其酸度不影响心肌细胞代谢，也无明显毒副作用。

三、主要护理诊断

（一）活动无耐力

活动无耐力与心肌受损、心律失常有关。

（二）体温过高

体温过高与心肌炎症有关。

（三）焦虑

焦虑与病情加重担心疾病预后有关。

（四）潜在并发症

心律失常、心力衰竭。

四、护理措施

（一）休息与活动

提供一个安静、舒适的环境，急性期需卧床休息2～3个月，直到状态消失，血清心肌酶、心电图等恢复正常后，方可逐渐增加活动量。若出现心律失常，应延长卧床时间。心脏扩大或出现心力衰竭者应卧床休息半年。恢复期仍应适当限制活动3～6个月。

（二）饮食

给予高热量、高蛋白、高维生素饮食，易消化的饮食，多吃新鲜蔬菜和水果，以促进心肌细胞恢复。注意进食不宜过饱，禁食用咖啡、浓茶及其他刺激性食物，心力衰竭者限制钠盐摄入、忌烟酒。保持排便通畅，必要时给予缓泻剂，避免因便秘而加重心脏负担。

（三）病情观察

密切监测患者生命体征，包括体温、脉搏、呼吸、血压。注意心率及心律的改变，观察有无频发室性期前收缩、短暂室速、房室传导阻滞。注意有无胸闷、呼吸困难、颈静脉怒张等表现。有无咯血、肺部啰音及肺水肿等。当患者出现呼吸困难、发绀、咳粉红色泡沫状痰、双肺布满干湿性啰音，提示出现急性肺水肿。

（四）用药指导

病毒性心肌炎患者可发生心力衰竭，对于应用洋地黄的患者应特别注意其毒性反应，因为心肌炎时心肌细胞对洋地黄的耐受性差。使用糖皮质激素时，注意遵医嘱用量，不可随意增加或减少剂量，更不可随意停药或延长服用时间。

（五）心理护理

向患者耐心解释卧床休息的必要性，解释病情和治疗方案，告诉患者不良情绪会加重心脏负荷，给予心理安慰，消除患者的焦虑、恐惧心理，减轻心理压力，避免环境和精神刺激，防止情绪激动，主动配合治疗，早日康复。

（六）健康教育

1.疾病知识指导

急性心肌炎患者出院后需继续休息 3～6 个月。严重心肌炎伴心界扩大者，应休息 6～12 个月，直到症状消失。

2.饮食指导

应进食高蛋白、高维生素、清淡易消化饮食。注意补充富含维生素 C 的新鲜蔬菜、水果，戒烟、酒及刺激性食物，以促进心肌代谢与修复。

3.生活与运动指导

养成定时排便的习惯防便秘，排便时不宜用力、屏气等。无并发症者鼓励患者适当锻炼身体以增强机体抵抗力。

4.自我检测指导

教会患者及家属测脉搏、节律，发现异常应随时就诊。坚持药物治疗，定期随访。

5.及时就诊的指标

（1）发现脉搏、节律异常，或有胸闷、心悸等症状时。

（2）发生晕厥、血压明显降低时。

五、护理效果评估

（1）患者掌握限制最大活动量的指征，能参与制订并实施活动计划，掌握活动中自我监测脉搏和活动过量症状的方法。

（2）患者能控制情绪，心理状态稳定。

（3）患者未发生猝死或发生致命性心律失常时能得到及时发现和处理。

（曹洪云）

第三节　心脏瓣膜病

一、疾病概述

心脏瓣膜病是指心脏瓣膜存在结构和（或）功能异常，是一组常见的心血管疾病。瓣膜开放使血流向前流动，瓣膜关闭则可防止血液反流。瓣膜狭窄，使心腔压力负荷增加；瓣膜关闭不全，使心腔容量负荷增加。这些血流动力学改变可导致心房或心室结构改变或功能异常，最终表现出心力衰竭、心律失常等临床表现。病变可累及一个或多个瓣膜。临床上以二尖瓣受累最为常见，其次为主动脉瓣。

风湿炎症导致的瓣膜损害称为风湿性心脏病，简称风心病。随着生活及医疗条件的改善，风湿性心脏病的人群患病率正在下降，但我国瓣膜性心脏病仍以风湿性心脏病最为常见。另外，黏液性变性及老年瓣膜钙化退行性改变所致的心脏瓣膜病日益增多。不同病因易累及的瓣膜也不一样，风湿性病心脏病患者中二尖瓣最常受累，其次是主动脉瓣；而老年退行性心脏瓣膜病以主动脉瓣膜病最为常见，其次是二尖瓣。在我国，二尖瓣狭窄90%以上为风湿性，风心病二尖瓣狭窄多见于20～40岁的青、中年人，2/3为女性。本节主要介绍二尖瓣狭窄与关闭不全，主动脉瓣狭窄与关闭不全。

二、二尖瓣狭窄

（一）概念和特点

二尖瓣狭窄最常见的病因是风湿热，急性风湿热后至少需2年形成明显的二尖瓣狭窄，故风湿性二尖瓣狭窄一般在40～50岁发病。女性患者居多约占2/3。

（二）相关病理生理

正常二尖瓣口面积为4～6 cm^2，瓣口面积减小至1.5～2.0 cm^2属轻度狭窄；1.0～1.5 cm^2属中度狭窄；<1.0 cm^2属重度狭窄。

风湿性二尖瓣狭窄的基本病理变化为瓣叶和腱索的纤维化和挛缩，瓣叶交界面相互粘连，这些病变使瓣膜位置下移，严重者呈漏斗状，致瓣口狭窄，限制瓣膜活动和开放，瓣口面积缩小，血流受阻。

（三）主要病因及诱因

风湿热是二尖瓣狭窄的主要病因，是由A组β溶血性链球菌咽峡炎导致的一种反复发作的急性或慢性全身性结缔组织炎症。

（四）临床表现

1.症状

一般二尖瓣中度狭窄（瓣口面积<1.5 cm^2）病初有临床症状。

（1）呼吸困难：是最常见的早期症状，常因劳累、情绪激动、妊娠、感染或快速性心房颤动时最易被诱发。随狭窄加重，可出现静息时呼吸困难、夜间阵发性呼吸困难和端坐呼吸。

（2）咳嗽：多为干咳无痰或泡沫痰，并发感染时咳黏液样痰或脓痰。

（3）咯血：可有痰中带血或血痰，突然大咯血常见于严重二尖瓣狭窄早期。伴有突发剧烈胸痛者要注意肺梗死。

（4）其他：少数患者可有声音嘶哑、吞咽困难、血栓栓塞等。

2.体征

重度狭窄患者呈"二尖瓣面容"，其口唇及双颧发绀。心前区隆起；心尖部可触及舒张期震颤；典型体征是心尖部可闻及局限性、低调、隆隆样的舒张中晚期杂音。

3.并发症

常见的并发症：心房颤动、急性肺水肿、血栓栓塞、右心衰竭、感染性心内膜炎、肺部感染等。

（五）辅助检查

1.X线检查

二尖瓣轻度狭窄时，X线表现可正常。中、重度狭窄而致左心房显著增大时，心影呈梨形。

2.心电图

左心房增大，可出现"二尖瓣型P波"，P波宽度>0.12秒伴切迹。QRS波群示电轴右偏和右心室肥厚。

3.超声心动图

M型超声示二尖瓣前叶活动曲线EF斜率降低，双峰消失，前后叶同向运动，呈"城墙样"改变。二维超声心动图可显示狭窄瓣膜的形态和活动度，测量瓣膜口面积。彩色多普勒血流显像可实时观察二尖瓣狭窄的射流。经食管超声心动图有利于左心房附壁血栓的检出。

（六）治疗原则

1.一般治疗

(1)有风湿活动者，应给予抗风湿治疗。长期甚至终身应用苄星青霉素120万U，每4周肌内注射1次，每次注射前应行常规皮试。

(2)呼吸困难者应减少体力活动，限制钠盐摄入，口服利尿剂，避免和控制诱发急性肺水肿的因素。

(3)无症状者应避免剧烈活动，每6～12个月门诊随访。

2.并发症治疗

(1)心房颤动：急性快速心房颤动时，要立即控制心室率；可先注射洋地黄类药物如毛花苷C注射液，效果不满意时，可静脉注射硫氮唑酮或艾司洛尔。必要时采取电复律。慢性心房颤动患者应争取介入或者外科手术解决狭窄。对于心房颤动病史＜1年，左心房内径＜60 mm且窦房结或房室结功能障碍者，可考虑行电复律或药物复律。

(2)急性肺水肿：处理原则与急性左心衰竭所致的肺水肿相似。

(3)预防栓塞：若无抗凝禁忌，可长期服用华法林。

三、二尖瓣关闭不全

（一）概念和特点

二尖瓣关闭不全常与二尖瓣狭窄同时存在，亦可单独存在。二尖瓣的组成包括四个部分：瓣叶、瓣环、腱索和乳头肌，其中任何一个发生结构异常或功能失调，均可导致二尖瓣关闭不全。

（二）相关病理生理

风湿性炎症引起的瓣叶僵硬、变性、瓣缘卷缩、连接处融合及腱索融合缩短，均可使心室收缩时两瓣叶不能紧密闭合。

（三）主要病因及诱因

风湿性瓣叶损害最常见，占二尖瓣关闭不全的1/3，女性为多。任何病因引起左心室增大、瓣环退行性病变及钙化均可造成二尖瓣关闭不全。腱索先天性异常、自发性断裂。冠状动脉灌注不足可引起乳头肌缺血、损伤、坏死、纤维化和功能障碍。

二尖瓣关闭不全的主要病理生理变化，使左心室每次搏动喷出的血流一部分反流入左心房，使前向血流减少，同时使左心房负荷和左心室舒张期负荷增加，从而引起一系列血流动力学变化。

（四）临床表现

1.症状

轻度二尖瓣关闭不全可终身无症状，或仅有轻微劳力性呼吸困难，严重反流时有心排血量减少，突出症状是疲劳无力，肺淤血的症状如呼吸困难出现较晚。

2.体征

心尖冲动明显，向左下移位。心尖区可闻及全收缩期高调吹风样杂音，向左腋下和左肩胛下区传导。

3.并发症

与二尖瓣狭窄相似，相对而言，感染性心内膜炎较多见，而体循环栓塞较少见。

（五）辅助检查

1.X线检查

慢性重度狭窄常见左心房、左心室增大；左心衰竭时可见肺淤血和间质性肺水肿征。

2.心电图

慢性重度二尖瓣关闭不全，主要为左心房肥厚心电图表现，部分有左心室肥厚和非特异性ST-T改变，少数有右心室肥厚征，心房颤动常见。

3.超声心动图

M型超声和二维超声心动图不能确定二尖瓣关闭不全。脉冲多普勒超声和彩色多普勒血流显像可在二尖瓣左心房侧探及明显收缩期反流束，确诊率几乎达到100%，且可半定量反流程度。二维超声可显示二尖瓣结构的形态特征，有助于明确病因。

4.其他

放射性核素心室造影、左心室造影有助于评估反流程度。

（六）治疗原则

1.内科治疗

内科治疗包括预防风湿活动和感染性心内膜炎，针对并发症治疗，一般为术前过渡措施。

2.外科治疗

外科治疗是恢复瓣膜关闭完整性的根本措施，包括瓣膜修补术和人工瓣膜置换术。

四、主动脉瓣狭窄

（一）概念和特点

主动脉瓣狭窄指由于主动脉瓣病变引起主动脉瓣开放受限、狭窄，导致左心室到主动脉内的血流受阻。风湿性主动脉瓣狭窄大多伴有关闭不全或二尖瓣病变。

（二）相关病理生理

风湿性炎症导致瓣膜交界处粘连融合，瓣叶纤维化、僵硬、钙化和挛缩畸形，引起主动脉瓣狭窄。

正常成人主动脉瓣口面积≥3.0 cm^2，当瓣口面积减少一半时，收缩期仍无明显跨瓣压差；当瓣口面积≤1.0 cm^2时，左心室收缩压明显升高，跨瓣压差显著。主动脉瓣狭窄使左心室射血阻力增加，左心室发生向心性肥厚，室壁顺应性降低，引起左心室舒张末压进行性升高，左心房代偿性肥厚。最终因心肌缺血和纤维化等导致左心衰竭。

（三）主要病因及诱因

主动脉瓣狭窄的病因有3种，即先天性病变、退行性变和炎症性病变。单纯性主动脉瓣狭窄，多为先天性或退行性变，极少数为炎症性，且男性多见。

（四）临床表现

1.症状

早期可无症状，直至瓣口面积≤1.0 cm^2时才出现与心排血量减少及脉压增大有关的心悸、心前区不适、头部静脉强烈搏动感等症状。心绞痛、晕厥和心力衰竭是典型主动脉瓣狭窄的常见三联征。晚期并发左心衰时，可出现不同程度的心源性呼吸困难。

2.体征

心界向左下扩大，心尖区可触及收缩期抬举样搏动。第一心音正常，胸骨左缘第3～4肋间可闻及高调叹气样舒张期杂音。典型心脏杂音在胸骨右缘第1～2肋间可听到粗糙响亮的射流性杂音，并向颈部传导。

3.并发症

心律失常、心力衰竭常见，感染性心内膜炎、体循环栓塞、心脏性猝死少见。

（五）辅助检查

1.X线检查

左心房轻度增大，75%～85%的患者可呈现升主动脉扩张。

2.心电图

轻度狭窄者心电图正常，中度狭窄者可出现QRS波群电压增高伴轻度ST-T改变，重度狭窄者可出现左心室肥厚伴劳损和左心房增大。

3.超声心动图

二维超声心动图可见主动脉瓣瓣叶增厚、回声增强提示瓣叶钙化。瓣叶收缩期开放幅度减小(<15 mm)、开放速度减慢。彩色多普勒超声心动图上可见血流于瓣口下方加速形成五彩镶嵌的射流，连续多普勒可测定心脏及血管内的血流速度。

（六）治疗原则

1.内科治疗

内科治疗是为了预防感染性心内膜炎，无症状者无需治疗，定期随访。

2.外科治疗

凡出现临床症状者均应考虑手术治疗。如经皮主动脉瓣成形、置换术；直视下主动脉瓣分离术、人工瓣膜置换术。

五、主动脉瓣关闭不全

（一）概念和特点

主动脉瓣关闭不全主要由主动脉瓣膜本身病变、主动脉根部疾病所致。根据发病情况又分急、慢性两种。

（二）相关病理生理

约2/3的主动脉瓣关闭不全为风心病所致。由于风湿性炎性病变使瓣叶纤维化、增厚、缩短、变形，影响舒张期瓣叶边缘对合，可造成关闭不全。

主动脉瓣反流引起左心室舒张期末容量增加，使每搏容量增加和主动脉收缩压增加，而有效每搏血容量降低。左心室心肌重量增加使心肌氧耗增多，主动脉舒张压降低使冠状动脉血流减少，两者引起心肌缺血、缺氧，促使左心室心肌收缩功能降低，直至发生左心衰竭。

（三）主要病因及诱因

1.急性主动脉瓣关闭不全

(1)感染性心内膜炎。

(2)胸部创伤致升主动脉根部、瓣叶支持结构和瓣叶破损或瓣叶脱垂。

(3)主动脉夹层血肿使主动脉瓣环扩大，瓣叶或瓣环被夹层血肿撕裂。

(4)人工瓣膜撕裂等。

2.慢性主动脉瓣关闭不全

(1)主动脉瓣本身病变：①风湿性心脏病。②先天性畸形。③感染性心内膜炎。④主动脉瓣退行性变。

(2)主动脉根部扩张:①马方综合征。②梅毒性主动脉炎。③其他病因,如原发性高血压性主动脉环扩张、特发性升主动脉扩张、主动脉夹层形成、强直性脊柱炎、银屑病性关节炎等。

(四)临床表现

1.症状

(1)急性主动脉瓣关闭不全:轻者可无症状,重者可出现呼吸困难、不能平卧、全身大汗、频繁咳嗽、咳白色或粉红色泡沫痰,更严重者出现烦躁不安、神志模糊,甚至昏迷。

(2)慢性主动脉瓣关闭不全:可在较长时间无症状。随反流量增大,出现与心排血量增大有关的症状,如心悸、心前区不适、头颈部强烈波动感等。

2.体征

(1)急性主动脉瓣关闭不全:可出现面色灰暗、唇甲发绀、脉搏细数、血压下降等休克表现。二尖瓣提前关闭致使第一心音减弱或消失;肺动脉高压时可闻及肺动脉瓣区第二心音亢进,常可闻及病理性第三心音和第四心音。由于左心室舒张压急剧增高,主动脉和左心室压力阶差急剧下降,因而舒张期杂音柔和、短促、低音调。肺部可闻及哮鸣音,或在肺底闻及细小水泡音,严重者满肺均有水泡音。

(2)慢性主动脉瓣关闭不全:①面色苍白,头随心搏摆动,心尖冲动向左下移位,心界向左下扩大。心底部、胸骨柄切迹、颈动脉可触及收缩期震颤。颈动脉搏动明显增强。②第一心音减弱,主动脉瓣区第二心音减弱或消失;心尖区可闻及第三心音。③主动脉瓣区可闻及高调递减型叹气样舒张早期杂音,坐位前倾位呼气末明显,向心尖区传导。④周围血管征,如点头征、水冲脉、股动脉枪击音和毛细血管波动征,听诊器压迫股动脉可闻及双期杂音。

3.并发症

感染性心内膜炎、室性心律失常、心力衰竭常见。

(五)辅助检查

1.X线检查

急性主动脉瓣关闭不全者左心房稍增大,常有肺淤血和肺水肿表现。慢性者左心室明显增大,升主动脉结扩张,呈靴形心。

2.心电图

急性主动脉瓣关闭不全者常见窦性心动过速和非特异性ST-T改变。慢性者常见左心室肥厚劳损伴电轴左偏,如有心肌损害,可出现心室内传导阻滞,房性和室性心律失常。

3.超声心动图

M型超声显示舒张期二尖瓣前叶快速高频的振动,二维超声可显示主动脉关闭时不能合拢。多普勒超声显示主动脉瓣下方(左心室流出道)探及全舒张期反流。

(六)治疗原则

1.内科治疗

内科治疗包括:①急性者一般为术前准备过渡措施,包括吸氧、镇静、多巴胺、血管活性药物等,应及早考虑外科治疗。②慢性者无症状且左心功能正常者,无需治疗,但需随访。随访内容包括临床症状、超声检查左心室大小和左心室射血分数。预防感染性心内膜炎及风湿活动。

2.外科治疗

外科治疗包括:①急性者在降低肺静脉压、增加心排血量、稳定血流动力学的基础上,实施人工瓣膜置换术或主动脉瓣膜修复术。②慢性者应在不可逆的左心室功能不全发生之前进行外科治疗，原发性主动脉关闭不全，主要采用主动脉瓣置换术；继发性主动脉瓣关闭不全，可采用主动脉瓣成形术；部分病例可行瓣膜修复术。

六、护理评估

(一)一般评估

(1)有无风湿活动，体温是否在正常范围。

(2)饮食及活动等日常生活是否受影响。

(3)能否平卧睡眠。

(二)身体评估

(1)是否呈现“二尖瓣面容”。

(2)是否出现呼吸困难及其程度。

(3)心尖区是否出现明显波动，是否出现颈静脉怒张、肝颈回流征阳性、肝大、双下肢水肿等心衰竭表现。

(4)二尖瓣狭窄特征性的杂音，为心尖区舒张中晚期低调的隆隆样杂音，呈递增型，局限，左侧卧位明显，运动或用力呼气可使其增强，常伴舒张期震颤。

(5)定期做超声心动图，注意有无心房、心室扩大及附壁血栓。尤其是有无心房颤动，或长期卧床。

(三)心理-社会评估

患者能保持良好心态、避免精神刺激、控制情绪激动，家属对患者的照顾与理解，能协助患者定期复查，均有利于控制和延缓病情进展。

(四)辅助检查结果的评估

1.X 线检查

左心房增大是否明显，有无肺淤血和肺水肿表现。

2.心电图

有无窦性心动过速和非特异性 ST-T 改变及左心室肥厚劳损伴电轴左偏。

3.超声心动图

有无舒张期二尖瓣前叶快速高频的振动，主动脉瓣下方是否探及全舒张期反流。

(五)常用药物治疗效果的评估

(1)能否遵医嘱使用苄星青霉素，预防感染性心内膜炎。

(2)能否坚持抗风湿药物治疗，是否出现风湿活动表现，如皮肤环形红斑、皮下结节、关节红肿及疼痛不适等。

(3)餐后服用阿司匹林，不出现胃肠道反应、牙龈出血、血尿、柏油样便等。

七、主要护理诊断

(一)体温过高

体温过高与风湿活动、并发感染有关。

(二)有感染的危险

感染与机体抵抗力下降有关。

(三)潜在并发症

感染性心内膜炎、心律失常、猝死。

八、护理措施

(一)体温过高的护理

(1)每 4 小时测体温一次,注意观察热型,以帮助诊断。

(2)卧床休息,限制活动量,以减少机体消耗。

(3)给予高热量、高蛋白、高维生素的清淡易消化饮食。

(4)遵医嘱给予抗生素及抗风湿治疗。

(二)并发症的护理

1.心力衰竭的护理

(1)避免诱因:预防和控制感染,纠正心律失常,避免劳累和情绪激动等。

(2)监测生命体征,评估患者有无呼吸困难、乏力、食欲减退、少尿等症状,检查有无肺部啰音、肝大、下肢水肿等体征。

2.栓塞的护理

(1)评估栓塞的危险因素:查阅超声心动图、心电图报告,看有无异常。

(2)休息与活动:左心房内有巨大附壁血栓者,应绝对卧床休息。病情允许时鼓励并协助患者翻身、活动下肢、按摩及用温水泡脚,或下床活动。

(3)遵医嘱给予药物:如抗心律失常、抗血小板聚集的药物。

(4)密切观察有无栓塞的征象,一旦发生,立即报告医师,给予抗凝或溶栓等处理。

(三)健康教育

1.疾病知识指导

告知患者及家属本病的病因及病程进展特点。避免居住环境潮湿、阴暗等不良条件,保持室内空气流通、温暖、干燥,阳光充足。适当活动,避免剧烈运动或情绪激动,加强营养、提高机体抵抗力,预防和控制风湿活动。注意防寒保暖,预防上呼吸道感染。

2.用药指导与病情检测

告知患者遵医嘱坚持用药的重要性,说明具体药物的使用方法。定期门诊复查。

3.心理指导

鼓励患者树立信心,做好长期与疾病做斗争的心理准备,育龄妇女应该避孕,征得配偶及家属的支持与配合。

4.及时就诊的指标

(1)出现明显乏力、胸闷、心悸等症状,休息后不好转。

(2)出现腹胀、食欲缺乏、下肢水肿等不适。

(3)长期服用地高辛者,出现脉搏增快(>120 次/分)或减慢(<60 次/分)、尿量减少、体重增加等异常时。

九、护理效果评估

(1)保持健康的生活方式,严格控制风湿活动,预防感冒。

(2)遵医嘱坚持长期用药,避免发生药物不良反应。

(3)患者无呼吸困难症状出现或急性左心房衰竭致急性肺水肿时,可咳粉红色泡沫样痰。

(4)做到预防及早期治疗各种感染,能按医嘱用药,定期门诊复查。

(曹洪云)

第四节 心包疾病

一、疾病概述

(一)概念和特点

心包疾病种类繁多,大部分是继发性心包炎,按病因可分为特发性感染、结缔组织病、全身性疾病、代谢性疾病、肿瘤、药物反应、射线照射、外伤和医源性等。按病程进展可分为急性心包炎(伴或不伴心包积液)、慢性心包积液、粘连性心包炎、亚急性渗出性缩窄性心包炎、慢性缩窄性心包炎等。临床上以急性心包炎和慢性缩窄性心包炎最为常见。

急性心包炎是心包脏层和壁层的急性炎症,可由细菌、病毒、自身免疫、物理、化学等因素引起。心包炎是某种疾病表现的一部分或为其并发症,故常被原发病所掩盖,但也可单独存在。心包炎的尸解诊断发病率为2%～6%,而临床统计占住院病例构成为1%,说明急性心包炎极易漏诊。心包炎发病率男性多于女性,约为3∶2。

慢性缩窄性心包炎是指心脏被致密厚实的纤维化或钙化心包所包围,使心室舒张期充盈受限而产生一系列循环障碍的病症。缩窄性心包炎发病率较低,发病年龄以20～30岁最多,男女比为2∶1。

(二)相关病理生理

1.急性心包炎

心包急性炎症反应时,心包脏层和壁层出现炎性渗出,若无明显液体积聚,为纤维蛋白性心包炎。急性纤维蛋白性心包炎或少量积液不致引起心包压力升高,不影响血流动力学。但若液体迅速增多,心包无法伸展以适应其容量的变化,使心包内压力急骤上升,即可引起心脏受压,导致心室舒张期充盈受阻,并使外周静脉压升高,最终使心排血量降低,血压下降,构成急性心脏压塞的临床表现。

2.慢性缩窄性心包炎

急性心包炎后,渗出液逐渐吸收可有纤维组织增生、心包增厚粘连、壁层与脏层融合钙化,使心脏和大血管根部舒张受限。心包缩窄使心室舒张期扩张受阻,心室舒张期充盈减少,使心排血量下降。为维持心排血量,心率增快,同时由于上、下腔静脉回流受阻,出现静脉压升高。若长期缩窄,心肌可萎缩。

(三)病因

1.急性心包炎

过去常见病因为风湿热、结核和细菌感染性,近年来病毒感染、肿瘤、尿毒症性及心肌梗死性心包炎发病率明显增多。

(1)感染性:由病毒、细菌、真菌、寄生虫、立克次体等感染引起。

(2)非感染性：常见有急性非特异性心包炎、肿瘤、自身免疫(风湿热及其他结缔组织疾病、心肌梗死后综合征、心包切开后综合征及药物性)、代谢性疾病、外伤或放射性等物理因素、邻近器官疾病。

2.缩窄性心包炎

继续于急性心包炎，以结构性最为常见，其次为急性非特异性心包炎、化脓性或创伤性心包炎演变而来。放射性心包炎和心脏直视手术后引起者逐渐增多，少数与心包肿瘤有关，也有部分患者病因不明。

(四)临床表现

1.急性心包炎

(1)纤维蛋白性心包炎：心前区疼痛为主要症状。疼痛性质可尖锐，与呼吸运动有关，常因咳嗽、深呼吸、变换体位或吞咽而加重。疼痛部位在心前区，可放射到颈部、左肩、左臂及左肩胛骨，也可达上腹部。疼痛也可呈压榨样，位于胸骨后。

心包摩擦音是其典型体征，呈抓刮样粗糙音，与心音的发生无相关性。多位于心前区，以胸骨左缘第3～4肋间最为明显；坐位时身体前倾、深吸气或将听诊器胸件加压更容易听到。心包摩擦单可持续数小时或数天、数周，当积液增多时摩擦音消失，但若有部分心包粘连则仍可闻及。

(2)渗出性心包炎：临床表现取决于积液对心脏的压塞程度，轻者可维持正常的血流动力学，重者出现循环障碍或衰竭。

呼吸困难是心包积液最突出的症状，严重时患者呈端坐呼吸，表现为身体前倾、呼吸浅速、面色苍白，可有发绀。也可因压迫气管和食管产生干咳、声音嘶哑和吞咽困难。此外，还可有发冷、发热、心前区或上腹部闷胀、乏力、烦躁等症状。

心尖冲动弱或消失，心脏叩诊心浊音界扩大，心音低而遥远。大量积液时可在左肩胛骨下出现浊音及左肺受压迫所引起的支气管呼吸音，称为心包积液征。大量渗液可使收缩压降低，舒张压变化不大，故脉压变小。可累及静脉回流，出现颈静脉怒张、肝大、腹水及下肢水肿等。

(3)心脏压塞：快速心包积液可引起急性心脏压塞，表现为明显心动过速、血压下降、脉压变小和静脉压明显上升，可产生急性循环衰竭、休克等。若积液较慢可出现亚急性或慢性心脏压塞，表现为体循环静脉淤血、颈静脉怒张、静脉压升高、奇脉等。

2.缩窄性心包炎

缩窄性心包炎多见于急性心包炎后1年内形成。常常表现为劳力性呼吸困难、疲乏、食欲缺乏、上腹胀满或疼痛。体检可见颈静脉怒张、肝大、腹水、下肢水肿、心率增快，可见库斯莫尔征；心尖冲动不明显，心浊音界不增大，心音减低，可闻及心包叩击音。心律一般为窦性，有时可有心房颤动。脉搏细弱无力，动脉收缩压降低，脉压变小。

(五)辅助检查

1.化验室检查

取决于原发病，感染性心包炎患者常有白细胞数增加、血沉增快等炎症反应。

2.X线检查

X线检查对渗出性心包炎有一定价值，可见心脏阴影向两侧增大，心脏搏动减弱或消失。成人液体量＜250 mL、儿童＜150 mL时，X线难以检出。缩窄性心包炎X线检查示心影偏小、正常或轻度增大，左右心缘变直，主动脉弓小或难以辨识，上腔静脉常扩张，有时可见心包钙化。

3.心电图

急性心包炎时心电图可出现的异常现象包括：除 aVR 导联以外 ST 抬高，呈弓背向下型，aVR 导联中 ST 压低；数天后 ST 回基线，出现 T 波低平及倒置，持续数周至数月后 T 波恢复正常；除 aVR 和 V_1 导联外 P-R 段压低，无病理性 Q 波，常常有窦性心动过速。心包积液时有 QRS 波低电压和电交替。缩窄性心包炎心电图中有 QRS 低电压，T 波低平或倒置。

4.超声心动图

超声心动图对诊断心包积液简单易行，迅速可靠。对缩窄性心包炎的诊断价值较低，均为非特异表现。心脏压塞的特征：右心房及右心室舒张期塌陷，吸气时右心室内径增大，左心室内径减少，室间隔左移等。

5.磁共振成像

磁共振成像能清晰显示心包积液的容量和分布情况，并可分辨积液的性质，但费用高，故较少用。

6.心包穿刺

心包穿刺可证实心包积液的存在并对抽取液体做常规涂片、细菌培养和找肿瘤细胞等检查。心包穿刺的主要指征是心脏压塞和未能明确病因的渗出性心包炎。

7.心包镜及心包活检

心包镜及心包活检有助于明确病因。

8.右心导管检查

右心导管检查对缩窄性心包炎可检查出血流动力学的改变。

（六）治疗原则

1.病因治疗

针对病因，应用抗生素、抗结核药物、化疗药物等。

2.对症治疗

呼吸困难者给予半卧位、吸氧；疼痛者应用镇痛剂，首选非甾体抗炎药。

3.心包穿刺

心包穿刺可解除心脏压塞和减轻大量渗液引起的压迫症状，必要时可经穿刺在心包腔内注入抗菌药物或化疗药物等。

4.心包切开引流及心包切除术等

心包切除术是缩窄性心包炎的唯一治疗措施，切开指征由临床症状、超声心动图、心脏导管等决定。

二、护理评估

（一）一般评估

1.生命体征

患者体温可正常，急性非特异性心包炎和化脓性心包炎患者可出现高热。根据心包内渗液对心脏压塞的程度不同，可出现心率增快、血压低、脉压变小、脉搏细弱或奇脉等。

2.患者主诉

有心脏压塞时有无心前区疼痛、疲乏、劳力性呼吸困难、干咳、声音嘶哑及吞咽困难等症状，缩窄性心包炎心排血量降低时患者有无厌食、上腹胀满或疼痛感。

3.相关记录

体位、心前区疼痛情况(部位、性状和持续时间、影响因素等)、皮肤、液体出入量等记录结果。

(二)身体评估

1.头颈部

大量渗液累及静脉回流,可出现颈静脉怒张现象。

2.胸部

心前区视诊示心尖冲动不明显。纤维蛋白性心包炎时心前区可扪及心包摩擦感;当渗出液增多时心尖冲动弱,位于心浊音界左缘的内侧或不能扪及。急性渗出性心包炎时心脏叩浊音界向两侧增大,皆为绝对浊音区。缩窄性心包炎患者心浊音界不增大。心包摩擦音是纤维蛋白性心包炎的典型表现,随着心包内渗液增多心音低而遥远,大量积液时可在左肩胛骨下出现浊音及支气管呼吸音,缩窄性心包炎患者在胸骨左缘第 3～4 肋间可闻及心包叩击音,发生于第二心音后 0.09～0.12 秒,呈拍击性质,是由舒张期充盈血流因心包的缩窄而突然受阻并引起心室壁的振动所致。

3.腹部

大量心包渗液患者可有肝大、腹水或下肢水肿等(腹水较下肢水肿出现的要早而明显)。

4.其他

呼吸困难时可出现端坐呼吸、面色苍白,可有发绀。

(三)心理-社会评估

患者在疾病治疗过程中的心理反应与需求,家庭及社会支持情况,引导患者正确配合疾病的治疗与护理。

(四)辅助检查结果评估

1.心电图

心率(律)是否有改变。

2.X 线检查

肺部无明显充血现象而心影显著增大是心包积液的有力证据,可与心力衰竭相区别。

三、主要护理诊断

(一)气体交换受阻

气体交换受阻与肺淤血、肺或支气和受压有关。

(二)疼痛:胸痛

胸痛与心包炎症有关。

(三)体液过多

体液过多与渗出性、缩窄性心包炎有关。

(四)体温过高

体温过高与心包炎症有关。

(五)活动无耐力

活动无耐力与心排血量减少有关。

四、护理措施

(一)一般护理

协助患者取舒适卧位,出现心脏压塞的患者往往被迫采用前倾端坐位。保持环境安静,注意病室的温度和湿度,避免受凉。观察患者呼吸状况、监测血压气分析结果,患者出现胸闷气急时应给予氧气吸入。控制输液速度,防止加重心脏负荷。

(二)疼痛的护理

评估疼痛情况:疼痛的部位、性质及其变化情况,是否可闻及心包摩擦音。指导患者避免用力咳嗽、深呼吸或突然改变体位等,以免引起疼痛。使用非甾体解热镇痛剂时应观察药物疗效以及患者有无胃肠道反应、出血等不良反应。若疼痛加重,可应用吗啡类药物。

(三)用药护理

使用抗菌、抗结核、抗肿瘤、镇痛等药物时监测疗效,观察不良反应是否发生。

(四)心理护理

多关心体贴患者,使患者保持良好的情绪,积极配合治疗护理。

(五)皮肤护理

有心脏压塞症状的患者常被迫采取端坐卧位,应加强骶尾部骨隆突处皮肤的护理,可协助患者定时更换前倾角度、决不按摩、防止皮肤擦伤,预防褥疮。

(六)心包穿刺术的配合和护理

1.术前护理

术前常规行心脏超声检查,以确定积液量和穿刺部位,并标记好最佳穿刺点。备齐用物,向患者说明手术的意义和必要性,消除顾虑,必要时可使用少量镇静剂;若有咳嗽,可给予镇咳药物;建立静脉通道,备好抢救药品如阿托品等;进行心电、血压监测。

2.术中配合

嘱患者避免剧烈咳嗽或深呼吸,穿刺过程中如有不适应立即告知医护人员。严格执行无菌操作,抽液时随时夹闭胶管,防止空气进入心包腔;抽液要缓慢,第一次抽液量不超过 100 mL,以后每次抽液量不超过 300 mL,以防急性右心室扩张。若抽出新鲜血液应立即停止抽吸,密切观察有无心脏压塞症状。记录抽液量及其性状,并采集好标本送检。抽液过程中均应密切观察患者的反应和主诉,如有异常,及时处理。

3.术后护理

拔除穿刺针后,于穿刺部位处覆盖无菌纱布并固定。嘱患者休息,穿刺后 2 小时内继续心电、血压监测,密切观察生命体征。心包引流者需做好引流管护理,待每天引流量＜25 mL 时可拔除引流管。

(七)健康教育

1.疾病知识指导

嘱患者注意休息,防寒保暖,防止呼吸道感染。加强营养,进食高热量、高蛋白、高维生素的易消化食物,限制钠盐摄入。对缩窄性心包炎患者讲明行心包切除术的重要性,消除思想顾虑,配合好治疗,以利心功能恢复。术后仍应休息半年左右。

2.用药指导与病情监测

鼓励患者坚持足够疗程药物治疗(如抗结核治疗)的重要性,不可擅自停药,防止复发。注意药物的不良反应,定期检查肝、肾功能,定期随访。

五、护理效果评估

(1)患者自觉症状好转,包括呼吸困难症状减轻、疼痛减轻、食欲增加、活动耐力增强等。

(2)患者心排血量能满足机体需要,心排血量减少症状和肺淤血症状减轻或消失。

(3)患者体温降至正常范围。

(4)患者焦虑感减轻,情绪稳定,能复述疾病相关知识及配合治疗护理的方法。

(5)患者能配合并顺利完成心包穿刺术。

(6)患者及早发现心脏压塞征兆,预防休克发生。

(曹洪云)

第五节　原发性高血压

原发性高血压的病因复杂,不是由单个因素引起,是环境因素与遗传因素相互作用的结果。要诊断高血压,必须根据患者与血压对照规定的高血压标准,在未服降压药的情况下,测两次或两次以上非同日多次重复的血压所得的平均值为依据,偶然测得一次血压增高不能诊断为高血压,必须重复和进一步观察。测得高血压时,要做相应的检查以排除继发性高血压,若患者是继发性高血压,未明确病因即当成原发性高血压而长期给予降压治疗,不但疗效差,而且原发性疾病严重发作时常可危及生命。

一、一般表现

原发性高血压通常起病缓慢,早期常无症状,可以多年自觉良好而偶于体格检查时发现血压升高,少数患者则在发生心、脑、肾等并发症后才被发现。高血压患者可有头痛、眩晕、气急、疲劳、心悸、耳鸣等症状,但并不一定与血压水平呈正比,往往是在患者得知患有高血压后才注意到。

高血压病初期只是在精神紧张、情绪波动后血压暂时升高,随后可恢复正常,以后血压升高逐渐趋于明显而持久,但一天之内白昼与夜间血压水平仍可有明显的差异。

高血压病后期的临床表现常与心、脑、肾功能不全或器官并发症有关。

二、实验室检查

(1)为了原发性高血压的诊断、了解靶器官(主要指心、脑、肾、血管)的功能状态并指导正确选择药物治疗,必须进行下列实验室检查:血常规、尿常规、肾功能、血尿酸、脂质、糖、电解质、心电图、胸部 X 线和眼底检查。早期患者上述检查可无特殊异常,后期高血压患者可出现尿蛋白增多及尿常规异常,肾功能减退,胸部 X 线可见主动脉弓迂曲延长、左心室增大,心电图可见左心室肥大劳损。部分患者可伴有血清总胆固醇、三酰甘油、低密度脂蛋白胆固醇的增高和高密度脂蛋白胆固醇的降低,亦常有血糖或尿酸水平增高。目前认为,上述生化异常可能与原发性高血压的发病机制有一定的内在联系。

(2)眼底检查有助于对高血压严重程度的了解,眼底分级法标准如下:Ⅰ级,视网膜动脉变细、反光增强;Ⅱ级,视网膜动脉狭窄、动静脉交叉压迫;Ⅲ级,上述血管病变基础上有眼底出血、棉絮状渗出;Ⅳ级,上述基础上出现视盘水肿。大多数患者仅为Ⅰ、Ⅱ级变化。

(3)动态血压监测与通常血压测量不同,动态血压监测是由仪器自动定时测量血压,可每隔15~30分钟自动测压(时间间隔可调节),连续24小时或更长;可测定白昼与夜间各时间段血压的平均值和离散度,能较敏感、客观地反映实际血压水平。

正常人血压呈明显的昼夜波动,动态血压曲线呈双峰一谷,即夜间血压最低,清晨起床活动后血压迅速升高,在上午6—10时及下午4—8时各有一高峰,继之缓慢下降。中、轻度高血压患者血压昼夜波动曲线与正常类似,但血压水平较高。早晨血压升高可伴有血儿茶酚胺浓度升高,血小板聚集增加及纤溶活性增高,这可能与早晨较多发生心脑血管急性事件有关。

血压变异性和血压昼夜节律与靶器官损害及预后有较密切的关系,即伴明显靶器官损害或严重高血压患者其血压的昼夜节律可消失。

目前尚无统一的动态血压正常值,但可参照采用以下正常上限标准:24小时平均血压值<17.3/10.7 kPa(130/80 mmHg),白昼均值<18.0/11.3 kPa(135/85 mmHg),夜间<16.7/10.0 kPa(125/75 mmHg)。夜间血压均值比白昼降低>10%,如降低不及10%,可认为血压昼夜节律消失。

动态血压监测可用于:诊断白大衣性高血压,即在诊疗单位内血压升高,而诊疗单位外血压正常;判断高血压的严重程度,了解其血压变异性和血压昼夜节律;指导降压治疗和评价降压药物疗效;诊断发作性高血压或低血压。

三、原发性高血压危险度的分层

原发性高血压的严重程度并不单纯与血压升高的水平有关,必须结合患者总的心血管疾病危险因素及合并的靶器官损害作全面的评价,治疗目标及预后判断也必须以此为基础。心血管疾病危险因素包括吸烟、高脂血症、糖尿病、年龄>60岁、男性或绝经后女性、心血管疾病家族史(发病年龄女性<65岁,男性<55岁)。靶器官损害及合并的临床疾病包括心脏疾病(左心室肥大、心绞痛、心肌梗死、既往曾接受冠状动脉旁路手术、心力衰竭),脑血管疾病(脑卒中或短暂性脑缺血发作),肾脏疾病(蛋白尿或血肌酐升高),周围动脉疾病,高血压视网膜病变(≥Ⅲ级)。危险度的分层是把血压水平、危险因素及合并的器官受损情况相结合分为低、中、高和极高危险组。治疗时不仅要考虑降压,还要考虑危险因素及靶器官损害的预防及逆转。

低度危险组:高血压1级,不伴有上列危险因素,治疗以改善生活方式为主,如6个月后无效,再给予药物治疗。

中度危险组:高血压1级伴1~2个危险因素或高血压2级不伴有或伴有不超过2个危险因素者。治疗除改善生活方式外,还有给予药物治疗。

高度危险组:高血压1~2级伴至少3个危险因素者,必须给予药物治疗。

极高危险组:高血压3级或高血压1~2级伴靶器官损害及相关的临床疾病者(包括糖尿病),必须尽快给予强化治疗。

四、临床类型

原发性高血压大多起病及进展均缓慢,病程可长达十余年至数十年,症状轻微,逐渐导致靶器官损害。但少数患者可表现为急进重危,或具特殊表现而构成不同的临床类型。

(一)高血压急症

高血压急症是指高血压患者血压显著的或急剧的升高[收缩压>26.7 kPa(200 mmHg),舒张压>17.3 kPa(130 mmHg)],常同时伴有心、脑、肾及视网膜等靶器官功能损害的一种严重危及生命的临床综合征,若其舒张压>20.0 kPa(150 mmHg)和(或)收缩压>29.3 kPa(220 mmHg),无论有无症状,也应视为高血压急症。高血压急症包括高血压脑病、高血压危象、急进型高血压、恶性高血压、高血压合并颅内出血、急性冠状动脉功能不全、急性左心衰竭、主动脉夹层血肿以及子痫、嗜铬细胞瘤危象等。

(二)恶性高血压

1%～5%的中、重度高血压患者可发展为恶性高血压,其发病机制尚不清楚,可能与不及时治疗或治疗不当有关。病理上以肾小动脉纤维样坏死为突出特征。临床特点:①发病较急骤,多见于中、青年;②血压显著升高,舒张压持续>17.3 kPa(130 mmHg);③头痛、视物模糊、眼底出血、渗出和视盘水肿;④肾脏损害突出,表现为持续蛋白尿、血尿及管型尿,并可伴肾功能不全;⑤进展迅速,若不给予及时治疗,则预后不佳,可死于肾衰竭、脑卒中或心力衰竭。

(三)高血压危重症

1.高血压危象

在高血压病程中,由于周围血管阻力的突然上升,血压明显升高,出现头痛、烦躁、眩晕、恶心、呕吐、心悸、气急及视物模糊等症状。伴靶器官病变者可出现心绞痛、肺水肿或高血压脑病。血压以收缩压显著升高为主,也可伴舒张压升高。发作一般历时短暂,控制血压后病情可迅速好转,但易复发。危象发作时交感神经活动亢进,血中儿茶酚胺升高。

2.高血压脑病

高血压脑病是指在高血压病程中发生急性脑血液循环障碍,引起脑水肿和颅内压增高而产生的临床征象。发生机制可能为过高的血压突破了脑血管的自身调节机制,导致脑灌注过多,液体渗入脑血管周围组织,引起脑水肿。临床表现有严重头痛、呕吐、神志改变,较轻者可仅有烦躁、意识模糊,严重者可发生抽搐、昏迷。

(四)急进型高血压

急进型高血压占高血压患者的1%～8%,多见于年轻人,男性居多。临床特点:①收缩压、舒张压均持续升高,舒张压常持续≥17.3 kPa(130 mmHg),很少有波动;②症状多而呈明显进行性加重,有一些患者高血压是缓慢病程,但后期突然迅速发展,血压显著升高;③出现严重的内脏器官损害,常在1～2年内发生心、脑、肾损害和视网膜病变,出现脑卒中、心梗、心衰、尿毒症及视网膜病变(眼底Ⅲ级以上改变)。

(五)缓进型高血压

这种类型占95%以上,临床上又称之为良性高血压。其起病隐匿,病情发展缓慢,病程较长,可达数十年,多见于中老年人。临床表现:①早期可无任何明显症状,仅有轻度头痛或不适,休息之后可自行缓解。偶测血压时才发现高血压。②逐渐发展,患者表现为头痛、头晕、失眠、乏力、记忆力减退症状,血压也随着病情发展是逐步升高并趋向持续性,波动幅度也随之减小并伴随着心、脑、肾等器官的器质性损害。

此型高血压病由于病程长,早期症状不明显所以患者容易忽视其治疗,思想上不重视,不能坚持服药,最终造成不可逆的器官损害,危及生命。

（六）老年人高血压

年龄超过60岁达高血压诊断标准者即为老年人高血压。临床特点：①半数以上以收缩压升高为主，即单纯收缩期高血压[收缩压>18.7 kPa(140 mmHg)，舒张压<12.0 kPa(90 mmHg)]，此与老年人大动脉弹性减退、顺应性下降有关，可使脉压增大。流行病资料显示，单纯收缩压的升高也是心血管病致死的重要危险因素。②部分老年人高血压是由中年原发性高血压延续而来，属收缩压和舒张压均增高的混合型。③老年人高血压患者心、脑、肾器官常有不同程度损害，靶器官并发症如脑卒中、心衰、心肌梗死和肾功能不全较为常见。④老年人压力感受器敏感性减退，对血压的调节功能降低，易造成血压波动及直立性低血压，尤其在使用降压药物治疗时要密切观察病情变化。老年人选用高血压药物时宜选用平和、缓慢的制剂，如利尿剂、长效钙通道阻滞剂及血管紧张素转化酶抑制剂(angiotensin converting enzyme inhibitor，ACEI)等；常规给予抗凝剂治疗；定期测量血压以予调整药物剂量。

（七）难治性高血压

难治性高血压又称顽固性或有抵抗性的高血压。临床特点：①治疗前血压≥24.0/15.3 kPa(180/115 mmHg)，经过充分的、合理的、联合应用3种药物(包括利尿剂)，血压仍不能降至21.3/7.5 kPa(160/56 mmHg)以下。②治疗前血压<24.0/15.3 kPa(180/115 mmHg)，而适当的三联药物治疗仍不能达到<18.7/12.0 kPa(140/90 mmHg)，则被认为是难治性高血压。③对于老年单纯收缩期高血压，如治疗前收缩压>26.7 kPa(200 mmHg)，经三联治疗，收缩压不能降至22.7 kPa(170 mmHg)以下，或治疗前收缩压为21.3～26.7 kPa(160～200 mmHg)，而治疗后不能降至21.3 kPa(160 mmHg)以下及至少低1.3 kPa(10 mmHg)，亦称为难治性高血压。充分的、合理的治疗应包括至少3种不同药理作用的药物，包括利尿剂并加之以下两种，β受体阻滞剂，直接的血管扩张药，钙通道阻滞剂或血管紧张素转化酶抑制剂。应当说明的是，并不是所有严重的高血压都是难治性高血压，也不是难治性高血压都是严重高血压。

诊断难治性高血压应排除假性高血压及白大衣性高血压，并排除继发性高血压，如嗜铬细胞瘤、原发性醛固酮增生症、肾血管性高血压等；中年或老年患者经过去有效的治疗以后变得无效，则强烈提示肾动脉硬化及狭窄，肾动脉造影可确定肾血管再建术可能是降低血压的唯一有效方法。

难治性高血压的主要原因可能有以下几种：①患者的依从性不好即患者没有按医师的医嘱服药，这可能是最主要的原因。依从性不好的原因可能为药物方案复杂或服药次数频繁，患者未认识到控制好血压的重要性，药物费用及不良反应等。②患者食盐量过高(>5 g/d)，或继续饮酒，体重控制不理想。应特别注意来自加工食品中的盐，如咸菜、罐头、腊肉、香肠、酱油、酱制品、咸鱼、成豆制品等，应劝说患者戒烟、减肥，肥胖者减少热量摄入量。③医师不愿使用利尿剂或使用多种作用机制相同的药物。④药物相互作用，如阿司匹林或非甾体抗炎药因抑制前列腺素合成而干扰高血压的控制，拟交感胺类可使血压升高，麻黄素、口服避孕药、雄性激素、过多的甲状腺素、糖皮质激素等可使血压升高或加剧原先的高血压；考来烯胺可妨碍抗高血压药物的经肠道吸收。三环类抗忧郁药，苯异丙胺、抗组织胺、单胺氧化酶抑制剂及可卡因干扰胍乙啶的药理作用。

（八）儿童高血压

关于儿童高血压的诊断标准尚未统一。如WHO规定：13岁以上正常上限为18.7/12.0 kPa(140/90 mmHg)，13岁以下则为18.0/11.3 kPa(135/85 mmHg)。《实用儿科学》中规定8岁以下舒张压＞10.7 kPa(80 mmHg),8 岁以上＞12.0 kPa(90 mmHg);或收缩压＞16.0 kPa(120 mmHg)与舒张压＞10.7 kPa(80 mmHg)为高血压。儿童血压测量方法与成年人有所不同:①舒张压以柯氏音第四音为难。②根据美国心脏协会规定,使用袖带的宽度为:1 岁以下为 2.5,1～4 岁为 5～6,5～8 岁为8～9,成人为 12.5,否则将会低估或高估血压的高度。诊断儿童高血压应十分慎重,特别是轻度高血压者应加强随访。一经确诊为儿童高血压后,首先除外继发性高血压。继发性高血压中最常见的病因是肾脏疾病,其次是肾动脉血栓、肾动脉狭窄、先天性肾动脉异常、主动脉缩窄、嗜铬细胞瘤等。

临床特点:①5%的患者有高血压的家族史;②早期一般无明显症状,部分患者可有头痛,尤在剧烈运动时易发生;③超体重肥胖者达 50%;④平素心动过速者,心前区搏动明显,呈现高动力循环状态;⑤尿儿茶酚胺水平升高,尿缓激肽水平降低,血浆肾素活性轻度升高,交感神经活性增高;⑥对高血压的耐受力强,一般不引起心、肾、脑及眼底的损害。

(九)青少年高血压

青少年时期高血压的研究已越来越被人们重视。大量调查发现,青少年原发性高血压起源于儿童期,并认为青少年高血压与成人高血压及并发症有密切关系,同儿童期高血压病因相似,常见于继发性高血压,在青春期继发性高血压病例中,肾脏疾病仍然是主要的病因。大量的调查发现青少年血压与年龄直接相关,青少年高血压诊断标准在不同时间(每次间隔 3 个月以上)3 次测量坐位血压,收缩压和(或)舒张压高于 95 百分位以上可诊断为高血压,见表 5-1。

表 5-1　我国青少年年龄血压百分位

年龄(岁)	男性/P95	女性/P95
1～12	128/81	119/82
13～15	133/84	124/81
16～18	136/89	127/82

(十)精神紧张性高血压

交感神经系统在发病中起着重要作用。交感神经系统活性增强可导致:①血浆容量减少,血小板聚集,因而易诱发血栓形成。②激活肾素-血管紧张素系统,再加上儿茶酚胺的作用,引起左心室的血管肥厚,肥厚的血管更易引起血管痉挛。③副交感神经系统活性降低和交感神经系统活性增强,是易引起心律失常、心动过速的原因。④降低骨骼肌对胰岛素的敏感性,其主要机制为:在紧急情况下;交感神经系统活性增高引起血管收缩,导致运输至肌肉的葡萄糖减少;去甲肾上腺素刺激 β 受体也可引起胰岛素耐受,持续的交感神经系统还可以造成肌肉纤维类型由胰岛素耐受性慢收缩纤维转变成胰岛素耐受性快收缩纤维,这些变化可致血浆胰岛素浓度水平升高,并促使动脉发生粥样硬化。

(十一)白大衣性高血压

白大衣性高血压是指在诊疗单位内血压升高,但在诊疗单位外血压正常。有人估计,在高血压患者中,有 20%～30%为白大衣性高血压,故近年来提出患者自我血压监测有下列好处:①能更全面更准确地反应患者的血压。②没有“白大衣效应”。③提高患者服药治疗和改变生活方式的顺从性。④无观察者的偏倚现象。自测血压可使用水银柱血压计,亦可使用动态血压监测的方法进行判断。有人认为白大衣性高血压也应予以重视,它可能是早期高血压的表现之一。我国目前的参考诊断标准为白大衣性高血压患者诊室收缩压＞21.3 kPa(160 mmHg)和(或)舒张压>12.0 kPa(90 mmHg)并且白昼动态血压收缩压<18.0 kPa(135 mmHg),舒张压<10.7 kPa(80 mmHg),这还需要经过临床的验证和评价。

白大衣性高血压多见于女性、年轻人、体型瘦、诊所血压升高及病程较短者。在这类患者中,规律性反复出现的应激方式,例如上班工作,不会引起血压升高。动态血压监测有助于诊断白大衣性高血压。其确切的自然史与预后还不很清楚。

(十二)应激状态

偏快的心率是处于应激状态的一个标志,心动过速是交感神经活性增高的一个可靠指标,同时也是心血管病死亡率的一个独立危险因素。心率增快与血压升高、胆固醇升高、三酰甘油升高、血球压积升高、体重指数升高、胰岛素抵抗、血糖升高、高密度脂蛋白-胆固醇降低等密切相关。

(十三)夜间高血压

24 小时动态血压监测发现部分患者的血压正常节律消失,夜间收缩压或舒张压的降低小于日间血压平均值的 10%,甚至夜间血压反高于日间血压。夜间高血压常见于某些继发性高血压(如嗜铬细胞瘤、原发性醛固酮增多症、肾性高血压)、恶性高血压和合并心肌梗死、脑卒中的原发性高血压。夜间高血压的产生机制与神经内分泌正常节律障碍、夜间上呼吸道阻塞、换气过低和睡眠觉醒有关,其主要症状是响而不规则的大鼾、夜间呼吸暂停、日间疲乏和嗜睡。这种患者常伴有超重、脑卒中、心肌梗死、心律失常和猝死。

(十四)肥胖型高血压

肥胖者易患高血压,其发病因素是多方面的,伴随的危险因素越多,则预后越差。本型高血压患者心、肾、脑、肺功能均较无肥胖者更易受损害,且合并糖尿病、高脂血症、高尿酸血症者多,患冠状动脉粥样硬化性心脏病(简称冠心病)、心力衰竭、肾功能障碍者明显增加。

(十五)夜间低血压性高血压

夜间低血压性高血压是指日间为高血压(特别是老年收缩期性高血压),夜间血压过度降低,即夜间较日间血压低超过 20%。其发病机制与血压调节异常、血压节律改变有关。该型高血压易发生腔隙性脑梗死,可能与夜间脑供血不足、高凝状态有关。治疗应注意避免睡前使用降压药(尤其是能使夜间血压明显降低的药物)。

五、护理评估

(一)病史

应注意询问患者有无高血压家族史,个性特征,职业、人际关系、环境中有无引发本病的应激因素,生活与饮食习惯,有无烟酒嗜好,有无肥胖、心脏病、肾脏病、糖尿病、高脂血症、痛风、支气管哮喘等病史及用药情况。

(二)身体状况

高血压病根据起病和病情进展缓急分为缓进型和急进型 2 类,前者多见,后者占高血压病的1%~5%。

1.一般表现

缓进型原发性高血压起病隐匿,病程进展缓慢,早期多无症状,偶在体格检查时发现血压升高,少数患者在发生心、脑、肾等并发症后才被发现。高血压患者可在精神紧张、情绪激动或劳累后有头晕、头痛、眼花、耳鸣、失眠、乏力、注意力不集中等症状,但症状与血压增高程度并不一定一致。

患者血压随季节、昼夜、情绪等因素有较大波动，表现为冬季较夏季高、清晨较夜间高、激动时较平静时高等特点。体检时可听到主动脉瓣区第二心音亢进、主动脉瓣区收缩期杂音，少数患者在颈部或腹部可听到血管杂音。长期持续高血压可有左心室肥厚。

高血压病早期血压仅暂时升高，祛除原因和休息后可恢复，称为波动性高血压阶段。随病情进展，血压呈持久增高，并有脏器受损表现。

2.并发症

主要表现心、脑、肾等重要器官发生器质性损害和功能性障碍。

(1)心脏：血压长期升高，增加了左心室的负担。左心室因代偿而心肌肥厚，继而扩张，形成高血压性心脏病。在心功能代偿期，除有劳累性心悸外，其他症状不明显。心功能失代偿时，则表现为心力衰竭。由于高血压后期可并发动脉粥样硬化，故部分患者可并发冠心病，发生心绞痛、心肌梗死。

(2)脑：重要的脑部病变可有如下表现。①一时性(间歇性)脑血管痉挛：可使脑组织缺血，产生头痛、一时性失语、失明、肢体活动不灵或偏瘫。可持续数分钟至数天，一般在24小时内恢复。②脑出血：一般在紧张的体力或脑力劳动时容易发生，例如情绪激动、搬重物等时突然发生。其临床表现因出血部位不同而异，最常见的部位在脑基底节豆状核，故常损及内囊，又称内囊出血。其主要表现为突然摔倒，迅速昏迷，头、眼转向出血病灶的同侧，出血病灶对侧的“三偏”症状，即偏瘫、偏身感觉障碍和同侧偏盲。呼吸深沉而有鼾声，大小便失禁。瘫痪肢体开始完全弛缓，腱反射常引不出。数天后瘫痪肢体肌张力增高，反射亢进，出现病理反射。③脑动脉血栓形成：多在休息睡眠时发生，常先有头晕、失语、肢体麻木等症状，然后逐渐发生偏瘫，一般无昏迷。随病情进展，可发生昏迷甚至死亡。④高血压脑病：是指脑小动脉发生持久而严重的痉挛，脑循环发生急性障碍，导致脑水肿和颅内压增高，可发生于急进型或严重的缓进型高血压病患者。表现为血压持续升高，常超过26.7/16.0 kPa(200/120 mmHg)，剧烈头痛、恶心、呕吐、眩晕、抽搐、视物模糊、意识障碍、直至昏迷。发作可短至数分钟，长者可达数小时或数天。

(3)肾的表现：长期高血压可致肾小动脉硬化，当肾功能代偿时，临床上无明显肾功能不全表现。当肾功能转入失代偿期时，可出现多尿、夜尿增多、口渴、多饮，提示肾浓缩功能减低，尿比重固定在1.010左右，称为等渗尿。当肾功能衰退时，可发展为尿毒症，血中肌酐、尿素氮增高。

(4)眼底视网膜血管改变：目前我国采用Keith-Wegener 4级眼底分级法。Ⅰ级，视网膜动脉变细；Ⅱ级，视网膜动脉狭窄，动脉交叉压迫；Ⅲ级，眼底出血或棉絮状渗出；Ⅳ级，视盘水肿。眼底的改变可反映高血压的严重程度。

3.急进型高血压病

急进型高血压占高血压病的1%左右，可由缓进型突然转变而来，也可起病即为急进型。多见于青年和中年。基本的临床表现与缓进型高血压病相似，但各种症状更为突出，具有病情严重、发展迅速、肾功能急剧恶化和视网膜病变(眼底出血、渗出、视盘水肿)等特点。血压显著增高，舒张压持续在17.3～18.6 kPa(130～140 mmHg)或更高，常于数月或1～2年内出现严重的心、脑、肾损害，最后常因伴发尿毒症死亡，也可死于急性脑血管疾病或心力衰竭。经治疗后，少数病情亦可转稳定。

高血压危象：是指短期内血压急剧升高的严重临床表现。它是在高血压的基础上，交感神经亢进致周围小动脉强烈痉挛，这是血压进一步升高的结果，常表现为剧烈头痛、神志改变、恶心、呕吐、心悸、呼吸困难等。收缩压可达 34.7 kPa(260 mmHg)以上，舒张压达 16.0 kPa(120 mmHg)以上。

(三)实验室及其他检查

1.尿常规检查

尿常规可呈阴性或有少量蛋白和红细胞，急进型高血压患者尿中常有大量蛋白、红细胞和管型，肾功能减退时尿比重降低，尿浓缩和稀释功能减退，血中肌酐和尿素氮增高。

2.X 线检查

轻者主动脉迂曲延长或扩张、并发高血压性心脏病时，左心室增大，心脏呈靴形样改变。

3.超声波检查

心脏受累时，二维超声显示：早期左心室壁搏动增强，第Ⅱ期多见室间隔肥厚，继则发生左心室肥厚；左心房轻度扩大；超声多普勒于二尖瓣上可测出舒张期血流速度减慢，舒张末期速度增快。

4.心电图和心向量图检查

心脏受累的患者又可见左心室增厚或兼有劳损，P 波可增宽或有切凹，P 环振幅增大，特别是终末期向后电力更为明显。偶有心房颤动或其他心律失常。

5.血浆肾素活性和血管紧张素Ⅱ浓度测定

二者可增高，正常或降低。

6.血浆心钠素浓度测定

心钠素浓度降低。

六、护理目标

(1)头痛减轻或消失。

(2)焦虑减轻或消失。

(3)血压维持在正常水平，未发生意外伤害。

(4)能建立良好的生活方式，合理膳食。

七、护理措施

(一)一般护理

(1)头痛、眩晕、视物模糊的患者应卧床休息，抬高床头，保证充足的睡眠。指导患者使用放松技术，如缓慢呼吸、心理训练、音乐治疗等，避免精神紧张、情绪激动和焦虑，保持情绪平稳。保持病室安静，减少声光刺激和探视，护理操作动作要轻巧并集中进行，少打扰患者。对因焦虑而影响睡眠的患者遵医嘱应用镇静剂。

(2)有氧运动可降压减肥、改善脏器功能、提高活动耐力、减轻胰岛素抵抗，指导轻症患者选择适当的运动，如慢跑、健身操、骑自行车、游泳等(避免竞技性、力量型的运动)，一般每周 3～5 次，每次 30～40 分钟，出现头晕、心慌、气短、极度疲乏等症状时应立即停止运动。

(3)合理膳食，每天摄钠量不超过 6 g，减少热量、胆固醇、脂肪摄入，适当增加蛋白质，多吃蔬菜、水果，摄入足量的钾、镁、钙，避免过饱，戒烟、酒及刺激性的饮料，可以降低血压，减轻体重，防止高血脂和动脉硬化，防止便秘，减轻心脏负荷。

(二)病情观察与护理

(1)注意神志、血压、心率、尿量、呼吸频率等生命体征的变化，每天定时测量并记录血压。血压有持续升高时，密切注意有无剧烈头痛、呕吐、心动过速、抽搐等高血压脑病和高血压危象的征象。出现上述现象时应给予氧气吸入，建立静脉通路，通知病危，准备各种抢救物品及急救药物，详细书写特别护理记录单；配合医师采取紧急抢救措施，加快速降压、制止抽搐，以防脑血管疾病的发生。

(2)注意用药及观察：高血压患者服药后应注意观察服药反应，并根据病情轻重、血压的变化决定用药剂量与次数，详细做好记录。若有心、脑、肾严重并发症，则药物降压不宜过快，否则供血不足易发生危险。血压变化大时，要立即报告医师予以及时处理。要告诉患者按时服药及观察，忌乱用药或随意增减剂量与擅自停药。用降压药期间要经常测量血压并做好记录，以提供治疗参考，注意起床动作要缓慢，防止直立性低血压引起摔倒。用利尿剂降压时注意记录液体出入量，排尿多的患者应注意补充含钾高的食物和饮料，如玉米面、海带、蘑菇、枣、桃、香蕉、橘子汁等。用普萘洛尔药物要逐渐减量至停药，避免突然停用引起心绞痛发作。

(3)患者若出现肢体麻木，活动欠灵，言语含糊不清时，应警惕高血压并发脑血管疾病。对已有高血压心脏病者，要注意有无呼吸困难、水肿等心力衰竭表现；同时检查心率、心律，有无心律失常的发生。观察尿量及尿的化验变化，以发现肾脏是否受累。发现上述并发症时，要协助医师治疗及做好护理工作。

(4)高血压急症时，应迅速、准确按医嘱给予降压药、脱水剂及镇痉药物，注意观察药物疗效及不良反应，严格按药物剂量调节滴速，以免血压骤降引起意外。

(5)出现脑血管意外、心力衰竭、肾衰竭者，给予相应抢救配合。

八、健康教育

(1)向患者提供有关本病的治疗知识，注意休息和睡眠，避免劳累。

(2)同患者共同讨论改变生活方式的重要性，采取低盐、低脂、低胆固醇、低热量饮食，禁烟、酒及刺激性饮料。肥胖者应节制饮食。

(3)教会患者进行自我心理平衡调整，自我控制活动量，保持良好的情绪，掌握劳逸适度，懂得愤怒会使舒张压升高，恐惧焦虑会使收缩压升高的道理，并竭力避免。

(4)定期、准确、及时服药，定期复查。

(5)保持排便通畅，规律的性生活，避免婚外性行为。

(6)教会患者怎样测量血压及记录。让患者掌握药物的作用及不良反应，告诉患者不能突然停药。

(7)指导患者适当地进行运动，可增加患者的健康感觉和松弛紧张的情绪。推荐做渐进式的有氧运动，如散步、慢跑，也可打太极拳、练气功；避免举高重物及做等长运动(如举重、哑铃)。

九、高血压合并常见病的护理

(一)高血压合并脑卒中的护理要点

1.生活起居护理

(1)外感风寒者，病室宜温暖，汗出时忌当风，恶风严重时，头部可用毛巾包裹或戴帽，以免复感外邪。

(2)阴虚阳亢者病室宜凉润通风，阳虚者病室宜温暖、阳光充足。

(3)眩晕发作时卧床休息，闭目养神，起坐下床动作要缓慢，尽量减少头部的活动，防止跌仆，协助其生活护理。座椅、床铺避免晃动、摇动。

(4)神昏或脑卒中患者要加强口腔、眼睛、皮肤及会阴的护理，用盐水或中药漱口液清洗口腔；眼睑不能闭合者，覆盖生理盐水湿纱布，并按医嘱滴眼药水或眼药膏；保持床单位清洁，定时为患者翻身拍背；尿失禁患者给予留置导尿。

2.情志护理

(1)脑卒中患者多心肝火盛，易心烦易怒，可安抚鼓励患者，使其舒神开心，指导患者适当看一些喜剧电影、小说和赏心悦目的金色、杏色或白色的五行图片，听大自然的轻音乐，对应中医学的音乐疗法，五音调试可选角调，如《碧叶烟云》，其音韵可清肝泻火、平肝清阳，可缓解头晕胀痛、烦躁易怒、失眠多梦等。

(2)合并郁证患者可用“喜疗法”，所谓“喜则气和志达，营卫通利”。指导患者看笑话集、喜剧以及红色、紫色、绿色等色彩鲜艳的五行图片，多交友谈心，听一些喜庆的音乐，如徵调《雨后彩虹》、角调的《春江花月夜》与宫调的《青花瓷》。还可运用中医学芳香治疗法，如选择柠檬可以轻度兴奋，缓解压力，减轻消沉和抑郁。

3.饮食护理

(1)宜清淡、低盐、低脂饮食，忌辛辣、肥甘厚味、咸食等，禁烟、浓茶、咖啡等。

(2)吞咽困难、饮水呛咳者，指导患者取平卧位喂食流质食物，取坐位或半卧位进食半流质或固体食物。

(3)风痰上扰证应多食雪梨、橘子、杏仁、冰糖、萝卜等，忌食肥腻、公鸡肉等助痰生风的食物。

(4)肝阳上亢证宜食山楂、淡菜、紫菜、甲鱼、芹菜、海蜇、香菇等。

(5)痰湿中阻证可多食薏苡仁、红小豆、西瓜、冬瓜、玉米、竹笋等清热利湿的食物。

(6)气血两亏者应着重补益，如黑芝麻、胡桃肉、红枣、怀山药、羊肝、猪肾等。

4.用药护理

(1)外感风寒者，中药宜热服，服药后可饮热粥或热汤以助药力。其他中药宜温服。恶心、呕吐较重者，可少量多次频服，或舌上滴姜汁数滴。

(2)长期服药者，不可擅自骤然停药，以免引起病情反复。若停药一定要遵医嘱缓慢逐步减量，直至停药。注意观察药物引起的不良反应。

(3)服降压药、利尿脱水药时，应观察血压变化，防止头晕，注意安全。

5.病情观察

(1)严密观察神志、瞳孔、生命体征、汗出、肢体活动、大小便失禁、液体出入量等，防止脑疝及脱证的发生。

(2)观察疾病发作的时间、性质、程度、伴随症状、诱发因素等，做好实时记录。

6.脑卒中的急症处理

(1)应就地处理，给予吸氧，针刺人中、十宣、涌泉等穴紧急救治，遵医嘱使用降压药、脱水药或镇静药。

(2)脑卒中患者取头高脚低位，尽量避免搬动。保持呼吸道通畅，头转向一侧，除去义齿，清除口咽部分泌物，解开其衣领、衣扣、腰带，及时吸痰。使用压舌板、舌钳和牙垫防止舌后坠、舌咬伤、颊部咬伤。

(3)严重者应专人守护，注意安全，卧床设床栏，防止坠床，必要时使用保护性约束，防止意外伤害。抽搐时切忌强拉、捆绑患者拘急挛缩的肢体，以免造成骨折。床旁备气管切开包、气管插管、呼吸机等急救用物。

（4）做好鼻饲、导尿的护理。

7.健康指导

（1）起居：劳逸有节，适寒温，防外感，保证充足睡眠，避免用脑过度，不宜长时间看书学习等。

（2）饮食：可多食健脑的食物，如灵芝、桂圆、核桃、蚕豆、动物的骨髓等。忌辛辣、肥甘厚味、咸食等，禁烟、浓茶、咖啡等。

（3）情志：顺其自然，为所能为。

（4）用药：遵医嘱用药，不可擅自停药和减量。

（5）康复：脑卒中患者常有肢体瘫痪、语言不利、吞咽困难等功能障碍。应根据患者的具体情况，指导其做被动或主动的肢体功能活动、语言训练及吞咽功能训练。运用针灸、推拿、按摩、理疗等治疗方法，帮助患者恢复功能。预防或减少失用性萎缩、失语等并发症的发生。注意患肢保暖防寒，保持肢体功能位置。

（6）强身：散步、打太极拳、做脑或颈保健操，以疏通经脉，调畅气血，濡养脑髓。

（7）定期复查，不适随诊。

（二）高血压合并糖尿病的护理要点

1.生活起居护理

（1）病室要保持整洁安静、光线柔和，室温在18～22 ℃，相对湿度50%～70%为宜。

（2）根据患者具体情况选择运动疗法：如快步走、打太极拳、练八段锦、骑自行车等。时间安排在饭后1小时开始，每次持续20～30分钟。以运动后脉搏在120次/分左右、不感到疲劳为宜。外出时携带糖果、饼干和水，以预防低血糖。

（3）指导患者注意个人卫生，保持全身和局部清洁，加强口腔、皮肤和阴部的清洁，做到勤换内衣。

（4）衣服、鞋袜穿着要宽松，寒冷季节要注意四肢关节末端保暖。肢痛、肢麻者应避免局部刺激，可用乳香、当归、红花煎水熏洗，要注意温度，以免烫伤。

（5）注意保护足部，鞋袜不宜过紧，保持趾间干燥、清洁。经常检查有无外伤、鸡眼、水泡、趾甲异常等，并及时处理。剪趾甲时注意剪平，不要修剪过短。

（6）出现视物模糊者，应减少活动，外出时需有专人陪同。

2.情志护理

（1）消渴患者多为肝失调畅，气机紊乱，应多与患者沟通，正确对待疾病，针对每个患者的病情和心理、性格特点，循循善诱，耐心开导，让患者保持乐观情绪，积极配合治疗。

（2）嘱患者选用情调悠然、节奏徐缓、旋律清逸高雅、风格隽秀的古典乐曲与轻音乐，如《烛影摇红》《平湖秋月》《春江花月夜》《江南好》以及平静舒缓、朴实自然的牧曲等，优美悦耳的音乐可改善糖尿病患者孤独、忧郁、烦恼、沮丧等不良情绪。

（3）嘱患者在室外可选择花园、湖畔以及依山傍水、绿树成荫之处。选择的环境使人精神愉快，情绪稳定从而加强治疗的效果。

3.饮食护理

（1）计算标准体重，控制总热量。严格定时、定量进餐，饮食搭配均匀。

（2）碳水化合物、蛋白质、脂肪分配比例占总热量的55%～65%、10%～15%、20%～25%。

(3)宜选用的食物:粗粮、杂粮、燕麦、玉米面和黄豆及其制品、新鲜蔬菜等;少吃的食物:奶油、动物油及内脏、芋头、莲藕、葵花籽等。

(4)禁食糖、烟、酒和高淀粉的食物,如薯类、香蕉等,少食煎炸食品。可适当增加蛋白质如瘦肉、鱼、牛奶、豆制品等。可食用洋葱、黄瓜、南瓜、茭白、怀山药等有治疗作用的蔬菜。按规定进食仍感饥饿者,应以增加水煮蔬菜充饥。

(5)在血糖和尿糖控制平稳后,可在两餐间限量吃一些梨、西瓜、橙子等。

4.用药护理

(1)中药宜饭后温服。

(2)了解各类降糖药物的作用、剂量、用法,掌握药物的不良反应和注意事项,指导患者正确服用,及时纠正不良反应。

(3)观察患者的血糖、尿糖、尿量和体重变化,评价药物疗效。

5.病情观察

(1)询问既往饮食习惯、饮食结构和进食情况,以及生活方式、休息状况、排泄状况、有无特殊嗜好、有无糖尿病家族史、有无泌尿道和皮肤等感染、有无糖尿病慢性并发症,注意观察有无血管、神经系统异常。

(2)定期检查空腹和饭后 2 小时的血糖变化。

(3)准确记录 24 小时液体出入量,每周定时测体重。

(4)观察患者饮水、进食量,尿量及尿的颜色和气味。观察患者的神志、视力、血压、舌象、脉象和皮肤情况,做好记录。若观察到以下情况应立即报告医师,医护协作处理:①患者突然出现心慌、头晕、出虚汗、软弱无力等低血糖现象时,应该马上检查血糖情况,如果是低血糖,应按低血糖处理。②头痛、头晕、食欲缺乏、恶心、呕吐、烦躁不安,甚至呼吸有烂苹果气味的酮症酸中毒时。③出现神昏、呼吸深快、血压下降、肢冷脉微欲绝等症状。

6.健康指导

(1)饮食护理:①定时、定量进餐,避免进食时间延迟或提早,没有低血糖时避免吃糖。②避免吃浓缩的碳水化合物,避免饮用酒精饮料,避免食用高胆固醇、高脂肪食物。

(2)胰岛素使用:①向患者解释所使用胰岛素的作用时间及注意事项。②指导低血糖反应的表现和紧急处理措施。

(3)测血糖:指导患者掌握正确的血糖测试方法。

(4)足部护理:①定期检查足部皮肤,以早期发现病变。②促进足部血液循环,以温水浸泡双脚,时间不可过长,5 分钟左右。冬季应注意保暖,避免将双脚长时间暴露于冷空气中。③以润滑剂按摩足部,避免穿过紧的长裤、袜、鞋。④避免穿拖鞋、凉鞋、赤脚走路,禁用暖水袋,以免因感觉迟钝而造成踢伤、烫伤。

(5)注意个人卫生:①勤洗澡,不可用过热的水,以免烫伤。②女患者阴部用温水清洗,以减轻不适。③阴部及脚趾皮肤避免潮湿,应随时保持干燥。

(6)休息:适当的休息,睡眠时间以能够恢复精神为原则。

(7)运动:运动可减少身体对胰岛素的需要量,依患者喜好和能力,共同计划规律运动,鼓励肥胖患者多运动。

(8)其他:保持情绪稳定,生活规律。按医嘱服用降糖药,定期复查,如有不适,随时就诊。

（三）高血压合并心力衰竭的护理要点

1.生活起居护理

(1)创造安静舒适的环境是本病护理工作的关键，避免一切不良刺激，特别要避免突然而来的噪声、高音。病室空气要清新，经常通气换气，温湿度适宜。注意保暖、避风寒、防外感，保证充足的睡眠。

(2)久病体弱、动则心悸怔忡、饮停心下、水邪泛滥水肿及重症卧床患者，一切活动应由护理人员协助，加强生活护理，预防压疮等并发症发生；取半卧位，两腿下垂，配合吸氧、强心、利尿等不同的治疗。

(3)指导患者排便时勿过于用力，养成每天定时排便习惯，平时饮食中可增加粗纤维食物或蜂蜜等润肠之物。便秘者适当应用缓泻剂。

(4)病症轻者应适当进行锻炼：打太极拳、八段锦、气功等，以利脏腑气血的功能调节；但久病怔忡或心阳不足的患者应以卧床休息为宜，以免劳力耗伤心气加重病情。

2.饮食护理

(1)本病以虚证多见，需注意加强营养补益气血：多用莲子、桂圆、大枣、怀山药、甲鱼等；水肿者要限制水盐的摄入，忌食肥甘厚味、生冷、辛辣、烈酒、烟、浓茶、咖啡等刺激性物品。

(2)体虚者可配以养血安神八宝粥(原料：芡实、薏苡仁、白扁豆、莲肉、怀山药、红枣、桂圆、百合各 6 g、粳米 150 g)。实证者则多配用重镇安神之物如朱砂安神丸(原料：朱砂、黄连、生地黄、当归、甘草)。

(3)饮食宜有节制，应做到定时定量、少食多餐、不宜过饱。

(4)适当饮用低度红酒有温阳散寒，活血通痹的作用。

(5)适当控制钠盐及液体摄入量，保证热量供应的正常，进食蛋白质含量多的食物，如瘦肉、鸡蛋、鱼等。

3.用药护理

(1)补益药宜早晚温服；使用中成药或西药者，要严格按照医嘱的剂量和时间给药，不应发给患者自行掌握服用。

(2)服用洋地黄类药、扩冠药及抗心律失常药物等抢救药物时要注意观察药物不良反应。附子服用过量后出现乌头碱中毒表现为心律失常，久煎 1～2 小时可减毒；洋地黄中毒可出现心率减慢、恶心、呕吐、头痛、黄视、绿视等毒性反应。

(3)安神定志药物宜在睡前 0.5～1 小时服用。

4.情志护理

(1)情志不遂是诱发本病的重要因素。故应做好情志护理，注重消除患者紧张、惧怕、焦虑等不良情绪，要使患者怡情悦志，避免思虑过度伤脾。

(2)当病症发作时，患者常自觉六神无主、心慌不宁、恐惧，此时应在旁守护患者以稳定情绪，使其感到放心，同时进行救治。

5.病情观察

(1)本病症常在夜间发作及加重，故夜间应加强巡视及观察。

(2)若见脉结代、呼吸不畅、面色苍白等心气衰微表现时，立即予以吸氧，通知医师，可予口服红参粉或按医嘱给服救心丸、丹参滴丸同时针刺心俞、内关、神门、三阴交或耳针心、肾、副交感等穴。

(3)对阵发性心悸的患者，发作时脉搏明显加速而并无结代者，可试用憋气法、引吐法、压迫眼球法、压迫颈动脉窦法来控制心悸。

(4)中医适宜技术:根据不同辨证分型可给予中药泡脚、熏蒸、中频脉冲电刺激、穴位敷贴、耳穴埋豆、拔火罐、艾灸等方法进行辅助治疗。

6.健康指导

(1)起居:有序,居住环境安静,避免恶性刺激及突发而来的高音、噪声,忌恼怒、紧张。

(2)饮食:有节,食勿过饱,勿食肥甘厚味,戒烟慎酒,忌浓茶、咖啡及烈性酒;限制钠盐摄入。

(3)情志:重视自我调节情志,保持乐观开朗的情绪,丰富生活内容,怡情悦志,使气机条达,心气和顺。

(4)用药:积极防治有关的疾病,如痰饮、肺胀、喘证、消渴等证。

(5)强身:注意锻炼身体,以增强心脏、肺脏的功能,预防外邪的侵袭,保持充足的睡眠。

(6)器质性心脏病的妇女不宜怀孕,怀孕时应予终止妊娠。

(7)定期复查:指导患者按照医嘱定时服药,定时复诊,随身携带急救药如硝酸甘油、硝酸异山梨酯、速效救心丸等,以便发作时服用,及时缓解症状。

(四)高血压患者自我调护要点

自我调护与高血压的发生、发展及预后有密切的关系,正确的自我调护可以改善血压。

1.养成良好的生活习惯

如坚持起床三部曲:醒来睁开眼睛后,继续平卧半分钟,再在床上坐半分钟,然后双腿下垂于床沿半分钟,最后才下地活动。

2.穿衣宜松

高血压患者穿衣宜松不宜紧,保持三松(衣领宜松、腰带宜松、穿鞋宜松)。

3.居住环境宜舒适

环境应保持舒适、安静、整洁,室内保持良好的通风。

4.正确洗漱

每天早晚坚持温水洗漱、漱口最为适宜,因水过热、过凉都会刺激皮肤感受器,引起周围血管的舒缩,影响血压;洗澡时间不能过长,特别要注意安全,防止跌倒。

5.正确作息

坚持午休 30～60 分钟/天,如无条件,可闭目养神或静坐,有利于降压。夜间睡前,可用温水浸泡双足或按摩脚底穴位,可促进血液循环,提高睡眠质量。老年人每天睡眠时间为 6～8 小时即可。

6.其他

(1)戒烟限酒,控制体重。

(2)预防便秘:增加粗纤维食物摄入,行腹部穴位按摩以促进肠蠕动,或晨起空腹喝一大杯白开水,必要时可在医师指导下于药物辅助通便。

(3)掌握血压监测、预防和处理直立性低血压的方法。

(4)自行进行耳穴、体穴按压,用指尖或指节按压所选的穴位,每次按压 5～10 分钟,以有酸胀感觉为宜,14 天 1 个疗程。

(5)自行足疗法:双足浸泡,尽量让水浸没过足踝(有足浴桶者可至膝以下),水温保持在 40 ℃,每天可进行 2 次,下午与晚间各 1 次,每次 30～40 分钟。

随着医学的不断发展,人们已开始日益重视高血压的危害,护理人员及家庭应不断更新调护观念，拓宽知识面，学习心理学、教育学等其他学科知识，把握教学技巧，不断提高整体素质，为患者提供最佳的服务，最终达到降低高血压人群心脑血管病发病率的目标。

（五）预防和处理直立性低血压

1.直立性低血压的表现

乏力、头晕、心悸、出汗、恶心、呕吐等临床表现，在联合用药、服首剂药物或加量时应特别注意。

2.指导患者预防直立性低血压的方法

（1）避免长时间站立，尤其在服药后最初几个小时。

（2）改变姿势，特别是从卧、坐位起立时动作宜缓慢。

（3）服药时间可选在平静休息时，服药后继续休息一段时间再下床活动，如在睡前服药，夜间起床排尿时应注意。

（4）避免用太热的水洗澡或蒸汽浴，更不宜大量饮酒。

（5）指导患者在直立性低血压发生时采取下肢抬高平卧，以促进下肢血液回流。

（曹洪云）

第六节　主动脉夹层动脉瘤

主动脉夹层动脉瘤（dissecting aortic aneurysm，DAA）又叫主动脉夹层血肿（简称主动脉夹层），是主动脉内膜撕裂、血液进入动脉壁中层所形成的血肿或血流旁路，男性发病率是女性的2～3倍。DAA若未得到及时有效的治疗则死亡率极高。

一、病因与发病机制

任何破坏主动脉壁中层弹性或肌肉成分完整性的疾病都可使主动脉易患夹层分离。中层胶原及弹性硬蛋白变性所致的中层退行性变是首要的易患因素。囊性中层退行性变是多种遗传性结缔组织缺陷（马方综合征和埃勒斯-当洛综合征）的内在特点。年龄增长和高血压可能是中层退行性变的两个重要因素。主动脉夹层的好发年龄为60～70岁，男性为女性发病率的2倍。某些其他先天性心血管畸形，如主动脉瓣单瓣畸形和主动脉缩窄也易并发主动脉夹层。另外，动脉内导管术及主动脉球囊反搏等诊疗操作也可能引起主动脉夹层。

主动脉夹层开始于主动脉内膜撕裂，血液穿透病变中层，将中层平面一分为二，主动脉壁即出现夹层。由于管腔压力不断推动，分离过程沿主动脉壁推进，典型的为顺行推进，即被主动脉血流向前的力推动，有时也可见从内膜撕裂处逆向推进。主动脉壁分离层之间被血液充盈的空间形成一个假腔，剪切力可能导致内膜进一步撕裂，为假腔内的血流提供出口或额外的进口。假腔可由于血液充盈而扩张，引起内膜突入真腔内，使血管腔发生狭窄变形。

二、分类

绝大多数主动脉夹层起源于升主动脉和（或）降主动脉。主动脉夹层有3种主要的分类方法，对累及的主动脉的部位及范围进行定义（表5-2，图5-1）。考虑预后及治疗的不同，所有这

3种分类方法都是基于主动脉夹层是否累及升主动脉而定。一般而言,夹层分离累及升主动脉有外科手术指征,而对那些未累及升主动脉的夹层分离可考虑药物保留治疗。

表 5-2 常用的主动脉夹层分类方法

分类	起源和累及的主动脉范围
DeBakey 分类法	
Ⅰ型	起源于升主动脉,扩展至主动脉弓或其远端
Ⅱ型	起源并局限于升主动脉
Ⅲ型	起源于降主动脉沿主动脉向远端扩展
Stanford 分类法	
A型	所有累及升主动脉的夹层分离
B型	所有不累及升主动脉的夹层分离
解剖描述分类法	
近端	包括 DeBakeyⅠ型和Ⅱ型,Stanford 法 A 型
远端	包括 DeBakeyⅢ型,Stanford 法 B 型

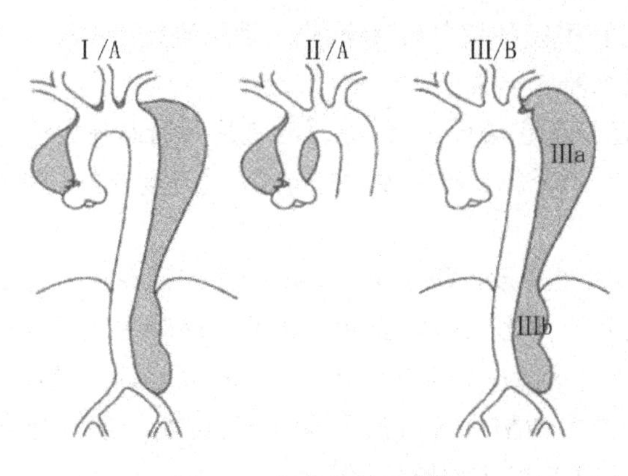

图 5-1 主动脉夹层分类

Ⅰ/A:DeBakeyⅠ型/StanfordA 型;Ⅱ/A:DeBakeyⅡ型/StanfordA 型;Ⅲ/B:DeBakeyⅢ型/StanfordB 型

三、诊断

(一)临床表现特点

1.症状

急性主动脉夹层最常见的症状是剧烈疼痛,而慢性夹层分离多数可能并无疼痛。典型的疼痛为突然发生,开始时即为剧痛。患者主诉疼痛呈撕裂、撕扯或刀刺样。当夹层分离沿主动脉伸展时,疼痛可沿着夹层分离的走向逐步向其他部位转移。疼痛部位对判断主动脉夹层的部位有帮助,因为局部的症状通常反应所累及的主动脉。若胸痛只在前胸部,或最痛之处在前胸部,提示夹层绝大多数累及升主动脉。若胸痛只在肩胛之间,或最痛之处在肩胛之间,则绝大部分累及降主动脉。颈、喉、颌、面部的疼痛强烈提示夹层累及升主动脉。另外,疼痛在背部的任何部位,或腹部和下肢，强烈提示累及降主动脉。

其他一些不常见情况包括充血性心力衰竭、晕厥、脑血管意外、缺血性周围神经病变、截瘫、猝死等。急性充血性心力衰竭几乎均由近端主动脉夹层所致的严重主动脉瓣反流引起。无神经定位体征的晕厥占主动脉夹层的4%～5%，一般需紧急外科手术。

2.体征

在一些患者中，单纯的体检结果就足以提示诊断，而在另外一些情况下，即使存在广泛的主动脉夹层，相应的体征也不明显。远端主动脉夹层患者80%～90%以上存在高血压，但在近端主动脉夹层患者中高血压较少见。近端主动脉夹层患者与远端主动脉夹层患者相比更易发生低血压。低血压通常是由于心脏压塞、胸腔或腹腔内动脉破裂所致。与主动脉夹层相关的最典型体征如脉搏短缺、主动脉反流杂音、神经系统表现更多见于近端夹层分离。急性胸痛伴脉搏短缺(减弱或缺如)强烈提示主动脉夹层。近端主动脉夹层分离中的50%有脉搏短缺，而远端主动脉夹层中只占15%。

主动脉瓣反流是近端主动脉夹层的重要并发症，一些患者可听到主动脉瓣反流杂音。与近端主动脉夹层相关的主动脉瓣膜反流杂音常呈乐音样，胸骨右缘比胸骨左缘听诊更清晰。根据反流的严重程度不同，可能存在其他主动脉瓣关闭不全的周围血管征象，如水冲脉和脉压增宽。

许多疾病的表现可酷似主动脉夹层，包括急性心肌梗死或严重心肌缺血，非主动脉夹层引起的急性主动脉反流，非夹层分离引起的胸主动脉瘤、腹主动脉瘤、心包炎、肌肉骨骼痛或纵隔肿瘤。

(二)实验室和其他辅助检查特点

临床上，一旦诊断上已怀疑主动脉夹层，必须迅速并准确地确定诊断。目前可用的诊断方法包括主动脉造影、造影增强CT扫描、磁共振成像、经胸或经食管的心脏超声。

1.胸部X线

胸部X线最常见的异常是主动脉影变宽，占患者的80%～90%，局限性的膨出往往出现于病变起源部位。一些患者可出现上纵隔影变宽。若见主动脉内膜钙化影，则可估测主动脉壁的厚度，正常为2～3 mm；若主动脉壁厚度增加到10 mm以上，则高度提示主动脉夹层(图5-2)。虽然绝大多数患者有一种或多种胸部X线的异常表现，但相当部分患者胸部X线改变不明显。因此，正常的胸部X线绝不能排除主动脉夹层。

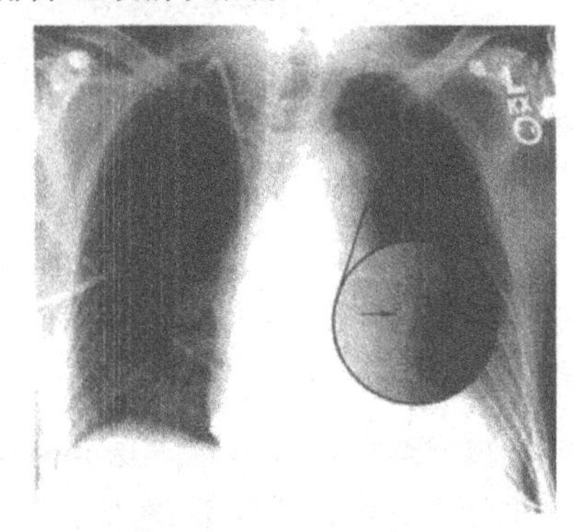

图5-2 主动脉夹层，胸部X线可见主动脉内膜

钙化影与主动脉影外侧缘相距10 mm以上

2.主动脉造影

逆行主动脉造影是主动脉夹层的最可靠诊断技术，若考虑行手术治疗或血管内支架治疗，术前须行主动脉造影。血管造影诊断主动脉夹层的直接征象包括主动脉双腔或分离内膜片，提示夹层分离的间接征象包括主动脉腔变形、主动脉壁变厚、分支血管异常，以及主动脉瓣反流。主动脉造影的主要优点在于能明确主动脉夹层和累及的分支血管范围，也能显示主动脉夹层的一些主要并发症，如假腔内血栓和主动脉瓣反流。

3.CT 扫描

增强 CT 扫描时，若发现内膜片分割或以造影剂密度差来区分的两个明显的主动脉腔时即可诊断主动脉夹层。与主动脉造影不同，CT 扫描的优点在于它是无创的，但需要使用静脉内造影剂。CT 还有助于识别假腔内的血栓，发现心包积液。但 CT 扫描不能可靠地发现有无主动脉瓣反流和分支血管病变。

4.磁共振成像(MRI)

MRI 特别适用于诊断主动脉夹层，能显示主动脉夹层的真假腔、内膜的撕裂位置、剥离的内膜片和可能存在的血栓等。MRI 是无创性检查，也不需使用静脉内造影剂从而避免了离子辐射。虽然 MRI 以其高度的准确性成为目前无创性诊断主动脉夹层的主要标准，但它存在一些缺点，如对已植入起搏器、血管夹、人工金属心脏瓣膜和人工关节患者忌用。MRI 也仅提供有限的分支血管图像，不能可靠地识别主动脉瓣反流的存在。另外，由于显影所需时间较长，急性主动脉夹层患者行 MRI 有风险。

5.超声心动图

超声心动图对诊断升主动脉夹层具有重要意义，且易识别并发症(如心包积血、主动脉瓣关闭不全和胸腔积血等)。在 M 型超声中可见主动脉根部扩大，夹层分离处主动脉壁由正常的单条回声带变成两条分离的回声带。在二维超声中可见主动内分离的内膜片呈内膜摆动征，主动脉夹层形成主动脉真假双腔征。有时可见心包或胸腔积液。多普勒超声不仅能检出主动脉夹层管壁双重回声之间的异常血流，而且对主动脉夹层的分型、破口定位及主动脉瓣反流的定量分析都具有重要的诊断价值。经食管超声心动图克服了经胸廓超声心动图的一些局限性。它可以采用更高频率的超声检查，从而提供更好的解剖细节。

几种影像方法都各有其特定的优缺点。在选择时，必须考虑各种检查的准确性、安全性和可行性(表 5-3)。

表 5-3 几种影像学方法诊断主动脉夹层的性能

诊断性能	ANGIO	CT	MRI	TEE
敏感性	++	++	+++	+++
特异性	+++	+++	+++	++/+++
内膜撕裂部位	++	+	+++	+
有无血栓	+++	++	+++	+
有无主动脉关闭不全	+++	−	+	+++
心包积液	−	++	+++	+++
分支血管累积	+++	+	++	+
冠状动脉累及	++	−	−	++

注：+++极好，++好，+一般，−无法检测。ANGLO：主动脉造影；CT：计算机断层扫描；MRI：磁共振成像；TEE：经食管超声心动图。

四、治疗

治疗主动脉夹层的主要目的在于阻止夹层分离的进展。那些致命的并发症并不是内膜撕裂本身，而是随之而来的主动脉夹层的并发症，如分离主动脉破裂、急性主动脉瓣关闭不全、急性心包压塞等。如果不进行及时、适当的治疗，主动脉夹层有很高的死亡率。

(一)紧急内科处理

所有高度怀疑有急性主动脉夹层的患者必须予以监护。首要的治疗目的在于消除疼痛并将收缩压降至13.3～14.7 kPa(100～110 mmHg)[平均动脉压为8.0～9.3 kPa(60～70 mmHg)]。无论是否存在疼痛和高血压，均应使用β受体阻滞剂以降低血压变化率(dp/dt)。对可能要进行手术的患者要避免使用长效降压药物，以免使术中血压控制变得复杂。疼痛本身可以加重高血压和心动过速，可静脉注射吗啡以缓解疼痛。

硝普钠对紧急降低动脉血压十分有效。开始滴速为20 μg/min，然后根据血压反应调整滴速，最高可达800 μg/min。当单独使用时，硝普钠可能升高dp/dt，这一作用可能潜在地促进夹层分离的扩展。因此，同时使用足够剂量的β受体阻滞剂十分必要。

为了迅速降低dp/dt，应静脉内剂量递增地使用β受体阻滞剂，直至出现满意的β受体阻滞效应(心率达到60～70次/分)。超短效β受体阻滞剂艾司洛尔对动脉血压不稳定准备行手术治疗的患者十分有用，因为如果需要可随时停用。当存在使用β受体阻滞剂的禁忌证，如窦缓、二度或三度房室传导阻滞、充血性心力衰竭、气管痉挛，应当考虑使用其他降低动脉压和dp/dt的药物，如钙通道阻滞剂。

当分离的内膜片损害一侧或双侧肾动脉时，可引起肾素大量释放，导致顽固性高血压。在这种情况下可静脉内注射血管紧张素转化酶抑制剂。

如果患者血压正常而非高血压，可单独使用β受体阻滞剂降低dp/dt，如果存在禁忌证，可选择使用非二氢吡啶类钙通道阻滞剂，如地尔硫䓬或维拉帕米。

如果可疑主动脉夹层的患者表现为严重低血压，提示可能存在心脏压塞或主动脉破裂，应快速扩容。如果迫切需要升压药治疗顽固性低血压，可使用去甲肾上腺素。

治疗后一旦患者情况稳定，应立即进行诊断检查。如果病情不稳定，应优先使用经食管超声心动图，因为它能在急诊室或重症监护室床边操作而不需停止监护和治疗。如果一个高度可疑夹层分离的患者病情变得极不稳定，则很可能发生了主动脉破裂或心脏压塞，患者应立即送往手术室而不是进行影像学诊断。在这种情况下可使用术中经食管超声心动图确定诊断，同时指导手术修补。

(二)心脏压塞的处理

急性近端主动脉夹层经常伴有心脏压塞，这是患者死亡的最常见原因之一。心脏压塞往往是主动脉夹层患者低血压的常见原因。在这种情况下，在等待外科手术修补时通常应进行心包穿刺以稳定病情。

(三)外科手术治疗

主动脉夹层的手术指征见表5-4。应该尽可能在患者就诊之初决定是否手术，因为这将帮助选择何种诊断检查方法。手术目的包括切除最严重的主动脉病变节段，切除内膜撕裂部分，通过缝合夹层分离动脉的近端和远端以闭塞假腔的入口。下列因素增加患者的手术风险：高龄、伴随其他严重疾病(特别是肺气肿)、动脉瘤破裂、心脏压塞、休克、心肌梗死、脑血管意外等。

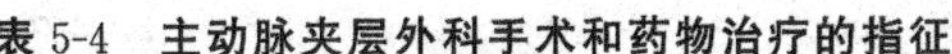

表 5-4 主动脉夹层外科手术和药物治疗的指征

手术指征	药物治疗指征
1.急性近端夹层分离	1.无并发症的远端夹层分离
2.急性远端夹层分离伴下列情况之一	2.稳定的孤立的主动脉弓夹层分离
·重要脏器进行性损害	3.稳定的慢性夹层分离
·主动脉破裂或接近破裂	
·主动脉瓣反流	
·夹层逆行进展至升主动脉	
·马方综合征并发夹层分离	

(四)血管内支架技术

使用血管内介入技术可治疗主动脉夹层的高危患者。若夹层分离累及肾动脉或内脏动脉时手术死亡率超过50%,血管内支架置入可降低死亡率。带膜支架植入血管隔绝术主要适用于stanford B型夹层。

五、急救护理

(一)护理目标

(1)密切注意患者病情变化,维持生命体征稳定性。

(2)协助患者迅速进入诊疗程序,适应监护室环境,挽救患者生命。

(3)做好各项基础护理,增加患者舒适感。

(4)加强心理护理,增强患者战胜疾病的信心。

(5)加强术后监护,提高患者生存质量。

(6)帮助患者及家庭了解疾病,掌握自护知识。

(二)护理措施

1.密切注意病情变化

严密监测患者呼吸、血压、脉搏的变化、颈静脉充盈度和外周循环情况,持续心电图监护,观察患者心电图、心率、心律的变化。严格记录液体出入量,备好抢救药品、物品等,做好心肺复苏等应急准备。

(1)休克的观察和护理:注意休克的特殊性。在急性发病期约有1/3的患者出现面色苍白、出汗、四肢皮肤湿冷、脉搏快而弱和呼吸急促等休克现象。休克早期患者血压反而升高,这种情况下有效地降压、止痛是治疗休克的关键。

(2)血肿压迫症状的观察:夹层动脉瘤可向近段扩展,影响主动脉瓣的功能和冠状动脉血流,导致急性左心衰竭、急性心肌缺血甚至急性心肌梗死。因此要经常听诊心脏杂音,严密监测心电图,观察有无P波和ST段改变,及早发现冠状动脉供血不足和缺血征象。

(3)神经系统的观察:夹层动脉瘤向远段扩展,影响主动脉弓的三大分支。任何一支发生狭窄,均可引起脑部或上肢供血不足,出现偏瘫甚至昏迷。注意观察患者意识、肢体活动的情况。

(4)泌尿系统和胃肠道的观察:夹层动脉瘤向远段发展,可延及腹主动脉下端,累及肠系膜上动脉或肾动脉,引起器官供血不足和缺血症状。每1～2小时观察1次尿量、尿色、性状,准确记录24小时液体出入量;并观察有无便秘、便血、呕血、腹痛。

(5)下肢及脏器功能观察:部分主动脉夹层动脉瘤患者因夹层隔膜阻塞主动脉分支开口,往往会引起肢体及重要器官急性缺血,必须密切观察肢体的皮温、皮色、动脉搏动情况,有无腹痛、腹胀情况,密切观察患者的肌酐、尿素氮及尿量变化。

(6)周围血管搏动观察:本病发病后数小时常出现周围动脉阻塞现象,经常检查四肢动脉(桡、股、足背动脉)和颈动脉搏动情况,观察搏动是否有消失现象或双侧足背动脉是否对称。

2.协助患者迅速进入诊疗程序,适应监护室环境,挽救患者生命

(1)确诊为夹层动脉瘤的患者即入急诊监护室,应予绝对卧床休息,镇痛,吸氧,进行心电监护及血压监测,迅速建立静脉通道,确保静脉降压药物的使用。

(2)疼痛的护理:剧烈的疼痛为DAA发病时最明显的症状。注意疼痛的性质、部位、时间及程度。DAA疼痛的高峰时间一般较急性心肌梗死早,并为持续性、撕裂样尖锐疼痛或跳痛,有窒息甚至伴濒死感。动脉夹层撕裂部位不同,疼痛的部位及放射方向各异。疼痛一般是沿着血管夹层分离的走向放射至头颈、胸腹、背部等引起疼痛。疼痛缓解是夹层血肿停止扩展和治疗显效的重要指标,如果疼痛减轻后又再出现,提示夹层动脉瘤继续扩展;疼痛突然加重则提示血肿有破裂趋势;血肿溃入血管腔,疼痛可骤然减轻。因此,疼痛性质及部位的改变都是病情变化的重要标志。护士一旦发现应立即测量生命体征,同时报告医师处理。本病引起的疼痛用一般镇痛药效果较差,可遵医嘱给予吗啡5～10 mg、哌替啶50～100 mg,肌内注射,同时嘱患者疼痛处忌拍打、按压、热敷。使用吗啡等镇痛药物时,注意观察呼吸、血压,呕吐时应防止窒息、误吸。

(3)严密监测血压,避免其过高或过低。迅速建立静脉液路,同时每5～10分钟测量血压,血压明显升高可增加主动脉管壁压力,易导致血管瘤破裂。护士遵医嘱及时、准确地给予静脉降压药物,根据血压调整给药量。病情平稳后继续遵医嘱给予硝普钠等药物,每30～60分钟测量1次血压。同时积极予以镇痛治疗,提供舒适的环境,保证患者能够得到充分的休息和稳定的心理状态,从而减少诱发血压升高的因素。另外,夹层动脉瘤影响主动脉弓的三大分支,导致上肢供血不足,可出现受累侧上肢脉搏减弱,血压降低。因此测量血压应该双侧对比,避免提供错误信息。

(4)安全护送患者病情稳定时,应及时遵医嘱送患者做必要的检查以进一步确诊,或及时送患者入冠心病重症监护室继续治疗,而主动脉夹层患者在运送途中常因路上车床推动引起的振动会发生病情突变,因此在运送患者前,应做好充分的准备。

3.加强基础护理

(1)患者应绝对卧床休息,避免情绪激动,以免交感神经兴奋,导致心率加快、血压升高,加重血肿形成。应于床上用餐、大小便。避免体位突然改变,避免引起腹压升高的因素如震动性咳嗽、屏气等。

(2)饮食以粗纤维、低脂、易消化、营养丰富的流质、半流质或软食为主,少量多餐,每餐不宜过饱。

(3)保持大便通畅,预防便秘。主动脉夹层动脉瘤患者发病急性期常常是绝对卧床休息,大部分患者由于活动减少或不习惯床上大小便而引起便秘。便秘时,由于用力排便使腹压增加导致血压增高易引起夹层动脉血肿的破裂,所以在急性期,常采用如下的护理措施:指导患者养成按时排便的习惯;调节饮食,每天补充足够的水分,多食新鲜的水果、蔬菜及粗纤维食物;按摩、热敷下腹部,促进肠蠕动。常规给予缓泻剂,如酚酞等口服,以保证每天排便1次。

(4)病室整洁、安静通风,保持合适温湿度,限制探视。

4.心理护理

剧烈疼痛感受以及该病起病突然、进展迅速、病情凶险,特殊的住院监护环境、绝对卧床的限制,均可使患者紧张、无助,产生恐惧、焦虑心理。护理人员要避免只忙于抢救而忽略患者的感受。对于意识清楚的患者,用和蔼的语言安慰、体贴患者,消除患者的紧张、恐惧情绪,增强患者的信任和安全感,树立战胜疾病的信心。可将奥瑞姆护理系统理论中的支持教育、部分补偿性护理用于主动脉夹层动脉瘤患者的护理,给患者提供情感支持,以启发患者乐观期待,淡化对预后的忧虑。同时,给予患者信息支持,使他们获得疾病治疗及护理知识,从被动接受治疗、护理转为主动参与治疗、护理,帮助他们形成新的生活方式,为回归家庭、社会及提高生存质量打下良好的基础。

5.加强术后监护,提高患者生存质量

(1)术后出血的观察:因为转机时间长,凝血功能破坏,吻合口张力过大,主动脉压力过高而发生手术创面及人造血管吻合口渗血或裂开,如不及时处理可导致休克、缺血性肾衰竭、心律失常等。术后应派专人护理,持续心电、血压监测,常规使用止血药,随时观察引流液的量、颜色、性质,定时挤压胸管,保持引流管在位通畅。若引流液超过 100 mL/h,连续 2 小时或短期内引流出大量鲜红色血液,要警惕活动性出血的可能并及时向医师报告病情的变化。值班护士必须严格记录液体出入量,保持液体出入量平衡,特别是尿量的观察。

(2)循环系统的观察与护理:术中失血、心肌创伤都会导致术后患者血容量不足、心肌收缩无力、血管扩张改变,植入的人造血管渗血及大量利尿剂的使用均使血容量更加不足,因此要尽快补充血容量,以提高心室充盈度,增加心排血量。值班护士必须严格记录液体出入量,保持液体出入量平衡,特别是尿量的观察。动脉瘤患者术后大部分表现为高动力状态、心率快、血压高,术后应尽早使用血管扩张剂以减轻血管阻力,首选药物硝普钠,使动脉平均压维持正常较低水平,以防止高血压所致的吻合口出血或破裂。同时适量应用正性肌力药物如多巴胺或毛花苷 C 强心,用药期间严密观察患者血压。

(3)神经系统的观察:手术经股动脉插管逆行转机,阻断主动脉时间较长,术后吻合口及移植血管内血栓形成易导致脑组织缺血,也可因血供恢复后引起脑组织缺血、再灌注损伤等引起神志异常和肢体功能障碍,出现昏迷、抽搐、偏瘫等。因此,护理方面要特别注意患者术后神志是否清醒,瞳孔大小,双侧是否对称,有无对光反射及病理反射;肢体的感觉、运动功能有无障碍。

(4)呼吸道的护理:术后常规应用呼吸机辅助呼吸,由于术后早期需充分镇静,故辅助时间应适当延长。每 30 分钟听肺部呼吸音 1 次,如有痰鸣音,及时吸痰。定时监测血气,根据血气结果,调整呼吸机参数。严禁使用呼气末正压,以减少胸腔内压力,使吻合口承受最小压力。拔除气管插管后,给予面罩吸氧,鼓励咳嗽、排痰,无肺部并发症。咳嗽时不宜过于剧烈,以免增加吻合口张力。

(5)消化系统的观察:夹层动脉瘤或腹部主动脉手术可累及腹腔动脉、肠系膜动脉,引起消化道出血、坏死。临床表现为便血、肠梗阻、腹痛等症状。故应注意有无发热、恶心、食欲下降、黄疸等症状。还应注意胃液的颜色、量和性状,听诊肠鸣音,监测腹围的变化。

(6)预防感染:术后遵医嘱进行抗菌治疗,预防感染,伤口敷料遵循外科换药原则,严格执行无菌操作,监测体温变化,如有异常及时向医师汇报。病情稳定后,尽早拔除体内各种管道,减少异物感染机会。另一方面,给予患者高热量、高蛋白饮食,以促进吻合口愈合。

6.介入手术后的护理

(1)术后患者返回冠心病重症监护室,严密监测生命体征的变化,特别是血压、心率、血氧饱和度、尿量等。

(2)术后护理同时应注意切口护理,由于术中应用抗凝剂,术后应严密观察切口出血、渗血情况,动脉穿刺口加压包扎止血,用 1 kg 沙袋放在右侧股动脉处压迫止血 8 小时。观察伤口有无血肿、瘀斑及感染。若发现敷料浸润,要及时更换敷料。术后 3 周内避免剧烈活动,以利于血管内、外膜的生长。

(3)肢体血供的观察及护理:术中在支架释放后有可能将左锁骨下动脉封堵,导致左上肢缺血。带膜支架也可能封堵脊椎动脉,影响脊髓供血导致截瘫。因此,应密切注意监测患者上下肢的血压、动脉搏动(桡动脉、足背动脉)、皮肤颜色及温度,同时注意患者的肢体感觉、运动及排便情况。

(三)健康教育

1.宣传、教育

在疾病的不同阶段根据患者的文化程度做好有关知识的宣传和教育,讲解急性期绝对卧床休息的意义和必要性,让患者知晓需控制血压骤升,以警惕瘤体破裂;若出现突发胸、背、腰、腹剧烈疼痛应及时报告,以便医务人员立即采取有效降压止痛措施。

2.活动和休息

本病急性期应严格卧床休息。提供舒适安静的环境以利于患者休息,指导患者平卧位休息,预防体位改变的血压变化对动脉瘤的不利压力,不可活动过度,最重要的是防止跌倒。由于跌倒可致动脉瘤破裂,所以降低环境中跌倒的潜在危险因素很重要。恢复期患者生命体征稳定后可逐步开展床上、床边活动,并嘱避免剧烈咳嗽、活动过度和情绪波动等。

3.用药

嘱患者严格按医嘱用药,按时服药,不要随意增减药物剂量及种类。行主动脉瓣置换术者需终身服用华法林。服药过程中,需定期抽血监测凝血酶,以指导用药剂量。

4.观察病情

教育患者学会自己观察病情变化,如有背痛、胸痛、肢体活动障碍时,及时报告医护人员。密切观察血压变化,保持血压的稳定状态,并指导患者掌握自测血压的方法。另外,需密切观察有无出血倾向,如牙龈出血、血尿、皮肤瘀斑等,如有不适随时就诊。

5.饮食

由于夹层动脉瘤的患者多与动脉硬化有关,因此饮食治疗是必要的。嘱患者采用低盐、低脂、低胆固醇饮食,不宜过饱,并戒烟、酒,多食新鲜水果、蔬菜及富含粗纤维的食物,以保持大便通畅。

6.预防感冒

及时增减衣服,冬、春季节尽量避免到人群集中的场所。

7.心理护理

不管患者是否接受外科手术治疗,多会害怕和恐惧夹层动脉瘤的破裂及其可能死亡的后果。护士应评估患者对其潜在危险性的理解程度,鼓励患者改变高危行为,密切配合医护人员,避免动脉瘤的破裂。评估患者的焦虑程度,向患者解释治疗原则,因焦虑可导致血流动力学改变,必要时可遵医嘱使用镇静剂。指导患者学会自我心理状态调整,调控不良情绪。

8.出院指导

指导患者出院后仍以休息为主，运动量要循序渐进。

9.复查

出院后1个月内来院复查1～2次，若出现情况随时来院复查。

（曹洪云）

第七节 心力衰竭

心力衰竭简称心衰，是由于各种心脏结构或功能异常导致心室泵血功能低下的一种临床综合征，主要表现为呼吸困难、疲乏和液体潴留。心力衰竭按发病缓急可分为慢性心衰和急性心衰；按发生部位可分为左心衰、右心衰和全心衰；按生理功能分为收缩性心力衰竭和舒张性心力衰竭。

一、慢性心力衰竭

慢性心力衰竭是不同病因引起器质性心血管病的主要综合征。我国一项对35～74岁城乡居民15 518人的随机抽样调查显示，心力衰竭患病率为0.9%，且随着年龄增高呈增加趋势。引起慢性心衰的病因以冠心病居首位，原发性高血压呈明显上升，而风湿性心脏瓣膜病呈明显下降。心衰患者的死亡原因依次为泵衰竭、心律失常和猝死。

（一）临床表现

1.左心衰竭

（1）症状：可出现不同程度的呼吸困难包括劳力性呼吸困难、夜间阵发性呼吸困难、端坐呼吸、急性肺水肿；咳嗽、咳痰和咯血；体力下降、乏力和虚弱。

（2）体征：可有呼吸频率增加，肺部干、湿啰音和哮鸣音；左心室扩大引起的心尖冲动点向左下移动，心率加快、舒张早期奔马律、P_2亢进，心尖部收缩期有杂音等；严重呼吸困难者可出现口唇发绀，外周血管收缩可出现四肢末梢苍白、发冷等。

2.右心衰竭

（1）症状：可有食欲减退、腹胀、恶心、呕吐、便秘、肝区疼痛、上腹饱胀等消化系统症状；少量蛋白尿、血尿素氮升高等泌尿系统症状，以及轻度的呼吸困难和气喘。

（2）体征：颈外静脉充盈，肝-颈静脉反流征；肝大和压痛；足、踝、胫前甚至全身水肿；胸腔积液和腹水；心率快，右心室肥厚和扩大等。

3.全心衰竭

全心衰竭见于心脏病晚期，同时具有左、右心衰的临床表现；若由左心衰并发右心衰竭者，其左心衰的症状和体征有所减轻。

（二）并发症

呼吸道感染较常见；血栓形成和栓塞；心源性肝硬化；电解质紊乱等。

（三）治疗

1.病因治疗

病因治疗包括冠心病、心瓣膜病、心肌炎、心肌病等基本病因治疗和祛除心衰诱因，如感染、心律失常、肺梗死、贫血和电解质紊乱的治疗。

2.一般治疗

一般治疗包括监测体重以判断是否有液体潴留，指导调整利尿剂的应用；限钠、限水、低脂饮食、控制体重、戒烟戒酒、适当休息和运动、氧气治疗等。

3.药物治疗

(1)改善血流动力学的治疗：利尿剂、洋地黄、正性肌力药物及血管扩张剂的应用。

(2)延缓心室重构的治疗：血管紧张素转化酶抑制剂、β受体阻滞剂、醛固酮受体阻滞剂、血管紧张素受体阻滞剂。

(3)抗凝和抗血小板治疗：阿司匹林、华法林的应用等。

4.非药物治疗

心脏再同步化治疗和心脏移植。

二、急性心力衰竭

急性心力衰竭简称急性心衰，是指心力衰竭的症状和体征急性发作或急性加重，临床上以急性左心衰竭较为常见，导致以急性肺水肿、心源性休克为主要表现的临床综合征。急性心衰通常危及患者的生命，必须紧急实施抢救和治疗。

(一)临床表现

1.症状

发病急骤，患者突然出现严重的呼吸困难、端坐呼吸、烦躁不安、呼吸频率增快，可达30～40次/分；咳嗽，咳白色泡沫痰，严重时可出现咳粉红色泡沫痰，并可出现恐惧和濒死感。

2.体征

患者面色苍白、发绀、大汗、皮肤湿冷、心率增快。开始肺部可无啰音，继之双肺布满湿啰音和哮鸣音，心尖部可闻及舒张期奔马律，肺动脉瓣第二心音亢进。当发生心源性休克时可出现血压下降、少尿、神志障碍等。

急性右心衰主要表现为低心排血量综合征、右心循环负荷增加、颈静脉怒张、肝颈静脉征回流阳性、低血压。

(二)并发症

急性左心衰可并发心源性休克、多器官功能衰竭、电解质紊乱和酸碱平衡失调等。

(三)治疗

(1)一般治疗：坐位，双腿下垂，给予鼻导管或面罩高流量(6～8 L/min)吸氧、心电监护、快速利尿、扩张血管等。

(2)镇静治疗：必要时给予吗啡镇静。

(3)药物治疗：利尿剂、扩张血管药、正性肌力药物、支气管解痉药物等。

(4)机械辅助通气治疗：无创或有创通气治疗。

(5)主动脉内球囊反搏治疗：改善心肌灌注，降低心肌耗氧，增加心排血量。

(6)针对病因治疗。

三、护理评估

(一)一般评估

1.生命体征

心衰时患者体温可正常或偏高;心率加快或有心律失常;呼吸频率常达30～40次/分;血压测定可发现患者有一过性的原发性高血压,病情如不缓解,血压可持续下降直至休克。

2.患者主诉

有无疲倦、乏力、咳嗽与心慌气短等症状。

3.相关记录

体重、体位、饮食、皮肤、液体出入量等记录结果。

(二)身体评估

1.视诊

面部颜色(判断贫血)、口唇有无发绀、颈静脉充盈情况、有无颈静脉怒张(右心衰的主要体征)。

2.触诊

(1)测量腹围:观察有无腹水征象;观察平卧时背部有无水肿出现(心源性水肿的特点是水肿首先出现在身体下垂部位)。

(2)有无肝大(结合B超检查结果综合考虑)。

(3)下肢无凹陷性水肿情况:从踝内侧开始检查,逐渐向上,根据每天下肢水肿的部位记录情况与患者尿量情况进行动态的综合分析,判断水肿是否减轻、心衰治疗是否有效。

3.叩诊

心界有无扩大(结合胸部X线检查结果综合考虑)。

4.听诊

两肺布满湿啰音和哮鸣音;心尖部第一心音减弱,频率快,同时有舒张早期第三心音而构成奔马律;肺动脉瓣第二心音亢进(结合病例综合考虑)。

(三)心理-社会评估

患者在疾病治疗过程中的心理反应与需求,家庭及社会支持情况,引导患者正确配合疾病的治疗与护理。

(四)辅助检查阳性结果

1.心电图

心率(律)是否有改变;心电图ST是否有洋地黄作用样改变;反应左、右心室肥厚的电压是否有改变。

2.电解质

心衰可引起电解质紊乱常发生于心力衰竭治疗过程中,尤其多见于多次或长期应用利尿剂后,其中低血钾和失盐性低钠综合征最为多见,所以需要结合出入量与生化检查结果进行动态的综合分析。

(五)心功能分级评估

根据患者的情况综合分析,做出心功能的分级。心功能的分级判断采用美国纽约心脏病学会(NYHA)1928年心功能分级标准如下。

Ⅰ级:患者患有心脏病但日常活动量不受限制,平时一般活动不引起疲乏、心悸、呼吸困难和心绞痛。

Ⅱ级：心脏病患者的体力活动受到轻度的限制，休息时无自觉症状，但平时一般活动下可出现疲乏、心悸、呼吸困难和心绞痛。

Ⅲ级：心脏病患者体力活动受到明显限制，小于平时一般活动量即引起上述的症状。

Ⅳ级：心脏病患者不能从事任何体力活动，休息状态下也出现心衰的症状，体力活动后加重。

(六)心衰治疗常用药效果的评估

1.应用洋地黄类药评估要点

(1)用药剂量、用药的方法(静脉注射、口服)的评估与记录。

(2)心率、心律的评估：有无心律失常(心率的快慢、强弱；节律是否规整)。

(3)有无洋地黄类药物中毒的表现：①患者主诉，有无食欲缺乏、恶心、呕吐、腹泻、腹痛。②有无心律的变化，心律突然转变是诊断洋地黄中毒的重要依据。若心率突然显著减慢或加速，由规则转为有特殊规律的不规则，或由不规则转为规则，均应引起重视。应用洋地黄过程中出现室上性心动过速伴房室传导阻滞是洋地黄中毒的特征性表现。③有无神经系统表现，有无头痛、失眠、忧郁、眩晕，甚至神志错乱。④有无视觉改变，患者有无出现黄视、绿视及复视。

2.应用利尿剂评估要点

(1)准确记录患者液体出入量(尤其是24小时尿量)：大量利尿可引起血容量过度降低，心排血量下降，血尿素氮增高，患者皮肤弹性减低，出现直立性低血压和少尿。

(2)血生化检查的结果：长期使用噻嗪类利尿剂有可能导致水、电解质紊乱，产生低钠、低氯和低钾血症。

3.应用血管扩张药的评估要点

(1)患者自觉症状：有无面部潮红及头痛症状。

(2)有无低血压：应用血管扩张剂治疗过程中，患者常常出现一过性的低血压，同时伴有恶心、呕吐、出汗、心悸等症状，所以要严密观察患者血压的变化。

(3)有无心动过速：由药物扩张血管后引起反射性交感神经兴奋所致。

四、主要护理诊断

(一)气体交换受阻

气体交换受阻与左心衰竭致肺淤血有关。

(二)体液过多

体液过多与右心衰竭致体循环淤血，水、钠潴留，低蛋白血症有关。

(三)活动无耐力

活动无耐力与心排血量减少有关。

(四)潜在并发症

洋地黄中毒、电解质紊乱、低血压。

五、主要护理措施

(一)适当休息

休息是减轻心脏负担的重要方法，可使机体耗氧明显减少，使肾供血增加，有利于水肿的减退。除午睡外，下午宜增加数小时卧床休息。急性期和重症心衰时应卧床休息，待心功能好转后应下床做轻微的活动，如果出现脉搏>110次/分，或比休息时加快20次/分，有心慌、气急、心绞痛发作或异搏感时，应停止活动并休息。

（二）合理饮食

饮食在心功能不全的康复中非常重要，应给予低钠、低热量、清淡易消化、含足量维生素的饮食，还应少食多餐，因饱餐可诱发或加重心衰。

（三）用药护理

应严格按医嘱用药，并注意观察常用药的毒副作用，发现问题应及时处理，控制输液速度等。

（四）心理护理

多关心体贴患者，使患者保持良好的情绪，因为过分紧张往往更易诱发急性心衰。

（五）皮肤护理

慢性心衰患者常被迫采取右侧卧位，加之身体部位水肿，所以应加强右侧骨隆突处皮肤的护理，可为患者定时翻身，预防褥疮。

（六）健康教育

1.饮食指导

宜低盐（通常饮食中含盐量≤2.5 g/d）、清淡、富营养的饮食，多吃含钾丰富的食物（橙子、香蕉、西红柿、菠菜等）。

2.用药原则

按时、正确服用相关药物，让患者了解常用药物不良反应及自我观察要点。

3.预防感染的措施

注意保暖，防止受凉，尤其是要避免呼吸道感染。

4.适当活动计划

制订个体化的活动计划，注意休息，避免过度劳累。

5.自我观察

教会患者出院后某些重要指标的自我监测，如血压、心率、体重（同一时间称体重，穿同样的衣服）、尿量、下肢水肿的监测并正确记录。

6.就诊的指标

告诉患者如果出现下列任何一种情况，请速到医院就诊。

(1)劳累后特别是平卧时感到呼吸困难。

(2)夜间睡眠中突然憋醒。

(3)频繁的咳嗽。

(4)面部、腹部、脚部肿胀。

(5)体重在短期内明显增加（2天内增加1.4 kg或一周增加1.4～2.3 kg）。

(6)有其他相关不舒服的症状。

六、护理效果评估

(1)患者自觉症状好转（呼吸困难减轻、发绀好转）。

(2)患者心率由快变慢，由心律失常到心律整齐。

(3)患者尿量增加、体重减轻、水肿减轻。

(4)根据患者心界的动态变化观察到扩大的心脏逐渐缩小。

(5)患者自觉症状好转,食欲增加。

(曹洪云)

第八节　心源性猝死

一、疾病概述

(一)概念和特点

心源性猝死(sudden cardiac death,SCD)是指急性症状发作后以意识突然丧失为特征的、由心脏原因引起的自然死亡。世界卫生组织将发病 6 小时以内的死亡定为猝死,2007 年美国心脏病学会会议上将发病 1 小时内的死亡定为猝死。

据统计,全世界每年有数百万人因心源性猝死丧生,占死亡人数的 15%～20%。美国每年约有 30 万人发生心源性猝死,占全部心血管病死亡人数的 50%以上,而且是 20～60 岁死亡男性的首位死因。在我国,心源性猝死也居死亡原因的首位,虽然没有大规模的临床流行病学资料报道,但心源性猝死比例在逐年增高,且随年龄增加发病率也逐渐增高,老年人心源性猝死的概率达 80%～90%。

(二)相关病理生理

冠状动脉粥样硬化是最常见的病理表现,病理研究显示心源性猝死患者急性冠状动脉内血栓形成的发生率为 15%～64%。陈旧性心梗也是心源性猝死的病理表现,这类患者也可见心肌肥厚、冠状动脉痉挛、心电图不稳定与传导障碍等病理改变。

心律失常是导致心源性猝死的重要原因,通常包括致命性快速心律失常、严重缓慢性心律失常和心室停搏。致命性快速心律失常导致冠状动脉血管事件、心肌损伤、心肌代谢异常和(或)自主神经张力改变等因素相互作用,从而引起的一系列病理生理变化,引发心源性猝死,但其最终作用机制仍无定论。严重缓慢性心律失常和心室停搏的电生理机制是当窦房结和(或)房室结功能异常时,次级自律细胞不能承担起心脏的起搏功能,常见于病变弥漫累及心内膜下浦肯野纤维的严重心脏疾病。

非心律失常导致的心源性猝死较少,常由心脏破裂、心脏流入和流出道的急性阻塞、急性心脏压塞等原因导致。心电机械分离是指心肌细胞有电兴奋的节律活动,而无心肌细胞的机械收缩,是心源性猝死较少见的原因之一。

(三)病因与危险因素

1.基本病因

绝大多数心源性猝死发生在有器质性心脏病的患者。Braunward 认为心源性猝死的病因有 10 类:①冠状动脉疾病;②心肌肥厚;③心肌病和心力衰竭;④心肌炎症、浸润、肿瘤及退行性变;⑤瓣膜疾病;⑥先天性心脏病;⑦心电生理异常;⑧中枢神经及神经体液影响的心电不稳;⑨婴儿猝死症候群及儿童猝死;⑩其他。

(1)冠状动脉疾病:主要包括冠心病及其引起的冠状动脉栓塞或痉挛等。而另一些较少见的疾病,如先天性冠状动脉异常、冠状动脉栓塞、冠状动脉炎、冠状动脉机械性阻塞等都是引起心源性猝死的原因。

(2)心肌问题和心力衰竭:心肌的问题引起的心源性猝死常在剧烈运动时发生,其机制认为是心肌电生理异常的作用。慢性心力衰竭患者由于其射血分数较低常常引发猝死。

(3)瓣膜疾病:在瓣膜病中最易引发猝死的是主动脉瓣狭窄,瓣膜狭窄引起心肌突发性、大面积的缺血而导致猝死。梅毒性主动脉炎、主动脉扩张引起主动脉瓣关闭不全时引起的猝死也较常见。

(4)电生理异常及传导系统的障碍:心传导系统异常、Q-T 间期延长综合征、不明或未确定原因的心室颤动等都是引起心源性猝死的病因。

2.主要危险因素

(1)年龄:从年龄关系而言,心源性猝死有两个高峰期,即出生后至 6 个月内及 45～75 岁。成年人心源性猝死的发病率随着年龄增长而增长,而老年人是发生成年人心源性猝死的主要人群。随着年龄的增长,原发性高血压、高血脂、心律失常、糖尿病、冠心病和肥胖的发生率增加,这些危险因素均使心源性猝死的发生率增加。

(2)冠心病和原发性高血压:在西方国家,心源性猝死约 80%是由冠心病及其并发症引起。冠心病患者发生心肌梗死后,左心室射血分数降低是心源性猝死的主要预测因素。原发性高血压是冠心病的主要危险因素,且在临床上两种疾病常并存。原发性高血压患者左心室肥厚、维持血压应激能力受损、交感神经控制能力下降,易出现快速心律失常而导致猝死。

(3)急性心功能不全和心律失常:急性心功能不全患者心脏机械功能恶化时,可出现心电活动紊乱,引发心力衰竭从而发生猝死。临床上多种心脏病理类型几乎都是由心律失常恶化引发心源性猝死。

(4)抑郁:其机制可能是抑郁患者交感或副交感神经调节失衡,导致心脏的电调节失调所致。

(5)时间:猝死发生以 7—10 时和 16—20 时为两个高峰期,这可能与此时生活、工作紧张,交感神经兴奋,从而诱发冠状动脉痉挛,导致心律失常有关。

(四)临床表现

心源性猝死可分为 4 个临床时期:前驱期、终末事件期、心搏骤停期与生物学死亡期。

1.前驱期

前驱期症状表现形式多样,具有突发性和不可测性,如在猝死前数天或数月,有些患者可出现胸痛、气促、疲乏、心悸等非特异性症状,但也可无任何前驱症状。

2.终末事件期

终末事件期是指心血管状态出现急剧变化到心搏骤停发生前的一段时间,时间从瞬间到 1 小时不等。心源性猝死所定义的时间多指该时期持续的时间。其典型表现包括严重胸痛、急性呼吸困难、突发心悸或眩晕等。在猝死前常有心电活动改变,其中以致命性快速心律失常和室性异位搏动为主,少部分以循环衰竭为死亡原因。

3.心搏骤停期

心搏骤停后脑血流急剧减少,患者出现意识丧失,伴有局部或全身的抽搐。心搏骤停刚发生时可出现叹息样或短促痉挛性呼吸,随后呼吸停止。患者皮肤苍白或发绀,瞳孔散大,二便失禁。

4.生物学死亡期

从心搏骤停期至生物学死亡期的时间长短取决于原发病的性质和复苏开始时间。心搏骤停后4～6 分钟脑部出现不可逆性损害,随后经数分钟发展至生物学死亡。心搏骤停后立即实施心肺复苏和电除颤是避免发生生物学死亡的关键。

(五)急救方法

1.识别心搏骤停

在最短时间内判断患者是否发生心搏骤停。

2.呼救

在不影响实施救治的同时,设法通知急救医疗系统。

3.初级心肺复苏

初级心肺复苏即基础生命活动支持,包括人工胸外按压、开放气道和人工呼吸,被简称 CBA 三部曲。如果具备 AED 自动电除颤器,应联合应用心肺复苏和电除颤。

4.高级心肺复苏

高级心肺复苏即高级生命支持,是在基础生命支持的基础上,应用辅助设备、特殊技术等建立更为有效的通气和血运循环,主要措施包括气管插管、电除颤转复心律、建立静脉通道并给药维护循环等。在这一救治阶段应给予心电、血压、血氧饱和度及呼气末二氧化碳分压监测,必要时还须进行有创血流动力学监测,如动脉血气分析、动脉压、中心动脉压、肺动脉压、肺动脉楔压等。早期电除颤对于救治心搏骤停至关重要,如有条件越早进行越好。心肺复苏的首选药物是肾上腺素,每 3～5 分钟重复静脉推注 1 mg,可逐渐增加剂量到 5 mg。低血压时可使用去甲肾上腺素、多巴胺、多巴酚丁胺等,抗心律失常药物常用胺碘酮、利多卡因、β 受体阻滞剂等。

5.复苏后处理

处理原则是维护有效循环和呼吸功能,特别是维持脑灌注,预防再次发生心搏骤停,维护水电解质和酸碱平衡,防治脑水肿、急性肾衰竭和继发感染等,其中重点是脑复苏。

(六)预防

1.识别高危人群,采用相应预防措施

对高危人群,针对其心脏基础疾病采用相应的预防措施能减少心源性猝死的发生率,如对冠心病患者采用减轻心肌缺血、预防心梗或缩小梗死范围等措施;对急性心梗、心梗后充血性心衰的患者应用 β 受体阻滞剂;对充血性心衰患者应用血管紧张素转换酶抑制剂。

2.抗心律失常

胺碘酮在心源性猝死的二级预防中优于传统的 I 类抗心律失常药物。抗心律失常的外科手术治疗对部分药物治疗效果欠佳的患者有一定的预防心源性猝死的作用。近年研究证明,埋藏式心脏复律除颤器能改善一些高危患者的预后。

3.健康知识和心肺复苏技能的普及

高危人群尽量避免独居,对其及家属进行相关健康知识和心肺复苏技能普及。

二、护理评估

(一)一般评估

(1)识别心搏骤停:当发现无反应或突然倒地的患者时,首先观察其对刺激的反应,并判断有无呼吸和大动脉搏动。判断心搏骤停的指标包括:意识突然丧失或伴有短阵抽搐;呼吸断续,喘息,随后呼吸停止;皮肤苍白或明显发绀,瞳孔散大,大小便失禁;颈、股动脉搏动消失;心音消失。

(2)患者主诉有胸痛、气促、疲乏、心悸等前驱症状。

(3)相关记录:记录心搏骤停和复苏成功的时间。

(4)复苏过程中须持续监测血压、血氧饱和度,必要时进行有创血流动力学监测。

（二）身体评估

1.头颈部

轻拍肩部呼叫，观察患者反应、瞳孔变化情况，气道内是否有异物。手指于胸锁乳突肌内侧沟中检测颈总动脉搏动（耗时不超过10秒）。

2.胸部

视诊患者胸廓起伏，感受呼吸情况，听诊呼吸音判断自主呼吸恢复情况。

3.其他

观察全身皮肤颜色及肢体活动情况，触诊全身皮肤温、湿度等。

（三）心理-社会评估

复苏后应评估患者的心理反应与需求，家庭及社会支持情况，引导患者正确配合疾病的治疗与护理。

（四）辅助检查结果评估

（1）心电图显示心室颤动或心电停止。

（2）各项生化检查情况和动脉血气分析结果。

（五）常用药物治疗效果的评估

1.血管升压药的评估要点

（1）用药剂量和速度、用药方法（静脉滴注、注射泵或输液泵泵入）的评估与记录。

（2）血压的评估：患者意识是否恢复，血压是否上升到目标值，尿量、肤色和肢端温度的改变等。

2.抗心律失常药的评估要点

（1）持续监测心电，观察心律和心率的变化，评估药物疗效。

（2）不良反应的评估：应观察用药后不良反应是否发生，如使用胺碘酮可能引起窦性心动过缓、低血压等现象，使用利多卡因可能引起感觉异常、窦房结抑制、房室传导阻滞等。

三、主要护理诊断

（一）循环障碍

循环障碍与心脏收缩障碍有关。

（二）清理呼吸道无效

清理呼吸道无效与微循环障碍、缺氧和呼吸型态改变有关。

（三）潜在并发症

脑水肿、感染、胸骨骨折等。

四、护理措施

（一）快速识别心搏骤停，正确及时进行心肺复苏和除颤

心源性猝死抢救成功的关键是快速识别心搏骤停和启动急救系统，尽早进行心肺复苏和复律治疗。快速识别是进行心肺复苏的基础，而及时行心肺复苏和尽早除颤是避免发生生物学死亡的关键。

（二）合理饮食

多摄入水果、蔬菜和黑鱼等，可通过改善心律变异性预防心源性猝死。

（三）用药护理

应严格按医嘱用药，并注意观察常用药的疗效和毒副作用，发现问题及时处理等。

（四）心理护理

复苏后部分患者会对曾发生的猝死产生明显的恐惧和焦虑心情，应帮助患者正确评估所面对的情况，鼓励患者积极参与治疗和护理计划的制订，使之了解心源性猝死的高危因素和救治方法。帮助患者建立良好有效的社会支持系统，帮助患者克服恐惧和焦虑的情绪。

（五）健康教育

1.高危人群

对高危人群，如冠心病患者应让患者及家属了解心源性猝死早期出现的症状和体征，做到早发现、早诊断、早干预；教会家属基本救治方法和技能，指导患者外出时随身携带急救物品和救助电话，以方便得到及时救助。

2.用药原则

按时、正确服用相关药物，让患者了解常用药物不良反应及自我观察要点。

五、急救效果的评估

（1）患者意识清醒。

（2）患者恢复自主呼吸和心跳。

（3）患者瞳孔缩小。

（4）患者大动脉搏动恢复。

（曹洪云）

第六章　肿瘤内科护理

第一节　肺　　癌

肺癌大多数起源于支气管黏膜上皮，故也称为支气管肺癌。肺癌发病率正在迅速上升，已成为威胁人类健康的最主要恶性肿瘤。

一、病因

（一）吸烟

吸烟是肺癌公认的最重要的危险因素。

（二）职业致癌因子

从事接触石棉、砷、铬、煤焦油及电离辐射的人肺癌发病率高。

（三）空气污染

室内小环境如被动吸烟、煤焦油、烹调产生的致癌物质。室外大环境如汽车废气、工业废气等污染。

（四）生物学因素

家族聚集、遗传易感性以及免疫功能降低，代谢、内分泌功能失调等也可能在肺癌的发生中起重要作用。许多研究证明，遗传因素可能在对环境致癌物易感的人群和（或）个体中起重要作用。

（五）营养与饮食

维生素 A 为抗氧化剂，可直接干扰癌变过程。摄取含维生素 A 少或血清维生素 A 含量低时，肺癌危险性就增高。

二、临床表现

早期可无明显症状，当病情发展到一定程度时，常出现刺激性咳嗽、痰中带血、胸痛、发热、气促。当肺癌侵及纵隔时可出现声音嘶哑、上腔静脉综合征、胸腔积液及转移性的全身症状。

三、治疗原则及要点

采取综合治疗的原则，即根据患者身体状况、肿瘤细胞学、病理学类型、侵及范围等有计划、合理地应用手术、化学治疗(简称化疗)、放射治疗(简称放疗)和生物靶向治疗的手段,以达到根治或最大程度地控制肿瘤。目前治疗仍以手术治疗、放射治疗和药物治疗为主。

四、护理评估

(一)健康史

充分了解患者健康状况,有无长期大量吸烟及毒性化学物质接触史,是否从事接触石棉、砷等工作,是否有慢性肺病史等。

(二)身体评估

包括患者身体一般状况,如有无体重下降、贫血、恶病质,是否恶心、呕吐等,还包括肿瘤压迫所致如颈部、锁骨上淋巴结是否肿大等。

(三)辅助检查

1.细胞学检查

非小细胞肺癌阳性率70%~80%,高于小细胞肺癌。

2.影像学检查

X线检查;CT检查;磁共振成像(MRI)检查。

3.纤维支气管镜检查

有助于确定病变范围、明确手术指征及方式。

4.其他检查

胸腔穿刺、纵隔镜检查、胸腔镜检查等。

(四)心理-社会评估

在确诊前焦虑不安,确诊后表现为惊恐、愤怒、沮丧甚至绝望等心理反应。因此,护士应根据患者年龄、职业、文化、性格等进行评估,从而进行针对性护理。

五、护理措施

(一)一般护理

保持室内温湿度适宜、空气新鲜、床单元整洁。指导患者适当活动、避免劳累、注意休息。

(二)上腔静脉综合征的护理

(1)急性期给予患者半卧位,持续低流量吸氧,密切观察生命体征,注意呼吸的变化。

(2)指导患者进行有效咳嗽,鼓励多饮水。

(3)观察水肿情况,准确记录24小时液体出入量,给予低盐、易消化饮食以减轻水肿。

(4)宜选择下肢静脉进行输液。

(5)加强心理护理。

(三)恶性胸腔积液的护理

严密观察病情变化,呼吸困难时应减少活动、取半卧位。有胸腔穿刺引流时注意观察引流液的量、颜色及性状等。

(四)肺癌大咯血的护理

(1)严密观察患者有无咯血先兆如胸闷、胸痛、剧烈咳嗽、面色苍白、烦躁不安等。

(2)发生咯血者头偏向一侧,保持呼吸道通畅,以防窒息。

(3)绝对卧床休息,避免搬动。

(4)建立两条静脉通路。

(5)做好心理护理。

(五)化学治疗护理

(1)铂类药物:是肺癌联合化学治疗的基础药,具有较强的催吐作用,因此使用前遵医嘱应给予止吐剂。对肾脏毒性作用大,做好水化、利尿治疗,注意观察有无耳鸣、头晕、听力下降等不良反应。

(2)紫杉醇、长春新碱、诺维本类药物具有较强的腐蚀性,根据静脉治疗行业标准,此类患者应经中心静脉导管给药。紫杉醇还可出现变态反应,在用药第1小时内应每15分钟测量生命体征一次,并由慢至快调节输液速度。一旦发生变态反应应立即停止输注,配合医师积极抢救。

(3)盐酸伊立替康:在用药24小后易发生迟发性腹泻。密切观察患者腹泻次数、量、性质,指导患者保护肛周。严密观察患者腹痛、腹泻、流汗、流泪等症状。

(六)放射治疗护理

(1)做好放射治疗前宣教,放射治疗前1小时不可进食,放射治疗前后静卧30分钟。

(2)穿宽松、柔软纯棉的衣服,保持记号线的清晰,勿使用刺激性强的碱性洗涤剂,勿用手指抓挠皮肤,局部不涂刺激性药膏。

(3)注意保暖,预防感冒。

(4)戒烟、酒,加强营养。

(七)手术护理

1.术前护理

(1)心理护理:帮助患者树立治疗信心。对术后乳房外形有改变及缺陷的患者,帮助做好形象弥补重建工作。

(2)营养支持:鼓励能进食者给予高热量、高蛋白、高维生素、低脂、易消化、少渣无刺激的饮食或半流质饮食。不能进食者应遵医嘱给予静脉营养支持。

(3)病情观察:消瘦患者注意观察皮肤状况并加强护理;咯血患者注意保持呼吸道通畅、观察生命体征变化和使用止血药物的效果。

(4)呼吸功能锻炼:指导患者有效咳嗽(发声性咳嗽、爆发性咳嗽、腹式咳嗽)、深呼吸(胸式呼吸、腹式呼吸、腹部加压法)、肺功能锻炼(上下楼运动、散步、慢跑、原地蹲起运动)以保持呼吸道通畅。

(5)皮肤准备(备皮范围):双侧锁骨下经前胸至下腹,两侧至腋后线。

(6)术前常规准备:协助完成术前检查心电图、B超、凝血功能等;完成术前抗生素皮试;术晨协助患者更换患者服;根据手术要求建立静脉通道。

2.术后护理

(1)呼吸道护理:保持呼吸道通畅,必要时吸痰;观察呼吸型态,有无缺氧指征。

(2)各管道观察护理:①输液管道保持通畅,注意观察穿刺部位皮肤。②尿管一般术后第1天可拔除,拔管后注意观察患者自行排尿的情况。③胸腔闭式引流使用前检查水封瓶各衔接处有无缝隙、漏气,水封瓶的长管应直立于液面下2~3 cm;更换引流瓶、接头脱落、搬动患者时均要夹闭引流管;定时挤压,保持通畅;观察水柱是否随呼吸上下波动,及时更换、倾倒引流瓶;观察引流液的颜色、性质及量。

(3)伤口观察及护理:观察伤口有无渗血、渗液,如有应及时告知医师给予处理;观察有无气胸、皮下气肿等。

(4)做好口腔护理、雾化吸入、尿管护理,定时翻身、皮肤清洁等。

六、健康指导

(1)根据气候变化及时增减衣物,避免感冒,少去公共场所,加强自我保护。

(2)注意饮食搭配,科学进餐,多食新鲜水果及蔬菜,营养均衡。饮食应选择高蛋白(如蚕蛹、牛尾汤、鸡蛋等)、富含维生素(如山药、猕猴桃、南瓜、桑葚等)、易消化的食物,以保证营养摄入,提高机体抵抗力,忌烟、酒、辛辣刺激性饮食。

(3)环境应舒适、安静。严格戒烟并减少被动吸烟。

(4)保持大便通畅,每天饮水不少于 1 500 mL。

(李　莎)

第二节　食　管　癌

食管癌是一种起源于食管黏膜上皮细胞的恶性肿瘤,是常见的消化道肿瘤。男多于女,发病年龄多在 40 岁以上。

一、病因

(1)不良饮食习惯与食管长期受到刺激和慢性损伤有关。长期吃粗硬食物、热汤、火锅等,或吃饭快吞、咀嚼不细等。

(2)长期吸烟和饮酒。

(3)环境因素。

(4)遗传因素。

(5)慢性炎症,如食管炎、贲门失弛缓症、食管瘢痕、白癜风等均有癌变危险。

二、临床表现

吞咽食物时胸骨后有烧灼感或不适,为时隐时现的食物摩擦感、停滞和哽咽感;进行性下咽困难,可出现左锁骨上淋巴结肿大、消瘦乏力、营养不良、出血等,恶病质者可有腹水。

三、治疗原则及要点

(1)手术治疗:是食管癌的首选治疗。

(2)放射治疗:肿瘤有明显外侵、发生淋巴结转移、不宜手术者放射治疗就成为主要有效的治疗手段。

(3)化学治疗:分为术前新辅助化学治疗、术后辅助化学治疗、姑息性化学治疗。

四、护理评估

(一)一般情况

了解患者有无龋齿、口腔不洁、食管的慢性炎症、其他恶性肿瘤及家族史。

（二）症状体征评估

早期主要表现为吞咽食物时有胸骨后疼痛、烧灼感或不适，症状轻。典型症状为进行性吞咽困难。

（三）辅助检查

1.X线钡餐造影

X线钡餐造影是诊断食管癌的重要方法之一。

2.胸部CT检查

扫描的依据是食管癌的程度、肿瘤外侵的范围及程度。

3.食管超声内镜检查

食管超声内镜检查是目前T分期及局部N分期最好的方法，但对远处转移的诊断有局限性。

4.其他检查

B超检查、内镜检查、食管脱落细胞学检查等。

（四）心理-社会评估

患者易产生悲观失望的心理，承受巨大的心理压力和经济负担。

五、护理措施

（一）一般护理

保持室内温湿度适宜、空气新鲜、床单元整洁。指导患者适当活动、避免劳累、注意休息。

（二）饮食护理

(1)出现哽噎感时，不要强行吞咽，严重时应进流质或半流质。

(2)食物以微温为宜，避免进食冷流食。每次进食后及时饮温开水以冲洗食管。

(3)忌食辛辣刺激性食物。

(4)避免进食致癌食物，如腌制、发霉、熏烤的食物等。

(5)对完全不能进食者应采取静脉营养治疗，以维持患者机体的需要。

（三）放射治疗护理

放射治疗期间保持口腔的清洁卫生，防止口腔黏膜发生感染。若出现胸背部疼痛、咳嗽发热时应警惕食管纵隔漏的发生。如果出现进食呛咳，可能为气管食管瘘，应立即通知医师。

（四）化学治疗护理

(1)做好患者心理护理，多给予安慰解释，讲解化学治疗相关知识，增强患者对治疗的信心，取得合作。

(2)熟悉常用抗癌药物的作用、给药方法及毒性反应，了解患者的治疗方案，采取正确的给药途径及方法，按时、准确给药。

(3)做好化学治疗前常规检查，遵医嘱定时查血常规，及时发现感染征象，做好消毒隔离工作。

(4)首次化学治疗患者做好PICC置管宣教，未置管患者，注意保护血管，按化学治疗选用血管的原则进行，防止静脉炎和药物外渗引起的组织损伤。

(5)给予患者高营养的少油清淡饮食，少食多餐，多食新鲜水果、蔬菜。

(6)胃肠道反应较重者，睡前可适当给予胃黏膜保护剂，必要时加用镇静剂或止痛剂。

(7)注意保护口腔黏膜,保持口腔清洁,及时发现口腔黏膜变化。

(8)严密观察病情,注意患者的排尿、排便情况,及时发现肾功能不全、肠梗阻等。

(9)化学治疗期间密切观察药物的其他毒性反应程度,及时报告医师予以对症处理。

(10)对于疼痛的患者,评估疼痛的部位、性质及持续时间,遵医嘱给予三阶梯止痛药物,并观察药物疗效及不良反应,做好心理护理。

(五)手术护理

1.术前护理

(1)心理护理:帮助患者树立治疗信心。对术后乳房外形有改变及缺陷的患者,帮助做好形象弥补重建工作。

(2)营养支持:给予能进食者高热量、高蛋白、高维生素、低脂、易消化、少渣无刺激饮食或半流质饮食。不能进食者应遵医嘱给予静脉营养支持。

(3)病情观察:消瘦患者注意观察皮肤状况并加强护理;观察有无穿孔、黑便、大出血、声音嘶哑等。

(4)呼吸道准备:戒烟、酒;训练患者有效咳嗽、腹式呼吸和肺功能;保持口腔卫生。

(5)皮肤准备(备皮范围):从双侧锁骨下经前胸至下腹,两侧至腋后线。

(6)术前常规准备:协助完成术前检查心电图、B超、凝血功能等;完成术前抗生素皮试;术晨协助患者更换患者服;根据手术要求建立静脉通道。

2.术后护理

(1)呼吸道护理:保持呼吸道通畅,必要时吸痰;观察呼吸型态,有无缺氧指征。

(2)各管道观察护理:①输液管道保持通畅,注意观察穿刺部位皮肤。②尿管一般术后第1天可拔除,拔管后注意观察患者自行排尿的情况。③胸腔闭式引流使用前检查水封瓶各衔接处有无缝隙、漏气,水封瓶的长管应直立于液面下 2～3 cm;更换引流瓶、接头脱落、搬动患者时均要夹闭引流管;定时挤压,保持通畅;观察水柱是否随呼吸上下波动,及时更换、倾倒引流瓶;观察引流液的颜色、性质及量。

(3)伤口观察及护理:观察伤口有无渗血、渗液,如有应及时告知医师给予处理;观察有无气胸、皮下气肿等。

(4)做好口腔护理、雾化吸入、尿管护理,定时翻身、皮肤清洁等。

(六)病情观察

(1)保持大便通畅,养成定时排便的习惯。

(2)出现黑便或呕血时,不要紧张,及时与医师联系。呕血时应采取侧卧位,头偏向一侧,保持呼吸道通畅。

(3)每周监测体重一次,保持个人清洁卫生。

(4)观察体温变化,如出现不明原因高热、弛张热,应首先考虑可能是瘘的发生。观察患者有无出现呛咳、咳脓臭痰的症状。

六、健康指导

(1)保持心情愉快,生活有规律,戒烟、酒。

(2)饮食指导:①能经口进食者,应尽量鼓励患者从口进食,多食高维生素(如山药、猕猴桃、南瓜、桑葚等)、高蛋白(蚕蛹、牛尾汤、蛋清等)、易消化的食物,少食多餐;注意进食速度宜慢,温度适中，忌坚硬、辛辣食物。②进食量少、恶心、呕吐严重者，可适当通过静脉补液以补充能量、电解质和水溶性维生素，维持机体内环境的稳定。

(3)活动与休息：保证充分的睡眠，适当进行体育锻炼。

(4)定期复查，坚持后续治疗。

(李　莎)

第三节 胃　　癌

胃癌是源于胃黏膜上皮细胞的恶性肿瘤，是最常见的消化道恶性肿瘤之一。男女发病率为(2～3)∶1。

一、病因

胃癌病因尚未完全清楚，可能与下列因素有关。

(1)幽门螺杆菌。

(2)环境及饮食因素(霉变食品、咸菜、烟熏和腌制鱼肉、高盐及煎炸食物等)。

(3)胃的癌前疾病和癌前病变(如慢性萎缩性胃炎、胃溃疡、胃息肉等)。

(4)遗传因素。

二、临床表现

(一)症状

(1)胃部疼痛是最常见的症状。

(2)食欲缺乏、消瘦、乏力：很多人在饱餐后出现饱胀、嗳气而自动限制饮食，体重逐渐减轻。

(3)恶心、呕吐：胃窦部癌引起幽门梗阻时可呕吐有腐败气味的隔夜饮食。

(4)出血和黑便：早期胃癌有出血、黑便者约为20%。小量出血时仅有大便潜血试验阳性，当出血量较大时可有呕血和黑便。

(5)其他患者可因胃酸缺乏、胃排空加快而出现腹泻、便秘和下腹部不适。

(二)体征

一般胃癌早期常无明显体征，晚期或已出现转移的体征为上腹部肿块、直肠前触及肿物、脐部肿块、锁骨上淋巴结肿大等。

三、治疗原则及要点

(1)临床评价为可手术切除的无远处转移的患者，首选手术治疗。

(2)临床评价为不可手术切除的无远处转移的患者，可行放射治疗同时氟尿嘧啶增敏。

(3)有远处转移的患者，考虑以全身化学治疗为主。不能耐受化学治疗的患者，给予最好的支持治疗。

四、护理评估

（一）健康史

评估患者一般情况、饮食、生活习惯、个人嗜好、症状、用药史和家庭史。

（二）身体评估

1.一般状态

评估患者的生命体征、营养状况、排泄情况是否正常，有无烟酒嗜好史等。

2.专科评估

评估患者的血管情况、局部或全身症状，有无疼痛主诉。

（三）辅助检查

（1）胃癌的X线钡餐检查：主要用于观察钡剂充盈下胃的大体形态与位置的变化、胃壁柔软度及病变的隆起高度等。

（2）胃癌的CT诊断：胃壁增厚；腔内肿块；溃疡；环堤（表现为环绕癌性溃疡周围的堤状隆起）；胃腔狭窄；黏膜皱襞改变等。

（3）胃癌的内镜诊断：早期诊断、进展期诊断；内镜下直视活检及细胞学检查。

（4）内镜的超声诊断。

（5）大便潜血试验：对胃癌较早诊断有意义。

（四）心理-社会评估

评估患者对病情的知晓情况、对癌症的恐惧、对疾病的发展和预后缺乏知识及对疾病预后是否有信心。

五、护理措施

（一）一般护理

保持室内温湿度适宜、空气新鲜、床单元整洁。指导患者适当活动、避免劳累、注意休息。

（二）化学治疗护理

1.化学治疗期间的饮食护理

常出现的不良反应有恶心、畏食、腹痛、腹泻等。食欲缺乏时，可选择清淡、易消化、新鲜、芳香的食品；消化不良时，可选择粥类作为主食，也要以吃助消化、开胃的食品。化学治疗前0.5～1小时和化学治疗后4～6小时遵医嘱给予止吐剂，有助于减轻恶心、呕吐。

2.倾倒综合征的护理

患者进食后感到头晕、心悸、出汗、上腹部胀痛、恶心、呕吐等，应指导患者酌情调节饮食，低糖半流质饮食，进食后平卧1小时，症状可逐渐消失。

3.静脉化学治疗护理

（1）氟尿嘧啶：本品静脉滴注可引起化学性静脉炎、静脉色素沉着，建议选择PICC或CVC置管输注。本药半衰期短，为细胞周期特异性药物，具有时间依赖性，长时间持续给药效果好，目前临床常用电子泵48小时持续给药。为预防口腔溃疡，指导患者用温盐水漱口，保持口腔清洁。

（2）奥沙利铂：神经系统毒性反应主要以末梢神经炎为主要特征，出现肢体末端感觉麻木、疼痛，有时还伴有口腔周围、上呼吸道和消化道痉挛及感觉障碍，通常会遇冷发作。因此，应指导患者避免冷刺激、接触金属物品，注意保暖，戴棉质口罩和手套，用温水刷牙，避免进食生冷食物或冷饮。

（三）放射治疗护理

(1)为减少因放射治疗引起的胃肠道反应，放射治疗前30分钟避免进食。

(2)放射治疗后静卧30分钟。

(3)放射性胃炎：遵医嘱给予止吐剂，预防性使用保护胃黏膜的药物。

(4)放射性小肠炎：小肠受到放射线严重损伤时出现剧烈腹痛、恶心、呕吐、腹胀、血样腹泻等，主要护理措施为遵医嘱给予解痉剂及止痛剂，清淡、易消化饮食。

（四）手术护理

1.术前护理措施

(1)心理护理：协助患者适应新的社会角色和生活环境，帮助建立新的人际关系，特别是医患、护患关系。减轻患者恐惧心理，让身心处于最佳状态。

(2)营养支持：给予能进食者高热量、高蛋白、高维生素、低脂、易消化、少渣无刺激饮食或半流质饮食。不能进食者应遵医嘱给予静脉营养支持。

(3)胃肠道准备：①术前3天少渣饮食，术前禁食12小时、禁饮4小时。胃穿孔或幽门梗阻者应入院后立即禁食，进行胃肠减压。②择期手术者晨置胃管；若为急性胃穿孔或幽门梗阻者应立即置胃管，进行胃肠减压。③对于怀疑癌细胞已侵及肠道、可能会被切除部分肠段者应于术前1天和手术晨各清洁灌肠一次。

(4)皮肤准备(备皮范围)：上至双乳连线平面，下至耻骨联合，两侧至腋中线。

(5)术前常规准备：协助完成术前检查心电图、B超、凝血功能等；完成术前抗生素皮试；术晨协助患者更换患者服；根据手术要求建立静脉通道。

2.术后护理措施

(1)全麻术后护理常规：了解全麻及手术方式、术中情况、切口和引流情况，持续低流量吸氧，生命指征监测。

(2)各管道观察护理：①输液管道保持通畅，注意观察穿刺部位皮肤。②导尿管一般术后第1天可拔除，拔管后注意观察患者自行排尿情况。③腹腔引流管妥善固定，保持通畅，勿折叠、扭曲、压迫管道；堵塞者可由上至下挤压引流管，或遵医嘱使用生理盐水冲洗；观察引流管的种类、数量及放置的部位，做标记。④更换引流袋时消毒引流管口再连接引流袋，以免引起逆行感染。

(3)伤口观察护理：观察伤口有无渗血、渗液，若有渗血、渗液应及时通知医师并更换敷料。

(4)基础护理：做好口腔护理、尿管护理、定时翻身拍背、雾化吸入及患者清洁护理。

（五）病情观察

观察生命体征(包括疼痛评估)，并记录患者腹部体征。消瘦患者注意观察其皮肤状况并加强护理；幽门梗阻患者注意观察其液体出入量和电解质变化；出血者注意观察其生命体征、出血量、尿量、大便颜色、性状及使用止血药的效果。

六、健康指导

(1)告知患者养成定时定量、细嚼慢咽的习惯，避免进食生、冷、硬、过烫、过辣的食物。少食含纤维较多的蔬菜、水果(橘子)或黏聚成团的食物(黏糕、糯米饭、柿饼)，避免发生梗阻。避免过咸、过甜、过浓的食物。宜进低碳水化合物、高蛋白饮食，用餐时限制饮水。进餐后平卧10～20分钟，防止发生倾倒综合征。

(2)放、化疗结束后宜进食高蛋白、高热量、富含维生素而又易消化的食物。

(3)饮食四要,要饮食规律、少食多餐、营养丰富、容易消化。饮食四忌,忌辛辣刺激性食物、坚硬食物、易胀气食物、烟、酒、咖啡。

(4)根据体力,适当活动(应避免增加腹压的运动)。

(5)复查:术后放、化疗期间定期门诊随访,检查肝功能、血常规等。术后每3个月复查1次,半年后每半年待查1次,至少复查5年。

(李　莎)

第四节　大　肠　癌

大肠癌是结肠癌和直肠癌的总称。

一、病因

发病与饮食习惯(高脂肪、高蛋白、低纤维食物、油炸或腌制食品摄入过多,维生素、微量元素及矿物质缺乏等)、遗传因素、疾病因素(如结直肠腺瘤、溃疡性结肠炎、血吸虫肉芽肿及胆囊切除史等)及其他因素(运动过少、肥胖压力过大等)有关。

二、临床表现

(一)早期

多无明显症状,或有排便习惯改变、粪便潜血试验阳性、大便带血等。

(二)中晚期

(1)肠刺激征和排便习惯改变。

(2)黏液血便。

(3)腹部肿块。

(4)肠梗阻。

(5)贫血、消瘦、发热、无力等全身症状。

三、治疗原则及要点

(一)手术

手术是大肠癌的主要治疗方法。

(二)化学治疗

化学治疗可分为3种:辅助化学治疗、新辅助化学治疗(术前化学治疗)及姑息化学治疗。

(三)放射治疗

放射治疗可分为根治性放射治疗、姑息性放射治疗及放射治疗、手术综合治疗。

(四)分子靶向治疗

主要有3种:西妥昔单抗、贝伐单抗及帕尼单抗。目前,贝伐单抗与化学治疗联合已推荐为晚期结直肠的首选标准一线治疗。

(五)其他

中医治疗、生物免疫治疗、冷冻疗法及多学科综合治疗等。

四、护理评估

(一)健康史

评估患者病史时注意有无大肠息肉、溃疡性结肠炎等;了解患者饮食习惯是否与癌的发生有关等。

(二)身体状况

患者早期仅有排便习惯的改变、腹部隐痛,后期可出现黏液脓血便、腹部肿块、贫血、消瘦、乏力等。若腹部有明显压痛,多由于癌肿穿透于肠壁外,已形成伴有炎症的肿块,若出现肝大、腹水和低位性肠梗阻者,则为大肠癌晚期症状。

(三)辅助检查

1.直肠指诊

直肠指诊是诊断直肠癌最主要和最直接的方法。

2.内镜检

内镜检是大肠内病变诊断最有效、最安全、最可靠的检查方法。

3.实验室检查

大便潜血试验;癌胚抗原 CEA 测定;双重对比造影;CT 诊断;超声检查;磁共振成像检查等。

(四)心理-社会状况

大肠癌患者除了焦虑和恐惧外,也常常会对自己和家庭的未来忧虑,产生沮丧和内疚等情绪,尤其是永久性使用人工肛门的患者会产生不完全感或失落感,患者感到悲观和绝望。疾病也影响了患者的工作及交际活动。

五、护理措施

(一)一般护理

保持室内温湿度适宜、空气新鲜、床单元整洁。指导患者适当活动、避免劳累、注意休息。

(二)分子靶向药治疗护理

1.贝伐珠单抗

首次使用输注 90 分钟以上,再次使用可缩短为 60 分钟以上。使用该药时,患者发生胃肠道穿孔的风险增加,因此在治疗期间应严密观察患者有无腹痛的表现,特别是突发剧烈腹痛。此药联合化学治疗药时可出现严重出血,如果出现严重出血或近期有咯血患者不应接受贝伐珠单抗的治疗。

2.西妥昔单抗

首次用药时间为 120 分钟,滴速应控制在 5 mL/min 以内。再次使用滴注时间不少于 60 分钟。药物应低温保存(2~8 ℃)。用药后为防止皮疹、皮肤干燥、裂伤等皮肤反应,要注意防晒,避免阳光直射。用药前应进行过敏试验,静脉注射 20 mg,观察 10 分钟以上,阳性结果患者慎用,变态反应主要表现为突发性气道梗阻、荨麻疹和低血压。

(三)化学治疗护理

1.伊立替康

使用后可出现迟发性腹泻,多发生在用药 24 小时后。若出现急性胆碱能综合征,则表现为早发性腹泻及出汗、腹部痉挛、流泪、瞳孔缩小及流涎等症状,可在给药前预防性使用硫酸阿托品 0.25～0.50 mg 皮下注射。

2.奥沙利铂

神经系统毒性反应主要以末梢神经炎为主要特征,出现肢体末端感觉麻木、疼痛,有时还伴有口腔周围、上呼吸道和消化道痉挛及感觉障碍,通常会遇冷发作。因此,应指导患者避免冷刺激、接触金属物品,注意保暖,戴棉质口罩和手套,用温水刷牙,避免进食生冷食物或冷饮。

3.卡培他滨

手足综合征主要表现为麻木、感觉迟钝、异常、无痛或疼痛性红斑和肿胀、湿性脱屑、溃疡、水疱或严重的疼痛。防护措施为应减少手足的摩擦,尽量穿柔软舒适、松紧适宜的鞋袜,避免接触高温物品,避免激烈的运动和体力劳动,尽量避免接触肥皂等刺激性制剂,避免进食辛辣刺激性食物,避免阳光暴晒,保持手足皮肤湿润,出现脱皮时不要用手撕。遵医嘱用药对症处理,一般可口服维生素 B_6 和西乐葆。

(四)放射治疗护理

1.放射性肠炎

早期表现为大便次数增加、腹泻、腹痛,严重时可排黏液或血样便。指导患者进食营养丰富、无刺激、易消化饮食。腹泻明显者,遵医嘱使用止泻药。

2.放射性膀胱炎

急性期表现为尿急、尿频、尿痛,加重时可出现血尿。鼓励患者多饮水,必要时进行药物膀胱灌注等抗感染、止血治疗。

(五)手术护理

1.术前护理措施

(1)心理护理:解释大肠癌手术的必要性、手术方式及注意事项等。尤其对需永久性人工肛门者要做好思想工作,以取得配合。同时鼓励家属及朋友给予心理支持和关心。

(2)营养支持:给予高蛋白、高热量、高维生素、低脂易消化、少渣饮食,如鱼、瘦肉、乳制品等。

(3)肠道准备:术前晚禁食、清洁灌肠。

(4)其他准备:直肠癌患者术前 2 天每晚用 1∶5 000 高锰酸钾溶液肛门坐浴;女患者在术前晚及术晨用该浓度药液作阴道冲洗(肿瘤侵犯阴道后壁时,应在术前 3 天每晚行阴道冲洗)。

(5)皮肤准备(备皮范围):上至双乳连线平面,下至耻骨联合,两侧至腋中线。

(6)术前常规准备:协助完成术前检查心电图、B 超、凝血功能等;完成术前抗生素皮试;术晨协助患者更换患者服;根据手术要求建立静脉通道。

2.术后护理

(1)全麻术后护理:了解全麻及手术方式、术中情况、切口和引流情况,持续低流量吸氧,生命指征监测。

(2)各管道观察护理:①输液管道保持通畅,注意观察穿刺部位皮肤。②胃管定时挤捏管道,使之保持通畅,勿折叠、扭曲、压迫管道,及时倾倒,保持有效负压 24～48 小时;常用蝶形胶布固定于鼻尖部;观察胃液性状、颜色、量,准确记录。③腹腔引流管妥善固定,保持通畅,勿折叠、扭曲、压迫管道;堵塞者可由上至下挤压引流管,或遵医嘱使用生理盐水冲洗;观察引流管的种类、数量及放置的部位,做标记。④人工肛门一般于术后2～3天肠功能恢复后开放,开放时患者应向造瘘口一边侧卧。使用人工肛袋前清洁造口皮肤,将袋口对准瘘口盖严,贴近皮肤,袋囊向下,松紧适宜。术后1～2周后定时经造瘘口灌洗通道注入37～40 ℃温水500～1 000 mL,逐渐建立定时排便习惯。

(3)疼痛护理:评估患者疼痛情况,观察镇痛药物的不良反应;有镇痛泵患者,注意检查管道是否通畅。

3.伤口观察护理

观察伤口有无渗血、渗液,若有渗血、渗液应及时通知医师并更换敷料。

(六)病情观察

观察并记录患者腹部体征、观察肠道灌洗效果。消瘦患者观察其皮肤状况,肠梗阻患者注意观察其液体出入量和电解质情况,出血者观察其生命体征、出血量、尿量。

六、健康指导

(1)劳逸结合,对需要放射治疗、化学治疗者,做好相应知识宣教。

(2)保持大便通畅,养成定时排便的习惯。

(3)每周监测体重1次,保持个人清洁卫生。

(4)建议家属定期检查。

(5)饮食规律,少量多餐,进食富含营养、易消化的食物,避免生、冷、刺激性食物。多食种子类的植物,如谷类、豆类等。多食水果、青菜、豆腐、绿豆粥、蛋类、鱼等易消化的软食。

(6)活动术后1～3个月内避免体力劳动,适当进行户外活动。

(7)人工肛门者衣着不能太紧,腰带不能在造口上,选择合适的肛袋,观察造口排泄物的性状。

(8)复查:术后放射治疗、化学治疗期间定期门诊随访,检查肝功能、血常规等,术后每3个月复查1次,2年后每半年复查1次,共5年。

(李　莎)

第七章 甲乳外科护理

第一节 甲状腺功能亢进症

一、疾病概述

(一)概念

甲状腺功能亢进症简称甲亢,是由于各种原因导致甲状腺素分泌过多而引起的以全身代谢功能亢进为主要特征的内分泌疾病。根据发病原因可分为:①原发性甲亢,最常见,腺体呈弥漫性肿大,两侧对称,常伴有突眼,又称为"突眼性甲状腺肿"。患者年龄多在20～40岁,男女之比约为1∶4。②继发性甲亢,较少见,患者先有结节性甲状腺肿多年,以后才出现甲状腺功能亢进症状。腺体肿大呈结节状,两侧多不对称,无突眼,容易发生心肌损害,患者年龄多在40岁以上。③高功能腺瘤,少见,腺体内有单个自主性高功能结节,其外周的甲状腺组织萎缩。

(二)相关病理生理

甲亢的病理学改变为甲状腺腺体内血管增多、扩张,淋巴细胞浸润。滤泡壁细胞多呈高柱状并发增生,形成突入滤泡腔内的乳头状体,滤泡腔内的胶体含量减少。

(三)病因与诱因

原发性甲亢的病因迄今尚未完全阐明。目前多数认为原发性甲亢是一种自身免疫性疾病,患者血中有两类刺激甲状腺的自身抗体:一类抗体的作用与促甲状腺激素(thyroid stimulating hormone,TSH)相似,能刺激甲状腺功能活动,但作用时间较TSH持久,称为"长效甲状腺激素";另一类为"甲状腺刺激免疫球蛋白"。两类物质均属G类免疫球蛋白,都能抑制TSH,且可与TSH受体结合,从而增强甲状腺细胞的功能,分泌大量甲状腺激素,即T_3和T_4。

(四)临床表现

典型的表现有高代谢症候群、甲状腺肿及眼征三大主要症状。

1.甲状腺激素分泌过多症候群

患者性情急躁、容易激动、失眠、双手颤动、怕热、多汗;食欲亢进但消瘦、体重减轻;心悸、脉快有力,脉搏常在100次/分以上,休息及睡眠时仍快,脉压增大;可出现内分泌功能紊乱,如月经失调、停经、易疲劳等。其中脉搏增快及脉压增大尤为重要,常可作为判断病情严重程度和治疗效果的重要标志。

2.甲状腺肿

甲状腺多呈对称性、弥漫性肿大；由于腺体内血管扩张、血流加速，触诊可扪及震颤，听诊可闻及杂音。

3.眼征

突眼是眼征中重要且较特异的体征之一，可见双侧眼裂增宽、眼球突出、内聚困难、瞬目减少等突眼征。

（五）辅助检查

1.基础代谢率测定

用基础代谢率测定器测定较可靠，也可根据脉压和脉搏计算。计算公式：基础代谢率（%）=（脉搏+脉压）-111。基础代谢率正常值为±10%，增高至20%～30%为轻度甲亢，30%～60%为中度甲亢，60%以上为重度甲亢。注意此计算方法不适用于心律失常者。

2.甲状腺摄^{131}I率测定

正常甲状腺24小时内摄取^{131}I的量为进入人体总量的30%～40%，吸^{131}I高峰在24小时后。如果2小时内甲状腺摄^{131}I量超过进入人体总量的25%，或在24小时内超过进入人体总量的50%，且摄^{131}I高峰提前出现，都提示有甲亢。

3.血清中T_3和T_4含量测定

甲亢时血清T_3可高于正常值4倍，而血清T_4仅为正常值的2.5倍，所以T_3的增高对甲亢的诊断较T_4更为敏感。

（六）治疗原则

1.非手术治疗

严格按医嘱进行服药治疗。

2.手术治疗

甲状腺大部切除术仍是目前治疗中度以上甲亢最常用而有效的方法。手术适应证：①继发性甲亢或高功能腺瘤；②中度以上的原发性甲亢，经内科治疗无明显疗效；③腺体较大伴有压迫症状，或胸骨后甲状腺肿伴甲亢；④抗甲状腺药物或^{131}I治疗后复发者；⑤坚持长期用药有困难者。另外，甲亢可引起妊娠患者流产、早产，而妊娠又可加重甲亢；因此，凡妊娠早、中期的甲亢患者具有上述指征者，均应考虑手术治疗。手术禁忌证为青少年患者、症状较轻者、老年患者或有严重器质性疾病不能耐受手术者。

二、护理评估

（一）一般评估

1.健康史

患者一般资料，如年龄、性别；询问患者是否曾患有结节性甲状腺肿或其他免疫系统的疾病；有无甲状腺疾病的用药史或手术史，并了解患者发病的过程及治疗经过；有无甲亢疾病的家族史。

2.生命体征

患者心悸、脉快有力，脉搏常在100次/分以上，休息及睡眠时仍快，脉压增大。

3.患者主诉

睡眠状况；有无疲倦、乏力、咳嗽与心慌气短等症状。

4.相关记录

甲状腺肿大的情况、体重、饮食、皮肤、情绪等记录结果。

(二)身体评估

1.术前评估

术前评估包括:①患者有无自觉乏力、多食、消瘦、怕热、多汗、急躁易怒及排便次数增多等异常改变。②甲状腺多呈弥漫性肿大,可有震颤或血管杂音。③伴有眼征者眼球可向前突出。④病情严重变化时可出现甲亢危象。

2.术后评估

了解麻醉和手术方法、手术经过是否顺利、术中出血情况;了解术后生命体征、切口及引流情况等;观察是否出现甲状腺危象、呼吸困难、窒息、喉返神经损伤、喉上神经损伤和手足抽搐等并发症。

(三)心理-社会评估

患者主要表现为敏感、急躁易怒、焦虑,处理日常生活事件能力下降,家庭人际关系紧张。患者也可因甲亢所致的突眼、甲状腺肿大等外形改变,产生自卑心理。部分老年患者可表现为抑郁、淡漠,重者可有自杀行为。

(四)辅助检查阳性结果评估

辅助检查阳性结果包括基础代谢率测定、甲状腺摄^{131}I率测定及血清中T_3和T_4含量测定的结果,以助判断病情。

(五)治疗效果的评估

1.非手术治疗评估要点

评估患者服药治疗后的效果,如心率、基础代谢率的变化等。

2.手术治疗评估要点

监测患者生命体征、切口、引流等,观察是否出现甲状腺危象、呼吸困难、窒息、喉返神经损伤、喉上神经损伤和手足抽搐等并发症。根据病情、手术情况及术后病理检查结果,评估预后状况。

三、主要护理诊断

(一)营养失调

营养低于机体需要量,与基础代谢率增高有关。

(二)有受伤危险

有受伤危险与突眼造成眼角不能闭合、有潜在的角膜溃疡、感染而致失明的可能有关。

(三)潜在并发症

(1)窒息与呼吸困难:与全麻未醒、手术刺激分泌物增多误入气管、术后出血压迫气管有关。

(2)甲状腺危象:与术前准备不充分、甲亢症状未能很好控制及手术应激有关。

(3)手足抽搐:与术中误切甲状旁腺,术后出现低血钙有关。

(4)神经损伤:与手术操作误伤神经有关。

四、主要护理措施

(一)术前护理

1.完善各项术前检查

对甲亢或有甲状腺巨大肿块患者应行颈部透视或摄片、心脏检查、喉镜检查和基础代谢率测

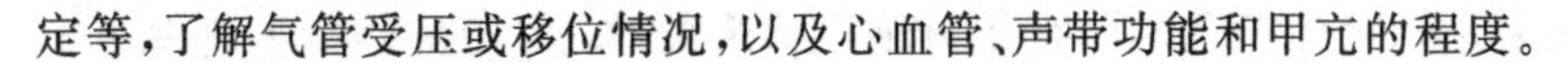

定等，了解气管受压或移位情况，以及心血管、声带功能和甲亢的程度。

2.提供安静舒适的环境

保持环境安静、舒适，减少活动，避免体力消耗，尽可能限制会客，避免接触过多外来刺激，对精神紧张或失眠者遵医嘱给予镇静剂，保证患者充足的睡眠。

3.加强营养，满足机体代谢需要

给予高热量、高蛋白、富含维生素的食物；鼓励多饮水以补充出汗等丢失的水分。忌用对中枢神经有兴奋作用的咖啡、浓茶等刺激性饮料。每周测体重一次。

4.术前药物准备的护理

通过药物降低基础代谢率，以满足手术的必备条件，是甲亢患者术前准备的重要环节。常用的方法：①碘剂。术前准备开始即可服用，碘剂能抑制甲状腺素的释放，使腺体充血减少而缩小变硬，有利于手术。常用复方碘化钾溶液，每天 3 次，口服，第 1 天每次 3 滴，第 2 天每次 4 滴，以后每天逐次增加 1 滴至每次 16 滴，然后维持此剂量至手术。②抗甲状腺药物。先用硫脲类药物，通过抑制甲状腺素的合成，以控制甲亢症状；待甲亢症状基本控制后，再改服碘剂 1～2 周，然后行手术治疗。少数患者服用碘剂 2 周后症状改善不明显，可同时服用硫脲类药物，待甲亢症状基本控制后，再继续单独服用碘剂 1～2 周后手术。③普萘洛尔。为缩短术前准备时间，可单独使用或与碘剂合用，每 6 小时口服 1 次，每次 20～60 mg，连服 4～7 天脉搏降至正常水平时，即可施行手术。最后一次服用应在术前 1～2 小时，术后继续口服 4～7 天。此外，术前禁用阿托品，以免引起心动过速。

术前准备成功的标准：患者情绪稳定，睡眠好转，体重增加，脉搏稳定在 90 次/分以下，脉压恢复正常，基础代谢率在 20%以下，腺体缩小变硬。

5.突眼护理

对于原发性甲亢突眼患者要注意保护眼睛，卧床时头部垫高，以减轻眼部肿胀；眼睑闭合不全者，可戴眼罩，睡眠前用抗生素眼膏涂眼，防止角膜干燥、溃疡。

6.颈部术前常规准备

术前戒烟，教会患者深呼吸、有效咳嗽及咳痰的方法；对患者进行颈过伸体位训练，以适应手术时体位改变；术前 12 小时禁食，4 小时禁水。床旁备引流装置、无菌手套、拆线包及气管切开包等急救物品。

（二）术后护理

1.体位

取平卧位，血压平稳后给予半卧位。

2.饮食

麻醉清醒、病情平稳后，协助患者主动饮少量温水，若无不适，鼓励其进食流质，但不可过热，逐步过渡为半流质及软食。

3.病情观察

病情观察包括：①术后密切监测患者的生命体征，尤其是呼吸、脉搏变化；②观察患者有无声音嘶哑、误吸、呛咳等症状；③妥善固定颈部引流管，保持引流通畅，观察并记录引流液的量、颜色及性状；④保持创面敷料清洁干燥，注意渗液若流向肩背部，及时通知医师并配合处理。

4.用药护理

继续服用碘剂，每天 3 次，每次 10 滴，共 1 周左右；或由每天 3 次，每次 16 滴开始，逐日每次减少1滴，至每次3～5滴为止。年轻患者术后常规口服甲状腺素，每天30～60 mg，连服6～12个月，预防复发。

5.颈部活动指导

术后床上变换体位时注意保护颈部；术后第2天床上坐起，或弯曲颈部时，将手放于颈后支撑头部重量，并保持头颈部于舒适位置，减少因震动而引起的疼痛；术后2～4天，进行点头、仰头、伸展和左右旋转等颈部活动，防止切口挛缩，逐渐增加活动范围和活动量。

(三)术后并发症的观察及护理

1.呼吸困难和窒息

多发生于术后48小时内，是术后最危急的并发症。表现为进行性呼吸困难、烦躁、发绀，甚至窒息；可有颈周肿胀、切口渗出鲜血等。常见原因和处理：①切口内血肿压迫气管。应立即拆线，敞开切口，清除血肿，若呼吸仍未改善则行吸氧、气管切开，再送手术室止血。②喉头水肿，由于手术创伤、气管插管引起。先用激素静脉滴注，无效者行气管切开。③痰液阻塞气道，有效吸痰。④气管塌陷是由于气管壁长期受肿大的甲状腺压迫，从而发生气管软化所致，应行气管切开术。⑤双侧喉返神经损伤，应行气管切开。

2.喉返神经损伤

大多数是由于术中不慎将喉返神经切断、缝扎、钳夹或牵拉过度而致永久性或暂时性损伤；少数由于血肿或瘢痕组织压迫或牵拉而致。前者在术中立即出现症状，后者在术后数小时或数天才出现症状。切断、缝扎会引起永久性损伤，钳夹、牵拉过度、血肿压迫所引起的多数为暂时性损伤，一般经3～6个月理疗可恢复或好转。单侧喉返神经损伤引起声音嘶哑，可由健侧声带过度地向患侧内收而代偿。双侧喉返神经损伤导致双侧声带麻痹，可引起失声、呼吸困难，甚至窒息，应立即行气管切开。

3.喉上神经损伤

喉上神经外支损伤可使环甲肌瘫痪，引起声带松弛、声调降低；内支损伤可使喉部黏膜感觉丧失，患者进食、特别是饮水时容易发生误咽、呛咳。应协助患者取坐位进半流质饮食，一般于术后数天可恢复正常。

4.手足抽搐

术中甲状旁腺被误切、挫伤或其血液供应受累可引起甲状旁腺功能低下，血钙降低，神经肌肉的应激性提高。症状一般出现在术后1～2天内，轻者面部、口唇或手足部出现针刺感、麻木感或强直感，2～3周后症状消失。严重者面肌和手足持续性痉挛、疼痛，频繁发作，每次持续10～20分钟或更长，甚至可发生喉和膈肌痉挛，引起窒息死亡。护理措施：①抽搐发作时，立即静脉注射10%葡萄糖酸钙或5%氯化钙10～20 mL。②症状轻者，可口服葡萄糖酸钙或乳酸钙；症状重或长期不恢复者，加服维生素D_3，以促进钙在肠道内的吸收。③每周测血钙和尿钙1次。④限制肉类、乳类和蛋类等高磷食品，多吃绿叶蔬菜、豆制品和海味等高钙低磷食物。

5.甲状腺危象

甲状腺危象是甲亢的严重并发症，死亡率为20%～30%。其发生可能与术前准备不充分、甲亢症状未能很好控制及手术应激有关。主要表现为术后12～36小时内高热(>39 ℃)、脉搏细速(>120次/分)、大汗、烦躁不安、谵妄甚至昏迷，常伴有呕吐、腹泻。若处理不及时或不当可迅速发展为昏迷、虚脱、休克甚至死亡。甲亢患者基础代谢率降至正常范围再实施手术，是预防甲状腺危象的关键。

护理措施：①口服复方碘化钾溶液 3～5 mL，紧急时将 10%碘化钠 5～10 mL 加入 10%葡萄糖溶液 500 mL 中静脉滴注，以降低血液中甲状腺素水平。②给予氢化可的松 200～400 mg/d，分次静脉滴注，以拮抗过量甲状腺素的反应。③给予镇静剂，常用苯巴比妥钠100 mg或冬眠Ⅱ号半量，6～8 小时肌内注射一次。④肾上腺素能阻滞剂，可用利血平 1～2 mg 肌内注射或胍乙啶 10～20 mg 口服，还可用普萘洛尔 5 mg 加入 5%～10%葡萄糖溶液 100 mL 中静脉滴注，以降低外周组织对肾上腺素的反应。⑤物理或药物降温，使患者体温维持在 37 ℃左右。⑥静脉滴注大量葡萄糖溶液补充能量。⑦吸氧，以减轻组织缺氧。⑧心力衰竭者，遵医嘱应用洋地黄类制剂。⑨保持病室安静，避免接触刺激。

（四）心理护理

有针对性地与患者沟通，了解其心理状态，满足患者需要，消除其顾虑和恐惧心理，避免情绪激动。

（五）健康教育

(1)鼓励患者早期下床活动，但注意保护头颈部。拆线后教会患者做颈部活动，促进功能恢复，防止瘢痕挛缩；声音嘶哑者，指导患者做发音训练。讲解有关甲状腺术后并发症的临床表现和预防措施。

(2)用药指导：讲解甲亢术后继续服药的重要性并督促执行。可将碘剂滴在饼干、面包等固体食物上同服，既能保证剂量准确，又能避免口腔黏膜损伤。

(3)出院康复指导：注意休息，保持心情愉快；加强颈部活动，防止瘢痕粘连；定期门诊复查，术后第 3、第 6、第 12 个月复诊，以后每年 1 次，共 3 年；若出现心悸、手足震颤、抽搐等情况及时就诊。

五、护理效果评估

(1)患者是否出现甲状腺危象，或已发生的危象能否得到及时发现和处理。

(2)患者营养需要是否得到满足。

(3)患者术后能否有效咳嗽，保持呼吸道通畅。

(4)患者术后生命体征是否平稳，是否出现各种并发症；一旦发生，能否及时发现和处理。

（李　玫）

第二节　甲状腺腺瘤

一、疾病概述

（一）概念

甲状腺腺瘤是最常见的甲状腺良性肿瘤，按病理分为滤泡状腺瘤和乳头状囊性腺瘤，临床以前者多见。

（二）相关病理生理

1.滤泡状腺瘤

滤泡状腺瘤是最常见的一种甲状腺良性肿瘤，根据其腺瘤实质组织的构成分类如下。

(1)胚胎型腺瘤:由实体性细胞巢和细胞条索构成,无明显的滤泡和胶体形成。瘤细胞多为立方体形,体积不大,细胞大小一致;胞质少,嗜碱性,边界不甚清;胞核大,染色质多,位于细胞中央;间质很少,多有水肿;腺瘤包膜和血管不受侵犯。

(2)胎儿型腺瘤:主要由体积较小而均匀一致的小滤泡构成,滤泡可含或不含胶质。滤泡细胞较小,呈立方体形,胞核染色深,其形态、大小和染色可有变异。滤泡分散于疏松结缔组织中,间质内有丰富的薄壁血管,常见出血和囊性变。

(3)胶性腺瘤:又称巨滤泡性腺瘤,最多见,瘤组织由成熟滤泡构成,其细胞形态和胶质含量皆与正常甲状腺相似。但滤泡大小悬殊,排列紧密,亦可融合呈囊性。

(4)单纯性腺瘤:滤泡形态和胶质含量与正常甲状腺相似。但滤泡排列较紧密,呈多角形,间质很少。

(5)嗜酸性腺瘤:又称 Hurthle 细胞瘤。瘤细胞大,呈多角形,胞质内含嗜酸颗粒,排列呈条状或呈簇状,偶呈滤泡或乳头状。

2.乳头状腺瘤

良性乳头状腺瘤少见,多呈囊性,故又称乳头状囊腺病。甲状腺腺瘤中,具有乳头状结构者有较大的恶性倾向,良性乳头状腺瘤少见,多呈囊性,故又称乳头状囊腺瘤。乳头由单层立方或低柱状细胞覆于血管及结缔组织来构成,细胞形态和正常静止期的甲状腺上皮相似,乳头较短,分支较少,有时见乳头中含有胶质细胞。乳头突入大小不等的囊腔内,腔内有丰富的胶质。瘤细胞较小,形态一致,无明显多形性和核分裂象。甲状腺腺瘤中,具有乳头状结构者有较大的恶性倾向。

3.不典型腺瘤

不典型腺瘤比较少见,腺瘤包膜完整,质地坚韧,切面细腻而无胶质光泽。镜下细胞丰富、密集,常呈片块状、巢状排列,结构不规则,多不形成滤泡。间质甚少。细胞具有明显的异形性,形状、大小不一致,可呈长方形、梭形;胞核也不规则,染色较深,亦可见有丝分裂象,故常疑为癌变,但无包膜、血管及淋巴管浸润。

4.甲状腺囊肿

根据内容物不同可分为胶性囊肿、浆液性囊肿、坏死性囊肿、出血性囊肿。

5.功能自主性甲状腺腺瘤

瘤实质区可见陈旧性出血、坏死、囊性变、玻璃样变、纤维化、钙化。瘤组织边界清楚,外周甲状腺组织常萎缩。

(三)病因与诱因

甲状腺腺瘤的病因未明,可能与性别、遗传因素、射线照射、TSH 过度刺激有关,也可能与地方性甲状腺肿疾病有关。

1.性别

甲状腺腺瘤在女性的发病率为男性的 5～6 倍,提示发病可能与性别有关,但目前没有发现雌激素刺激肿瘤细胞生长的证据。

2.癌基因

甲状腺腺瘤中可发现癌基因 *c-myc* 的表达。腺瘤中还可发现癌基因 *H-ras* 第 12、第 13、第 61 密码子的活化突变和过度表达。高功能腺瘤中还可发现 TSH-G 蛋白腺嘌呤环化酶信号传导通路所涉及蛋白的突变,包括 TSH 受体跨膜功能区胞外和跨膜段的突变和刺激型 GTP 结合蛋白的突变。上述发现均表明腺瘤的发病可能与癌基因有关,但上述基因突变仅见于少部分腺瘤中。

3.家族性肿瘤

甲状腺腺瘤可见于一些家族性肿瘤综合征中,包括多发性错构瘤综合征和 Catney 联合体病等。

4.外部射线照射

幼年时期头、颈、胸部曾经进行过 X 线照射治疗的人群,其甲状腺癌发病率约增高 100 倍,而甲状腺腺瘤的发病率也明显增高。

5.TSH 过度刺激

在部分甲状腺腺瘤患者可发现其血 TSH 水平增高,可能与其发病有关。试验发现,TSH 可刺激正常甲状腺细胞表达前癌基因 *c-myc*,从而促使细胞增生。

(四)临床表现

甲状腺腺瘤可发生于任何年龄,但以青年女性多见;多数无自觉症状,往往在无意中发现颈前区肿块;大多为单个,无痛;包膜感明显,可随吞咽移动。肿瘤增长缓慢,一旦肿瘤内出血或囊变,体积可突然增大,且伴有疼痛和压痛,但过一时期又会缩小,甚至消失。少数增大的肿瘤逐渐压迫外周组织,引起气管移位,但气管狭窄罕见;患者会感到呼吸不畅,特别是平卧时为甚。胸骨后的甲状腺腺瘤压迫气管和大血管后可引起呼吸困难和上腔静脉压迫综合征。少数腺瘤可因钙化斑块使瘤体变得坚硬。典型的甲状腺腺瘤很容易作出临床诊断,甲状腺功能检查一般正常;核素扫描常显示温结节,但如有囊变或出血就显示冷结节。自主性高功能甲状腺腺瘤可表现为不同程度的甲亢症状。

(五)辅助检查

1.甲状腺功能检查

血清 TT_3、FT_3、TT_4、FT_4、TSH 均正常。自主性高功能甲状腺腺瘤患者血清 TT_3、FT_3、TT_4、FT_4增高,TSH 降低。

2.X 线检查

若腺瘤较大,颈、胸部 X 线检查可见气管受压移位,部分患者可见瘤体内钙化。

3.核素扫描

90%的腺瘤不能聚集放射性锝或碘,核素扫描多显示为冷结节,少数腺瘤有聚集放射性碘的能力,核素扫描示温结节;自主性高功能腺瘤表现为放射性浓聚的热结节;腺瘤发生出血、坏死等囊性变时则均呈冷结节。

4.B 超检查

B 超检查对诊断甲状腺腺瘤有较大价值,超声波下腺瘤和外周组织有明显界限,有助于辨别单发或多发,囊性或实性。

5.甲状腺穿刺活检

甲状腺穿刺活检有助于诊断,特别在区分良、恶性病变时有较大价值,但属创伤性检查,不易常规进行。

(六)治疗原则

1.非手术治疗

能抑制垂体 TSH 的分泌,减少 TSH 对甲状腺腺瘤的刺激,从而使腺瘤逐渐缩小,甚至消失。从小剂量开始,逐渐加量。可用左甲状腺素 50～150 μg/d 或干甲状腺片 40～120 mg/d,治疗 3～4 个月。适于多发性结节或温结节、热结节等单结节患者。如效果不佳，应考虑手术治疗。

2.手术治疗

甲状腺腺瘤有癌变可能的患者或引起甲亢者，应行手术切除腺瘤。伴有甲亢的高功能腺瘤，需要先用抗甲状腺药物控制甲亢，待甲状腺功能正常后，行腺瘤切除术，可使甲亢得到治愈。

对于甲状腺腺瘤，手术切除是最有效的治疗方法，无论肿瘤大小，目前多主张做患侧腺叶切除或腺叶次全切除而不宜行腺瘤摘除术。其原因是临床上甲状腺腺瘤和某些甲状腺癌特别是早期甲状腺癌难以区别。另外，约 25%的甲状腺腺瘤为多发，临床上往往仅能查到较大的腺瘤，单纯腺瘤摘除会遗留小的腺瘤，日后造成复发。因甲状腺腺瘤有引起甲亢(发生率约为 20%)和恶变(发生率约为 10%)的可能，故应早期行包括腺瘤的患侧、甲状腺大部或部分(腺瘤小)切除。切除标本必须立即行冷冻切片检查，以判定有无恶变。

二、护理评估

(一)术前评估

1.健康史

患者是否曾患有结节性甲状腺肿或伴有其他自身免疫性疾病；有无甲状腺疾病的用药史或手术史；近期有无感染、劳累、精神刺激或创伤等应激因素。

2.身体状况

(1)局部：①肿块与吞咽运动的关系；②肿块的大小、形状、质地和活动度；③肿块的生长速度；④颈部有无肿大淋巴结。

(2)全身：①有无压迫症状，如声音嘶哑、呼吸困难、吞咽困难等；②有无骨和肺转移征象；③有无腹泻、心悸、脸面潮红和血清钙降低等症状；④有无其他内分泌腺体的增生。

(3)辅助检查：包括基础代谢率，甲状腺摄^{131}I 率测定，血清 T_3、T_4含量，同位素扫描，B 超等检查。

3.心理-社会状况

(1)心理状态：患者常在无意中发现颈部肿块，病史短且突然，因担忧肿块的性质和预后，从而表现为焦虑不安，故须了解和评估患者患病后的情绪和心理变化。

(2)认知程度：①对甲状腺疾病的认知态度；②对手术的接受程度；③对术后康复知识的了解程度。

(二)术后评估

1.术中情况

了解麻醉方式、手术方式、病灶处理情况、术中出血与补液情况。

2.术后情况

(1)评估患者呼吸道是否通畅，生命体征是否平稳，神志是否清楚和切口、引流情况等。

(2)了解患者是否出现术后并发症，如呼吸困难和窒息、喉返神经损伤、喉上神经损伤、手足抽搐和甲状腺危象等。

三、主要护理诊断

(一)营养失调

营养低于机体需要量，与基础代谢率增高有关。

(二)有受伤危险

与突眼造成眼角不能闭合,有潜在的角膜溃疡、感染而致失明的可能有关。

(三)潜在并发症

(1)窒息与呼吸困难:与全麻未醒、手术刺激分泌物增多误入气管、术后出血压迫气管有关。

(2)甲状腺危象:与术前准备不充分、甲亢症状未能很好控制及手术应激有关。

(3)手足抽搐:与术中误切甲状旁腺,术后出现低血钙有关。

(4)神经损伤:与手术操作误伤神经有关。

四、主要护理措施

(一)术前护理

充分而完善的术前准备和护理是保证手术顺利进行和预防术后并发症的关键。

1.休息和心理护理

多与患者交谈,消除其顾虑和恐惧;对精神过度紧张或失眠者,适当应用镇静剂或安眠药物,使其处于接受手术的最佳身心状态。

2.配合术前检查

除常规检查外,还包括颈部超声检查、心电图检查、喉镜检查、测定基础代谢率。

3.用药护理

术前通过药物降低基础代谢率是甲亢患者术前准备的重要环节。

(1)单用碘剂:常用的碘剂是复方碘化钾溶液,每天3次口服,第1天每次3滴,第2天每次4滴,依次逐天递增至每次16滴为止,然后维持此剂量。2～3周后待甲亢症状得到基本控制(患者情绪稳定,睡眠好转,体重增加,脉搏＜90次/分,脉压恢复正常,基础代谢率＋20%以下),便可进行手术。碘剂的作用在于抑制蛋白水解酶的合成,减少甲状腺球蛋白的分解,逐渐抑制甲状腺素的释放,有助于避免术后甲状腺危象的发生。但因碘剂只能抑制甲状腺素的释放,而不能抑制甲状腺素的合成,一旦停服,贮存于甲状腺滤泡内的甲状腺球蛋白将大量分解,使甲亢症状重新出现,甚至加重。因此,凡不准备手术治疗的甲亢患者均不宜服用碘剂。

(2)硫脲类药物加用碘剂:先用硫脲类药物,待甲亢症状得到基本控制后停药,再单独服用碘剂1～2周后再行手术。因硫脲类药物能使甲状腺肿大充血,手术时极易发生出血,将增加手术风险;而碘剂能减少甲状腺的血流量,减少腺体充血,使腺体缩小变硬,因此服用硫脲类药物后必须服用碘剂。

(3)碘剂加用硫脲类药物后再单用碘剂:少数患者服碘剂2周后症状改善不明显,可加服硫脲类药物,待甲亢症状得到基本控制,停用硫脲类药物后再继续单独服用碘剂1～2周后手术。在此期间应严密观察用药的效果与不良反应。

(4)普萘洛尔单用或合用碘剂:对于不能耐受碘剂或合并应用硫脲类药物,或对此两类药物无反应的患者,主张与碘剂合用或单用普萘洛尔作术前准备,每6小时服药1次,每次20～60 mg,一般服用4～7天后脉搏即降至正常水平。由于普萘洛尔半衰期不到8小时,故最末一次服用须在术前1～2小时,术后继续口服4～7天。术前不用阿托品,以免引起心动过速。

4.饮食护理

给予高热量、高蛋白质和富含维生素的均衡饮食,加强营养支持,纠正负氮平衡;给予足够的液体摄入以补充出汗所丢失的水分。有心脏疾病患者应避免大量摄水,以防发生水肿和心力衰竭。禁止饮用对中枢神经有兴奋作用的浓茶、咖啡等刺激性饮料,戒烟、酒。勿进食增加肠蠕动及易导致腹泻的富含纤维的食物。

5.突眼护理

突眼者注意保护眼睛，经常滴眼药水，外出戴墨镜或使用眼罩以避免强光、风沙及灰尘的刺激。睡前用抗生素眼膏涂眼，并覆盖油纱或使用眼罩，以免角膜过度暴露后干燥受损，发生溃疡。

6.其他措施

术前教会患者头低肩高体位练习，指导患者深呼吸，学会有效咳嗽的方法。患者接往手术室后备麻醉床、引流装置、无菌手套、拆线包及气管切开包等。

（二）术后护理

(1)体位和引流：平卧位，血压平稳后取半卧位以利于呼吸和引流，引流管24～48小时拔出。

(2)病情观察：密切观察生命指征；观察伤口渗血情况；了解患者的发音和吞咽情况；判断有无呼吸困难、声音嘶哑、音调降低、误咽、呛咳等。

(3)保持呼吸道通畅，预防肺部并发症。

(4)饮食：术后6小时后可进少量温或凉流质，禁忌过热饮食，以免诱发手术部位血管扩张。

（三）术后并发症的观察及护理

1.呼吸困难和窒息

多发生于术后48小时内，是术后最危急的并发症。表现为进行性呼吸困难、烦躁、发绀，甚至窒息；可有颈周肿胀、切口渗出鲜血等。常见原因和处理：①切口内血肿压迫气管，应立即拆线，敞开切口，清除血肿，若呼吸仍无改善则行吸氧、气管切开，再送手术室止血。②喉头水肿，是由于手术创伤、气管插管引起。先用激素静脉滴注，无效者行气管切开。③痰液阻塞气道，有效吸痰。④气管塌陷由气管壁长期受肿大的甲状腺压迫，气管软化所致，行气管切开。⑤双侧喉返神经损伤，行气管切开。

2.喉返神经损伤

大多数是由于术中不慎将喉返神经切断、缝扎、钳夹或牵拉过度而致永久性或暂时性损伤；少数由于血肿或瘢痕组织压迫或牵拉而致。前者在术中立即出现症状，后者在术后数小时或数天才出现症状。切断、缝扎会引起永久性损伤，钳夹、牵拉过度、血肿压迫所引起的多数为暂时性，一般经3～6个月理疗可恢复或好转。单侧喉返神经损伤引起声音嘶哑，可由健侧声带过度地向患侧内收而代偿。双侧喉返神经损伤导致双侧声带麻痹，可引起失声、呼吸困难，甚至窒息，应立即行气管切开。

3.喉上神经损伤

喉上神经外支损伤可使环甲肌瘫痪，引起声带松弛、声调降低；内支损伤可使喉部黏膜感觉丧失，患者进食、特别是饮水时容易发生误咽、呛咳。应协助患者取坐位进半流质饮食，一般于术后数天可恢复正常。

4.手足抽搐

术中甲状旁腺被误切、挫伤或其血液供应受累可引起甲状旁腺功能低下，血钙降低，神经肌肉的应激性提高。症状一般出现在术后1～2天内，轻者面部、口唇或手足部有针刺感、麻木感或强直感，2～3周后症状消失。严重者面肌和手足持续性痉挛、疼痛，频繁发作，每次持续10～20分钟或更长，甚至可发生喉和膈肌痉挛，引起窒息死亡。护理措施：①抽搐发作时，立即静脉注射10%葡萄糖酸钙或5%氯化钙10～20 mL。②症状轻者，可口服葡萄糖酸钙或乳酸钙；症状重或长期不恢复者，加服维生素D_3，以促进钙在肠道内的吸收。③每周测血钙和尿钙1次。

④限制肉类、乳类和蛋类等高磷食品，多吃绿叶蔬菜、豆制品和海味等高钙低磷食物。

5.甲状腺危象

甲状腺危象是甲亢的严重并发症，死亡率为20%～30%。其发生可能与术前准备不充分、甲亢症状未能很好控制及手术应激有关。主要表现为术后12～36小时内高热(>39 ℃)、脉搏细速(>120次/分)、大汗、烦躁不安、谵妄甚至昏迷，常伴有呕吐、腹泻。若处理不及时或不当可迅速发展为昏迷、虚脱、休克甚至死亡。甲亢患者基础代谢率降至正常范围再实施手术，是预防甲状腺危象的关键。

护理措施：①口服复方碘化钾溶液3～5 mL，紧急时将10%碘化钠5～10 mL加入10%葡萄糖溶液500 mL中静脉滴注，以降低血液中甲状腺素水平。②给予氢化可的松200～400 mg/d，分次静脉滴注，以拮抗过量甲状腺素的反应。③给予镇静剂，常用苯巴比妥钠100 mg或冬眠Ⅱ号半量，6～8小时肌内注射一次。④给予肾上腺素能阻滞剂，可用利血平1～2 mg肌内注射或胍乙啶10～20 mg口服，还可用普萘洛尔5 mg加入5%～10%葡萄糖溶液100 mL中静脉滴注，以降低外周组织对肾上腺素的反应。⑤物理或药物降温，使患者体温维持在37 ℃左右。⑥静脉滴注大量葡萄糖溶液补充能量。⑦吸氧，以减轻组织缺氧。⑧心力衰竭者，遵医嘱应用洋地黄类制剂。⑨保持病室安静，避免接触刺激。

(四)健康教育

1.自我护理指导

指导患者保持精神愉快和心境平和，劳逸结合，适当休息和活动。

2.用药指导

说明甲亢术后继续服药的重要性并督促执行。

3.复诊指导

患者出院后定期至门诊复查，以了解甲状腺功能，若出现心悸、手足震颤、抽搐等症状时及时就诊。

五、护理效果评估

(1)患者是否出现甲状腺危象，或已发生的危象能否得到及时发现和处理。

(2)患者营养需要是否得到满足。

(3)患者术后能否有效咳嗽，保持呼吸道通畅。

(4)患者术后生命体征是否平稳，是否出现各种并发症；一旦发生，能否及时发现和处理。

(李　玫)

第三节　甲状腺癌

一、疾病概述

(一)概念

甲状腺肿瘤主要包括甲状腺腺瘤和甲状腺癌。甲状腺腺瘤是最常见的甲状腺良性肿瘤，多见于40岁以下的女性。甲状腺癌是最常见的甲状腺恶性肿瘤，约占全身恶性肿瘤的1%。

（二）相关病理生理

甲状腺是人体最大的内分泌腺体，位于甲状软骨下方、气管两旁，分左、右两叶，中央为峡部。甲状腺由两层被膜包裹：内层被膜叫甲状腺固有被膜，很薄，紧贴腺体并形成纤维束伸入到腺实质内；外层包绕并固定于气管和环状软骨上，可随吞咽动作上、下移动。两层被膜之间有疏松的结缔组织、甲状腺动脉、静脉及淋巴、神经和甲状旁腺。

甲状腺的血液供应十分丰富，主要来自两侧的甲状腺上、下动脉。甲状腺上、下动脉的分支之间，及其分支与咽喉部、气管和食管动脉的分支间，都有广泛的吻合、沟通，故手术结扎两侧甲状腺上、下动脉后，残留的腺体及甲状旁腺仍有足够的血液供应。甲状腺有3条主要的静脉，即甲状腺上、中、下静脉。甲状腺上、中静脉流入颈内静脉，甲状腺下静脉流入无名静脉。甲状腺的淋巴液汇入颈深部淋巴结。支配甲状腺的神经来自迷走神经，主要有喉返神经和喉上神经。喉返神经位于甲状腺背侧的气管食管沟内，支配声带运动；喉上神经的内支（感觉支）分布于喉黏膜上，外支（运动支）支配环甲肌，使声带紧张。

甲状腺的主要功能是合成、贮存和分泌甲状腺素。甲状腺素分为三碘甲状腺原氨酸（T_3）和四碘甲状腺原氨酸（T_4）两种。甲状腺素的主要作用是参与人体的物质和能量代谢，促进蛋白质、脂肪和碳水化合物的分解，促进人体生长发育和组织分化等。甲状腺功能的调节主要依靠下丘脑-垂体-甲状腺轴控制系统和甲状腺自身进行调节。

甲状腺癌除髓样癌来源于滤泡旁降钙素分泌细胞外，其他均起源于滤泡上皮细胞。按肿瘤的病理可分为如下几种类型。

1.乳头状腺癌

乳头状腺癌约占成人甲状腺癌的70%和儿童甲状腺癌的全部，30～45岁女性多见，属低度恶性，可较早出现颈部淋巴结转移，但预后较好。

2.滤泡状腺癌

滤泡状腺癌约占甲状腺癌的15%，50岁左右的中年人多见，属中度恶性，可经血行转移至肺和骨，预后不如乳头状腺癌。

3.未分化癌

未分化癌占甲状腺癌的5%～10%，多见于70岁左右的老年人，属高度恶性，可早期发生颈部淋巴结转移，或侵犯喉返神经、气管、食管，并常经血液转移至肺、骨等处，预后很差。

4.髓样癌

髓样癌占甲状腺癌的5%～10%，常有家族史，属中度恶性，较早出现淋巴结转移，也可经血行转移至肺和骨，预后不如乳头状腺癌，但较未分化癌好。

（三）病因与诱因

甲状腺肿瘤的病因与诱因尚不完全清楚，有研究表明与甲状腺的功能失调及患者的情绪有关。

（四）临床表现

腺体内出现单个、固定、表面凹凸不平、质硬的肿块是各型甲状腺癌的共同表现。随着肿物逐渐增大，肿块随吞咽上下移动度减少。晚期常压迫气管、食管或喉返神经而出现呼吸困难、吞咽困难和声音嘶哑；压迫颈交感神经节引起霍纳综合征（表现为患侧上睑下垂、眼球内陷、瞳孔缩小、同侧头面部潮红无汗）；颈丛浅支受侵时可有耳、枕、肩等部位的疼痛。髓样癌组织可产生激素样活性物质，如5-羟色胺和降钙素，患者可出现腹泻、心悸、颜面潮红和血钙降低等症状。局部转移常在颈部出现硬而固定的淋巴结，远处转移多见于扁骨（颅骨、胸骨、椎骨、骨盆）和肺。

（五）辅助检查

1.实验室检查

除常规生化和三大常规外，测定甲状腺功能和血清降钙素有助于髓样癌的诊断。

2.放射性^{131}I或^{99m}Tc扫描

甲状腺腺瘤多为温结节，若伴有囊内出血时可为冷结节或凉结节，边缘一般较清晰。甲状腺癌为冷结节，边缘一般较模糊。

3.细胞学检查

细针穿刺结节并抽吸、涂片行病理学检查，确诊率可高达80%。

4.B超检查

B超可显示结节位置、大小、数量及与邻近组织的关系。

5.X线检查

颈部正、侧位片可了解有无气管移位或狭窄、肿块钙化及上纵隔增宽等。胸部及骨骼X线片可了解有无肺及骨转移。

（六）治疗原则

1.非手术治疗

未分化癌一般采用放疗。

2.手术治疗

(1)因甲状腺腺瘤有20%引起甲亢和10%发生恶变的可能，故原则上应早期进行手术治疗，即包括腺瘤的患侧甲状腺大部或部分切除术，术中行快速冰冻切片病理检查。

(2)除未分化癌外，其他类型甲状腺癌均应行甲状腺癌根治术，手术范围包括患侧甲状腺及峡部全切除、对侧大部切除，有淋巴结转移时应行同侧颈淋巴结清扫，并辅以核素、甲状腺素和外放射等治疗。

二、护理评估

（一）一般评估

1.健康史

患者一般资料，如年龄、性别；询问患者是否曾患有结节性甲状腺肿或伴有其他免疫系统疾病；了解有无家族史及既往史等。

2.生命体征

一般体温、脉搏、血压是否正常，少数患者有呼吸困难。

3.患者主诉

包块有无疼痛；睡眠状况；有无疲倦、乏力、咳嗽与心慌气短等症状。

4.相关记录

甲状腺肿块的大小、形状、质地、活动度；颈部淋巴结的情况；体重；饮食、皮肤等记录结果。

（二）身体评估

1.术前评估

了解甲状腺肿块的大小、形状、质地、活动度；肿块生长速度；颈部有无肿大淋巴结；患者有无呼吸困难、声音嘶哑、吞咽困难、霍纳综合征等；有无远处转移，如骨和肺的转移征象；有无腹泻、心悸、颜面潮红和血钙降低等症状。

2.术后评估

了解麻醉和手术方法、手术经过是否顺利、术中出血情况；了解术后生命体征、切口及引流情况等；观察是否出现呼吸困难和窒息、喉返神经损伤、喉上神经损伤和手足抽搐等并发症。

（三）心理-社会评估

(1)术前患者情绪是否稳定。

(2)是否了解甲状腺疾病的相关知识。

(3)能否掌握康复知识。

(4)了解家庭经济承受能力等。

（四）辅助检查阳性结果评估

(1)了解放射性^{131}I或^{99m}Tc扫描结果，以判断温结节和冷结节。

(2)了解生化和三大常规、甲状腺功能和血清降钙素、B超、X线、心电图、细胞学等结果，判断是否有影响手术效果的因素存在。

（五）治疗效果的评估

1.非手术治疗评估要点

放疗后是否出现并发症，如放射性皮炎、骨髓抑制引起的白细胞计数下降等。

2.手术治疗评估要点

评估要点包括：①术后患者的生命体征是否平稳；切口及引流情况；有无急性呼吸困难及喉上神经或喉返神经损伤；有无甲状旁腺损伤等。②根据病情、手术情况及术后病理检查结果，评估预后状况。

三、主要护理诊断

（一）焦虑

焦虑与担心肿瘤的性质、手术及预后有关。

（二）疼痛

疼痛与手术创伤、肿块压迫或肿块囊内出血有关。

（三）清理呼吸道无效

清理呼吸道无效与全麻未醒、手术刺激分泌物增多及切口疼痛有关。

（四）潜在并发症

(1)窒息：与全麻未醒、手术刺激分泌物增多误入气管有关。

(2)呼吸困难：与术后出血压迫气管有关。

(3)手足抽搐：与术中误切甲状旁腺，术后出现低血钙有关。

(4)神经损伤：与手术操作误伤神经有关。

四、主要护理措施

（一）术前护理

1.术前准备

指导、督促患者练习手术时的体位：将软枕垫于肩部，保持头低位（过仰后伸位）。术前晚予以镇静类药物，保证患者充分休息和睡眠。若患者行颈部淋巴结清扫术，术前1天剃去其耳后毛发。

2.心理护理

让患者及家属了解所患肿瘤的性质，讲解有关知识，帮助患者以平和的心态接受手术。

3.床旁准备气管切开包

甲状腺手术，尤其行颈淋巴结清扫术者，床旁必须备气管切开包。肿块较大、长期压迫气管的患者，术后可能出现气管软化塌陷而引起窒息，或因术后出血引流不畅而淤积颈部，局部迅速肿胀。患者呼吸困难等都需立即配合医师行气管切开及床旁抢救或拆除切口缝线，清除血肿。

（二）术后护理

1.体位

取平卧位，血压平稳后给予半卧位。

2.饮食

麻醉清醒、病情平稳后，协助患者主动饮少量温水，若无不适，鼓励其进食流质，但不可过热，逐步过渡为半流质及软食。

3.病情观察

术后密切监测患者的生命体征，尤其是呼吸、脉搏变化；观察患者有无声音嘶哑、误吸、呛咳等症状；妥善固定颈部引流管，保持引流通畅，观察并记录引流液的量、颜色及性状；保持创面敷料清洁干燥，注意渗液若流向肩背部，应及时通知医师并配合处理。

（三）术后并发症的观察及护理

1.呼吸困难和窒息

多发生于术后 48 小时内，是术后最危急的并发症。表现为进行性呼吸困难、烦躁、发绀，甚至窒息；可有颈周肿胀、切口渗出鲜血等。常见原因和处理：①切口内血肿压迫气管，应立即拆线，敞开切口，清除血肿，若呼吸仍无改善则行吸氧、气管切开，再送手术室止血。②喉头水肿是由于手术创伤、气管插管引起。先用激素静脉滴注，无效者行气管切开。③痰液阻塞气道，有效吸痰。④气管塌陷由气管壁长期受肿大的甲状腺压迫，气管软化所致，行气管切开。⑤双侧喉返神经损伤，行气管切开。

2.喉返神经损伤

大多数是由于术中不慎将喉返神经切断、缝扎、钳夹或牵拉过度而致永久性或暂时性损伤；少数由于血肿或瘢痕组织压迫或牵拉而致。前者在术中立即出现症状，后者在术后数小时或数天才出现症状。切断、缝扎会引起永久性损伤，钳夹、牵拉过度、血肿压迫所引起的多数为暂时性，一般经 3～6 个月理疗可恢复或好转。单侧喉返神经损伤引起声音嘶哑，可由健侧声带过度地向患侧内收而代偿。双侧喉返神经损伤导致双侧声带麻痹，可引起失声、呼吸困难，甚至窒息，应立即行气管切开。

3.喉上神经损伤

喉上神经外支损伤可使环甲肌瘫痪，引起声带松弛、声调降低；内支损伤可使喉部黏膜感觉丧失，患者进食、特别是饮水时容易发生误咽、呛咳。应协助患者取坐位进半流质饮食，一般于术后数天可恢复正常。

4.手足抽搐

术中甲状旁腺被误切、挫伤或其血液供应受累可引起甲状旁腺功能低下，血钙降低，神经肌肉的应激性提高。症状一般出现在术后 1～2 天内，轻者面部、口唇或手足部有针刺感、麻木感或强直感,2～3 周后症状消失。严重者面肌和手足持续性抽搐、疼痛,频繁发作,每次持续 10～20 分钟或更长,甚至可发生喉和膈肌痉挛,引起窒息死亡。护理措施:①抽搐发作时,立即静脉注射 10%葡萄糖酸钙或 5%氯化钙 10～20 mL。②症状轻者,可口服葡萄糖酸钙或乳酸钙;症状重或长期不恢复者,加服维生素 D_3,以促进钙在肠道内的吸收。③每周测血钙和尿钙 1 次。④限制肉类、乳类和蛋类等高磷食品,多吃绿叶蔬菜、豆制品和海味等高钙低磷食物。

(四)健康教育

(1)指导患者头、颈部活动练习,如头后仰及左右旋转运动,以促进颈部的功能恢复,防止切口瘢痕挛缩。颈淋巴结清扫术者,斜方肌可有不同程度损伤,切口愈合后还须进行肩关节的功能锻炼,持续至出院后 3 个月。

(2)指导患者遵医嘱服用甲状腺素片等药物替代治疗,以满足机体对甲状腺素的需要,抑制促甲状腺激素的分泌,预防肿瘤复发。

(3)出院后定期复诊,学会自行检查颈部。若出现颈部肿块或淋巴结肿大等应及时就诊。

五、护理效果评估

(1)患者焦虑程度是否减轻,情绪是否稳定。

(2)患者疼痛是否得到有效控制。

(3)患者生命体征是否平稳,有无发生并发症;或已发生的并发症是否得到及时诊治。

(4)患者能否保持呼吸道通畅。

(李　玫)

第四节　急性乳腺炎

一、疾病概述

(一)概念

急性乳腺炎是乳腺的急性化脓性感染,多发生于产后 3～4 周的哺乳期妇女,以初产妇最常见。主要致病菌为金黄色葡萄球菌,少数为链球菌。

(二)相关病理生理

急性乳腺炎开始时局部出现炎性肿块,数天后可形成单房或多房性的脓肿。表浅脓肿可向外破溃或破入乳管自乳头流出;深部脓肿不仅可向外破溃,也可向深部穿至乳房与胸肌间的疏松结缔组织中,形成乳房后脓肿。感染严重者,还可并发脓毒血症。

(三)病因与诱因

1.乳汁淤积

乳汁是细菌繁殖的理想培养基,引起乳汁淤积的主要原因:①乳头发育不良(过小或凹陷)妨碍哺乳;②乳汁过多或婴儿吸乳过少导致乳汁不能完全排空;③乳管不通(脱落上皮或衣服纤维堵塞),影响乳汁排出。

2.细菌入侵

当乳头破损时，细菌沿淋巴管入侵是感染的主要途径。细菌也可直接侵入乳管，上行至腺小叶而致感染。细菌主要来自婴儿口腔、母亲乳头或外周皮肤。多数发生于初产妇，因其缺乏哺乳经验；也可发生于断奶时，6个月以后的婴儿已经长牙，哺乳时易致乳头损伤。

（四）临床表现

1.局部表现

初期患侧乳房红、肿、胀、痛，可有压痛性肿块，随病情发展症状进行性加重，数天后可形成单房或多房性的脓肿。脓肿表浅时局部皮肤可有波动感和疼痛，脓肿向深部发展可穿至乳房与胸肌间的疏松结缔组织中，形成乳房后脓肿和腋窝脓肿，并出现患侧腋窝淋巴结肿大、压痛。局部表现可有个体差异，应用抗生素治疗的患者，局部症状可被掩盖。

2.全身表现

感染严重者，可并发败血症，出现寒战、高热、脉快、食欲减退、全身不适、白细胞计数升高等症状。

（五）辅助检查

1.实验室检查

白细胞计数及中性粒细胞比例增多。

2.B超检查

确定有无脓肿和脓肿的大小与位置。

3.诊断性穿刺

在乳房肿块波动最明显处或压痛最明显的区域穿刺，若抽出脓液可确诊脓肿已经形成。脓液应做细菌培养和药敏试验。

（六）治疗原则

主要原则为控制感染，排空乳汁。脓肿形成以前以抗感染治疗为主，脓肿形成后，须及时切开引流。

1.非手术治疗

(1)一般处理：①患乳停止哺乳，定时排空乳汁，消除乳汁淤积。②局部外敷，用25%硫酸镁湿敷，或采用中药蒲公英外敷，也可用物理疗法促进炎症吸收。

(2)全身抗感染治疗：原则为早期、足量应用抗生素。针对革兰阳性球菌有效的药物，如青霉素、头孢菌素等。由于抗生素可被分泌至乳汁，故避免使用对婴儿有不良影响的抗菌药，如四环素、氨基苷类、磺胺类和甲硝唑。若治疗后病情无明显改善，则应重复穿刺以了解有无脓肿形成，或根据脓液的细菌培养和药敏试验结果选用抗生素。

(3)中止乳汁分泌：患者治疗期间一般不停止哺乳，因停止哺乳不仅影响婴儿的喂养，而且提供了乳汁淤积的机会。患侧乳房应停止哺乳，并以吸乳器或手法按摩排出乳汁，局部热敷。若感染严重或脓肿引流后并发乳瘘(切口常出现乳汁)需回乳，常用方法如下。①口服溴隐亭1.25 mg，每天2次，服用7～14天；或口服己烯雌酚1～2 mg，每天3次，2～3天。②肌内注射苯甲酸雌二醇，每次2 mg，每天1次，至乳汁分泌停止。③中药炒麦芽，每天60 mg，分2次煎服或芒硝外敷。

2.手术治疗

脓肿形成后行切开引流，于压痛、波动最明显处先穿刺抽吸取得脓液后，于该处切开放置引流管，将抽取的脓液做细菌培养及药物敏感试验。脓肿切开引流时注意：①切口一般呈放射状，避免损伤乳管引起乳瘘；乳晕部脓肿沿乳晕边缘做弧形切口；乳房深部较大脓肿或乳房后脓肿，沿乳房下缘做弧形切口，经乳房后间隙引流。②分离多房脓肿的房间隔以利引流。③为保证引流通畅，引流条应放在脓腔最低部位，必要时另加切口做对口引流。

二、护理评估

（一）一般评估

1.生命体征

评估是否有体温升高，脉搏加快。急性乳腺炎患者通常有发热，可有低热或高热；发热时呼吸、脉搏加快。

2.患者主诉

询问患者是否为初产妇，有无乳腺炎、乳房肿块、乳头异常溢液等病史；询问有无乳头内陷；评估有无不良哺乳习惯，如婴儿含乳睡觉、乳头未每天清洁等；询问有无乳房胀痛、浑身发热、乏力、寒战等症状。

3.相关记录

体温、脉搏、皮肤异常等记录结果。

（二）身体评估

1.视诊

乳房皮肤有无红、肿、破溃、流脓等异常情况；乳房皮肤红肿的开始时间、位置、范围、进展情况。

2.触诊

评估乳房乳汁淤积的位置、范围、程度及进展情况；乳房有无肿块，乳房皮下有无波动感，脓肿是否形成，脓肿形成的位置、大小。

（三）心理-社会评估

评估患者心理状况，是否担心婴儿喂养与发育、乳房功能及形态改变。

（四）辅助检查阳性结果评估

患者血常规检查显示血白细胞计数及中性粒细胞比例升高提示有炎症的存在；根据 B 超检查的结果判断脓肿的大小及位置，诊断性穿刺后方可确诊脓肿形成；根据脓液的药物敏感试验选择抗生素。

（五）治疗效果的评估

1.非手术治疗评估要点

应用抗生素是否有效果，乳腺炎症是否得到控制，患者体温是否恢复正常；回乳措施是否起效，乳汁淤积情况有无改善，患者乳房肿胀疼痛有无减轻或加重；患者是否了解哺乳卫生和预防乳腺炎的知识，情绪是否稳定。

2.手术治疗评估要点

手术切开排脓是否彻底；伤口愈合情况是否良好。

三、主要护理诊断

（一）疼痛

疼痛与乳汁淤积、乳房急性炎症使乳房压力显著增加有关。

（二）体温过高

体温过高与乳腺急性化脓性感染有关。

（三）知识缺乏

与不了解乳房保健和正确哺乳知识有关。

（四）潜在并发症

乳瘘。

四、主要护理措施

（一）对症处理

定时监测患者体温、脉搏、呼吸、血压，监测白细胞计数及分类变化，必要时做血培养及药物敏感试验。密切观察患者伤口敷料引流、渗液情况。

(1)高热者，给予冰袋、酒精擦浴等物理降温措施，必要时遵医嘱应用解热镇痛药；脓肿切开引流后，保持引流通畅，定时更换切口敷料。

(2)缓解疼痛：①患乳暂停哺乳，定时用吸乳器吸空乳汁。若乳房肿胀过大，不能使用吸乳器，应每天坚持用手揉挤乳房以排空乳汁，防止乳汁淤积。②用乳罩托起肿大的乳房以减轻疼痛。③疼痛严重时遵医嘱给予止痛药。

(3)炎症已经发生：①消除乳汁淤积用吸乳器吸出乳汁或用手顺乳管方向加压按摩，使乳管通畅。②局部热敷，每次20～30分钟，促进血液循环，利于炎症消散。

（二）饮食与运动

给予高蛋白、高维生素、低脂肪食物，保证足量水分摄入。指导患者注意休息，适当运动，劳逸结合。

（三）用药护理

遵医嘱早期使用抗菌药，根据药物敏感试验选择合适的抗菌药，注意评估患者有无药物不良反应。

（四）心理护理

观察了解患者心理状况，给予必要的疾病有关知识宣教，缓解其紧张、急躁情绪。

（五）健康教育

1.保持乳头和乳晕清洁

每次哺乳前后清洁乳头，保持局部干燥清洁。

2.纠正乳头内陷

妊娠期每天挤捏、提拉乳头。

3.养成良好的哺乳习惯

定时哺乳，每次哺乳时让婴儿吸净乳汁，若有淤积应及时用吸乳器或手法按摩排出乳汁；培养婴儿不含乳头睡眠的习惯；注意婴儿口腔卫生，及时治疗婴儿口腔炎症。

4.及时处理乳头破损

乳晕破损或皲裂时暂停哺乳，用吸乳器吸出乳汁哺乳婴儿；局部用温水清洁后涂以抗菌药软膏，待愈合后再行哺乳；症状严重时及时诊治。

五、护理效果评估

(1)患者的乳汁淤积情况有无改善，是否学会正确排出淤积乳汁的方法，是否坚持每天挤出已经淤积的乳汁，回乳措施是否产生效果，乳房胀痛是否逐渐减轻。

(2)患者乳房皮肤的红肿情况有无好转，乳房皮肤有无溃烂，乳房肿块有无消失或增大。

(3)患者应用抗生素后体温有无恢复正常，炎症有无消退，炎症有无进一步发展为脓肿。

(4)患者脓肿有无及时切开引流，伤口愈合情况是否良好。

(5)患者是否了解哺乳卫生和预防乳腺炎的知识，是否缓解焦虑情绪。

(李　玫)

第五节　乳腺囊性增生病

乳腺囊性增生病也称慢性囊性乳腺病，或称纤维囊性乳腺病，是乳腺间质的良性增生。增生可发生于腺管周围，并伴有大小不等的囊肿形成；也可发生在腺管内而表现为上皮的乳头样增生，伴乳管囊性扩张；另一类型是小叶实质增生。本病是妇女的常见病之一，多发生于30～50岁妇女，临床特点是乳房胀痛、乳房肿块及乳头溢液。

一、病因、病理

本病的症状常与月经周期有密切关系，且患者多有较高的流产率。一般多认为其发病与卵巢功能失调有关，可能是黄体素的减少及雌激素的相对增多，致使两者比例失去平衡，使月经前的乳腺增生变化加剧，疼痛加重，时间延长，月经后的复旧也不完全，日久就形成了乳腺囊性增生病。主要病理改变是导管、腺泡及间质的不同程度增生；病理类型可分为乳痛症型(生理性的单纯性乳腺上皮增生症)、普通型乳腺小叶增生症型、纤维腺病型、纤维化型和囊肿型(即囊肿性乳腺上皮增生症)，各型之间的病理改变都有不同程度的移行。

二、临床表现

乳房胀痛和肿块是本病的主要症状，其特点是部分患者具有周期性。疼痛与月经周期有关，往往在月经前疼痛加重，月经来潮后减轻或消失，有时整个月经周期都有疼痛，部分患者可伴有月经紊乱或既往有卵巢或子宫病史。体检发现一侧或两侧乳腺有弥漫性增厚，可局限于乳腺的一部分，也可分散于整个乳腺；肿块呈颗粒状、结节状或片状，大小不一，质韧而不硬；增厚区与周围乳腺组织分界不明显，与皮肤无粘连。少数患者可有乳头溢液，本病病程较长，发展缓慢。

三、治疗

主要是对症治疗，绝大多数患者不需要外科手术治疗。一般首选具有疏肝理气、调和冲任、软坚散结及调整卵巢功能的中药或中成药，如逍遥散。由于本病有少数可发生癌变，确诊后应注意密切观察、随访。乳房胀痛严重、肿块较多、较大者，可酌情应用维生素E及激素类药物。在治疗过程中还应注意情志疏导，配合应用局部外敷药物、激光局部照射、磁疗等方法也有一定疗效。

四、护理评估

(一)健康史和相关因素

本病的发生与内分泌失调有关。一是体内雌、孕激素比例失调,黄体素分泌减少、雌激素量增多导致乳腺实质增生过度和复旧不全;二是部分乳腺实质中女性雌激素受体的质与量的异常,导致乳腺各部分发生不同程度的增生。

(二)身体状况

1.临床表现

(1)乳房疼痛特点是胀痛,具有周期性,常于月经来潮前疼痛发生或加重,月经来潮后减轻或消失,有时整个月经周期都有疼痛。

(2)乳房肿块:一侧或双侧乳腺有弥漫性增厚,可呈局限性改变,常位于乳房外上象限,轻度触痛;也可分散于整个乳腺。肿块呈结节状或片状,大小不一,质韧而不硬,增厚区与周围乳腺组织分界不明显。

(3)乳头溢液:少数患者可有乳腺溢液,呈黄绿色或血性,偶有无色浆液。

2.辅助检查

钼靶 X 线摄片、B 超或组织病理学检查等均有助于本病的诊断。

(三)处理原则

主要是观察、随访和对症治疗。

1.非手术治疗

主要是观察和药物治疗。观察期间可用中医药调理,或口服乳康片、乳康宁等;抗雌激素治疗仅在症状严重时采用,可口服他莫昔芬。由于本病有恶变可能,应嘱患者每隔 2～3 个月到医院复查,有对侧乳腺癌或有乳腺癌家族史者应密切随访。

2.手术治疗

若肿块周围乳腺组织局灶性增生较为明显、形成孤立肿块,或 B 超、钼靶 X 线摄片发现局部有沙粒样钙化灶者,应尽早行手术切除肿块并做病理学检查。

五、常见护理诊断问题

疼痛与内分泌失调致乳腺实质过度增生有关。

六、护理措施

(一)减轻疼痛

(1)解释疼痛发生的原因,消除患者的思想顾虑,保持心情舒畅。

(2)用宽松胸罩托起乳房。

(3)遵医嘱服用中药调理或其他对症治疗的药物。

(二)定期复查

遵医嘱定期复查,以便及时发现恶性变。

(三)乳腺增生的日常护理

为预防乳腺疾病,成年女性每月都要自检。月经正常的妇女,月经来潮后第 2～11 天是检查的最佳时间。下面介绍几种自检的方法。

1.对镜向照法

面对镜子，将双臂高举过头，观察乳房的形状和轮廓有无变化，皮肤有无异常（主要是有无红肿、皮疹、浅静脉曲张、皮肤皱褶、橘皮样改变等）；观察乳头是否在同一水平线上，是否有抬高、回缩、凹陷等现象；用拇指和食指轻轻挤捏乳头，检查是否有异常分泌物从乳头溢出，乳晕颜色是否改变。

2.平卧触摸法

平卧，右臂高举过头，并在右肩下垫一小枕头，使右侧乳房变平。左手四指并拢，用指端掌面检查乳房各部位是否有肿块或其他变化。

3.淋浴检查法

淋浴时，因皮肤湿润更易发现问题，用一手指指端掌面慢慢滑动，仔细检查乳房的各个部位及腋窝处是否有肿块。

（李　玫）

第六节　乳腺良性肿瘤

一、乳腺纤维腺瘤

（一）疾病概述

乳腺纤维腺瘤是乳腺疾病中最常见的良性肿瘤，可发生于青春期后的任何年龄，多在20～30岁。其发生与雌激素刺激有关，所以很少发生在月经来潮前或绝经期后的妇女。单侧或双侧均可发生。少数可发生恶变，一般为单发，但有15％～20％的患者可为多发。

1.病因

本病产生的原因是小叶内纤维细胞对雌激素的敏感性异常增高，可能与纤维细胞所含雌激素受体的量或质的异常有关。

2.临床表现

除肿块外，患者常无明显自觉症状。肿块增大缓慢，质似硬橡皮球的弹性感，表面光滑，易于推动。

3.治疗原则

手术切除是治疗纤维腺瘤唯一有效的方法。

4.护理要点

（1）心理护理：向患者介绍疾病的性质及治疗方法，打消患者的顾虑，消除其紧张恐惧心理，积极配合治疗。

（2）完善术前准备。

（3）术后注意生命体征的观察。

（4）术后伤口护理：注意保护切口，观察切口有无渗血、渗液。

（5）术后管道护理：保持创腔引流通畅，妥善固定引流管，观察引流液的颜色、性质及量。

（二）健康教育

1.术前健康教育

(1)饮食指导：患者应合理饮食，加强营养，宜进食富含蛋白质、维生素、易消化的食物，增强机体抵抗力。

(2)呼吸道准备：吸烟者需戒烟，进行深呼吸、咳嗽等练习。

(3)术前一天准备：术区备皮；术前一天晚 22:00 后禁食、禁水。

(4)手术当天晨准备：术晨监测生命体征，若患者体温升高或女患者月经来潮，及时通知医师；高血压、糖尿病患者需口服药物者，术日晨 6:00 饮 5 mL 温水将药物吞服；协助患者更衣，检查活动性义齿是否取下，避免佩戴手表及饰物。

2.术后健康教育

(1)患者清醒后取半卧位，生命体征稳定，无头晕等不适，应早期下床活动。

(2)病情观察：给予鼻导管吸氧(3 L/min)，应用心电监护仪监测心率、血压及血氧饱和度情况。

(3)伤口护理：注意保护切口，观察敷料是否干燥，如有大量渗血及时通知医师给予处理，术后第二天即可佩戴文胸，以减轻切口张力。

(4)管道护理：保持引流管通畅，妥善固定。连接空针者，应定时抽吸引流液。

(5)并发症的预防和护理：观察伤口局部有无渗血、渗液，伤口周围有无瘀斑，患者有无胀痛的感觉，保持引流的通畅，有异常及时通知医师。

(6)心理护理：保持心情开朗，学会自我调整，积极参加社会活动。

3.出院健康教育

(1)休息与运动：注意劳逸结合，通常术后 1 周即可参加轻体力劳动。

(2)饮食指导：饮食合理搭配，进高蛋白、高热量、富含维生素的饮食。

(3)康复指导：保持切口敷料干燥，特别在夏季要避免出汗，1 周后切口愈合良好方可沐浴，定期进行乳房自检。

(4)复诊须知：1 周后复诊检查切口愈合情况。

二、乳管内乳头状瘤

乳管内乳头状瘤多见于 40～50 岁妇女，本病恶变率为 6%～8%，75%发生在大乳管近乳头的壶腹部，瘤体很小，且有很多壁薄的血管，故容易出血。

（一）临床表现

一般无自觉症状，乳头溢出血性液为主要表现。因瘤体小，常不能触及；偶可在乳晕区扪及质软、可推动的小肿块，轻压此肿块，常可见乳头溢出血性液。

（二）治疗原则及要点

诊断明确者以手术治疗为主，行乳腺区段切除并做病理学检查，若有恶变应施行根治性手术。

（三）护理措施

(1)告之患者乳头溢液的病因、手术治疗的必要性，消除患者的思想顾虑。

(2)术后保持切口敷料清洁干燥，按时回院换药。

(3)定期回院复查。

（李　玫）

第七节 乳 腺 癌

一、疾病概述

乳腺癌是起源于乳腺小叶、导管的恶性肿瘤。

(一)病因

乳腺癌的病因至今尚未明确,可能与多种因素有关。

(1)性别:女性∶男性=135∶1。

(2)年龄:20岁后发病率迅速上升,45～50岁较高,绝经后发病率继续上升。

(3)生育:月经初潮年龄早、绝经年龄晚、不孕及初次足月产的年龄与发病均相关。

(4)家族史:一级亲属中有乳腺癌病史者,发病风险是普通人群的2～3倍。

(5)内分泌:雌酮及雌二醇与乳腺癌的发病有直接关系。

(6)乳腺良性疾病:乳腺小叶上皮高度增生或不典型增生可能与发病有关。

(7)环境因素及生活方式与乳腺癌的发病有一定关系。

(8)营养过剩、肥胖、高脂肪饮食可增加发病机会。

(二)临床表现

根据疾病进程,常见表现如下。

1.早期表现

患侧乳房出现无痛、单发的小肿块,肿块质硬,表面不光滑,与周围组织分界不清,在乳房内不易被推动。随肿瘤增大,可出现“酒窝征”“橘皮样”改变等。

2.中晚期表现

肿块侵及胸膜、胸肌,固定于胸壁不易推动,皮肤可破溃形成溃疡,转移至肺、骨、肝时,可出现相应的症状。

(三)治疗原则

手术治疗是乳腺癌的主要治疗方法,还有辅助化学药物治疗、内分泌治疗、放射治疗及生物治疗。

二、护理要点

(一)乳腺癌患者术前护理

1.术前心理疏导

乳腺癌手术是大手术,需要在全麻下进行,常见的手术方式有乳腺癌改良根治术,单纯乳房切除+腋窝淋巴结清扫,乳房皮下腺体切除+假体植入等。无论哪种手术方式对患者都有较大创伤,患者术前可存在不同程度的焦虑、紧张、恐惧心理,而疾病本身引起的心理压力超过了手术本身,患者处于两难境地,一方面不做手术生命受到威胁,另一方面做手术又恐惧术后胸部变形,乳房缺如会影响家庭生活与社会交往。因此,医护人员及亲属都应多体贴患者、关心患者,做到换位思考,耐心倾听患者的诉说,加强心理疏导,特别是患者丈夫及亲属的心理疏导,对帮助患者树立战胜疾病的信心与勇气很重要;鼓励患者用接纳的心态对待手术,通过医护人员良好的言行使患者感到被支持、被理解、被尊重，增强正性情绪，以良好的心态接受手术。

2.术前准备

乳腺癌术前常规行乳房、锁骨上下、腋窝淋巴结彩超检查，三大常规、肝肾功能、出凝血时间等检验检查，腹部B超、胸部X线片及心电图检查，必要时行乳房X线片或钼靶摄片检查，乳房磁共振成像检查，术前一天在核医学科注入示踪剂，术中行前哨淋巴结探测。多数患者术前须行多个疗程新辅助化疗，特别是阿霉素类药对心脏毒性反应较大，因此应观察患者临床表现，必要时行超声心动图检查，总之术前准备要充分，要全面评估患者，确保手术安全。术前一天做好皮肤准备，强调乳腺腔镜手术主要采取腋窝入路手术，其次经乳晕入路，故要保持腋窝、乳房周围皮肤清洁，无腋毛和汗毛；进行乳房切除二期假体植入需行皮瓣转移者，做好供皮区（常选择腹部、大腿区域皮肤）皮肤准备。训练患者在床上大小便，以便术后卧床时能适应。训练腹式呼吸，女性一般采用的是胸式呼吸，但手术部位在胸部，故需训练腹式呼吸，以减少胸式呼吸对手术的干扰，保证手术顺利完成。做好饮食宣教工作，术前鼓励患者多进高蛋白、高热量、高维生素和富含膳食纤维的饮食，为术后创面愈合创造有利条件并保持术后大便通畅，术前一天晚24:00后禁食，可少量饮水，术前4小时禁饮。

（二）乳腺癌患者术后护理

1.病情观察

乳腺癌手术是大手术，在全麻下完成，手术时间较长，故术后需严密观察病情。虽术后回病房时患者已清醒，但仍采取患者去枕平卧，头侧向一边的卧位方式，以防呕吐时发生误吸而引起窒息。术后常规持续低流量（1～2 L/min）吸氧，持续心电监护、血压及脉搏氧饱和度监测12～24小时，保持呼吸道通畅，观察皮肤、口唇颜色。部分患者术后血压低于正常水平，但患者无主观不适，尿量、心率也处于正常范围，这种情况主要是麻醉药物所致，麻醉药中的肌松剂在松弛全身肌肉的同时也扩张了外周血管，使部分血液滞留在外周血管，随着肌张力的逐渐恢复，血压也会逐渐恢复到正常范围，必要时再使用多巴胺升高血压。术后患者只要在监护条件下，并且脉搏氧饱和度在90%以上，患者可以入睡。偶尔患者脉搏氧饱和度低于90%主要是由于患者处于深睡状态使舌后坠或氧饱和度插件接触不良引起，可以呼叫患者、鼓励患者做深呼吸、适当变换头部位置，检查电源、氧饱和度插件，使氧饱和度维持在90%以上。术后心率持续超过100次/分，但患者无心慌、口渴等主观症状，血压、尿量、氧饱和度也在正常范围，可暂不处理。如果心率超过120次/分，则须抽血查电解质，检查皮下有无积血，适当加快输液速度，必要时使用M受体阻滞剂如普萘洛尔以减慢心率。由于麻醉肌松剂及镇痛泵的应用，使术后患者多有恶心、呕吐表现，一般在夜间和凌晨容易出现，可能也与副交感神经兴奋性增高有关。因此，患者术后6～8小时内最好不进食，为润湿咽喉部和食管，可少量饮水，次日晨开始进清淡流质或半流质饮食，逐步过渡到普食。

2.伤口敷料观察

观察伤口敷料有无渗血、渗液，乳房是软组织、体表器官，乳腺手术后需在切口处覆盖棉垫，腋窝处填塞棉垫，外层以绷带包扎，一方面压迫止血，另一方面使皮瓣紧贴胸壁、腋窝，以减少皮下积血、积液的发生。由于乳腺手术是体表手术，出血主要以伤口敷料渗血、渗液为表现形式，应观察其颜色、性质、渗出范围，用画线标记法标出渗出范围，小范围（直径5 cm）浆液性或淡血性渗出，不做特殊处理；渗出范围不断扩大，渗出液为鲜红色，则说明伤口有活动性出血，须打开敷料检查出血点，必要时再次手术清创止血。

3.患侧上肢远端血循环或皮瓣血循环观察

一方面，乳腺癌手术特别是行腋窝淋巴结清扫的患者，术中有可能损伤淋巴管或静脉而引起术后患侧上肢肿胀，术后也需用棉垫覆盖胸壁切口，棉垫填塞腋窝，外用绷带加压包扎胸壁和腋窝，使皮瓣紧贴胸壁和腋窝，防止皮下出现积血、积液；另一方面，也会影响静脉血和淋巴液回流、甚至动脉供血，轻者表现为患肢远端肿胀，重者表现为患肢上臂内侧出现张力性毛细血管紫癜或患肢远端肿胀明显、皮肤颜色变深、动脉搏动减弱。因此，术后需用软枕垫高患肢，肩上臂制动，有利于静脉血和淋巴液回流。观察患肢远端皮肤颜色、手指活动度、脉搏搏动情况，若皮肤呈青紫色伴皮肤温度降低、脉搏不能扪及，提示腋部血管受压，应及时调整绷带或胸带的松紧度；若患者手指远端感觉稍迟钝、上臂包扎处疼痛难忍并出现了紫癜或张力性水泡也说明包扎过紧，应适当松解绷带或胸带；若绷带或胸带松脱，应及时加压包扎。乳房皮下腺体切除＋假体植入术、保留乳头乳晕的乳癌小切口手术包扎时通常将乳头乳晕暴露在外，以便观察乳头乳晕皮肤颜色及血运情况，避免碰撞、压迫，若乳头部位皮肤出现发紫、肿胀，说明静脉血回流障碍，须松解绷带。行乳房皮下腺体切除＋假体植入术后，由于乳房皮肤薄、血运差，乳房容易发生缺血、坏死，应观察乳房皮肤有无水肿、颜色有无变化，并注意乳房皮肤保暖，避免局部受压，同时也要观察再造乳房形态，避免乳房假体滑动、上移，避免剧烈活动。

4.伤口引流管护理

乳腺癌手术患者术后均置有伤口引流管，以及时引流皮瓣下的渗血、渗液，使皮瓣紧贴创面，避免皮下积血、积液、皮瓣感染、坏死，促进伤口愈合。根据手术部位深浅、创伤大小、出血多少而选择不同的负压引流方式，常用的有一次性注射器行负压吸引、一次性负压引流、中心负压吸引、高负压引流。若乳房手术较表浅、出血范围较小，术毕放置硅胶小管径引流管（内径 0.2 cm），术后接一次性注射器行负压吸引；而全麻腔镜乳腺手术患者，由于乳房切口小、创伤小、出血少，术毕安置乳胶管，术后多数接一次性负压引流袋[最大负压 5.2 kPa(39 mmHg)]、一次性负压引流球[最大负压 5.9 kPa(44 mmHg)]，患者携带方便，特别是一次性负压引流球容易计量。传统乳腺癌根治术或乳腺癌改良根治术患者术后大多接中心负压吸引瓶[负压调节 26.7～53.2 kPa (200～400 mmHg)]或高负压引流瓶[最大负压 80.0 kPa(600 mmHg)]，前者使患者活动受限，后者不影响患者活动。应妥善固定引流管，衔接引流装置，确保有效负压、引流通畅，嘱咐患者在入睡、翻身、起床、活动时避免引流管牵拉、扭曲、折叠、脱落，并保持引流管处于功能位置，防止逆行感染。经常挤压伤口引流管，根据引流情况及时或 24 小时更换注射器、引流袋（球）或中心负压吸引瓶，高负压引流瓶没有负压时才更换。观察引流液的量、颜色、性质，一般中心负压吸引或高负压引流瓶术后 24 小时引流液在 100～200 mL，呈暗红色，以后逐渐减少。乳腺癌术后患者，在术后 5～7 天当引流量少于 10 mL 或引流袋（球、瓶）内几乎没有引流液，检查皮瓣无积液，创面紧贴皮肤则具备了拔管指征。若拔管后仍有皮下积液，可在严格消毒后抽液并局部加压包扎或重新放置引流管。

5.并发症防治

乳腺癌术后的主要并发症有患侧上肢肿胀、皮下积液、皮瓣坏死、气胸。患侧上肢肿胀与患侧腋窝淋巴结切除后上肢淋巴回流不畅或头静脉被结扎、腋静脉栓塞、局部积液或感染等因素导致回流障碍有关。患者术后出现患肢肿胀，其主要防治措施是抬高患侧上肢，目前多采用术后卧床时软枕垫高患侧上肢，下床活动时用健侧手托扶或吊带（三角巾）托扶患侧前臂；自患肢远端开始推拿、按摩前臂上臂、肩背部，进行手握拳、放松运动、肘部伸屈运动，肿胀严重者戴弹力袖；禁止在患侧上肢测血压、抽血、输液、注射；必要时给予抗生素治疗。腔镜辅助下的腋窝淋巴结清扫,借助腔镜显像系统的放大功能,使手术解剖清晰,可以确认和保留腋窝重要的血管神经结构,最大限度地避免对腋窝血管、淋巴管和神经的损伤,因而术后出现患侧上肢肿胀和疼痛等并发症较少。患者出现皮下积液与患者体质或绷带包扎力度不够有关,因而要注意术后绷带包扎伤口的力度要适宜,不能过早活动肩关节,需他人扶持时只能扶健侧,以免摞动腋窝淋巴结;出现皮下积液时则需延长伤口引流时间,必要时严格消毒抽液后再包扎或重新放置伤口引流管。皮瓣坏死和手术方式与患者体质有关,如皮瓣厚薄不均、皮瓣太薄、损伤了皮下血管、乳房太大、中央区易缺血,故要求手术操作要熟练,缩短手术时间,减少超声刀、电刀的长时间使用,绷带包扎伤口不宜过紧,一旦发现过紧征象则松绑;出现皮瓣坏死则需清除坏死皮瓣,必要时植皮。乳腺癌扩大根治术、乳腺癌改良根治术+内乳淋巴结切除均有可能损伤胸膜而导致气胸发生,术后观察患者有无心慌、胸闷、呼吸困难,必要时行胸腔闭式引流,做好胸腔闭式引流护理。

(三)乳腺癌患者术后心理康复指导

乳腺癌是目前严重威胁妇女身心健康的重大疾病,其发病率在逐年上升,特别是在大、中型城市,乳腺癌已跃居女性恶性肿瘤发病率之首。乳腺癌患者在经历从术前化疗到手术的过程中,也经历了否认、愤怒、接纳的心理过程,也从沮丧、绝望、痛苦中逐渐得到平复,一方面需要患者具备一定的信心和勇气,另一方面也需要家庭、医护人员提供情感支持和社会支持。乳腺癌患者在完成住院期间的全部治疗后,就要从患者角色转换成社会人角色,即可以从事一般家务劳动或感兴趣的工作、学习以及其他的活动,这样可以分散注意力、淡忘不良认知,有利于疾病康复。外表可通过佩戴义乳、乳房重建、使用假发、戴帽子等方式弥补女性美的缺陷。在伤口拆线后即可佩戴义乳,佩戴义乳不仅是形体美的需要,还可纠正斜肩、凹胸、预防颈椎倾斜、畸形等发生。患者若不能正确面对乳房切除后外观改变的现实,不能调整好心态就会发生抑郁症。因此,可采取多种方式帮助患者调整心态,采取积极的应对方式,鼓励患者参加社会活动,同他人建立良好的人际关系,增强自信心,快乐生活。如与性格开朗、乐观向上的乳腺癌患者个别谈心受到启发;听勇于与病魔搏斗的乳腺癌患者的现身说法;还可参加乳腺癌病友联谊会,得到知识、信息和情感支持、社会支持。乳腺病友联谊会是一项以关注乳腺癌患者身心健康,促进乳腺癌患者身心康复的公益活动,是对乳腺癌患者进行社会支持的具体体现,通过此项活动,使乳腺癌患者感到被关心、被理解、被尊重、被支持,增强了乳腺癌患者战胜疾病的信心和勇气,提高了乳腺癌患者生存质量,使乳腺癌患者能勇敢面对,快乐生活。因此,乳腺癌病友联谊会对促进乳腺癌患者术后康复发挥了积极作用。

(四)乳腺癌患者术后患肢功能康复指导

乳腺癌术后患肢功能障碍,主要表现为上肢肿胀,肩关节运动受限,肌力低下,运动后迅速出现疲劳及精细运动功能障碍,其程度取决于手术方式、放化疗的差异及功能锻炼等。通过术后康复训练,使机体肌肉代偿、瘢痕组织延长,静脉和淋巴液回流加强,促进患者身心康复。患者在不同阶段有不同的训练要领,专业护士指导、家属参与、患者坚持、按照正确的方法循序渐进地进行锻炼才能达到预期的康复效果。通常将术后康复训练分为 3 个阶段:第一阶段指手术当天至拔出伤口引流管前,应特别重视第一阶段的锻炼即早期锻炼,对患者后期功能康复起到事半功倍的效果。医师片面嘱咐患者术后“不要活动”,主要担心患者不会正确活动,怕活动后引起伤口出血、皮下积液、皮瓣愈合不良,所以需要专业护士对患者进行功能康复指导。主要有患者术毕返回病房后,垫高患肢,肩上臂制动,6~8 小时后协助患者活动手指关节、腕关节和肘关节。术后第 1 天开始帮助患者行患肢前臂、上臂的推拿、按摩、肩背部按摩及肩部穴位按压,每天 3~4 次,每次 10~15 分钟,以达到疏经活络、促进血循环目的,从而减轻患者患肢及肩背部酸痛麻木感,也有利于患者睡眠。术后第1天或第2天开始帮助患者捂住伤口，嘱咐患者用患肢手轻轻拍打对侧肩背部，触摸对侧耳郭及同侧耳郭，患侧上肢反手到背部，手背、手心轮流触摸健侧肩胛骨，每天3～4次，每次5～6个轮回，以活动肩关节，防止肩韧带粘连、肩关节僵直。第二阶段指拔出伤口引流管至伤口拆线前，通常在术后5～7天，主要是增大患肢肩关节的活动度，鼓励患者用患侧手洗脸、刷牙、进食等，护士用手捂住患者伤口或患者用自己健侧手捂住伤口后，患肢逐渐外展、上举肩关节触摸患侧头顶，借助墙壁支撑缓慢上移患肢。第三阶段指伤口拆线后，乳腺癌患者手术切口大，术后皮瓣紧贴胸肋骨，局部血循环较差，因此要求间断拆线，一般需要1～1.5个月，应根据患者伤口愈合情况加大动作幅度和锻炼范围，伤口未拆完线时仍捂住伤口，上举患肢摸对侧耳朵，做肩关节的内旋外展的划圈运动。伤口全部拆线后，双手协同运动，做耸肩、伸展、扩胸、上举、拉吊环等运动，可按功能康复操要求进行局部与全身运动。乳腺癌术后患者只要术后早期就坚持正确锻炼，一般1～1.5个月后患肢活动度就可达到或接近正常人水平。

（五）乳腺癌患者化疗期间的护理

化疗是乳腺癌综合治疗中的重要环节，新辅助化疗是近年来乳腺癌治疗的一大进展，新辅助化疗也称术前化疗，为术前全身治疗。新辅助化疗的目的是降低肿瘤细胞增殖活力，使瘤体缩小；减少术中肿瘤转移扩散机会；估计化疗敏感性，以便选择后续化疗药物，而术后化疗目的是防止肿瘤复发和转移。乳腺癌化疗周期长，一般术前行2～6个疗程化疗，术后还要行4～6个疗程化疗，每个疗程持续3～8天不等，且一个化疗周期为21天，因此，要做好乳腺癌化疗期间护理。

1.化疗药物输注过程中的注意事项

根据患者肿瘤临床分期、病理类型、经济承受能力选择不同的化疗方案，常用的化疗方案有CMF（环磷酰胺＋甲氨蝶呤＋氟尿嘧啶）、CEF（环磷酰胺＋表柔比星或吡柔比星＋氟尿嘧啶）、AT（表柔比星＋紫杉醇或多西他赛）、TG（紫杉醇＋吉西他滨）。当出现乳腺癌术后复发时需解救治疗，常用的化疗方案有NE（长春瑞滨＋吉西他滨）、NT（长春瑞滨＋紫杉醇）、TG（紫杉醇＋吉西他滨）。在配制化疗药物时应注意正确配制，如表柔比星、长春瑞滨、吉西他滨、环磷酰胺、氟尿嘧啶只能注入0.9%氯化钠注射液中，吡柔比星只能注入5%葡萄糖注射液或注射用水中，紫杉醇既可注入0.9%氯化钠注射液也可注入5%葡萄糖注射液或5%葡萄糖氯化钠注射液中，多西他赛可注入0.9%氯化钠注射液或5%葡萄糖注射液中。在输注化疗药物前，应了解不同化疗药物的输注速度，有的化疗药物要求输注速度要快，如表柔比星、吡柔比星、长春瑞滨输注速度为100～120滴/分，环磷酰胺输注速度为80～100滴/分；有的化疗药物要求输注速度要慢，如紫杉醇、多西他赛、吉西他滨的输注速度为40～60滴/分。

2.化疗药物不良反应的观察与护理

化疗是乳腺癌综合治疗中的重要环节，对预防或减少全身转移发挥着重要作用，大多数乳腺癌患者手术前后需要化疗，化疗药物在发挥治疗作用的同时也带来了不良反应，常见的有胃肠道反应、骨髓抑制、头发脱落、肝肾毒性反应、神经毒性反应、口腔黏膜炎等。

（1）胃肠道反应：常见的胃肠道反应有厌食、恶心、呕吐、便秘、腹泻，以化疗药阿霉素、氟尿嘧啶、环磷酰胺多见。出现反应的时间、程度与患者体质有关，一般患者在用药后3～4小时出现，应嘱咐患者化疗期间多饮水，减轻药物对消化道黏膜的刺激，有利于毒素排泄。化疗前后1小时不进食，化疗期间以少油腻、易消化、刺激小、含维生素多的食物为宜，鼓励少食多餐，若对麻辣食物有食欲，也可少量食用。适当使用镇吐剂，化疗前30分钟肌内注射甲氧氯普胺或静脉输入格雷司琼、托烷司琼等药物，必要时加用镇静剂如异丙嗪、地塞米松等减轻胃肠道反应。有的抗癌药物的神经毒性,也可使肠蠕动变慢,鼓励患者多饮水,多食新鲜蔬菜、水果、含纤维素多的食物以增强肠蠕动,同时也鼓励患者适当运动,养成良好的排便习惯,严重便秘者,给予开塞露通便或甘油灌肠。出现腹泻,应观察其量、颜色、性质,并密切观察全身表现、电解质情况,防止水、电解质紊乱,及时进行补液、对症、支持治疗。

(2)骨髓抑制:化疗药物的主要危险是骨髓抑制,化疗过程中常见,且引起的后果较为严重,如白细胞计数低下可导致抵抗力下降,诱发全身性感染或肠源性感染而对患者生命造成威胁,因此必须高度重视。化疗期间每3~5天监测一次血常规,了解白细胞情况,当白细胞计数低于4.0×10^{9}/L,血小板计数下降至10×10^{12}/L时,停止化疗,行保护性隔离,防止交叉感染。尤其是当白细胞计数低于1.0×10^{9}/L时,则下达病重医嘱,患者最好入住单人间病室,严格控制陪伴与探视人员,医护人员进入病室戴口罩。保持室内整洁、空气清新,每晚病室用循环风紫外线灯空气消毒1次,湿式扫床,消毒液擦地每周2次,严格执行无菌操作,患者用物经消毒处理后方可使用。观察患者有无出血倾向,如牙龈、鼻出血,皮肤瘀斑,血尿及便血等。保持室内适宜的温度及湿度,患者的鼻黏膜和口唇部可涂液状石蜡防止干裂,静脉穿刺时慎用止血带,注射完毕时压迫穿刺点5分钟,严防利器损伤患者皮肤,及时皮下注射升白细胞药物,并按时监测白细胞。

(3)肝、肾、神经毒性反应:化疗药有时会引起肝功能损害导致患者转氨酶升高,因此要注意监测肝功能变化。环磷酰胺可引起出血性膀胱炎,化疗过程中应注意观察尿量、颜色及性质变化,24小时尿量≥2 000 mL,嘱多饮水,每天≥1 500 mL,必要时给予呋塞米20~40 mg静脉注射,以促进排尿,排出化疗代谢产物。抗癌药物的神经毒性体现在中老年患者应用紫杉醇时常出现四肢神经末梢感觉异常,肢端麻木。为减轻症状,可口服维生素B_1或复合维生素B,注意肢体保暖,化疗结束后症状逐渐消失。

(4)口腔黏膜炎、脱发:某些化疗药物,尤其是大剂量使用时常引起严重的口腔炎、口腔糜烂、坏死。化疗期间嘱患者多饮水以减轻药物对黏膜的毒性刺激,保持口腔清洁,用1∶5 000呋喃西林液漱口,每天4次。发生口腔炎后用3%过氧化氢漱口,给予西瓜霜等局部治疗,嘱患者不要使用牙刷,而用棉签轻轻擦洗口腔牙齿,涂药前先轻轻除去坏死组织,反复冲洗,溃疡者可用甲紫或紫草油涂抹患处。给予无刺激性软食,因口腔疼痛而致进食困难者给予2%普鲁卡因含漱,止痛后再进食。化疗药物另一常见不良反应就是脱发,常见于阿霉素、紫杉醇的反应,应让患者了解这一可逆性反应,化疗结束后头发可再生,化疗前也可头颅置冰帽,以减轻脱发,但临床较少用。

3.化疗性静脉炎或皮下渗漏的防治

化疗药物对血管刺激性大小取决于pH、渗透压大小,pH在6.0~8.0时对血管内膜刺激小,pH<4.1时血管内膜改变明显,pH>8.0时血管内膜粗糙,容易形成血栓。渗透压越高,对血管刺激性越大,当药物渗透压>600 mOsm/L时可在24小时内造成化学性静脉炎。化疗药物从外周静脉输入时可导致化疗性静脉炎或皮肤渗漏坏死发生,因此主张从大血管特别是中心静脉输入化疗药物。虽然颈外静脉相对较粗,血流量大,回心快,可迅速稀释化疗药物,减少静脉炎发生,但浅静脉留置针留置时间最多72~96小时,留置时间相对较短,不能满足多个疗程化疗的需要。由于乳腺癌患者中年女性偏多,皮下脂肪较厚,血管不易显现,导致PICC操作难度较大;而锁骨下静脉穿刺置入CVC风险较大,也影响医师手术操作,因此,采用颈内静脉穿刺插管,既解决乳腺癌患者手术后输液部位的限制及手术前后多个疗程化疗的问题,又预防或减少静脉炎、皮肤渗漏发生,减轻患者痛苦,确保化疗顺利进行,由于颈内静脉是深静脉,血管粗大,血流速度快,药物很快被稀释,故化疗药物不会与血管壁接触,患者在输入化疗药物期间无疼痛、麻木等感觉,不影响休息和活动，护理得当，颈内静脉可长时间保留直到完成全部疗程的化疗。

表柔比星的 pH 为 4.0～5.5，长春瑞滨的 pH 为 3.5～5.5，这些呈酸性化疗药物从外周静脉输入时，会造成对血管刺激，引起血管痉挛、局部供血减少，导致组织缺血缺氧，使血管内膜通透性增加，从而导致静脉炎发生或药物渗漏至皮下，引起皮肤皮下组织坏死或发生更严重后果，因此发生化疗药物渗漏时，必须早期、及时、正确处理，才能避免严重后果发生。在输注化疗药过程中一旦发现有渗漏，立即停止化疗药物输入，保留输液针头，回抽针头及血管内药液，回抽的血及液体量以 3～5 mL 为宜，然后注入生理盐水 10 mL 后拔出针头，并压迫穿刺部位 3 分钟以上，以防药液外渗。必要时遵医嘱用 2%利多卡因 100 mg、地塞米松 5 mg 加入生理盐水 10 mL 中配制成封闭液，将其 1/2 量从原静脉通路缓慢注入静脉血管内，以保护血管内皮，然后把注射针头从血管内轻轻退入皮下，边退针边推注剩余的 1/2 封闭液，这样可使封闭液更易接近外渗的细胞毒药物。同时还要进行皮下封闭，即用 2%利多卡因 100 mg、地塞米松 5 mg 加入生理盐水5 mL中，沿外渗边缘做环形皮下封闭，封闭范围要大于渗漏区，深度至渗漏区底部，注射时应抽回血。对于轻度渗漏者，第 1 天封闭 2 次，每次间隔 6～8 小时，第 2 天、第 3 天视情况封闭 1～2 次；对于渗漏严重者，第 1 天封闭 3～4 次，第 2 天、第 3 天各 2 次，每次间隔 6～8 小时。

发生化疗药物渗漏时还要进行局部冰敷和湿敷。冰敷可使局部血管收缩，减少化疗药物吸收、减轻渗漏，应早期进行，即在局部封闭后 24 小时内间断冰敷，每次冰敷时间为 15～30 分钟，间隔时间为 1～2 小时，第 2 天、第 3 天可每天敷 4～5 次，禁止热敷，阿霉素类等强刺激化疗药物 1 个月内禁止热敷，也不要用热水洗手或烤火。湿敷对局部皮肤有消炎消肿作用，且高渗葡萄糖和维生素 B_{12} 还可给损伤组织的修复提供能量及营养，可将 50%葡萄糖 20 mL、25%硫酸镁 10 mL、维生素 B_{12} 500 μg 混合液浸湿于纱布上，将纱布完全覆盖于渗漏处皮肤，持续湿敷 2 天以上。此外，渗漏局部也可用中药外敷或涂喜疗妥、激素类软膏。

（六）出院健康教育

1.休息与运动

生活规律，作息正常，注意劳逸结合，患肢功能恢复后可适当运动如打太极拳、做操，以不疲劳为宜。

2.饮食指导

可选用易消化的高蛋白、丰富维生素饮食（如野生鸽子、黑鱼、瘦肉等）以及各种新鲜蔬菜、水果等。动物性雌激素相对高的食品应慎用，如蜂王浆及其制品、胎盘及其制品、花粉及其制品以及未知成分的保健品。

3.康复指导

根据切口愈合情况循序渐进地进行患肢功能锻炼，最终使患肢能轻松抬高绕过头顶摸及对侧耳郭，做好患肢终身保护。

4.用药指导

需要长期服药的患者一定要坚持按时服药。

5.心理指导

调整良好的心态，保持心情开朗，学会自我调整，积极参加社会活动。

6.复诊须知

术后第 1 年到第 2 年，每 3 个月随访一次；第 3 年到第 5 年，每半年随访一次；5 年以后，每年随访一次，直至终身。保管门诊病历，随访时带好相应资料。（李　玫）

第八章 血液透析室护理

第一节 血液透析护理操作

血液透析护理技术的专业性、技术性很强，随着透析技术的不断扩大和发展，血液透析专业护理的技术培训日益受到重视。合理规范的护理操作将不断提高护士工作能力，降低职业风险，加强护患、医护之间的沟通，提高专业护理人员的临床能力。

一、血液透析机使用前准备

现代血液透析机主要包括透析液自动配比系统、血液和透析液监视系统。在血液透析过程中，各种监控装置(包括操作人员对血液、透析液和患者的监控)及传感软件联合对血液透析各个环节进行监控和连续记录，保证整个透析系统及透析过程安全、持续地进行。在血液透析治疗前必须对透析机进行消毒、冲洗和检测，以保证血液透析治疗的安全性和有效性。

(一)上机前冲洗

在接受患者血液透析前对血液透析机进行前冲洗，目的在于防止消毒液的残留，防止透析液输送管道和排出道的污染。方法：①打开总电源和总水源，连接水处理设备。②打开血液透析机电源。③打开血液透析机冲洗键，根据机器说明书设置上机前冲洗时间。

(二)透析机自检

血液透析前，必须对透析机进行自检，为可靠、安全的临床治疗提供良好的基础。自检过程包含透析液供给系统、血液循环控制系统和超滤控制系统。透析液自检包括透析液的配比浓度和温度、透析液的流量、透析液的漏血探测、透析液的电导度等。血液循环控制系统自检包括动脉和静脉压力监测器、空气探测器、静脉夹、肝素泵等。超滤控制系统自检包括跨膜压监测、超滤平衡腔监测、压力传感器监测等。

二、血液透析机使用后的清洁、消毒

血液透析结束后，为防止患者透析过程中排出的废液对机器管道系统的污染或透析液本身对机器的物理反应，每次血液透析后，需对机器进行内部和外部的清洁、消毒，选择合适的消毒液和冲洗方法。

(1)机器的外部清洁、消毒:患者血液或体液污染透析机时,应立即用有效消毒剂对机器表面进行擦洗、消毒。

(2)机器的内部清洁、消毒:血液透析结束后,按照厂家提供的方法,先用反渗水冲洗,然后用柠檬酸或冰醋酸进行脱钙,再用化学或物理方法进行消毒,最后用反渗水冲洗干净。消毒、脱钙、冲洗过程按各类型机器的标准在机器内设置。常用的消毒方法可参考厂家提供的消毒方法,如化学消毒和热消毒。

(3)同日两次透析之间,机器必须消毒、冲洗。

(4)血液透析过程中若发生破膜、传感器渗漏,透析结束时应立即消毒机器。

(5)透析机应定期保养,保养内容包括机器内的除尘、机器管道的清洗(除锈、除垢)、电导度测试、平衡腔检测、血液泵保养等,并建立档案。

(6)如血液透析机闲置48小时以上,应消毒后再用。

三、透析液的准备及配制

血液透析液是一种含有电解质的液体,其溶质成分及离子浓度取决于临床需要,根据临床需求可含或不含葡萄糖。

在血液透析治疗过程中,透析液流动于半透膜的外侧,即患者血液的对侧,通过对流及溶质弥散等物理过程,达到纠正电解质失衡、酸碱平衡紊乱、清除体内代谢产物或毒性物质的目的。血液透析浓缩液是将血液透析干粉用透析用水配制而成,使用时按照血液透析浓缩液特定比例用透析用水稀释后使用。血液透析浓缩液包括酸性浓缩液(A液)和碳酸氢盐浓缩液(B液)两种。

(一)透析液应具备的基本条件

(1)透析液内电解质成分和浓度应和正常血浆中的成分相似。

(2)透析液的渗透压应与血浆渗透压相近,即等渗,为280～300 mmol/L。

(3)透析液应略偏碱性,pH 7～8,以纠正酸中毒。

(4)能充分地清除体内代谢废物,如尿素、肌酐等。

(5)对人体无毒、无害。

(6)容易配制和保存,不易发生沉淀。

(二)透析浓缩液的准备

1.环境和设施准备

(1)浓缩液配制室应位于血液透析室清洁区内的相对独立区域,周围无污染源,保持环境清洁,每班用紫外线消毒一次。

(2)配制A液或B液应有两个搅拌桶,并有明确标识;浓缩液配制桶须标明容量刻度,保持容器清洁,定期消毒。

(3)浓缩液配制桶每天用透析用水清洗一次;每周至少用消毒剂消毒一次,并用测试纸确认无残留消毒液。配制桶消毒时,须在桶外悬挂“消毒中”警示牌。

(4)浓缩液配制桶滤芯每周至少更换一次。

(5)浓缩液分装容器应符合《中华人民共和国药典》和国家或行业标准中对药用塑料容器的规定。用透析用水将容器内外冲洗干净,晾干,并在容器上标明更换日期,每周至少更换一次或消毒一次。

2.人员要求

用干粉配制浓缩液(A液、B液),应由经过培训的血液透析室护士或技术人员实施,做好配制记录,并有双人核对、登记。

(三)透析浓缩液的配制方法

1.单人份

取量杯一只,用透析用水将容器内外及量杯冲洗干净。按所购买的干粉产品说明的要求,将所需量的干粉倒入量杯内,加入所需量的透析用水,混匀后倒入容器内,加盖后左右、上下摇动容器,至容器内干粉完全融化即可。

2.多人份

根据患者人数准备所需量的干粉。将浓缩液配制桶用透析用水冲洗干净后,将透析用水加入浓缩液配制桶,同时将所需量的干粉倒入配制桶内。按所购买的干粉产品说明书,按比例加入相应的干粉和透析用水,开启搅拌开关,至干粉完全融化即可。将已配制的浓缩液分装在清洁容器内。

(四)透析浓缩液配制的注意事项

(1)浓缩B液应在配制后24小时内使用,建议现配现用。

(2)浓缩B液在配制装桶后应旋紧盖子,防止HCO_3^-挥发。

(3)浓缩B液在配制过程中不得加温,搅拌时间不得>30分钟。

四、透析器与体外循环血液管道准备

透析器是血液透析中最重要的组成部分,它基本具备两大功能:溶质清除和水的超滤。透析膜是透析器的主要部分,它将血液和透析液分开。常用的透析膜有铜氨纤维素、醋酸纤维素、聚丙烯腈、聚碳酸酯、聚砜、聚醚砜膜。其中聚碳酸酯、聚砜、聚醚砜膜的合成膜透析器是目前国际上最流行的透析器,它的特点是通透性高,对中、小分子物质的清除率高,生物相容性好而不发生补体激活。体外血液循环管道由动脉管道和静脉管道组成,它的主要功能是将患者的血液通路、透析器进行连接,达到排气、预冲、引血、循环、监测的目的。

透析器常用消毒方法为环氧乙烷、γ射线、高压蒸汽和电子束消毒。蒸汽、γ射线和电子束消毒对患者危害性小,透析管道常规用环氧乙烷消毒。新的透析器和透析管道使用前应用≥800 mL的生理盐水进行预冲处理,以避免透析器中的"碎片"(可以进入身体的固体物质或可溶解复合物)进入体内,同时清除透析器生产过程中其他潜在的污染物和消毒剂。若怀疑患者过敏,可增加预冲量,并上机循环。

(一)一次性透析器与体外循环血液管道的准备与预冲

1.物品准备与核对

(1)准备透析器、体外循环血液管道(含收液袋)、预冲液或生理盐水1 000 mL、肝素生理盐水、输液器。

(2)检查物品使用型号是否正确,包装有无破损、潮湿,以及消毒方式、有效期等。

(3)操作前应仔细阅读透析器说明书,了解不同透析膜对冲洗的要求,并严格按要求操作。

2.透析器准备

(1)确认透析器已消毒、冲洗。

(2)连接A、B液,并通过自检,透析器进入配制准备状态。

3.患者的核对

(1)体外循环血液管道安装前再次核对患者姓名,确定透析器型号。

(2)患者在血液透析过程中更换透析器型号时,应按照说明书选择厂方提供的预冲方法。

4.评估

操作前进行评估,内容包括患者姓名及透析器和体外循环血液管道的型号、有效期、包装情况、操作方法和物品准备。

5.操作方法

(1)确认透析器及体外循环血液管道的型号、有效期、包装有无破损,按照无菌原则进行操作。

(2)将透析器置于支架上。透析器的动脉端连接循环管道的动脉端(透析器动脉端向下),透析器的静脉端连接体外循环血液管道的静脉端。

(3)连接预冲液于动脉管道补液管处或动脉管道端口锁扣处,排尽泵前动脉管处的空气。

(4)启动血泵,流速≤100 mL/min(也可参照厂家提供的透析器说明书所建议的流速)。先后排出动脉管道、透析器膜内及静脉管道内的空气。液体从静脉管道排出至废液袋(膜内预冲),建议膜内预冲量≥600 mL。

(5)连接透析液,排出膜外空气(膜外预冲)。

(6)进行闭路循环,循环时间≥5 分钟(过敏的患者可延长时间)。闭路循环时流速为 250~300 mL/min,并设定超滤量为 200 mL 左右(跨膜预冲)。

(7)总预冲量也可按照厂家提供的说明书操作。

(8)停血泵,关闭补液管和输液器开关,透析器进入治疗状态,准备透析。

(9)注意不得逆向冲洗,密闭循环前应达到预冲量。建议闭路循环时从动脉端注入循环肝素。

(10)建议使用湿膜透析器时,先弃去透析器内保留的液体。

(二)重复使用透析器的准备与预冲

透析器重复使用(简称复用技术)始于 20 世纪 60 年代,20 世纪 70 年代后期有不少报道。透析器重复使用涉及医学、经济、伦理、工程技术等多方面理论。透析器的重复使用是指在同一患者身上使用,不可换人使用。

1.物品的准备与检查

(1)可复用透析器、生理盐水 1 000~1 500 mL、输液器、消毒液浓度测试纸和残余浓度测试纸。

(2)检查复用的透析器是否在消毒有效期内,检查透析器复用次数、有无破损,检查透析器内消毒液是否泄漏,测试消毒液的有效浓度。

(3)两人核对患者姓名及透析器型号。

(4)确认复用透析器的实际总血室容积和破膜试验。

2.透析器准备

(1)确认透析器已消毒、冲洗。

(2)连接 A、B 液,并通过自检,透析器进入配置准备状态。

3.患者的核对

(1)核对患者的姓名与透析器上标注的姓名是否一致。

(2)核对透析器重复次数与记录是否一致。

4.冲洗方法

(1)再次检查透析器上姓名是否与所治疗患者一致。

(2)排空透析器内消毒液。

(3)将生理盐水 1 000 mL 接上输液器,连接于动脉管道补液管处。

(4)安装管道,启动血泵,流速≤150 mL/min,先后排出动脉管道、透析器及静脉管道内的空气,液体从静脉管道排出至收液袋。

(5)冲洗量 1 000 mL(膜内冲洗)。

(6)冲洗量 1 000 mL 后,连接透析液,排出膜外空气(膜外冲洗),形成闭路循环,调节流速为 250 mL/min,超滤量为 200～300 mL,循环时间为 10～15 分钟。

(7)密闭循环时从动脉端注入肝素 10 mg(肝素 1 250 U),循环时间结束后,从动、静脉端管道的各侧支管逐个排出生理盐水 30～50 mL。

(8)检测消毒剂残余量,若不合格,则应加强冲洗和延长循环时间,直到合格。

(9)停血泵,关闭补液管和输液器开关,进入治疗状态,准备透析。

5.护理评估

连接患者前做好下列评估。

(1)确认患者姓名、透析器标识、型号、消毒有效期。

(2)确认透析器残余消毒液试验呈阴性。

(3)确认透析器无破膜,实际的总血室容积和破膜试验在正常范围。

(4)确认循环血液管道内没有空气。

五、血液透析上、下机操作技术

以血液透析通路为动静脉内瘘为例,说明血液透析上机、下机操作技术。

(一)血液透析上机护理

患者在洗手、更衣后进入治疗室,由指定护士接诊,核对医嘱,评估后进行治疗。

1.物品准备

(1)透析器、体外循环血液管道、动静脉内瘘穿刺针、生理盐水、输液器、透析液、止血带等。

(2)治疗盘、皮肤消毒液。

(3)根据医嘱准备抗凝剂。

2.患者评估

(1)测量患者体温、脉搏、呼吸、血压、体重,并记录。

(2)了解患者的病史、病情,核对治疗处方。

(3)确认透析器的型号、治疗时间、血液流量、透析液流量、抗凝剂、治疗药物、化验结果等。

(4)血管通路评估:听诊及触诊患者动静脉内瘘有无震颤、血肿、感染或阻塞征象。

3.设备评估

(1)透析机运行正常,透析液连接准确。

(2)正确设定透析器报警范围。

(3)复用透析器使用前,消毒剂残留检测试验应为阴性。

4.操作方法

(1)血液透析机按常规准备并处于治疗前状态，透析器、体外循环血液管道预冲完毕，确认循环血液路内空气已被排去，动、静脉管道与透析器衔接正确，等待上机。

(2)根据医嘱设置治疗参数：超滤量、治疗时间、追加肝素用量、追加肝素泵停止时间、机器温度、电导度等。

(3)检查循环血液管道连接是否正确紧密，有无脱落、漏水，管道内有无气泡，不使用的血路管分支是否都已夹闭，动、静脉壶的液面是否调整好。

(4)检查透析液是否连接在透析器的动、静脉端，连接是否正确、紧密，有无脱落、漏水。

(5)建立血管通路。

(6)根据医嘱从血液透析通路的静脉端推注抗凝剂，应用常规肝素者，设定追加肝素。

(7)连接体外循环血液管道和血液透析通路的动脉端，打开夹子，妥善固定。

(8)调整血液流量＜100 mL/min，开泵，放预冲液，引血(若患者有低血压等症时，根据病情保留预冲液)。

(9)引血至静脉壶，停泵，夹闭体外循环血液管道静脉端(注意停泵和夹闭体外循环管道同时进行，可减少小气泡残留)，将其连接于血液透析通路的静脉端，打开夹子，妥善固定。

(10)再次检查循环血液管道连接是否紧密，有无脱落、漏水、漏血，管道内有无气泡。

(11)启动血泵，开始计时并进入治疗状态，打开肝素泵。

(12)准备 500 mL 生理盐水，并连接体外循环血液管道，以备急用。

(13)再次核对治疗参数，逐渐加大至治疗血液流量。

5.护理要点

(1)操作过程中，护士应集中注意力，严格执行无菌操作，特别注意保护动、静脉端连接口，避免污染。

(2)上机前和上机后应仔细检查体外循环血液管道安装是否正确、紧密，有无脱落、漏水，管道内有无气泡，管道各分支是否都夹闭。

(3)根据医嘱正确设置各治疗参数(超滤量、治疗时间、追加肝素用量、机器温度、电导度等)。

(4)引血时，血液流量≤100 mL/min。

(5)密切观察患者有无胸闷、心悸、气急等不适主诉。若患者出现不适主诉，应立即减慢引血流量，通知医师，必要时停止引血。注意观察血液透析通路引血时的流量状况，若流量不佳，应暂停引血，调整穿刺针或置管的方向，确定血液透析通路通畅的情况下，再继续引血。

(6)机器进入治疗状态后检查循环血液管道是否妥善固定，避免管道受压、折叠和扭曲。

(7)操作结束时，提醒患者若有任何不适，应及时告诉医护人员。

(8)护士结束操作后，脱手套，洗手，记录。

(二)血液透析下机护理

血液透析结束时，血液透析机发出听觉或视觉的提示信号，提醒操作者治疗程序已经结束，须将患者的血液回输入体内。

1.物品准备

(1)生理盐水 500 mL。

(2)弹力绷带、消毒棉球或无菌敷贴。

(3)医疗废弃物盛物筒。

2.患者评估

(1)测量患者血压,若血压较低时应增加回输的生理盐水量。

(2)提示患者治疗将结束,指导患者共同对动静脉内瘘进行止血和观察。

(3)核对患者目标治疗时间和目标超滤量,并记录。

(4)询问患者有无头晕、出冷汗等不适。

3.操作方法

(1)调整血液流量≤100 mL/min,关闭血泵,分离体外循环血液管道动脉端的连接。

(2)动脉端管道连接生理盐水。

(3)用消毒棉球(纱布、敷贴)压迫穿刺点止血。

(4)开启血泵。在回血过程中,可翻转透析器,使透析器静脉端朝上,有利于空气和残血排出;也可用双手轻搓透析器,以促进残血排出。

(5)静脉管道内的液体为淡粉红色或接近无色时关闭血泵,夹闭静脉穿刺针。

(6)分离体外循环血液管道静脉的连接(若回血前患者出现低血压症状,回血后先保留静脉穿刺针备用,待血压恢复正常、症状明显改善后再拔除静脉穿刺针),消毒棉球或无菌敷贴压迫穿刺点止血。

(7)在回血过程中注意观察按压点有无移位、出血等情况。

(8)按要求处理医疗废弃物。

(9)总结、记录治疗单。协助患者称体重,向患者或家属交代注意事项。

4.护理要点

(1)回血时,护士注意力要集中,严格执行无菌操作。

(2)禁用空气回血。及时处理穿刺针,防止针刺伤。

(3)患者在透析过程中若有出血倾向、不慎咬破舌头、牙龈出血等,在透析结束后,根据医嘱用鱼精蛋白对抗肝素。

(4)注意观察透析器和体外循环血液管道的残、凝血状况,并记录。

(5)穿刺点应用无菌敷料覆盖后,指导患者对穿刺点进行按压,防止出血;也可用弹力绷带加压包扎,松紧以能止住血、可扪及瘘管震颤和搏动为宜。

(6)告知患者起床速度不要太快,以防止发生直立性低血压,对伴有低血压、头晕、眼花者,再次测量血压。

(7)告知患者透析当天穿刺处敷料要保持干燥,穿刺侧的手臂不要用力,防止感染、出血。

(8)对老年人、儿童和不能自理的患者,护士应协助称体重,并加强护理。

5.2010年血液净化标准操作规程推荐的密闭式回血方法

(1)调整血液流量至50～100 mL/min。

(2)打开动脉端预冲侧管,用生理盐水将残留在动脉侧管内的血液回输到动脉壶。

(3)关闭血泵,靠重力将动脉侧管近心端的血液回输入患者体内。

(4)夹闭动脉管道夹子和动脉穿刺针处的夹子。

(5)打开血泵,用生理盐水全程回血。回血过程中,可双手揉搓滤器,但不得用手挤压静脉端管道。当生理盐水回输至静脉壶、安全夹自动关闭后,停止继续回血。不宜将管道从安全夹中强制取出,不宜将管道液体完全回输至患者体内,否则易发生凝血块入血或空气栓塞。

(王 迎)

第二节 临时性血管通路护理

一、经典临时性血管通路

经典临时性血管通路包括直接动脉穿刺、临时性的中心静脉留置导管(包括股静脉、颈内静脉、锁骨下静脉)。

临时性血管通路的适应证:①急性肾损伤患者需要紧急血液透析。②终末期肾脏病患者内瘘未成熟或未建立血管通路前出现各种危及生命的并发症,如高钾血症、急性左心衰竭、严重酸中毒等,需紧急血液透析。③动静脉内瘘失功能、血栓形成、流量不足、感染等。④其他疾病需行血液净化治疗,如血液灌流、免疫吸附、血浆置换等。⑤腹膜透析患者出现紧急并发症,需血液透析治疗。

(一)直接动脉穿刺

临床常选择桡动脉、足背动脉、肱动脉。

1.穿刺技术

(1)穿刺前可先局部皮下注射少量利多卡因,以减轻疼痛、减少血管收缩。

(2)充分暴露血管,摸清血管走向。

(3)动脉穿刺针可选用较细有侧孔的针(常规穿刺针为 16 号,动脉穿刺时可选用 14 号,以减少血管损伤),先进针于皮下,摸到明显搏动后再沿血管壁进入血管。

(4)见有冲击力的回血和搏动,固定针翼。

2.护理要点

(1)穿刺时尽量做到一针见血,若穿刺不成功、反复穿刺则容易引起血肿。

(2)刚开始血液透析时血流量欠佳,大多因为血管痉挛所致,只要穿刺到位,血流量会逐渐改善。

(3)透析结束注意压迫穿刺点,防止血肿和出血。穿刺点应先指压 30 分钟,然后用纱球压迫 30 分钟,再用弹力绷带包扎 2～4 小时。

(4)宣教和自我护理:注意观察局部穿刺点有无出血、血肿,如有出血即刻采用指压法;出现血肿当天冷敷,次日开始热敷或用多磺酸黏多糖乳膏按摩;局部保持清洁,防止感染;穿刺侧肢体不建议提重物、负重;建议穿刺部位 6～12 小时进行无菌包扎,不宜包扎过紧,注意肢体温度改变;穿刺前建议用温水清洗穿刺部位。

通过直接动脉穿刺进行血液透析是有争议的。绝大多数学者不主张选用动脉穿刺,特别是桡动脉和肱动脉是动静脉内瘘手术首选的血管,反复穿刺造成动脉血管狭窄,影响内瘘的成功及血液流量,会对手术产生影响。

(二)颈内静脉留置导管

对于熟练掌握置管技术的操作者,颈内静脉是首选的途径。

1.患者准备

(1)术前介绍置管的重要性,以取得配合。

(2)身体状况许可条件下,先洗头、清洁皮肤。

(3)体位:患者取仰卧位,头部略转向左侧(一般选右侧穿刺),肩下可放置一块软垫,使头后仰。

2.穿刺技术

以胸锁乳突肌的胸骨头、锁骨头和锁骨构成的三角形顶点为穿刺点,触到颈内动脉搏动后,向内推开颈内动脉,在局麻下用针头探测到静脉血后,再用连接 5 mL 注射器的 16 号套管针,对着同侧乳头方向与皮肤呈 45°向后稍向外缓慢进针,边进针边抽回血。刺入静脉后见回血,固定好穿刺针,嘱患者不要深吸气或咳嗽,卸下针筒,快速放入导引钢丝,退出穿刺针,用扩张管扩张皮下隧道后置入颈内静脉留置导管,抽出钢丝。见回血通畅时分别注入肝素生理盐水(临床上常用生理盐水 500 mL+肝素 20 mg),夹闭管道。此时颈内静脉内的压力是负压,应注意不要将夹子打开,防止空气进入体内。当患者出现容量负荷过多时,静脉压力升高,血液会回流。缝针固定留置导管,覆盖无菌纱布。

3.优缺点

(1)优点:操作较锁骨下静脉置管容易,狭窄发生率低,可留置 3～4 周,血流量较好。

(2)缺点:头颈部运动可受限,往往影响患者美观。

(三)股静脉留置导管

股静脉留置导管是最简单、安全的方法,但是容易出现贴壁现象,导致血流量欠佳和感染,适合于卧床患者。

1.患者准备

(1)术前介绍置管的重要性,以取得配合。

(2)清洁局部皮肤,并备皮。

(3)体位:患者取仰卧位,膝关节屈曲,大腿外旋、外展,穿刺侧臀部垫高,充分显露股三角。

(4)注意隐私部位的保护。

2.穿刺技术

以髂前上棘与耻骨结节连线的中、内 1/3 交界点下方 2 cm 处,股动脉内侧 0.5～1.0 cm 为穿刺点。左手压迫股动脉,局麻后用穿刺针探测到静脉血后再用连接 5 mL 注射器的 16 号套管针与皮肤呈 30°～40°刺入,针尖向内向后,朝心脏方向,以免穿入股动脉或穿破股静脉。穿刺时右手针筒可呈负压状,见到强有力的回血后卸下针筒,快速放入导引钢丝,退出穿刺针,用扩张管扩张皮下隧道后置入股静脉留置导管,抽出钢丝。见回血通畅时注入肝素生理盐水,夹闭管道。缝针固定留置导管,覆盖无菌纱布。

3.优缺点

(1)优点:操作容易,方法简便,尤其是心力衰竭患者因呼吸困难不能平卧时,应首选股静脉。

(2)缺点:由于解剖位置的原因,较颈内静脉容易发生感染,血流量较差,血栓发生率较高;同时股静脉置管会给患者行动带来不便。

(四)锁骨下静脉留置导管

锁骨下静脉留置导管操作难度和风险较大,易出现血、气胸等并发症。

1.患者准备

(1)术前介绍置管的重要性,以取得配合。

(2)身体状况许可条件下,先洗头、清洁皮肤。

(3)体位:患者平卧于30°~40°倾斜台面,肩胛间垫高,头偏向对侧,穿刺侧上肢外展45°、后伸30°,以向后牵拉锁骨。

2.穿刺技术

以锁骨中、内1/3交界处,锁骨下方1 cm为穿刺点。在局麻下进针,与胸骨纵轴呈45°、胸壁呈25°,指向胸锁关节,针尖不可过度向上向后,以免伤及胸膜。穿刺方法同颈内静脉置管。

3.优缺点

(1)优点:不影响患者行动及美观,可留置3~4周,血流量较好。

(2)缺点:置管技术要求较高,易发生血、气胸并发症,血栓和狭窄发生率也较高。

二、带涤纶套深静脉留置导管

经典临时性中心静脉留置导管简便、易于掌握,但保留时间短、并发症多。而一些需长期透析的患者因曾实施多次动静脉内瘘术或人造血管搭桥术,无法再用动静脉内瘘作为血管通路。因此,具有涤纶套的双腔留置导管应运而生,临床上也称永久性(或半永久性)留置导管。

带涤纶套深静脉留置导管的适应证:①动静脉内瘘尚未成熟而需立即血液透析的患者。②一小部分生命期有限的尿毒症患者。③无法建立动静脉瘘管且不能进行肾移植的患者。④有严重动脉血管病的患者。⑤低血压而不能维持透析时血流量的患者。⑥心功能不全、不能耐受动静脉内瘘的患者。

(一)材料特性

外源性材料进入血液可导致血小板黏附、聚集于导管表面,形成纤维蛋白鞘和凝血块,从而激活体内凝血机制。其中,导管的材料和硬度是两个重要因素。目前认为,最佳的导管材料是聚氨酯,尤其以聚矽氧烷生物材料较好。目前最常用的是带涤纶毡套的双腔导管,也有使用两根单腔导管进行透析的。近年来,临床上又出现了几种改良的导管,如抗生素(药物)外涂层和肝素外涂层的导管,可以减少导管感染概率和预防导管外纤维蛋白鞘的形成。

(二)体位

患者取仰卧位,颈部置于正中位。

(三)穿刺技术

置管可以在手术室或放射介入室进行。以右胸锁乳突肌内缘环状软骨水平、颈内动脉搏动最明显处右侧旁开0.8 cm处作为穿刺点。常规消毒铺巾后,局麻穿刺处及皮下隧道处,穿刺针与皮肤呈30°~45°,针头朝向同侧乳头方向,探及静脉后将导丝从穿刺针芯送入,固定导丝,在导丝出口处做一个1.5 cm长的皮肤切口,然后在同侧锁骨下3~4 cm做长约1 cm的皮肤切口,用隧道针在切口间做一皮下隧道,把双腔管从锁骨下隧道口放入,从另一隧道口拉出,管壁涤纶套距出口2 cm,扩张器从导丝处放入,扩张后把双腔管套在导丝外置入颈内静脉,边送边撤去双腔管外硬质层,拔出导丝。抽吸通畅,注入管腔相同容积的肝素生理盐水封管液,肝素帽封管,缝合皮下隧道口(上口),以无菌敷料覆盖,10天左右拆除缝线。

(四)特点

(1)手术相对简单,一般术后即可使用,不需成熟期。

(2)每次血液透析时不需静脉穿刺,减少了患者的痛苦。

(3)不影响血流动力学特性,适用于心脏功能较差的患者。

(4)与临时置管相比较,带涤纶套深静脉留置导管留置时间长,而且涤纶套与皮下组织黏合,降低了感染发生可能，并使导管固定牢固，避免了因牵拉等外界因素造成的导管移位和滑脱。

三、深静脉留置导管护理流程

（一）换药

1.物品准备

一次性无菌换药包（内含一次性换药碗、无菌棉球、无菌纱布、一次性镊子等）、无菌手套、无菌贴膜、消毒液、胶布。

2.患者准备

患者平卧，头偏向一侧，暴露导管穿刺部位皮肤。建议患者戴口罩。

3.工作人员准备

洗手，戴口罩、帽子。

4.核对

患者姓名、性别、年龄、透析号、床号、透析时间、治疗模式。

5.换药过程

（1）取下覆盖导管出口处的敷料和导管口的纱布。

（2）评估导管出口处有无红肿，局部有无渗血、渗液现象，导管周围皮肤有无破溃，导管有无脱出及破损情况。

（3）快速用洗手液洗手。

（4）打开无菌换药包，倒入消毒液，戴无菌手套。

（5）以导管入口处为中心，用消毒剂由内向外进行皮肤消毒，消毒范围直径＞10 cm。清除导管入口处血垢，正反各两遍。

（6）导管消毒：用消毒剂消毒导管的软管部分及动静脉外露部分，同时要彻底清除导管表面血迹及污迹，切忌反复涂擦。

（7）在导管入口处覆盖2～3块无菌纱布或贴膜，并给予妥善固定。

（二）上机

1.物品准备

一次性无菌上机包（内含一次性换药碗、无菌棉球、无菌纱布、一次性镊子等）、无菌手套、消毒液、无菌治疗盘（无菌注射器、抗凝剂）。

2.工作人员准备

洗手，戴口罩、帽子。

3.上机护理操作

（1）无菌治疗巾铺于穿刺处。

（2）分离动脉端的肝素帽（注意动脉夹子必须在关闭状态），用消毒棉球消毒导管横截面和导管螺纹口，连接无菌注射器，抽出导管内的封管液及可能形成的血凝块（2～3 mL）；注意观察纱布上是否有血凝块；导管口套上注射器。

（3）分离静脉端的肝素帽（注意静脉夹子必须在关闭状态），用消毒棉球消毒导管横截面和导管螺纹口，连接无菌注射器，抽出导管内的封管液及可能形成的血凝块（2～3 mL）；注意观察纱布上是否有血凝块；导管口套上注射器。

（4）遵医嘱在静脉端注入抗凝剂。

(5)取下动脉端的注射器,连接动脉血路管,打开夹子。

(6)调整血液流量≤100 mL/min,开泵,引血。

(7)引血至静脉壶,停泵,夹闭静脉端管道,连接于静脉端(注意排出空气),打开夹子。

(8)开泵,调整治疗参数。

(9)留置导管连接处用无菌纱布或治疗巾包裹,妥善固定。

(三)下机

留置导管下机护理操作可采用一人边回血边封管的方法;也可两人协作,一人回血,一人封管。

1.物品准备

一次性无菌下机包(内含一次性换药碗、无菌棉球、无菌纱布、一次性镊子等)、无菌手套、消毒液、无菌治疗盘(含 20 mL 生理盐水的注射器 2 支、肝素生理盐水封管液 2 支)、肝素帽 2 个、500 mL生理盐水。

2.工作人员准备

洗手,戴口罩、帽子。

3.下机护理操作

(1)评估患者生命体征及治疗参数是否完成。选择回血状态,血液流量≤100 mL/min,动脉端连接生理盐水,将管道内血液缓慢回输入患者体内。

(2)戴无菌手套,用消毒棉球消毒动脉端导管横截面和螺纹口,用脉冲式方法在动脉端侧注入 20 mL 生理盐水(注射器留于导管),夹闭动脉端夹子。

(3)回血完毕,停泵,夹闭管道静脉端与导管夹子后断离,消毒静脉端导管横截面和导管螺纹口,用脉冲式方法在静脉端侧注入 20 mL 生理盐水(注射器留于导管),夹闭静脉端夹子。

(4)在导管动、静脉端侧注入导管相应容量的肝素(肝素浓度视患者的凝血功能而定),夹闭夹子,连接无菌肝素帽。

(5)导管口用无菌敷料包裹,妥善固定。

(四)并发症及护理

常见并发症有导管感染、血流不畅、出血。

1.导管感染

(1)常见原因:①深静脉留置导管感染分为导管出口部感染、隧道感染和血液扩散性感染或导管相关性菌血症。②感染的局部危险因素包括患者皮肤完整性受损和个人卫生习惯差、使用不透气敷料、伤口出汗、鼻腔及皮肤葡萄球菌定植等;感染的全身危险因素包括导管使用和管理不当。③感染的其他因素包括出口周围渗血、血液流量不畅、处理血液流量不畅过程中导管的反复开放及导管留置时间过长、创伤性重建手术(如取栓)等。另外,导管留置部位不同,感染发生率也不同,如股静脉置管较锁骨下静脉及颈内静脉置管感染发生率高。

(2)临床表现。①导管出口部位感染:导管出口处或周围皮肤红、肿、热,并有脓性分泌物。②隧道感染:皮下隧道肿胀,轻轻按压出口处可见脓性分泌物。③血液扩散性感染:血透开始15 分钟~1 小时,出现畏寒、发热。

(3)护理评估:①透析前、透析中和透析后观察患者体温变化,注意有否发冷、发热、寒战等症状。②观察穿刺伤口、隧道出口处有否红、肿或渗出物。③评估患者的自我护理及卫生习惯。

(4)干预:①常规消毒导管周围皮肤,更换无菌敷料,一般用消毒剂由内向外消毒,直径

>10 cm,并清除局部的血垢,覆盖透气性较好的伤口敷料,妥善固定。②换药过程中应观察穿刺部位有无早期感染迹象,若导管不完全滑脱或感染,应拔除而不应推入;管腔不能暴露于空气中,操作中取下肝素帽应立即接上注射器。③告知患者应养成良好的卫生习惯,注意鼻腔护理,勤换内衣,伤口敷料保持清洁干燥。建议操作时患者戴口罩或头侧向一边。④工作人员规范洗手可使感染率下降,导管护理时应遵循无菌操作原则。

(5)护理:①轻微的出口感染不合并菌血症和(或)隧道感染时,局部定时消毒、更换敷料,予以局部抗生素治疗或口服抗生素,一般炎症即可消退。②隧道感染时临床上必须使用有效抗生素2～3周,严重者要拔管,在其他部位重新置管或新隧道换管。③血液扩散性感染时应予以拔管,并留取外周血标本和导管血标本进行细菌培养和药物敏感试验。可先予以经验性抗生素静脉治疗,血培养阳性者根据药物敏感试验结果选用抗生素,抗生素治疗至少3周。

2.导管血流不畅

(1)常见原因:留置导管使用时间过长;患者高凝状态;抗凝剂用量不足;导管扭曲、移位;导管周围纤维蛋白鞘形成;静脉狭窄;血栓形成等。

(2)临床表现:血液透析开始抽吸不畅,血液透析过程中血液流量不畅或下降。

(3)护理评估:①血液透析过程不能达到理想的血液流速。②抽吸导管过程中,导管有"吸力",出现不畅。③推注通畅,回抽有阻力。

(4)预防和护理:①每次血液透析后准确的肝素生理盐水封管可以最大限度地降低血栓形成。②变换体位或变换导管位置,可改善血液流量。③抽吸过程中出现血液流量不畅,切忌强行向导管内推注液体,以免血凝块脱落而引起栓塞。④血栓形成或纤维蛋白鞘形成时可采用尿激酶溶栓法。方法为生理盐水3～5 mL＋尿激酶5万～15万U,利用"负压吸引方法"缓慢注入留置导管,保留15～20分钟,回抽出被溶解的纤维蛋白或血凝块。若一次无效,可重复进行(注意尿激酶溶栓法应在医师指导下进行,患者无高血压、无出血倾向方可使用);若反复溶栓无效,可使用生理盐水100 mL＋尿激酶25万U,导管内维持滴注7天,每天4～6小时;若溶栓仍无效,则予拔管。⑤当出现抽吸不畅时,建议血液透析结束时应用尿激酶加肝素生理盐水封管。

3.导管出血

(1)常见原因和临床表现:①穿刺经过不顺利,血管因反复穿刺导致损伤,穿刺处局部出现血肿。②尿毒症患者由于造血功能障碍,红细胞和血小板计数大多低于正常,加之血液透析过程中应用抗凝剂等,留置导管伤口处出现渗血、皮下淤血及血肿。③留置导管时间太长,造成出血和渗血。

(2)护理评估:①上机前进行换药时,观察导管局部有无出血倾向,如瘀斑、血肿、渗血、出血。②了解患者有无贫血、凝血功能障碍。③评估患者对留置导管自我护理的认知度。④透析前后检查导管的位置、伤口,并做好宣教。

(3)预防和护理:①穿刺过程若误穿动脉或反复穿刺,应充分按压,防止穿刺点出血;沿皮肤血管穿刺点进行有效按压,再用冰袋冷敷;若需立即透析,应减少或避免使用抗凝剂。②严重贫血及红细胞和血小板计数较低的患者,血液透析过程中少用或慎用抗凝剂,视病情可采用小剂量或无抗凝剂透析。③妥善固定导管,告知患者注意留置导管的自我护理,减少穿刺部位的活动,减少牵拉,预防导管的滑出。④每次透析应严格检查患者的导管固定、导管位置、导管出口的皮肤等,及时发现问题并解决。⑤穿刺部位出现血肿时,先指压、冷敷,待无继续出血时,再行血液透析,并严格观察抗凝剂使用后有无出血并发症。⑥对长期留置导管的患者应加强观察和护理,防止导管滑脱，引起出血。⑦局部血肿较大难以压迫或症状严重者，可平卧后拔管止血，并严密观察。

(4)自我护理及宣教：①留置导管期间养成良好的个人卫生习惯，保持局部干燥、清洁。若需淋浴，一定要将留置导管及皮肤出口处用伤口敷料密封，以免淋湿后感染，若穿刺处出现红、肿、热、痛症状，应立即就诊，以防感染扩散。②除股静脉留置导管不宜过多起床活动外，其余活动均不受限制，但也不宜剧烈活动，以防留置导管滑脱；同时还要提醒患者，尽量穿对襟上衣，以免脱衣服时将留置导管拔出。一旦滑脱，应压迫止血并立即就诊。③血液透析患者的深静脉留置导管，一般不宜做他用，如抽血、输液等。

（王　迎）

第三节　血液透析监控与护理

患者在接受血液透析治疗时，由于各种因素会导致与透析相关的一系列并发症。血液透析护士在患者接受治疗前、治疗中、治疗结束后加强护理并严密监控是降低血液透析急性并发症发生率、保证治疗安全性和治疗效果的重要手段。

一、患者入室教育

患者在接受血液透析前，建议血液透析护士对患者进行一次入室教育，内容包括以下几条。

(1)让患者了解为什么要进行血液透析，了解血液透析对延长患者生命和提高生活质量的意义。重要的是，让患者理解并接受血液透析将是一种终身的替代治疗。

(2)介绍血液透析在国内外的进展情况，建议带患者和家属参观血液透析室，提高患者对治疗的信心。

(3)了解患者的心理问题，进行辅导和心理安抚。

(4)指导患者掌握自我保护和自我护理的技能。

(5)签署医疗风险知情同意书和治疗同意书。

(6)介绍血液透析的环境和规章制度：挂号、付费、入室流程、透析作息制度、透析室消毒隔离制度，并介绍护士长、主治医师等工作人员。

(7)进行全套生化(肾功能、电解质)检查，并了解患者的肝功能及乙型肝炎病毒、丙型肝炎病毒、人类免疫缺陷病毒、梅毒等感染情况。

(8)填写患者信息：姓名、性别、年龄、婚姻状况、原发病、家庭角色、家庭地址、联系方法(必须有 2 个家庭主要成员)、医疗费用支付情况等。做好实名制登记，患者需提供身份证。

二、患者透析前准备及评估

透析前对患者进行评估是预防和降低血液透析并发症的重要环节，内容如下。

(1)了解患者病史(原发病、治疗方法、治疗时间)，透析间期自觉症状及饮食情况，查看患者之前的透析记录。

(2)测量血压、脉搏，有感染、发热及中心静脉留置导管者必须测量体温。

(3)称体重,了解患者干体重和体重增长情况,同时结合临床症状与尿量,评估患者水负荷状况,为患者超滤量的设定提供依据。

(4)抗凝:抗凝应个体化并经常进行回顾性分析,可根据患者凝血机制、有无出血倾向、结束回血后透析器残血量等诸多因素,遵医嘱采用抗凝方法和抗凝剂量。

(5)血液通道评估:检查动静脉内瘘有无感染、肿胀和皮疹,吻合口是否扪及搏动和震颤,以确定血液通道是否畅通,做好内瘘穿刺前的准备;检查中心静脉导管的固定、穿刺出口处有否血肿及感染等情况。

(6)对于维持性透析患者,要进行心理、营养状况、居家自我照顾能力以及治疗依从性的评估,以便对患者实施个体化护理方案,提高治疗的顺应性;对糖尿病或老年患者应采取针对性的护理措施;对危重患者,应详细了解病情,在及时正确执行医嘱之外,应进行重病患者的风险评估,并积极做好相应的风险防范准备,如备齐各种抢救用品及药物等。

(7)透析前治疗参数的设定。①透析时间:诱导期透析患者,每次透析时间为2～3小时;维持性血液透析患者每周透析3次,每次透析时间为4～4.5小时。②目标脱水量的设定:根据患者水潴留情况和干体重,结合临床症状,按医嘱设定,并可采用超滤曲线进行脱水,有助于改善患者对水分超滤的耐受性。若透析机有血容量监测装置,可借助其确定超滤量。同时,也可应用钠曲线帮助达到超滤目标,降低高血压或低血压的发生率,但应注意钠超负荷的风险。③肝素追加剂量:常规透析患者全身肝素化后,按医嘱设定每小时追加剂量,若应用低分子肝素或无抗凝剂透析则关闭抗凝泵。④血液流量的设定(开始透析后):血液流量值一般取患者体重的4倍,在此基础上可根据患者的年龄和心血管状况予以增减。

以上各项参数在治疗过程中均可根据患者治疗状况予以调整。

三、首次血液透析护理

首次血液透析的患者需要经过诱导血液透析。诱导血液透析是指终末期肾衰竭患者从非透析治疗向维持性透析过渡的一段适应性的透析过程。诱导血液透析的目的是最大限度地减少透析中渗透压梯度对血流动力学的影响和毒素的异常分布,防止发生失衡综合征,如恶心、呕吐、头痛、血压增高、肌肉痉挛等症状。因此,首次血液透析通常采用低效透析,使血液尿素氮下降不超过30%,增加透析频率,使机体内环境有一个平衡适应过程。

(一)诱导血液透析前评估

(1)确认已签署了透析医疗风险知情同意书,已做了肝炎病毒标志物、人类免疫缺陷病毒和梅毒检查,并根据检验结果确定患者透析区域。

(2)评估患者病情,如原发病、生化检查等;评估患者对自己疾病的认知度;询问患者的饮食情况,观察有无水肿、意识和精神状况异常等其他并发症,根据患者病情制订诱导透析的护理方案。

(二)诱导透析监护

除常规内容之外,诱导期内的透析监护还应包括以下内容。

(1)使用小面积、低效率透析器,尿素氮清除率不超过400。

(2)原则上超滤量不超过2 L,如患者有严重的水、钠潴留或心力衰竭可选用单纯超滤法。

(3)血液流量150～200 mL/min,必要时降低透析液流量。体表面积较大者或体重较重者,可适当增加血液流量。

(4)首次透析时间一般为2小时,通常第2次为3小时,第3次为4小时。若第2天或第3天患者透析前尿素浓度仍旧很高,同样需要缩短时间。通过几次短而频的诱导,逐渐延长透析时间,过渡至规律性透析。

(5)最初几次透析中,患者容易出现失衡症状,因此应密切注意患者透析中有无恶心、呕吐、头痛、血压增高等症状,出现上述症状时应及时处理,必要时根据医嘱终止透析。

(6)首次血液透析选用抗凝方法和剂量应谨慎,防止出血,观察抗凝效果。血液透析过程中注意静脉压、跨膜压、血液颜色变化,注意动静脉空气捕集器有无凝血块及凝血指标的变化。透析结束时观察透析器及血液循环管道的残血量,判断抗凝效果。

(7)健康教育:终末期肾衰竭患者通过诱导期的透析后,最终将进入维持性血液透析。由于终末期肾脏病带给他们压力,透析治疗又打破了他们原有的生活规律,给他们的工作也带来了很大的影响,由此导致患者普遍存在复杂的生理、心理和社会问题。因此,在患者最初几次的透析中,血液透析护士要通过与患者沟通,了解他们的需要,向患者解释血液透析治疗相关的问题,并进行血管通路自我护理和饮食营养的指导等,帮助患者调整饮食结构,制订食谱,告知限制水分、钠、钾、磷摄入的重要性,防止急、慢性心血管并发症的发生。指导患者认识肾脏替代治疗不是单一的治疗,需要多方面的治疗相结合才能达到最佳效果。通过交流,进一步促进护患双方的信任,建立良好的护患关系,使患者得到有效的康复护理。

四、血液透析治疗过程中的监控与护理

血液透析治疗过程中的监控与护理包括对患者治疗过程的监护和对机器设备的监控与处理。

(一)患者治疗过程的监控和护理

1.建立体外循环

患者体外循环建立后,护士在离开该患者前应确定:动静脉穿刺针及体外循环血液管道已妥善固定;机器已处于透析状态;患者舒适度佳;抗凝泵已启动;各项参数正确设定;悬挂500 mL生理盐水,连接于体外循环血液管道以备急用。

2.严密观察病情变化

严密监测生命体征和意识变化,每小时测量并记录一次血压和脉搏。对容量负荷过多、心血管功能不稳定、年老体弱、首次透析的重症患者应加强生命体征的监测和巡视,危重患者可应用心电监护仪连续监护。

3.预防急性并发症

加强对生命体征的监测,重视患者主诉及透析机运转时各参数的变化,对预防和早期治疗急性并发症有着重要意义。

4.抗凝

既要保证抗凝效果,又要防止出现出血并发症。根据患者的病情采用低分子肝素、小剂量低分子肝素、常规肝素、小剂量肝素、无肝素等方法。

5.观察出血倾向

出血现象包括:患者抗凝后的消化道便血、呕血;黏膜、牙龈出血;血尿;高血压患者脑出血;女性月经增多;穿刺伤口渗血、血肿;循环管道破裂、透析器漏血、穿刺针脱落等。若发现患者有出血倾向,应及时向医师汇报,视情况减少肝素用量,或在结束时应用鱼精蛋白中和肝素,必要时终止透析。对于出血或手术后患者,可根据医嘱酌情采用低分子肝素或无抗凝剂透析。依从性

差的患者治疗时应严加看护，使用约束带制动，以防躁动引起穿刺针脱离血管导致出血。

（二）透析机的监控和处理

观察透析机的运转情况。任何偏离正常治疗参数的状况均会导致机器发出报警，如血流量、动脉压、静脉压、跨膜压、电导度、漏血等。若发生报警，先消音，然后查明报警原因，排除问题后再按回车键确认，继续透析。查明报警原因至关重要，例如当静脉穿刺针脱离血管时，静脉压出现超下限警报，若操作者在没有查明报警原因的情况下，将机器的回车键按了两下（按第一下为警报消音，按第二下为确认消除警报），此时透析机静脉压监测软件将会按照静脉压力的在线信息重新设置上下限报警范围，以使机器继续运转。若未及时发现穿刺针滑脱、出血状况，将会导致大出血而危及生命的严重后果。

常见血液透析机报警的原因及处理措施见表 8-1。

表 8-1 常见血液透析机报警原因及处理措施

报警	原因	处理
静脉高压报警	穿刺针位置不妥或针头刺破静脉血管，导致皮下血肿	移动或调整穿刺针位置，重新选择血管进行穿刺
	静脉狭窄	避开狭窄区域，重新穿刺
	透析器或体外循环血液管道血栓形成	更换透析器和体外循环血液管道，重新评估抗凝
静脉低压报警	静脉传感器保护期空气通透性下降，原因有传感器膜破裂或液体、血液堵塞	更换传感器保护罩
	针头脱出静脉穿刺处	观察出血量并按照出血量多少行相应紧急处理；重新穿刺，建立通道；对症处理
	血液流量不佳	分析流量不佳的原因，予以纠正
动脉低压报警	穿刺针针头位置不妥	移动或调整针头
	血管狭窄	避开狭窄区域
	动脉管道被夹毕	打开夹子
	血液流量差	寻找原因，调整流量
	低血容量	确保患者体重不低于干体重
空气报警	查找空气或小气泡进入体外循环血管管道中原因：泵前输液支未夹毕、循环管道连接处有破损、机器透析液排气装置故障	增加静脉壶液面高度 如果发现循环管道中出现气泡，应脱机，寻找原因，直至起泡清除，再恢复循环
		怀疑患者可能是空气栓塞，使患者保持头低脚高左侧体位，给予氧气吸入，并通知急救
	血流量过快产生湍流	降低血液流速纸质湍流停止
漏血报警	透析器破膜至血液漏出或透析液中的空气致假报警	监测透析液流出口是否有血液，确认漏血，更换透析器后继续透析
电导度报警	透析液浓度错误	纠正错误
	浓缩液吸管扭曲	

续表

报警	原因	处理
	浓缩液罐空	
	机器电导度范围错误	监测点导读，及时复查透析液生化
跨膜压高报警	超滤过高、过快	降低超滤率
	抗凝剂应用不足	评估抗凝效果
	血液黏稠度过高	

五、血液透析结束后患者的评估与护理

（1）评估患者透析后的体重是否达到干体重，可根据患者在透析中的反应及血压状况进行评估，并可针对患者对脱水量的耐受情况，于下次透析中酌情调整处方。若透析后体重与实际超滤量不符，原因有体重计算错误、透析过程中额外丢失液体、透析过程中静脉补液、患者饮食摄入过多、机器超滤误差等。

（2）对伴有感染和中心静脉留置导管的患者，必须测量体温。

（3）透析当天 4 小时内禁止行肌内注射或创伤性的检查和手术。透析中有出血倾向者，可遵医嘱应用鱼精蛋白中和肝素。

（4）透析中发生低血压、高血压、抽搐等不良反应的患者，透析结束后应待血压稳定、不良症状改善才可由家属陪护回家，住院患者须由相关人员护送回病房。危重患者的透析情况、用药情况、病情变化情况应与相关病房工作人员详细交班。

（5）患者起床测体重时要注意安全，防止跌倒。血压偏低或身材高大的患者，要防止直立性低血压的发生。

（6）应用弹力绷带压迫动静脉内瘘穿刺点进行止血的患者，包扎后应触摸内瘘有震颤和搏动，避免过紧而使内瘘闭塞。10～30 分钟后，检查动、静脉穿刺部位无出血或渗血后，方可松开绷带。血压偏低者慎用弹力绷带压迫动静脉内瘘。

六、夜间长时血液透析

夜间长时血液透析(nocturnal hemodialysis，NHD)是指利用患者夜间睡眠时间行血液透析治疗。

（一）夜间长时血液透析的优势

1.提高透析患者的生活质量

同传统的间歇性血液透析相比，该治疗方式能够改善患者高血压、左心室肥大、贫血、营养等问题，进而降低了急、慢性并发症，提高了患者生存率及生活质量。根据 6 年多的经验及临床研究结果，夜间长时血液透析 6 个月后，患者在生理功能、生理职能、活力和社会功能等方面均有较大改善。

2.有效降低患者心血管并发症

夜间长时血液透析可有效改善血压状况。进入夜间长时血液透析 3～6 个月的患者，透析前后血压维持在较理想状态，透析中高血压及低血压发生率显著减少。

3.改善贫血

导致患者贫血难以纠正的一个主要原因是透析不充分，夜间长时血液透析患者每周透析

3次，每次7～8小时，透析充分性较好，患者血液中促使红细胞增生的表达基因增多，贫血改善明显。

4.对钙、磷和尿素的清除增加

越来越多的文献显示，高血磷可增加终末期肾脏病患者的心血管疾病发生率和病死率，常规血液透析清除磷不理想，而降低血磷取决于透析时间，每次7～8小时的夜间血液透析可明显降低血磷，降低病死率。进入夜间长时血液透析6个月后，患者血磷、甲状旁腺素、血钙、低密度脂蛋白、尿素等的下降都有较大改善。

5.提高经济效益，降低医疗费用

据统计，夜间长时血液透析患者年平均住院次数明显减少，住院费用显著降低，用药费用与传统间歇性血液透析患者相比差距明显。

6.保持患者健康的心态

患者在晚上10点以后透析，一边透析一边进入梦乡，白天不耽误上班，做到了职业康复，改善了患者的心境，提升了患者对治疗的依从性。

（二）夜间长时血液透析的护理

1.患者准入评估

进入夜间长时血液透析的患者，需由主治医师或护士长进行全面评估。

评估内容：自愿参加夜间长时血液透析；一般情况良好，体表面积较大；有自主活动能力；长期血液透析但伴有贫血、钙磷代谢控制不佳；透析不充分。

2.透析方案

每周3次，每次7～8小时。运用高通量透析器，血流量为180～220 mL/min，透析液流量为300 mL/min，个体化抗凝。

3.环境方面

舒适、安静、整洁、光线柔和，给患者创造在家中睡眠的感觉。

4.制定安全管理制度及工作流程

（1）完善制度：①治疗开始的时间、陪客制度和患者转运制度等。②规范夜间工作流程，注重环节管理。③定期召开安全分析会，对容易发生护理缺陷和差错的工作环节进行分析，修订夜间工作制度和工作流程，保证治疗的安全性和可靠性。

（2）加强透析中对患者的巡视工作：透析时血液都在体外循环，稍有不慎便会带来不良后果。①在透析过程中护士应严密巡视，监测生命体征，监测循环管道、机器等，及时帮助患者解决夜间可能出现的问题。②观察患者有无急性并发症，积极处理机器报警。③完成患者其他治疗，保证透析安全。

（3）做好透析后患者的管理工作：①防止发生跌倒等意外，做好患者的安全转运。②透析后及时测量患者的血压，做好安全评估，嘱咐患者卧床休息10分钟后再起床。

（4）加强沟通和交流：个别患者对夜间长时血液透析会产生不适应、不信任，有疑虑。只要患者选择了夜间长时血液透析，我们就应该积极鼓励、支持他们的决定，让其对自己的选择充满信心。对于有些因为习惯改变而出现入睡困难或失眠的患者，需要传授一些对抗失眠的方法，如教会患者放松、听音乐；告知患者不必太紧张；寻找失眠的原因，改善睡眠质量。如果患者确实不适合夜间长时血液透析，应该及时与医师、患者及其家属进行沟通，寻找更适合患者的透析方式。

（王　迎）

第四节 血液透析相关血标本采集

血液透析前、透析后的血尿素氮(BUN)、肌酐(Cr)、电解质等标本必须采自同一次血液透析。血液透析前血样必须采自透析开始前,避免血样被生理盐水或肝素稀释;血液透析后血样采用慢泵或停泵技术采集,避免血样被再循环的血液稀释,并且可以减少尿素反弹的影响。血液透析过程中血尿素氮等采样应标准化,以保证血液透析前后结果的可比性。

一、血液透析前血样采集

(一)以动静脉内瘘或人造血管为血管通路时的血样采集

(1)在连接动脉管道前,可由动脉或静脉端采血,必须确保采血前穿刺针或管腔内没有生理盐水(或肝素)。目的是为了防止血样被稀释。

(2)如果血液透析已经开始或管腔内有生理盐水(或肝素),则不能采样。目的是防止采集透析后的血样或血样被稀释。

(二)以留置导管为血管通路时的血样采集

(1)血液透析前,从动脉或静脉导管内抽出封管用的生理盐水(或肝素),必须确保采血前穿刺针或管腔内没有生理盐水(或肝素)。目的为防止血样被稀释。

(2)对成人患者,采用无菌技术,从动脉导管内抽出 10 mL 血液;对儿童患者,根据封管量抽出 3~5 mL血液。若准备回输,则不要丢弃这些血液并保持无菌,可确保血样不被肝素稀释。

(3)更换注射器,抽取血样。可以回输步骤(2)中预先抽取的血液(注意回输血液必须从静脉端滤网回输)。目的为回输可以减少失血,对儿童患者尤为有益。

(4)开始血液透析。

二、血液透析后血样采集

(一)慢泵技术

减慢血泵至 50~100 mL/min,持续 15 秒。

(1)目的:去除动脉穿刺针及管腔内的无效腔,使动脉穿刺针及管腔内充满没有再循环的血液,避免血管通路再循环对采样的影响。

(2)方法:①维持血泵转速在 50~100 mL/min,持续 15 秒,从动脉管道采样点采集透析后的血液样本。目的为保证采集的血样是未经过透析的血液。②停止血泵,按常规回输血液和卸下管道。

(二)停泵技术

透析完成后,关闭透析液或减至容许的最低血液流速,降低超滤率至 50 mL/h,或降至可能的最低跨膜压,或停止超滤。

(1)目的:停止血液透析但不停止血液循环,减低体外管道凝血的危险性。

(2)方法:①立即停止血泵。②钳闭动静脉管道,钳闭动脉针管。③从动脉管道采样点采集透析后的血液样本,或者在卸下动脉管道后,由动脉穿刺针直接采血。④按常规回输血液和卸下管道。

(王 迎)

第五节 维持性血液透析用药指导与护理

透析疗法是慢性肾衰竭的一种替代疗法,它不能完全代替肾脏的功能。维持性血液透析患者在漫长的透析之路中,需要一个综合、全面的治疗,包括一定的药物治疗,只有这样才能提高患者的生存率,提升患者的生活质量,降低透析并发症的发生率。本节介绍维持性血液透析患者药物应用的指导和护理。

一、降血压药

(一)用药指导

1.钙通道阻滞剂(calcium channel blockers,CCB)

根据分子结构的不同,分为二氢吡啶类和非二氢吡啶类;根据药物作用时间,可分为长效和短效制剂。目前临床上以长效二氢吡啶类最为常用,以氨氯地平为代表。优点是降压起效快,效果强,个体差异小,除心力衰竭外较少有治疗禁忌证;缺点是可能会引起心率增快、面色潮红、头痛和下肢水肿等。

2.血管紧张素转换酶抑制剂(angiotensin converting enzyme inhibitor,ACEI)

短效的有卡托普利,长效的有福辛普利、贝那普利、依那普利等。起效较快,逐渐增强,3~4周达最大作用,对糖尿病患者及心血管等靶器官损害者尤为合适;不良反应是刺激性干咳和血管性水肿,用于肾衰竭患者时应注意发生高血钾的可能。

3.血管紧张素Ⅱ受体阻滞剂(angiotensinⅡ receptor blocker,ARB)

降压作用起效缓慢、持久、平稳,6~8周才达最大作用,持续时间达24小时以上,不良反应很少,常作为ACEI发生不良反应后的替换药,具有自身独特的优点。

4.β受体阻滞剂

起效较迅速,较适用于心率较快或合并心绞痛的患者,主要不良反应为心动过缓和传导阻滞,突然停药可能导致撤药综合征,还有可能掩盖糖尿病患者的低血糖症状。患者急性心力衰竭和支气管哮喘等疾病的患者禁用。

90%以上的尿毒症患者均有不同程度的高血压,且绝大多数都须联合用药、长期口服药。较常用的联合方案是CCB+ACEI/ARB+β受体阻滞剂,并酌情增减剂量,不要随意停止治疗或改变治疗方案。控制血压对降低尿毒症患者心脑血管疾病病死率具有重要作用。常用降血压药物见表8-2。

表8-2 尿毒症患者常用降压药物

药物分类	名称	剂量	用法
CCB	硝苯地平	5~10 mg	3次/天
	非洛地平	5~10 mg	1次/天
	氨氯地平	5~10 mg	1次/天
ACEI	卡托普利	12.5~50 mg	2~3次/天
	贝那普利	10~20 mg	1次/天

续表

药物分类	名称	剂量	用法
	赖诺普利	10～20 mg	1次/天
	福辛普利	10～20 mg	1次/天
	培哚普利	4～8 mg	1次/天
ARB	氯沙坦	50～100 mg	1次/天
β受体阻滞剂	美托洛尔	25～50 mg	2次/天

(二)用药护理

(1)高血压发病率较高,是脑卒中、冠心病的主要危险因素。因此,防治高血压是预防心血管疾病的关键。常规降压药物治疗能有效降压,但如果不坚持用药或用药不规范,则血压控制效果欠佳。

(2)降压治疗宜缓慢、平稳、持续,以防止诱发心绞痛、心肌梗死、脑血管意外等;根据医嘱选择和调整合适的降压药物,可先用一种药物,开始时小剂量,后逐渐加大剂量;尽量选用保护靶器官的长效降压药物。

(3)用药前,讲解药物治疗的重要性及需使用药物的名称、用法、使用时间、可能出现的不良反应,消除患者的顾虑和恐惧。

(4)用药时,老年患者因记忆力较差,应指导其按时、正规用药,及时测量血压,判断药物效果及不良反应。当患者出现头晕、头痛、面色潮红、心悸、出汗、恶心、呕吐、血压较大波动等不良反应时,应及时就医。

(5)尽量选择在血压高峰前服用降压药物,注意监测血压,掌握服药规律。

(6)向患者宣教,提醒用药后应预防直立性低血压,避免跌倒和受伤。

(7)教会患者自测血压,注意在同一时间、使用同一血压计测量血压。

(8)透析时易发生低血压的患者,透析前降压药需减量或停用一次。

(9)透析时服用降压药者,透析结束后,嘱患者缓慢起床活动,以防止发生直立性低血压。有眩晕、恶心、四肢无力感时,应立即平卧,增加脑部血供。

二、抗贫血药

(一)用药指导

1.促红细胞生成素

起始每周用量80～100 U/kg,分2～3次皮下注射,不良反应是高血压。

(1)重组人红细胞生成素注射液:每支1万U,皮下注射,每次1万U,1次/周。少数患者可能有血压升高。

(2)重组人红细胞生成素-β注射液:每支2 000 U,皮下注射,每次4 000 U,2次/周。

(3)重组人促红细胞生成素注射液:每支3 000 U,皮下注射,每次3 000 U,2次/周。

同等剂量的促红细胞生成素,静脉注射后的半衰期仅4～5小时,皮下注射后的半衰期长达22小时。皮下注射后4天,药物浓度仍保持在高浓度,因此,皮下注射效果优于静脉注射。

2.铁剂

(1)维铁缓释片:饭后30分钟口服,1片/次,1次/天,整片吞服,不得咬碎。服药期间不要喝浓茶，勿食用鞣酸过多的食物；与维生素C同服可增加该药吸收。

(2)琥珀酸亚铁片：每片0.1 g，口服，1～2片/次，3次/天，饭后立即服用，可减轻胃肠道局部刺激。

(3)右旋糖酐铁注射液：每支100 mg，静脉注射或静脉滴注，每次100 mg，2次/周。可发生变态反应。给予首次剂量时，先缓慢静脉注射或静脉滴注25 mg，至少15分钟，若无不良反应发生，可将剩余剂量在30分钟内注射完。

3.其他

(1)脱氧核苷酸钠片：每片20 mg，口服，2片/次，3次/天。作用有促进细胞生长、增强细胞活力、改变机体代谢。用药期间应经常检查白细胞计数。

(2)鲨肝醇片：每片20 mg，口服，2片/次，3次/天。用于各种原因引起的粒细胞计数减少。

(3)利可君片：每片20 mg，口服，2片/次，3次/天。用于各种原因引起的白细胞、血小板减少症。

(4)叶酸片：每片5 mg，口服，2片/次，3次/天，为肾性贫血辅助用药。大量服用后，尿呈黄色。

(二)用药护理

(1)促红细胞生成素，皮下注射效果优于静脉注射。

(2)剂量分散效果更好，如“5 000 U，每周2次”优于“10 000 U，每周1次”。

(3)透析后注射促红细胞生成素，注意按压注射部位，防止出血。

(4)剂量准确，使用1 mL注射器抽取药液。

(5)仔细倾听患者主诉，特别是有无头痛。

(6)用药期间监测血压，定期查血红蛋白含量和肝功能。

(7)促红细胞生成素应置于2～8 ℃冰箱内冷藏、避光。

三、钙磷代谢相关药物

(一)用药指导

1.骨化三醇胶丸

每粒0.25 μg，口服，1粒/天。应根据患者血钙水平制定每天最佳剂量。

2.阿法骨化醇胶丸(阿法D_3)

每粒0.25 μg，口服，2粒/天。长期大剂量服用可能出现恶心、头昏、皮疹、便秘等，停药后恢复正常。

3.葡萄糖酸钙片

每片0.5 g，口服，2片/次，3次/天。大量饮用含酒精和咖啡因的饮料、大量吸烟，均会抑制口服钙剂的吸收；大量进食含纤维素的食物，能抑制钙的吸收；活性维生素D能增加钙经肠道的吸收。

4.碳酸钙片

每片0.5 g，口服，2片/次，3次/天。

(二)用药护理

(1)磷结合剂宜在吃饭时服用，与饭菜一起咬碎吞下，可在肠道内充分形成磷酸盐，减少钙的吸收，降磷效果好。

(2)骨化三醇胶丸应在睡前空腹服,以减少肠道磷的吸收。

(3)补充血钙时,给药时间应在两餐之间。

(4)用药期间定期检测血磷、血钙、甲状旁腺激素。

四、维生素

(一)维生素C

每片0.1 g,口服,2片/次,3次/天,不宜长期服用。

(二)维生素E

每片10 mg,口服,2片/次,3次/天,不宜长期服用。大量维生素E可致血清胆固醇及血清三酰甘油浓度升高。

五、其他

(一)左卡尼汀注射液

每支1 g,用于防治慢性肾衰竭患者因血液透析所致的左卡尼汀缺乏;改善心肌的氧化代谢和能量代谢,加强心肌收缩力,改善心脏功能,减少心律失常的发生;改善低血压;提高骨骼肌内肉碱的含量,使肌肉脂肪酸氧化得到改善,从而使透析中肌肉痉挛的发生率明显减少。

左卡尼汀1 g+20 mL生理盐水,缓慢静脉注射2～3分钟。不良反应主要为一过性的恶心和呕吐,停药可缓解。

(二)鲑鱼降钙素注射液

每支50 U,每天或隔天一次,皮下、肌内或静脉注射。用于治疗老年骨质疏松症、绝经后骨质疏松症、骨转移癌致高钙血症。用药期间监测血钙,观察有无食欲缺乏、恶心、双手与颜面潮红等不良反应。

(王　迎)

第六节　血液透析常见急性并发症护理

在血液透析过程中或血液透析结束时发生的与透析相关的并发症称为急性并发症。

一、低血压

血液透析中的低血压是指平均动脉压比透析前下降4.0 kPa(30 mmHg)以上或收缩压降至12.0 kPa(90 mmHg)以下。它是血液透析患者常见的并发症之一,发生率为25%～50%。

(一)护理评估

(1)评估早期低血压症状:打哈欠、腹痛、便意、腰背酸痛、出汗、心率加快等。

(2)评估透析液温度、电解质、渗透压、超滤量或超滤率,患者干体重等。

(3)了解透析中患者是否进食、透析前是否应用短效降压药、患者是否存在严重贫血等。

(4)加强高危患者的基础疾病和生命体征的评估和观察,如老年患者及糖尿病、心功能不全患者等。

（二）预防

(1)注意水分和钠离子的摄入，透析间期体重增加控制在3%～5%。对体重增长过多的患者可适当延长透析时间，防止透析过程中超滤过多、过快，以减少低血压的发生。

(2)对易发生低血压的患者，建议采用调钠透析、钠曲线透析、序贯透析或血容量监测，并适当调低透析液温度，这样可有效防止低血压的发生。

(3)识别打哈欠、便意、腹痛、腰背酸痛等低血压的先兆症状，观察脉压的变化。若发现患者有低血压先兆症状，应先测血压，若血压下降可先快速补充生理盐水。

(4)对年老体弱、糖尿病、低蛋白血症、贫血、心包炎、心律失常等血液透析患者，可应用心电监护，随时观察血压变化。透析时改变常规治疗方法，应用容量监测。对血浆蛋白浓度低的患者，应鼓励患者多进食优质动物性蛋白质。透析过程应控制饮食。

(5)及时评估和调整患者的干体重。

(6)血液透析过程应加强观察和护理，防止失血、破膜、溶血和凝血等并发症的发生。

(7)经常、及时给患者进行健康教育，如饮食控制的重要性、低血压的先兆表现、低血压的自我救治及低血压的自我护理和防范。

(8)有些患者低血压时无明显症状，直到血压降到很低水平时才出现症状，所以透析过程必须严密监测血压。监测血压的时间，应根据患者的个体情况（如老年人或儿童、糖尿病患者、体重增长过多的患者、心血管功能及生命体征不稳定患者等）而定。

（三）护理措施

低血压是血液透析过程中最常见的并发症之一，应密切观察，特别是对老年、反应迟钝及病情危重的患者要加强观察，发现低血压应立即治疗和抢救。

(1)给予患者平卧位或适当抬高患者下肢，减慢血液流速，降低超滤率，严重时应快速输入生理盐水，待血压恢复正常后，再继续透析。

(2)若患者出现神志不清、呕吐，应立即给予平卧位，头侧向一边，防止窒息。

(3)密切观察血压，根据血压情况增减超滤量。若输入500 mL或更多生理盐水仍不能缓解者，应遵医嘱终止透析，并根据病因给予处理。

(4)如低血压症状明显，患者出现意识不清、烦躁不安时，应先补充生理盐水，再测量血压。若低血压未得到控制，可继续补充生理盐水，给予高流量吸氧。若未出现血压下降，仅有肌肉痉挛，可减慢血流量，提高透析液钠离子浓度，减少超滤量或使用高渗药物如50%葡萄糖、10%氯化钠或20%甘露醇。

(5)大多数低血压是由于超滤过多、过快引起的，补充水分后可很快得到纠正。若补充液体后血压仍旧不能恢复，应考虑心脏疾病或其他原因。

(6)患者血压稳定后，在密切观察血压的同时，应重新评估超滤总量。

(7)对透析中出现低血压的患者，要寻找产生低血压的原因并做好宣教。

(8)透析过程出现低血压的患者，应待病情稳定后方能离开医院。注意防止直立性低血压发生。

(9)向患者及家属做好宣教：控制水分、自我护理和安全防范。

(10)注意观察内瘘是否通畅。

二、失衡综合征

失衡综合征是指血液透析中或透析结束后数小时所发生的暂时性以中枢神经系统症状为主

的全身症候群，伴有脑电图特征性的改变，发生率为3.4%～20.0%。

（一）护理评估

（1）对刚开始接受血液透析的患者，特别是血肌酐、尿素水平比较高的患者，应严密监测患者血压变化，注意有无头疼、恶心、呕吐等症状。

（2）对出现神志改变、癫痫发作、反应迟钝者，应加强护理和监测，并及时抢救。

（3）维持性血液透析患者因故中断或减少血液透析，应警惕失衡综合征的发生。

（二）护理措施

失衡综合征是可以预防的，充分合理的诱导透析是减少失衡综合征的主要措施。

（1）建立培训制度，早期进行宣教干预，如对于氮质血症期的患者，要告知早期血液透析的重要性。

（2）首次透析时应使用低效透析器，透析器的面积不宜过大，采用低血流量、短时透析的方法，透析时间<3小时，同时可根据患者水肿程度、血肌酐和尿素氮生化指标，于次日或隔天透析，逐步过渡到规律性透析。

（3）超滤量不超过2 L。

（4）血液流量<150 mL/min，也可适当降低透析液流量。

（5）密切观察患者血压、神志等症状，防止出现失平衡。出现严重失平衡时，除了做好相应治疗外，必要时终止透析。

（6）症状严重者可提高透析液钠离子浓度至140～148 mmol/L。透析过程中静脉点滴高渗糖、高渗钠或20%甘露醇，是防止发生失衡综合征的有效方法。

（7）对已经发生失衡综合征的患者，轻者可缩短透析时间，给予高渗性液体；重者给予吸氧；严重者终止透析治疗，根据患者情况采用必要的抢救措施。

（8）对首次透析、高血压、剧烈头痛的患者，应加强心理上的疏导，避免紧张情绪。若出现呕吐，应立即将头偏向一侧，以防呕吐物进入气管导致窒息。

（9）对于肌肉痉挛、躁动及出现精神异常者，应加强安全防护措施，使用床护栏或约束带，以防止意外。

（10）严密观察患者的生命体征、精神及意识状态。

（11）加强患者宣教和饮食营养管理，指导患者早期、规律、定期、充分的血液透析是降低透析并发症的关键。

三、肌肉痉挛

血液透析过程中，大约有90%的患者出现过肌肉痉挛，大多发生于透析后期。发生肌肉痉挛是提前终止透析的一个重要原因。

（一）护理评估

（1）评估发生肌肉痉挛的诱因。

（2）评估肌肉痉挛部位及肌肉的强硬度。

（3）评估透析液浓度、透析液温度和患者体重增长情况。

（二）预防

（1）对患者进行宣教，控制透析间期的水分增长，体重增加控制在3%～5%。

（2）对反复发生肌肉痉挛的患者应考虑重新评估干体重，并可通过适当提高透析液钠离子浓度、改变治疗模式(如序贯透析或血液滤过)等,有效预防或降低肌肉痉挛的发生。

(三)护理措施

(1)发生肌肉痉挛时,首先降低超滤速度,减慢血液流速,必要时暂停超滤。

(2)对痉挛处进行按摩,对需要站立才能舒缓疼痛的患者,必须注意患者安全。

(3)因温度过低引起的痉挛,可适当提高透析液温度,但必须确认患者不存在肌肉低灌注。

(4)根据医嘱输入生理盐水、10%氯化钠或10%葡萄糖酸钙等。

(5)使用高钠透析或钠曲线透析可减少低血压的发生,缓解肌肉痉挛症状。

(6)根据发生肌肉痉挛的原因,对患者进行宣教。

四、空气栓塞

血液透析中,空气进入体内引起血管栓塞称为空气栓塞。在当前血液净化设备和技术比较完善的状况下,空气栓塞较少发生。一旦发生空气栓塞常可危及患者生命,应紧急抢救。

(一)护理评估

(1)体外循环血液管道气泡捕获器是否置入空气监测装置。

(2)血液透析结束时全程应用生理盐水回输血液。

(3)确认体外循环血液管道没有气泡时,才能连接患者。

(4)确认透析器和体外循环血液管道无破损等。

(5)血液透析中心(室)对患者出现空气栓塞的紧急处理预案和抢救物品的准备是否妥当。

(二)预防

空气栓塞是威胁患者生命的严重并发症之一,应以预防为重。护士在各项操作时都应做到仔细认真,必须按照操作规范进行严格核对和检查,以杜绝血液透析时发生空气栓塞。

(1)严禁使用空气监测故障及透析液脱气装置故障的机器。

(2)上机前严格检查透析器和体外循环血液管道有否破损;预冲过程中再次检查破损和漏气。有血路密闭自检的机器,应按流程进行血路密闭自检。

(3)连接患者时,再次检查穿刺针、透析器和体外循环血液管道之间的连接,注意端口间和连接处是否锁住;上机前必须夹闭血路管各分支。

(4)动、静脉壶液面分别调节于壶的3/4处,避免液面过低。

(5)血泵前快速补液时,护士必须守候在旁,补液完毕后及时夹闭血路管输液分支和输液器。

(6)血液透析过程中若发现体外循环血液管道内有气泡,应立即寻找原因,避免空气进入体内。空气若已进入气泡捕获器,机器将会发出警报,并终止血泵运转,同时,捕获器下的静脉管道被自动夹闭,操作者切忌将静脉管道从管夹中拽出,否则空气会因压力顺管道进入体内。

(7)若空气已经通过气泡捕获器,可将动、静脉夹闭,将体外循环血液脱机循环,使管道内的气泡循环至动脉壶排气,确认整个体外循环血液管道中没有空气后,再连接患者继续血液透析。

(8)回输血液操作时必须思想集中,忌用空气回输血液,应用生理盐水回输血液,不可先打开空气监测阀。血液灌流治疗必须使用空气回输血液时,必须由两名护士操作,泵速不得超过100 mL/min;血液进入静脉壶后必须关泵,依靠重力将血液缓慢地回输入患者体内,并及时夹闭管夹。

(9)护士在取下中心静脉留置导管的肝素帽或注射器前,确认导管管夹为夹闭状态。

(10)一旦发生空气栓塞,应立即通知医师并按照急救流程进行应急处理。

(三)护理措施

(1)发现空气栓塞后,立即停血泵,夹闭静脉穿刺针,通知医师。

(2)抬高下肢,使患者处于头低足高、左侧卧位,使空气进入右心房顶端并积存在此,而不进入肺动脉和肺。轻拍患者背部,鼓励患者咳嗽,将空气从肺动脉的入口处排出。

(3)给予高流量吸氧(有条件者给予纯氧)或面罩吸氧。

(4)当进入右心房空气量较多时,影响到心脏排血,应考虑行右心房穿刺抽气。

(5)必要时应用激素、呼吸兴奋剂等。

(6)发生空气栓塞时禁忌心脏按压,避免空气进入肺血管床和左心房。

(7)病情严重者送高压氧舱。

五、电解质紊乱

血液透析过程出现严重的电解质紊乱,往往会危及患者的生命。

(一)护理评估

(1)评估透析液型号、浓度、批号、标识等。

(2)评估透析机电导度的默认值和允许范围。

(3)评估水处理系统的质量。

(4)对开始透析后不久即出现不良反应的患者应予足够重视,评估患者的主诉和不适症状,及时寻找原因,及时留取血液标本和透析液标本送检。

(二)预防

(1)不同型号的透析液必须有明确、醒目的标识;A、B 液应有明确标识;透析液吸管置入 A、B 液浓缩液桶前必须核对。

(2)透析液配制必须两人核对,并记录;剩余透析液合并时必须两人核对。

(3)新的血液透析机安装和调试后,必须进行生化检测。在血液透析开始后不久(30～60 分钟)即出现不明原因的恶心、头痛、头晕、烦躁等症状时,应尽快进行透析液生化检测。

(4)定期对血液透析机进行维护保养,对监控系统进行检测、校对与定标,以保证血液透析机电导度显示值与实际值的偏差在可接受的范围内。调整浓缩液混合比例泵后,必须进行透析液生化检测后方可进行血液透析。长时间不用的备用机,使用前需消毒和重新检测透析液电解质。

(5)保证透析用水的质量,水处理装置必须按要求定人、定时进行处理和维护,按质控要求定时对水质进行余氯、水质硬度、重金属、细菌等各项指标的检测。

(6)水处理装置日常运行状况由专人负责监管和督查,记录要有监管和督查者双人签名。

(三)护理措施

(1)疑有电解质紊乱时,应立即停止该机的血液透析。寻找原因,安慰患者,消除患者恐惧心理。

(2)留取患者血液标本,立即送检电解质(血清钾、钠、氯、钙和镁),并检测血红蛋白含量、网织红细胞计数、乳酸脱氢酶等溶血指标。留取透析液标本并送检(血清钾、钠、钙、镁及 pH)。

(3)疑有透析机故障时,必须立即更换透析机;疑有透析液浓度错误时,必须立即更换正常透析液;若发现水处理存在质量问题时,必须停止所有血液透析,严重时应用腹膜透析或连续性肾脏替代治疗过渡,以纠正电解质紊乱。

(4)肉眼观察到患者血液已有溶血时,透析器内和体外循环血液管道中的血液不得回输患者体内。

(5)症状严重时给予吸氧、平卧,低钠时输入高渗盐水、新鲜血等,必要时应用皮质激素。

(6)严重溶血时出现高钾血症,应积极组织力量进行抢救和处理。进行有效准确的血液透析治疗,必要时行连续性肾脏替代治疗。在恢复透析 2～3 小时后必须复查患者血液生化,直到患者电解质正常、无心力衰竭、无肺水肿,方可终止透析。

(7)评估、分析事发原因,寻找薄弱环节,完善预防制度。

六、体外循环装置渗血、漏血

体外循环装置渗血、漏血常见于:穿刺点渗血,动、静脉穿刺针脱离血管,体外循环装置连接端口出血,透析器破膜,血路管及透析器外壳破裂等。除了透析器破膜和动、静脉穿刺针脱离血管导致机器报警之外,其他状况的渗血、漏血难以被透析机及时监测到,可能滞后报警或不报警,这是血液透析监护装置不尽完善之处。为了弥补这一盲点,需要护士具有高度的责任心,在护理过程中严密观察,才能有效防止体外循环渗血、漏血的发生。因此,预防渗血、漏血的发生,重要的是操作者必须严格执行操作规程和核对制度,加强巡视和病情观察。

(一)穿刺针脱离血管导致出血

1.护理评估

(1)连接患者前再次检查和确认,确保体外循环装置安全可靠。

(2)血液透析过程中加强观察和护理,及时发现和解决问题。

(3)对可能引起体外循环装置漏血的患者,如老年、意识不清、不能配合伴有烦躁者,加强巡视观察和护理,加强沟通或约束,以防穿刺针脱落导致出血。

2.预防

(1)血液透析过程中,严格巡视和观察穿刺部位是否有出血、渗血等情况。

(2)穿刺时刺入血管的穿刺针应不少于钢针的 4/5。妥善固定穿刺针及血路管,加强观察和宣教,取得患者配合。

(3)告诫患者透析中内瘘穿刺侧手臂不能随意活动,变换体位时应请护士协助。

(4)对于意识不清或躁动者,应用约束带将穿刺部位固定并严密观察。

(5)透析过程中穿刺部位不应被棉被包裹。

3.护理措施

(1)发现穿刺点渗血,寻找原因并即刻处理,如压迫、调整针刺位置、调整固定方法等,做好记录。

(2)穿刺针、血路管、透析器端口衔接不严密而引起漏血时,尽快将血路管、透析器端口重新连接并锁紧。各端口连接锁扣时注意不能用力过大,防止锁扣破裂出血。

(3)静脉穿刺针脱离血管会引起机器静脉低限报警,应先消音,仔细检查报警原因,排除问题后再按回车键继续透析;若不查明状况即予以消除警报,机器的静脉压监测软件将会按照静脉压力的在线信号重新设置上下限报警范围,使机器继续运转,将导致患者继续失血。护理措施:①若静脉穿刺针脱离血管,患者出血量较多或已发生出血性休克,应尽快将体外循环的血液回输给患者,以补充血容量,立即通知医师。②必要时根据医嘱、患者失血情况予以输血、输液、吸氧等对症处理。③血容量补足后可继续血液透析。④做好患者安抚工作,分析原因,进一步完善预防措施。

(4)动脉穿刺针脱离血管将导致患者血液从动脉穿刺点快速渗出,同时空气会被吸入动脉管内,此时机器动、静脉压监测器亦会发出低限警报。护理措施:①若动脉穿刺针脱离血管,快速压迫动脉穿刺点,消毒后重新做动脉穿刺。若空气已进入透析器,则将空气排出。若发现与处理及时,无需特殊用药处理。②根据患者血压、失血量及时予以输血、输液、吸氧等对症处理。③血容量补足后可继续血液透析。④做好患者安抚工作,分析原因,进一步完善预防措施。

(二)体外循环装置出血

1.护理评估

(1)使用的血路管、透析器应是证照齐全的合格产品。

(2)在引血前应确认装置连接准确。

(3)及时判断出血位置、出血量,评估患者病情。

(4)及时处理和汇报。

2.预防

(1)体外循环装置各端口连接严密。

(2)有血路密闭自检功能的机器,必须进行血路密闭自检。

(3)患者上机后应再次检查血路管、透析器连接端口是否严密,侧支是否夹闭。

(4)复用透析器必须进行破膜测试。

(5)危重患者做好安全防范。

3.护理措施

(1)血路管或透析器外壳破裂时,应及时更换血路管或透析器。

(2)若透析器外壳破裂,造成患者失血较多时,立即将体外循环血液全部回输患者体内或补充血容量。观察患者血压、神志,做好配血、输血、吸氧等。

(3)透析器破裂更换:①预冲新透析器。②关闭血泵,关闭透析液。将透析器破裂端向上,夹闭透析器破裂端穿刺针或导管,取下透析器破裂端连接的血路管,利用重力或压力将透析器内血液缓慢回输患者体内。严格执行无菌操作,防范空气栓塞。③取下破裂透析器,连接新透析器,打开夹子,缓慢开启血液泵和透析液,继续血液透析(注意若按常规回输血液或输液,血液将会从透析器破口处漏出,增加患者出血量)。

(4)穿刺针保留在原位,根据医嘱进行对症处理。分析原因,完善防范措施。

七、破膜漏血

血液透析机一般采用光电传感器或红外线测量透析液中有无血液有形成分存在。在规定的最大透析液流量下,当每分钟漏血>0.5 mL时,漏血报警器发出声光报警,同时自动关闭血泵,并阻止透析液进入透析器。

(一)护理评估

(1)从透析器静脉端出口监测透析液,鉴别真假漏血。

(2)寻找漏血原因,如静脉回路受阻、透析器跨膜压过高、抗凝不当等。

(3)排除假漏血。

(二)预防

(1)使用前加强检查,注意透析器的运输和储存,运输过程应表明“小心轻放”,湿膜透析器储存温度不得低于4 ℃。临床使用时,如透析器不慎跌地或撞击,应先做破膜测试后再使用。

(2)透析器复用时严格按照规定的复用程序操作;建议复用机清洗消毒;冲洗透析器时,要注意透析管道不要扭曲,接头不能堵塞,水压控制在 0.096～0.145 MPa(1.0～1.5 kg/cm^2)。

(3)透析器与次氯酸钠等消毒剂在高浓度和长时间接触后对透析膜有损害,易导致破膜。因此,在消毒透析器时消毒剂浓度应按标准配制,不能随意提高浓度。

(4)在血液透析过程中或复用透析器时,避免造成血液侧或透析液侧压力过高的各种可能原因。

(5)复用透析器应做破膜测试;复用透析器储存柜温度为 4～10 ℃,不可低于 4 ℃。

(6)透析机必须定时维护,若漏血监护装置发生故障,应及时修复,排除故障后方可使用。

(三)护理措施

(1)使用前加强检查。

(2)当发生漏血时,做如下处理:①血泵停止运转,透析液呈旁路。②恢复血泵运转,将血流量减至 150 mL/min(血泵运转可保持正压)。③当确认为漏血时,将透析液接头从透析器上返回机器冲洗桥,排尽膜外透析液,防止透析液从破膜处反渗至膜内污染血液。④立即进行回输血液(同时进行新透析器的预冲准备),回输血液后更换透析器,继续透析。⑤有报道称,当透析器破膜面积较大时,应弃去透析器内血液。

(3)恢复患者原治疗参数,但中途回输血液所用生理盐水量应计算于超滤量内。

(4)可根据医嘱,决定是否应用抗生素。

(5)安慰患者,缓解患者紧张情绪。

(6)当机器出现假漏血报警或真漏血不报警时,请工程师检查机器状况。

八、凝血

透析器凝血后可以使透析膜的通透性下降而影响透析效果,严重时可堵塞透析管道造成无法继续透析,导致透析患者的血液大量丢失。

(一)凝血分级指标

0 级:抗凝好,没有或少有几条纤维凝血。

1 级:少有部分凝血或少有几条纤维凝血。

2 级:透析器明显凝血或半数以上纤维凝血。

3 级:严重凝血,必须及时更换透析器及管道。

(二)护理评估

(1)操作者肉眼观察或用生理盐水冲洗后观察,可见血液颜色变深、透析器发现条纹、透析器动静脉端出现血凝块、传感器被血液充满。

(2)体外循环的压力改变:透析器阻塞,引起泵前压力上升,静脉压力下降;静脉壶或静脉穿刺针阻塞,泵前压和静脉压上升;凝血广泛,所有压力均升高。

(三)预防

(1)规范预冲透析器是防止透析器凝血的关键措施之一。

(2)在患者没有出血的状态下,合理规范应用抗凝剂(除非患者病情需要应用无肝素和小剂量肝素治疗)。

(3)维持生命体征的平稳,血液流量能够维持在 200～300 mL/min;注意血管通路的准确选择,防止再循环;防止超滤过多、过快,导致血液浓缩。

(4)严密观察血流量、静脉压、跨膜压变化,观察有无血液分层;观察血液、滤器颜色,静脉壶是否变硬,及时发现凝血征兆。

(5)无抗凝、小剂量抗凝或有高凝病史者,血液透析过程中要保证足够的血液流量;透析过程应间歇(15～30 分钟)用生理盐水冲洗透析器及血路管,注意观察血路管及透析器颜色、静脉压力变化等。

(6)建议高凝患者血液透析过程不在体外循环中输血液制品或脂肪制剂,减少促凝因素。

(7)透析器的复用应严格按照质控要求进行,充分氧化残存纤维蛋白,如果透析器残血不能完全清除干净,则应丢弃。

(四)更换透析器护理流程

(1)减慢或停止血泵,向患者做简单说明和心理安慰。

(2)预冲新的透析器。

(3)停止血泵,透析液呈旁路。卸下透析液连接端,夹闭动脉管道,利用压力将透析器内残余血回输患者体内。夹闭静脉端管道,连接循环管道和透析器,打开各端夹子,重新启动血液循环。

(4)根据医嘱确定是否加强抗凝;恢复或重新设置治疗参数。

(5)观察患者对更换透析器的反应,及时做好相应护理记录。

九、溶血

血液透析过程中发生溶血的事件比较少见,但一旦发生溶血,后果严重,危及患者生命。

(一)护理评估

(1)患者的主诉和不适症状,有相关体征和症状时立即通知医师。

(2)透析液型号、浓度;透析机电导度、温度。

(3)水处理系统的质量状况。

(4)血液透析过程有无输血等。

(5)循环血液管道的血液颜色。

(二)预防

(1)严格查对透析液型号。

(2)定期对血液透析机进行维护和检测。透析机出现浓度故障时,维修后必须检测电解质;新的透析机在使用前必须测定电解质 2 次以上;闲置透析机再使用前,应进行消毒后测定透析液电解质;患者在血液透析过程中出现发热等症状时应及时测试透析液温度;定期对血泵进行矫正和检测。

(3)加强对水处理系统的管理,定期对水质进行检测,定期更换活性炭。

(4)严格执行重复使用制度,复用透析器时上机前充分预冲并检测消毒剂残余量。

(5)严格执行查对制度,杜绝异型输血的发生。

(三)护理措施

(1)一旦发现溶血,必须立即关闭血泵、夹住体外循环血液管道,并终止透析;通知医师,寻找原因。

(2)留取患者血液标本,立即送检电解质(血清钾、钠、氯、钙和镁),并检测血红蛋白含量、网织红细胞计数、乳酸脱氢酶等溶血指标;留取透析液标本送检(钾、钠、钙、镁及 pH)。

(3)如确诊溶血,丢弃透析器及体外循环血液管道中的血液。

(4)给予患者吸氧、平卧、心理安慰,严密观察患者生命体征。

(5)当出现严重高钾血症或伴有低钠血症时,必须重新建立体外循环,进行有效血液透析,纠正电解质紊乱;当水处理系统发生故障且不能很快修复时,患者出现严重电解质紊乱,需以连续性肾脏替代治疗过渡,及时挽救患者生命。

(6)及时处理相关并发症如低血压、脑水肿、高血钾等,及时纠正贫血,必要时输注新鲜血液。

(7)评估、分析事发原因,寻找薄弱环节,完善预防制度。

十、发热

血液透析中的发热是指在透析过程中或结束后出现发热,原因有热源反应,各种感染、输血反应,高温透析及原因不明的发热等。

(一)护理评估

(1)血液透析治疗之前应了解患者透析间期是否有发热现象,是否存在感染、感冒、咳嗽等,并测量体温。

(2)评估留置导管患者局部伤口是否清洁、干燥,导管出口处是否存在渗血、渗液、红肿等现象,透析间期和透析前后是否有发冷、寒战等。

(3)检查体外循环血液管道、透析器、采血器、生理盐水等消毒有效期,注意外包装无破损等。

(4)合理评估血液透析过程中无菌操作技术是否存在缺陷等。

(5)评估水处理系统的维护质量和检测方法。

(二)预防

(1)严格遵守无菌技术操作规程,杜绝因违反操作规程而发生的感染,并随时观察、及时处理。

(2)对疑似感染或深静脉留置导管患者上机前必须先测量体温,若发现患者已有发热,应由医师确认原因给予治疗后再行血液透析。

(3)一旦发热,应立即查找原因,若为器械污染或疑似污染,应立即更换。

(4)加强水处理系统的管理和监测。

(三)护理措施

(1)做好心理护理,缓解患者紧张焦虑情绪。

(2)密切观察患者体温、脉搏、呼吸、血压等生命体征的变化,根据医嘱采用物理或药物等降温方法。

(3)遵医嘱对体温>39 ℃者给予物理降温、降低透析液温度或药物治疗,服用退热剂后应密切注意血压变化,防止血压下降。降温后 30 分钟需复测体温并详细记录。

(4)对畏寒、寒战的患者应注意保暖,并注意穿刺部位的安全、固定,防止针头滑脱。

(5)患者出现恶心、呕吐时,应让其头偏向一侧,避免呕吐物进入气道引起窒息。

(6)高热患者由于发热和出汗,超滤量设定不宜过多,必要时加以调整。

(7)为了维持一定的血药浓度,发热患者的抗生素应根据药物代谢动力学原理给予合理应用,大多数药物应在血液透析结束后使用,确保疗效。

(8)血液透析结束后再次测量体温。

(9)做好高热护理的宣教和指导,嘱患者发生特殊情况及时就医。

十一、高血压和高血压危象

血液透析过程中出现的高血压往往发生于血液透析过程中或透析结束后，表现为：①平均动脉压较透析前增高≥2.0 kPa(15 mmHg)。②超滤后2～3小时，血压升高。③血液透析结束前30～60分钟，出现血压增高。

(一)护理评估

(1)监测血压，透析过程中，当患者动脉压较透析前增高≥2.0 kPa(15 mmHg)时，应加强观察和护理。

(2)再次检测和确认透析液温度、电导度、超滤量、钠曲线及患者干体重等。

(3)患者出现头晕、与平时不同的头痛、恶心、呕吐、活动不灵、肢体无力、肢体麻木或突然感到一侧面部或手脚麻木等时，要注意因为高血压引起的脑卒中。

(二)预防

血液透析过程中避免出现高血压，预防工作很重要。

(1)全面评估患者病情和生活环境，根据患者实际情况进行积极的宣传教育。戒烟、戒酒，控制钠盐，每天摄入4～5 g；透析间期体重增加控制在3%～5%；维持合理的运动和良好的生活习惯。

(2)嘱患者按时进行血液透析。

(3)按照医嘱及时合理应用药物，有条件者每天早、中、晚各测量血压一次。

(4)利用血液透析治疗的先进模式，如调钠透析、钠曲线透析、序贯透析或血容量监测等程序，防止和减少高血压的发生率。

(5)加强对高血压患者的监测和护理，防止高血压危象及脑卒中。

(三)护理措施

高血压是血液透析过程中最常见的并发症之一，应密切观察并积极处理。

(1)血液透析过程中患者血压有上升趋势时，应加强观察和护理。

(2)进行心理疏导，缓解患者紧张情绪。

(3)根据患者血压，应用透析程序如调钠、序贯、容量监测等，合理超滤和达到干体重。

(4)根据医嘱及时应用降压药物，并注意药物的应用规则，如浓度、滴速、避光等。

(5)血液透析过程中出现高血压，进行治疗后应再测血压，待患者血压平稳后才可离开。

(6)出现高血压并发脑卒中时，注意下列护理：①患者绝对卧床，保持安静，控制情绪；对神志不清的患者注意安全护理；病情严重时及时通知家属并进行沟通。②危重患者减少搬动，给予吸氧、心电监护，必要时脑部用冰帽冷敷。③根据医嘱及时给予治疗，应用降压药物时应严格注意血压变化和药物滴速，防止血压波动；注意血管通路的保护，防止通路滑脱或出血；患者出现剧烈头痛、呕吐等神经系统改变时，应立即将头侧向一边，及时清除呕吐物，保持气道通畅，必要时停止血液透析；停止血液透析前根据医嘱应用肝素拮抗剂，防止抗凝剂造成出血。

据报道，加强健康教育、限制水钠、调整透析处方、控制干体重增长、合理应用降压药是减少血液透析过程中发生高血压的主要方法。

十二、心力衰竭

血液透析过程出现心力衰竭较为少见，但是不少患者因为疾病因素加上情绪激动、烦躁、紧张、高血压等，在透析过程中或尚未透析时出现心力衰竭。

(一)护理评估

(1)透析前严格查体，评估患者的体重增长、血压情况及心功能状况。

(2)评估患者的情绪和心理状况，消除其抑郁、紧张情绪。

(3)评估患者血管通路的流量，对高位或严重扩张的动静脉内瘘进行监测和护理观察。

(4)对贫血及严重营养不良者进行干预。

(二)预防及护理

(1)患者取坐位或半卧位，两腿下垂，以减少回心血量。对诱发原因进行及时了解，稳定患者情绪，防止坠床和导管脱落。

(2)高流量吸氧，必要时给予20%～30%乙醇湿化吸氧。

(3)立即给予单纯超滤，排出体内多余的水分。

(4)血流量控制在150～200 mL/min，以免增加心脏负担。

(5)根据医嘱给予强心和血管扩张药。

(6)向患者做好解释工作，减轻患者的恐惧和焦虑情绪，减轻心脏负担，降低心肌的耗氧量。

(7)充分血液透析，严格控制水分，对有营养不良和低蛋白血症的患者应鼓励其摄入高蛋白质饮食。

十三、恶心、呕吐

恶心为上腹部不适、紧迫欲吐的感觉，呕吐是胃或部分小肠内容物通过食管逆流经口腔排出体外的现象。恶心常为呕吐的前期表现，常伴有面色苍白、出汗、流涎、血压下降等，但也可只有恶心没有呕吐，或只有呕吐没有恶心。在血液透析急性并发症中，恶心、呕吐较为常见，发生率为10%～15%。

(一)护理评估

(1)透析前严格查体，了解个体透析前已有的症状与体征，并初步评估导致此症状与体征的原因。

(2)透析前严格执行透析机的自检程序，确保各项透析安全界限在正常范围，各程序均在正常透析状态。

(3)每天检查水处理系统的总氯、余氯、水质硬度；每月检测内毒素一次；每年检测重金属一次；保持水质良好。

(4)详细了解患者的饮食与精神状态，加强沟通与宣教。

(5)加强患者透析中的监测、观察，及时发现呕吐先兆，对症处理，减轻患者痛苦。

(二)预防

恶心、呕吐不是一个独立的并发症，由很多因素所致，应密切观察。特别是刚进入透析治疗阶段的患者、老年患者、反应迟钝及病情危重的患者更应加强观察，及时干预、治疗以预防相关并发症。

(1)严格处理透析用水及透析液，严密监测，保证透析用水的纯度。水质各项指标均应在正常范围，杜绝透析液连接错误。

(2)严格控制超滤量和超滤率，根据恶心、呕吐的原因，采取干预措施：控制患者透析间期的体重增长，防止因超滤过多、过快导致低血压而出现恶心、呕吐症状；透析前减少降压药、胰岛素用量,防止透析中出现低血压、低血糖;定期评估干体重。

(3)加强健康教育,特别是个体化、针对性的健康教育,帮助患者适应透析生活。

(4)严格按照操作规程进行规范化操作,可有效减少各类并发症的发生。

(三)护理措施

(1)患者出现恶心、呕吐时,立即停止超滤,减慢血液流速,头偏向一侧,及时清理呕吐物,避免呕吐物进入气管引起窒息。

(2)如果患者出现血压低、大汗,应监测血压、血糖等情况,根据患者的病情补充生理盐水或高渗糖、高渗钠等。

(3)按压合谷穴可缓解恶心、呕吐症状。

(4)严格观察患者,注意呕吐的量、性状、气味、呕吐方式及特征,及时报告医师,采取相应措施。注意根据呕吐量减少超滤量,必要时及时下机。

十四、心律失常

维持性血液透析患者由于存在心脏结构和功能的改变及内环境的异常,故心律失常是常见的并发症。Rubin 等报告透析患者心律失常发生率为 50%,是维持性血液透析患者发生猝死的重要原因之一。

(一)护理评估

(1)透析过程中定时观察患者的症状,一旦发现有心律失常,立即行心电监护和心电图检查,确定心律失常类型,并记录发生的时间。

(2)早期认识心律失常的伴随症状,如胸闷、心悸、胸痛、头昏、头痛、恶心、呕吐、出汗等。

(3)了解透析患者有无心脏疾病、严重贫血,是否服用洋地黄类药物等。

(4)了解患者相关检查结果,如电解质、酸碱平衡情况等。

(5)加强对高危患者的基础疾病和生命体征的观察,如老年患者、儿童、初次透析及心功能不全患者等。

(二)预防

(1)老年人、超滤脱水量大、严重贫血、既往有心肌缺血病史者,易在透析中发生心律失常,且多发生在透析后 2~5 小时,以室性期前收缩最多见。

(2)宣教患者控制透析间期体重增长,避免超滤脱水过多、过快,以免血管再充盈速率低于超滤率,血容量快速下降,使原有的心肌缺血进一步加重。必要时增加透析次数或采用序贯透析法。

(3)透析过程中应严密监测患者的临床表现,如出现心悸、胸闷、心前区疼痛、头晕、出汗、躁动等症状时应考虑低血压可能,及时停止超滤,减慢血流速度,迅速补充血容量,使用抗心律失常药物或终止透析。

(4)及时纠正患者的营养不良和贫血,提高其免疫力及生命质量,增强患者对透析的耐受性。

(5)对透析中出现心律失常的患者,透析前需了解患者电解质、酸碱平衡、心电图等检查结果;应用碳酸氢盐透析液及生物相容性好的透析膜;透析开始时进行预防性吸氧,超滤速度适当,可减少心律失常的发生。根据患者心脏功能合理调整透析中血流量,反复发生心律失常者改用腹膜透析。

对透析中出现的心律失常要积极寻找原因,祛除诱因,必要时采用药物治疗。只有这样,才能有效降低心律失常的发生，提高透析患者的生活质量。

（三）护理措施

（1）加强心理护理，缓解患者的紧张情绪。

（2）加强生命体征的观察，倾听患者的主诉，一旦发现脉律不齐、脉搏无力、脉率增快、血压下降，应减慢血流量，降低超滤率或暂停超滤，给予吸氧，通知医师及时处理。

（3）密切观察胸闷、气促等症状有无好转或恶化，观察神志、生命体征、心率和心律变化，尤其是中后期心率、心律、血压的观察尤为重要，症状加重时应终止治疗。

（4）对老年人、儿童、初次透析患者、心功能不佳者、动脉硬化性冠心病患者，应注意控制血流量和超滤量，给予吸氧，减轻心脏负担。

（5）做好患者宣教，指导患者做好自我护理。

（王 迎）

第七节 透析患者心理问题的干预策略

心理干预，从广义上讲，是指在心理学原理和有关理论指导下有计划、按步骤地对一定对象的心理活动、个性特征或行为问题施加影响，使之发生朝向预期目标变化的过程。

心理治疗则是心理干预中最重要的内容，是相对狭义的但具有更强专业性和规范性的心理干预。

医护人员（心理治疗师）通过应用各种言语和非言语的心理学方法和技术，促使患者或患者的心理、生理和社会功能产生积极的变化，改善其病理心理状态，消除心身症状，重新建立起个体与环境的平衡，从而达到治疗疾病、保持心身健康的目的。

心理治疗一般包括5个基本要素：①专业性，医护人员必须受过专业训练，具备一定的心理学知识和技能；②科学性，正确运用各种心理学的理论和技术；③对象性，治疗应以人为中心，针对的是具有一定精神、躯体或行为问题的人，而不是问题或症状；④有效性，治疗必须遵循一定的规范和程序，是一种积极的人际互动过程；⑤目的性，治疗的目的是恢复患者健全的心理、生理和社会功能，促进心身健康。

一、医护人员的素质要求

（一）必须树立正确的人生观

医疗工作的职业特点决定医护人员的一生都要把患者的利益放在第一位，医护人员品德的高低，直接关系到患者的健康与生命。这就要求我们的医护人员必须树立正确的人生观，端正自己的处世态度，建立一种助人为乐的价值观体系，以积极的人生态度影响患者，懂得换位思考，能够站在患者的立场考虑问题，以谦逊、虚心、慈祥、朴实的态度对待他们，成为患者喜爱的人。

（二）良好的性格

作为医患交往中的一方，医护人员应当心胸宽广，忍耐性强，犹如海纳百川，严以律己、宽以待人。对待透析患者要诚实、正直、守信，并充分地信任他们；能够忍受个别透析患者的吼叫，耐心解答他们的不合理意见，做到有理也让人。其实，具备这种良好性格特征的医护人员，对于保持自己身心健康和提高工作实效也是非常有益的。

（三）坚强的意志

医护人员在医疗工作中，会遇到很多意想不到的麻烦，如果没有克服困难的坚强意志，就不可能很好地完成本职工作。医护人员完成任务的明确目的和力求达到这一目的的坚强意志，是克服各种困难的内在动力。此外，医护人员的沉着、开朗、大度、自信对患者的意志也会产生深刻的影响。

（四）稳定的心态

积极的情绪使人精神饱满、注意力广泛、观察敏锐、工作有序、失误少而效率高；情绪低落时则相反，容易出差错事故。医护人员应当有较强的自我控制能力，保持一种稳定的心态，不要把个人生活及工作中的不愉快发泄到患者身上，这不仅是一种职业道德的要求，也是医护人员自己保持身心健康的重要方法。

（五）精湛的技术

医护人员精湛的技术是与透析患者进行交往的基础。医护人员对于自己的知识与技能，包括知识和技能的更新与局限应有充分的了解。提供技术保障的医护人员能够得到透析患者的信任，能够与他们建立长久良好的医患关系，能够取得最佳的医疗效果。

（六）善于沟通的技巧

沟通技巧是医护人员与透析患者进行交流所需要的一种重要能力。在与透析患者进行沟通时尤应注意与他们的第一次交谈，要善于使用礼貌性语言，尊重透析患者的人格与自信心；善于使用安慰性语言，使他们感到温暖，终生难忘；善于使用鼓励性语言，让透析患者看到希望；还要善于运用眼神、视线、微笑等非言语手段，使他们得到精神上的满足，顺利地接受治疗。

二、语言疗法

语言是人跟人互通信息，用发音器官发出来的、系统的行为方式，是人们在社会生活中广泛运用的交际工具，也是心理治疗与心理护理的重要手段。可以说，医护人员在临床实践的全过程中，都离不开要同患者说话，只要说了话，这种语言的刺激就会作用于患者，不起治疗作用，便起致病作用。古人云："良言一句三冬暖，恶语伤人六月寒。"医护人员对患者所说的每一句话，都应想一想可能会产生什么效果，要想获得预期的效果，得到患者的响应，就必须按照对方的情况说话，对准听话人的需要和当时的心境说出应该说的话，医护人员要善于说出患者爱听的话。几句贴切温暖的话语能够起到药物治疗所无法起到的作用。因此，医护人员应主动去了解尿毒症和透析患者的心理状态、情绪变化、脾气秉性和性格特点，全面地掌握疾病发生、发展、转归和康复的一般规律，把患者的需求作为工作的出发点和落脚点，懂得患者的社会环境条件尤其是人际关系与疾病的内在联系，懂得如何运用语言，用科学的知识，温和、诚恳的态度，耐心地与患者进行情感和思想交流，达到相互了解的目的。只有这样，患者才会敞开心扉，疏泄情感，说出困难，我们也就更容易地发现他们身上存在的各种心理与精神问题，及时恰当、准确地加以解决。

（一）情感和贴近性语言

医患间的心理和行为交往，是医学诊断和治疗过程中时刻相伴的现象，语言则是两者沟通、进行交往的重要工具。要善于运用语言提高患者的信任度，以达到医疗的目的。医护人员对尿毒症和透析患者的语言要富有情感性，遇到问题首先应善于自我调节，一旦进入工作状态，就容易激发出自己的情感，使其处于愉快而冷静的心境之中，油然产生一种同情患者、信任患者、尊重患者的情感与情绪，营造出和谐的氛围。同时，要勤于观察、会把握时机，这样才能进入患者的内心世界。与透析患者谈话时，要有强烈的亲切感，精力集中，热情而庄重，在温柔的语态中要带几分维护自尊的肃穆，体现出是“同志式”的交谈。耐心地倾听他们的陈述，懂得换位思考，能站在患者的角度分析病情，同时放慢话语速度，可以适当搭配手势和表情，使患者感到关爱和体贴，于是就会将压抑在内心深处的心理冲突和痛苦向医护人员全部倾吐或发泄出来，而这些常常是患者泪和血的结晶，也是我们久久苦悟而无所得的。对患者所说的事情不耻笑，不讥讽，无形中就缩短了医患之间的心理距离，使患者焦虑、抑郁的情绪减轻，主动地配合医护人员的诊治。

（二）暗示性语言

暗示疗法是一种古老而有效的心理治疗方法，巴甫洛夫认为“暗示是最简单、最典型的条件反射”。暗示多采取言语的形式。从暗示的内容来分，有积极的、消极的。积极暗示就是积极的、愉快的、对治疗有鼓动作用的暗示，我们可以选择那些性格内向、心理承受能力差的尿毒症和透析患者有针对性地应用暗示性语言。例如，医师用坚定有力的语气叙述一件事实，有时也结合有关的治疗来提高疗效，如我们可选用10％葡萄糖酸钙 10 mL，静脉注射或辅以针灸治疗等作为暗示的手段，使患者对此深信不疑，常能收到意想不到的治疗效果。当然这种暗示治疗能否有效，是以良好的医患关系和医护人员在患者中享有崇高威信为前提的。

（三）形体性语言

医护人员首先要端其自身，与患者谈话要有技巧，要富有逻辑性、艺术性，精其语言，让患者感到你对他的病重视。切不可在患者叙述病情时，心不在焉，眼神疲惫，东张西望，而应当用温和的目光注视着患者，注意倾听，并不时点头示意。问话时用亲切通俗的语言，可以使患者烦躁、紧张的情绪得到即刻的缓解。在帮助患者树立信心时，论证说理要清楚、要循循善诱，不要急于求成，可用名人名言激励患者，但要使用得当。例如对透析患者的头晕乏力，你不能光空洞叫喊：“困难不可怕，就怕你怕它，困难有天大，我比天还大。”而是应该向患者解释，头晕乏力主要是由于高血压或贫血造成的，我们据此可以纠正它，列举一两个类似的病例，做出有力的说明，治疗效果能起到事半功倍的作用，切忌一切空谈和说教。

（四）沟通性语言

在整个诊疗过程中，医护人员必须认真履行职业责任，主动征求患者对治疗的看法，交流双方意图和需求，以取得患者的理解和信任，要学会用百姓语言解释疾病的本质和特点。例如，解释尿毒症或透析患者为什么会出现种种不适(列举症状不超过就诊患者本身的表现)，这些不适是如何发生和发展的，哪些是外因，哪些是内因，哪些是原始的起因，哪些是附加的因素，如何互为因果，心理问题对躯体疾病的影响等。把治病的武器交给患者，一定要充分调动患者自身战胜疾病的积极性，要说服患者和家属与医护人员积极配合，只有医患双方共同努力，才能使他们从病痛的桎梏中解脱出来，才能从根本上改善他们的生存质量。

总之，语言疗法只是心理治疗中履行医学目的的一种尝试，尚有待于在实践中去逐步完善，切忌将心理治疗的研究与应用掉入一个简单机械的模式中去，应当结合每个尿毒症和透析患者的具体情况辨证地分析其治疗效果，并且一旦取得初步疗效后，要立即“扩大战果”。让他们从自己的切身感受中尝到病情好转的“甜头”，体会到医护人员的分析、判断是正确的，治疗是有效的。这样，医护人员的言语信号作为良性刺激，反复强化、灵活应用，再配合其他的相应治疗，一定能获得对临床真正有益的结果。

三、行为疗法

行为疗法又称为行为治疗，是基于现代行为科学的一种非常通用的新型心理治疗方法，是根据学习心理学的理论和心理学实验方法确立的原则，对患病个体进行反复训练，达到矫正适应不良行为的一类心理治疗。

目前，行为治疗的种类和应用范围正在日益增多和扩大，它不仅在临床实践中被广泛地应用，而且已经成为一个跨学科的研究领域，在心身医学、临床心理学、临床精神病学、社会精神病学及行为医学等领域都受到了高度的重视。行为治疗的方法除了系统脱敏法、冲击疗法和厌恶疗法以外，还有操作条件法、行为塑造法、自我调整法、自信训练法、松弛疗法、生物反馈疗法及认知行为疗法等。行为治疗不仅用于治疗各种神经官能症，如强迫性神经症、恐怖性神经症和焦虑性神经症等，而且对于继发性的心理、精神疾病(如尿毒症、手术创伤、透析治疗等原因所致)的治疗也有许多值得借鉴的地方。由于行为结果来自于特殊的前因和患者自身状态的相互作用，人类的行为也离不开亲近、温和的人际关系。所以，行为治疗不能忽略医患之间人际关系的作用。

行为疗法的特点是，在治疗开始前，首先应对患者的整体情况(躯体、心理)进行详尽地分析与评估，要有明确的治疗目标。在帮助患者达成目标的过程中，医护人员要扮演主动和指导者的角色。在设计治疗计划时，医护人员(应有心理医师参与)要个体化地设计对透析患者最适合的技术与程序，应着重从以下 5 个方面入手，准确、恰当地应用到每一个患者的独特需求上。

(一)积极的期望

这是对透析患者实施行为治疗的基础与前提。积极的期望指的是让他们重视疾病，正视现实，引导患者改变对尿毒症、血管通路手术与透析治疗的不正确认识。尽管接受透析治疗的患者有一些已经离开了人世，但总还有相当多的人因此而延长了生命。要让他们知道，要想生存，积极的期望是首要的，那些能够大胆地面对疾病，充分认识危及他们生命的病魔，并坚决与它进行殊死抗争的人，才有可能生存下去。

(二)坚定的信心

患了尿毒症，特别是那些即将进入透析治疗阶段的患者产生一系列复杂的心理反应是难免的，医护人员应当不失时机地选择一些治疗成功的典型病例(事实)教育、鼓励患者，使他们逐步地认识到，尿毒症并不可怕，就怕你怕它，与其束手就擒，坐以待毙，不如奋起拼搏。于是，他们当中的一些人产生了乐观、豁达、自信、拼搏、愉快的心理。显然，这种心理能够减轻病痛。其中，自信起着关键性的作用，有了信心，就能激发起拼搏精神，就会产生顽强的意志，保持坦然的心境，培养乐观的态度，就能挖掘出自身抗病的潜在能力，从而战胜疾病。诗人说的好：“信心是半个生命，淡漠是半个死亡。”

(三)适当的运动锻炼

运动可以放松心情，提高人体的神经系统对外界反应的灵活性，增强自我调节与控制能力，促使神经和身体活动能够较好地适应经常变化着的外界环境。即使对于那些已经进入透析治疗的患者来说，也可以通过运动训练的方式，在医护人员的指导下，按照科学性、针对性、循环渐进和个体化的原则(运动处方)进行适当的运动锻炼。实践证明，适当的运动锻炼不仅可以最大限度地恢复尿毒症和透析患者已经丧失或减弱了的运动功能，提高自身机体素质，改善疲乏无力的状态，预防和治疗肌肉萎缩及关节僵硬；还可以疏导心理压力，使他们思维充实，恢复生活信心，消除紧张、恐惧，忘记忧愁、烦恼，保持乐观愉快的生活情趣，最终达到改善或缓解患者全身和局部并发症的目的。

(四)学会自我安慰、担负一定的工作

尿毒症患者接受透析治疗后,就进入了一个新的治疗阶段,无论是患者的躯体还是心理、精神状态都将发生一些新的变化,要让透析患者充分地认识到这将是一个相当漫长的过程,要做好打持久战的准备。要教会、引导他们如何去适应这些变化,帮助他们学习和掌握自我安慰的理论与技巧,使他们能够经常地抱有积极的期望,不断地朝着一定的目标安慰自己,这对缓解和稳定病情是十分有益的。同时,要根据患者身体的康复情况,有计划地让他们参与一些社会活动,包括家庭成员内部的婚丧嫁娶、外出旅游、病友联谊会和娱乐比赛等,使他们在社会活动的参与中,感受到自己仍是社会当中的一员,同样可以享受到人生的乐趣,从而重新树立起生活的信心和目标。此外,患者的家庭、单位、社会(社区)也要积极地创造条件,为病情相对稳定的尿毒症和透析患者提供适当的工作机会,体现他们的自身价值,这将有利于促进他们身心的不断康复。

(五)适时进行评估

根据每个透析患者的自身特点,为其制订个体化的治疗康复方案,指导、督促他们能够按计划完成。同时,对他们取得的每一点进步都要给予充分的肯定,适时进行评估(包括身体状况、血管通路情况、治疗方案的更改、工作状态、业余时间的活动安排、健康评估问卷等)并不断地调整、完善这些方案,力求达到患者利益的最大化,使他们成为真正的受益者。

总之,医学既是实践的科学,也是人学,医疗活动中形成的判断不单是一个科学上的判断,患者得了什么病,应该如何去治疗,也是一个价值上的判断,怎样用最完美的方法治疗,使患者在未来实现其生命的全部价值。医学目的的实践过程,实质上是医患间在技术上、文化心理上及经济上的互动过程。医患间的心理互动必然延伸为行为互动,在医患间的语言交流中同时存在着行为互动。在医患行为互动过程中,医护人员的主动性和主导性是十分明显的,医护人员在组织着诊断、治疗和护理工作,提出诊断意见、治疗和护理方案,让患者配合,并通过治疗结果的显示,使患者对医护人员更为信赖和依靠,医护人员的主动性和主导性才会得到更好的发挥。

(王 迎)

第八节 透析患者的教育与管理

患者教育作为一项近二三十年基于社会需求而重获新生的护理职能,日益显示出其巨大的作用,并受到社会各界人士的普遍关注。目前,它已作为整体护理的重要组成部分纳入了护理规程。现有文献中有关患者教育比较完整的定义很少。1979 年 Simonds 对患者教育的定义为:“一种影响患者的行为,并使其保持健康与促进健康所需的知识、态度、技能产生改变的过程。此过程以提供信息开始,包括理解和整合信息以带来有利于患者健康状况的态度和行为的改变。”1989 年 Smith 指出:“患者教育是帮助患者学习和帮助患者把与健康相关的行为融入日常生活的过程。”1992 年吕探云对患者教育的定义为:“患者教育是医院健康教育的一个重要方面,她以医院为基地,以患者及其亲属为对象,通过有计划、有目的的教育过程,使患者了解、增进健康知识,改变患者的健康行为或问题,使患者的行为向有利于康复的方向发展。”

一、透析患者教育的实施

要在透析中心(室)中全面开展患者教育,必须从患者教育、医疗体系教育、医护人员教育3个方面着手进行。要完成这些工作,各透析中心(室)必须设有专业的健康教育人员,负责协调透析患者的教育计划,随时与各部门有关人员密切联系,提供资料,进行人员培训,以促进此项工作的开展。有学者认为,透析患者教育的实施应抓好以下6个环节。

(一)分析患者的需求

由于透析患者的原发疾病复杂,经历和文化程度不同,身体状况差异较大,加之对患者进行教育的时间有限,因此,分析患者的需求成为制订透析患者教育计划内容的先决条件。分析透析患者的需求,首先要了解其对所患疾病的认识、态度及一般知识和技能,诸如患者是否了解自己的病情、诊断结果、治疗方法及预后,患者想知道些什么,想要做些什么,他(她)们自己应尽何种责任,患者是否有不良的卫生观念或习惯而影响治疗,患者或其家属有何技能可有助于治疗工作,等等。透析患者可以有一种或多种需求,如果患者有多种需求,还应进一步分析哪一种需求对治疗患者疾病最有帮助,患者的知识能力最适宜提供哪些方面的教育等。例如,一个维持性血液透析患者,他没有任何医药知识,不知道自己的真实病情,不知道长期透析治疗的并发症和病情未来发展趋势,也不知道要合理饮食、控制饮水量、调节生活规律等,因此,这些都成为他的需求,急需进行常识教育。但由于时间、患者知识与学习能力的限制,不可能对他进行全面的培训,这时,就应该考虑何种需要是他最迫切的需求,对其疾病的防治和生活质量的改善最为有益。要了解患者的需求,可阅读既往病历,也可以通过与患者或家属交谈,以及患者之间的谈话和观察患者的言行等方面获得。例如,如果该患者尚未发生严重的并发症,那么最重要的是及时对他进行预防方面的指导。

(二)确定教育的目的

明确的教育目的有助于教育计划的正确实施,目的应具体而非抽象。拟订透析患者教育计划的目的时应考虑下列因素:①患者缺乏哪些知识,缺少哪些技能。②患者的兴趣、爱好。③患者的文化程度及接受能力。④评估目标的困难程度。⑤决定完成目标的先后顺序。

(三)拟订教育计划

在拟订教育计划时,应当考虑:在什么时间、什么场合进行教育;应教哪些内容;由何人去教;用什么方式、什么方法去教。现分述如下。

1.教育的时间与场合

一个理想的透析中心(室),应设有患者教育室。初次接受透析治疗的患者,首先应接受医护人员(健康教育人员)的咨询。健康教育人员应利用各种说话技巧,在了解患者的个别需求、个体差异及经济状况等资料后,由医师和护士(包括专职健康教育人员)一起提出诊疗和护理意见(包括逐步制订出个体化的健康教育计划),并将其反复与患者及家属沟通,让他们能够自觉地参与进来。可以说,患者在每次透析治疗过程中都是健康教育的时机。需要指出的是,透析患者教育最好能在专门的场所中进行,应避免在大庭广众中进行,以免使患者感到不安。透析治疗室是医护人员对患者随机进行健康教育的好地方,既可就共性的问题进行群体教育,也可根据患者的不同需求进行个别辅导。若患者需要追踪访视或在家治疗期间,则家庭访视也是对患者进行健康教育的好场所,住院病房的教育机会更佳。由于患者教育的时机与场合各异,因此,在拟订计划时应予考虑。

2.教育的内容

基于教育的观点，在确定教育内容时，应充分考虑患者的希望，他们最重视哪些问题。例如，透析治疗过程会不会有生命危险，对工作、生活的影响程度，他们应该如何面对。除此之外，应根据患者的个体差异及既往就诊情况，考虑在有限的时间内，患者能吸收多少知识，学会多少技能，我们所提供的教育内容是否恰当。总之，凡是有助于患者康复的方方面面都是教育的内容。不过考虑到时间、患者学习的能力及环境等因素，不可能都进行全面的教育。因此，在决定教育内容时，最主要考虑两个因素：患者的需要和患者的学习能力。总之，透析患者健康教育计划的内容应该是最基本、最简单、最重要有用的知识，且需要多次重复，以加深患者的印象并逐步熟悉某些技能。

（四）教育人员的组成

透析患者教育应是一个完整的教育体系，虽然整个教育计划可由健康教育人员来制订，但在教育中与每个环节有关的人员及设备都应配套，各司其职，其中包括在医院中与透析患者接触的各类人员，如医师、护士、健康教育人员、检验人员、药剂人员和后勤行政人员，以及透析中心（室）的外观、周围环境、宣传栏和宣教资料等。通常人们认为，医师是主要的教育者，因为他对疾病的诊治处理具有权威性，对患者影响最大。然而实际上，在透析中心（室）配备的医师一般很少，他们很少有时间对患者进行健康教育，而且由于透析患者过多，他们本身也缺少这种意识，因此，对于简单的教育内容，其他医护人员的教育作用更大。例如，当需要对患者灌输知识，强化健康观念，测量血压、体温或进行简单护理等技术指导时，可由健康教育人员或护士来进行；对需要进行饮食指导的患者，可以由营养师来教育等，多数情况下则需要各类医护人员的协同配合。

（五）教育方法和工具

选择适当的教育方法和工具，能增进透析患者的学习兴趣与效果。在健康教育过程中，要让患者有提问的机会，并给予满意解答。这样不但能满足患者的需要，也能增加患者的印象；教育方法应尽可能选择有趣、生动或娱乐方式传授给患者；有针对性地发给患者一些参考资料，以便复习巩固。此外，在确定教育方法和工具前，应考虑患者的个体差异，如受教育的程度、语言能力等，考虑是进行个别指导还是群体教育为宜。同时，要注意在开始教育之前，事先将教育内容依时间顺序作合理分配，并决定每一特殊内容在何种场合、用什么方式传授给患者更妥。教育方法很多，这里不一一论述，但最好是几种方法和工具灵活地配合使用。

（六）教育人员的态度

综上所述，都是对透析患者进行健康教育的重要环节。但患者在透析中心（室）中所得到最重要、印象最深刻的，是医护人员、健康教育人员的态度。因此，在进行健康教育时，除了要考虑各部门之间的配合，可能遇到的困难和教育计划能否按进度实施外，最重要的就是教育者应掌握好与患者谈话时的态度和技巧。

1.与透析患者谈话的态度

首先应充分地尊重患者，要主动、热情、充满信心，要客观、公正，不能主观、偏见。采取接纳的态度，即要帮助、指导，不能批评、训诫。避免不成熟的建议或承诺，以免加重患者心理负担或导致医患冲突。让患者自觉、自愿地参与到健康教育的活动中来，不能一切包办，以事实来说服患者，全面满足患者的各种心理需求。

2.与透析患者谈话的技巧

懂得换位思考，能站在患者的立场上考虑问题，建立密切的医患关系；注意倾听患者的叙述；

注意观察患者的症状和情绪；问话语气要婉转中肯，态度和蔼；表达通俗，易于接受；要考虑不同类型患者的特点；掌握谈话时间，把握重点。总之，要让患者感觉到教育者的诚意，这样才能缩短彼此距离，争取患者的合作。

二、教育成果的评估

评估是患者教育的重要一环。“计划—执行—评估”是一个连续的过程，其目的是随时修正原有计划，改进工作。评估工作并不一定要花很多时间、人力或财力，可随时随地进行。

(一)评估教育需要

由于健康教育计划是依透析患者各方面的需求而制订的，因此，我们应评估以往的教育内容是否为患者的真正需要，是否存在遗漏；是否是当患者有多种需求时，教育者由于时间的限制只考虑了对病情有较大帮助的需要，而忽略了解除患者疑虑的需求，导致无法取得患者的信赖，而降低了患者的参与感。

(二)评估教育方法

健康教育方法的恰当与否，直接影响到实施教育计划的成败。评价教育方法，包括评价教育的时机与场合是否恰当；教育者是否称职；教育材料是否适宜(准确、通俗)；教育方法是否得法，以及教育进度和气氛如何等。

(三)评估教育目标

健康教育的目标有不同的层次，而前一层次目标是达到后一层次目标的必需条件。推荐采取下列顺序：健康教育计划→效应1(如知识提高等)→效应2(如合理饮食)→效应3(体重控制)→效应4(血压控制)→效果(生命质量提高、死亡率下降)。因此，在制订教育计划目标时，我们的目标应是分层次的；而评估时，可参照教育目标，在实施过程的不同阶段进行相应的评估。

(王　迎)

第九章　体检科护理

第一节　健康体检的重要性

影响国民的常见慢性病主要有心脑血管疾病、糖尿病、恶性肿瘤、慢性呼吸系统疾病等，慢性病发生和流行与生态环境、生活方式、饮食习惯等因素密切相关。近年来，我国居民慢性病患病率逐年增长，流行现状日益严峻，已经发展成重大的公共卫生问题和社会经济问题。《中国自我保健蓝皮书(2015－2016)》发布的数据显示，我国居民慢性病患病率由 2003 年的 123.3‰上升到 2013 年的 245.2‰，10 年增长了近一倍。2012 年 5 月，卫生部(现国家卫健委)等 15 个部门印发的《中国慢性病防治工作规划(2012－2015 年)》指出，现有确诊慢性病患者 2.6 亿人，疾病的经费负担占总疾病负担的 70%。目前估计慢性病患者已超过 3 亿，而且在现有的医疗技术条件下绝大部分慢性病均是不可治愈的。慢性病死亡人数占中国居民总死亡的构成已上升至 85%。慢性病已经呈现年轻化发展趋势，开始侵袭四五十岁的中年人。所以，如何预防慢性病或推迟慢性病的发生发展，成为越来越多的民众关注的健康话题。而健康体检作为一种早期发现身体异常状况的有效手段，受到了广大国民的欢迎。

一、健康体检的意义

健康体检是一种医疗行为，是通过医学手段和方法对受检者进行身体检查，了解受检者健康状况，早期发现疾病线索和健康隐患的诊疗行为。其目的是对疾病进行提前预防、早期发现、及时诊断、积极治疗。通过体检数据观察身体多项功能反应，适时给予干预，改变不良的生活习惯，建立健康的生活方式。

健康是人生的第一大财富。从预防医学角度讲，所有健康人群至少应每年参加一次健康体检，尤其是 35 岁以上的人更应每年进行一次健康体检。这样做的好处是及时消除健康隐患，有助于重症疾病的防治。

世界卫生组织曾经提出一个口号："千万不要死于无知。"很多人由于无知，将小病熬成大病，最终发展成不治之症。要改变这种状况，最好的办法就是体检。通过定期健康体检，可以明确了解自己身体处于何种状态。

(一)健康人群

热爱健康的群体已认识到健康的重要性，但由于健康知识不足，希望得到科学的、专业的、系统的、个性化的健康教育与指导，这类人需要的是促进健康。

（二）亚健康人群

处于四肢无力、心力交瘁、睡眠不好等症状人群，身体中存在某些致病因素，需要管理健康，消除致病隐患，向健康转归。

（三）疾患者群

发现了早期疾病或各种慢性病，需要前往医院就医，在治疗的同时希望积极参与自身健康改善的群体。需要对生活环境和行为方面进行全面改善，从而监控危险因素，降低风险水平，延缓疾病的进程，提高生命质量。

疾病特别是慢性非传染性疾病的发生、发展过程及其危险因素具有可干预性。一般来说，从健康到疾病的发展过程，是从健康到低危险状态，再到高危险状态，然后发生早期病变，出现临床症状，最后形成疾病。这个过程可以很长，往往需要几年到十几年，甚至几十年的时间。其间变化的过程多也不易被察觉。但是，健康体检通过系统检测和评估可能发生疾病的危险因素，帮助人们在疾病形成之前进行有针对性的预防性干预，可以成功地阻断、延缓，甚至逆转疾病的发生和发展进程，实现维护健康的目的。

二、健康体检的作用

（1）可早期发现身体潜在的疾病。对社会人群进行定期健康体检使受检人员在没有主观症状的情况下，发现身体潜在的疾病，以早期发现、早期诊断、早期治疗，从而达到预防保健的目的。

（2）健康体检是制定疾病预防措施和卫生政策的重要依据。利用健康体检的大量体检资料数据，通过卫生统计、医学科研方法，对某地区、某群体的健康状况和疾病的发病情况与流行趋势进行统计分析，为制定卫生政策法规等提供科学依据。

（3）社会性体检是发现某些职业禁忌证或某些人群的传染病、遗传病、保证正常工作和生活的重要手段。

（4）招生、招工、招聘公务员、征兵等体检是必不可少的工作。健康体检是对他们适应环境、保障工作能力的基本评估，也是培养合格人才的重要条件。

（5）对从事出入境、食品和公共场所的工作人员进行体检，能及时发现他们中的传染病，是控制传染源、切断传播途径的重要措施，从而使社会人群免受传染，也能保证被检者身体健康。

（6）对从事或接触有职业危害因素的人员进行上岗前的职业性和定期性的健康体检，可以早期发现职业病和就业禁忌证，尽快采取有效预防措施，降低或消灭职业病的发生；早期治疗职业病或阻止病态发展，以保证职工健康和改善职工工作环境。

（7）婚前健康检查可以发现配偶双方中的遗传病、传染病及其他暂缓或放弃婚姻的疾病，是保证婚后家庭幸福、婚姻美满、减少和预防后代遗传性疾病发生及提高人口素质的重要手段。

通过体检，可以随时掌握自己身体的状况，建立起自己的健康档案，若有病症，提早发现并及时采取对策；能够在疾病的早期进行预防和治疗，大大降低了发病率、致残率、死亡率。健康体检的目的就是让大家合理地恢复健康、拥有健康、促进健康，有效地降低医疗费用的开支，更好地提高我们的生活质量和工作效率，使我们保持健康状态。

三、单位职工健康体检的意义

(一)提高工作效率

通过健康体检,单位可以了解员工身体状况,更加有效合理地安排员工的工作任务和计划,减少因生病缺勤等产生的工作不协调影响工作进度;对员工健康关心,提高员工企业归属感和工作热情,提高工作效率。

(二)节约人才损失

通过健康体检,单位可以及时对员工进行健康干预来降低发病率,避免因身体状况出现人才损失和精英的流失,更能对于员工体检所检查出的疾病,采取及时的医疗手段,让员工早日康复,回归工作岗位。

(三)提升单位福利

定期的健康体检,可作为提升员工福利的一种手段,将单位对员工的关怀落到实处。关心员工的身体健康,为员工安排健康体检,也能起到激励员工士气的作用。

四、健康体检的价值

(1)健康是“1”,智慧、财富、地位、荣誉等都是“0”。只有拥有健康这个1,其他所有的0才能十倍、百倍的呈现价值;而一旦失去了健康这个1,所有的智慧、财富、荣誉、地位都将失去意义。健康是人生最大的财富,是一切生命意义的基础。

(2)从医学角度讲,疾病的发生可分为5个阶段:易感染期、临床前期、临床期、残障期、死亡。这是一个进行性的过程,对健康的忽视将导致疾病逐渐深入,向前发展,直至终止人的生命。遗憾的是,一般人总是要等到疾病出现症状时才会被动地去寻求治疗。治疗疾病的最好方法,就是提前预防。如果在疾病的易感染期或者临床前期就通过体检的手段发现疾病隐患,并采取相应的措施,那么疾病就会被遏制制在最初阶段,通过保健或者治疗轻松消除疾病,大大减轻了患者的身体和经济负担,也避免了疾病对身体的损害。

(3)建立健康档案:系统完整的健康档案可为医师提供患者全面的基础资料,是医师全面了解患者情况、做出正确临床决策的重要基础。健康档案记录为解决健康问题提供资料。通过对受检者疾病谱等资料进行统计分析,全面了解受检者的主要健康问题,制订出切实可行的卫生服务规划。健康档案是评价体检中心服务质量和医疗技术水平的重要工具之一。

进入21世纪以来,人类寿命在延长,但是亚健康状态人群大量存在。随着人们生活水平的不断提高,保健意识的不断增强,人们对健康也有了更为深刻的理解和认识,并形成了需求,健康体检越来越受到社会和政府的普遍关注和重视。在自我感觉身体健康时,每年进行全面的身体检查,通过专业的医疗仪器的检查和专家的诊断,对自己的健康状况有了一个更详细的了解,做到“未雨绸缪”“防患于未然”,这种关注自己健康的行为已被大多数人所接受,并把健康体检成为现代人生活水平提升的重要标志。因此,要重视和按时进行健康体检,定期健康体检是社会发展的必然趋势。

(杨　莹)

第二节　健康体检的质量控制

体检作为早期发现疾病、全面了解身体状况的重要手段，严格的体检质量管理非常关键。随着体检机构的不断增加，社会公众对体检服务与质量要求越来越高。为顺应体检市场的发展，满足不同层次体检人群的需要，取得良好的经济与社会效益，各体检机构应按照岗位特点制定各岗位工作职责和工作流程，规范操作程序，把握好体检的每个环节，使体检的服务和质量达到优质标准。

一、健康体检机构管理

(一)机构执业资质

(1)健康体检机构是专门从事成人健康体检服务的独立或附设医疗机构，应具有合法有效的《医疗机构执业许可证》。

(2)执行国家卫健委制定的《健康体检基本项目目录》。

(3)体检收费标准应执行当地物价相关部门关于各级医疗机构的收费标准。体检项目、价格等应在公共区域公示。

(二)医护人员资质及配置

(1)至少具有2名内科或外科副主任医师及以上专业技术职务任职资格的执业医师，每个诊查科室至少有1名中级及以上专业技术职务任职资格的执业医师。

(2)主检医师由主治医师及以上专业技术职务任职资格的执业医师担任。

(3)医技人员具有专业技术任职资格，医师按照《医师执业证书》规定的执业范围和职业类别执业。专业技术人员必须具有相应的专业执业资质证书和上岗证。

(三)健康体检场所要求

(1)有相对独立的健康体检场所和候检场所，应与医疗机构门诊、急诊场所分开，体检人员与就医人员分离。

(2)健康体检区域的建筑总面积不小于400 m^2，环境清洁、整齐。

(3)体检区域布局和流程合理，符合医院感染控制要求及医院消毒卫生标准。

(4)具有候诊区域，体检秩序有序、连贯、良好。

(5)备有抢救车或箱、急救设备和必要的抢救药品，专人管理，良好备用。

(6)备有便民服务设施，如轮椅、饮水设施、残疾人卫生间等设施。

(7)设有健康教育宣传栏、健康宣传册等多种形式的健康教育宣传方式。

(四)诊室要求

(1)设有独立诊查室，每个诊查室面积不小于6 m^2。

(2)X线检查室及使用分区符合国家相关标准的规定(应达到《放射诊断放射防护要求》(GBZ130—2020)中相关要求)。

(3)有清楚、明确的诊室标识。

(4)相应检查有公示告知。

(5)诊室有保护体检人员的隐私设施。

(6)诊室清洁整齐,布局规范、合理,配备有效、便捷的手卫生设施及设备。

(五)消防安全

(1)环境布局、建筑符合消防规范。

(2)有消防安全管理制度、应急预案及安全员。

(3)根据消防安全要求,认真开展消防安全检查,有完整的检查记录。

(4)保持消防通道畅通、防护器材完好,在有效期内。

二、健康体检质量控制管理

各体检机构有完整的科室管理制度、各岗位工作职责、工作流程和操作规程。体检机构各岗位工作人员上岗工作,均需佩戴有本人相关信息的标牌。

(一)各岗位工作职责

1.诊室体检医师岗位职责

(1)主动热情地接待每位受检者,耐心细致沟通。

(2)检查前认真核对受检者个人信息,包括姓名、年龄、性别、身份证号。

(3)严格按照体检的技术指标和操作规范,确保体检质量和体检结果的准确性,努力做到不漏诊、不误诊。

(4)若在体检过程中受检者出现急危重症情况,应及时上报领导,并建议到相关科室行进一步诊治。

(5)体检医师应具有对体检中的疑难病、少见病的独立诊断能力,不能解决时与上级领导沟通。

(6)体检医师均为该诊室“危急值”接受报告的第一责任人。

2.体检报告主检医师工作职责

(1)熟悉各种临床多发病和常见病的诊断标准与治疗原则,具备一定的沟通能力及技巧,做好体检报告书修改的沟通事宜。

(2)主检医师应熟悉并掌握各诊室阳性体征与科室小结所提供的不同临床意义。

(3)综合受检者的全面资料,包括疾病史、一般检查、各科室查体结论、实验室结果、辅助检查结果,做出全面合理的诊断及健康体检建议,并提交总检医师审核,对该报告负有相应的临床责任。

3.体检报告总检医师工作职责

(1)熟悉各种临床多发病和常见病的诊断标准与治疗原则,具备一定的沟通能力及技巧,做好体检报告书修改的沟通事宜,指导下级医师工作。

(2)综合受检者的全面资料,包括疾病史、一般检查、各科室查体结论、实验室结果、辅助检查结果,对主检医师审核的报告书进行评价审核、修改,为体检报告书的整体质量把关。

(3)对主检医师报告中可能出现的漏诊、误诊进行及时判断、更改,并指导主检医师工作。

(4)认真学习新技术的应用,提出相应的体检意见,不断提高体检报告书的质量水平。

4.检查室护士工作职责

(1)严格执行消毒隔离制度及无菌技术操作原则。

(2)主动热情地接待每位受检者,并做好检前解释工作,维持良好的体检秩序。

(3)协助体检医师诊查,随时清理诊台,保持良好的诊室环境卫生。

(4)妇科检查前与受检者核对好个人婚姻情况,讲解妇科检查注意事项,并指导受检者如何配合医师完成体检,做好解释工作。

(5)掌握各诊室治疗椅、治疗台、诊疗器械的使用情况,保证正常使用。

5.采血室护士工作职责

(1)严格执行消毒隔离制度及无菌技术操作原则。

(2)主动热情地接待每位受检者,并做好解释工作。

(3)静脉采血认真执行"一人一针一管一巾一带"制度。

(4)严格执行核对制度:认真与受检者核对个人信息,做好化验项目的核对工作。

(5)熟练掌握静脉取血操作技术。

(6)掌握晕针、晕血人员的救护方案,做好紧急救护,必要时卧位取血。

6.技师工作职责

(1)熟练掌握仪器正常操作规程,严格按仪器操作流程进行检查。

(2)认真做好仪器日常维护及使用记录,保证机器正常使用。

(3)检前认真做好受检者信息、项目核对及病史询问等工作。

(4)检查时注意保护受检者的隐私。

(5)严格掌握各项检查禁忌证,并做好解释工作。

(6)检查完成后,认真核对检查报告单内容,检查无误后交于诊断医师出最终报告。

7.导检员工作职责

(1)具有主动热情的服务意识,耐心解释受检者提出的疑问。

(2)正确引导及指导受检者进入体检流程。

(3)维持导检区域内的候检秩序,做到有序、安静、噪音小。

(4)熟练掌握体检内容及体检流程,合理安排体检流程,避免体检项目漏检、误检。

8.预约接待员工作职责

(1)随时热情接待体检咨询,耐心介绍体检项目、答疑。

(2)与体检客户确定体检项目及体检日期,协助咨询受检者准确无误地办理各项体检手续。

(3)向体检受检者讲解体检注意事项,做好检前准备工作。

(4)单位体检结束后根据需要提供体检统计分析报告。

(5)体检项目确定后联系体检单位提供受检者名单,认真核对单位体检项目内容并对名单进行初步分类后交登录室。

(二)设备管理

(1)体检机构应具有开展健康体检项目要求的仪器设备及相关许可证书,如《医疗器械生产企业许可证》《中华人民共和国医疗器械注册证》《中华人民共和国医疗器械经营企业许可证》,医疗器械的购置和使用符合国家相关规定。

(2)设备计量管理符合相关要求,每项设备都应具有计量合格证书。

(3)根据医学设备情况建立相应的设备管理制度。

(4)有设备管理员岗位职责。

(5)有医用设备使用安全监测制度,定期对设备进行安全考核和评估。

(三)医院感染管理

(1)依据《医院感染管理办法》制定相应的规章制度和工作流程。

(2)配备专职或兼职人员,负责院内感染管理工作。

(3)能按照制度和流程要求,监测《医院感染监测规范》要求的全部项目,并有记录。

(4)有医院感染暴发报告流程与处置预案,并按要求上报医院感染暴发事件。

(5)体检机构手卫生设施种类、数量、安置位置、手卫生用品等符合《医务人员手卫生规范》要求。重点科室(检验科、妇科、外科、采血室)的手卫生设施,如非接触式水龙头、流动水、洗手液、干手器或纸巾、速干手消毒剂等要求更严格。

(6)体检机构医务工作人员手卫生依从性与正确性应符合《医务人员手卫生规范》。

(7)体检机构应为医务工作人员提供必要合格的防护用品,如在采血室、清洗消毒间、医疗废物暂存处等必备的防护用品。

(8)体检机构医疗用品重复使用的消毒工作应符合《医院消毒技术规范》《医院消毒供应中心清洗消毒及灭菌技术操作规范》《医院消毒供应中心清洗消毒及灭菌效果监测标准》的要求。

(9)一次性使用医疗用品管理,如医疗用品的资质、验收、储存条件、使用前检查、使用后处置等参照《一次性使用无菌医疗器械监督管理办法》。

(10)体检机构医疗废物的管理应执行《医院废物管理条例》,加强医院感染的预防与控制,做好健康体检医疗废物的处理工作。定期进行医疗废物知识培训,并做好医疗废物处理流程、环节记录、转运合同等明细。损伤性废物处理应使用利器盒。

(11)体检机构应为受检者提供必要的合格的清洁消毒隔离设施,包括眼罩,采血用品(一人一巾一带一针),妇科、腔内超声等供受检者使用的隔离单等一次性用物。

(四)体检信息管理

(1)依据国家卫生行政部门相关卫生信息标准和规范,制定体检报告管理制度及信息保密管理制度,保护体检人员隐私。

(2)体检机构有独立的"健康体检计算机管理信息系统",体检信息系统操作权限为分级管理。

(3)体检信息系统应配备专职或兼职信息系统专业维护人员。

(4)有体检信息安全监管制度及记录,专人管理。

(五)实验室管理

(1)按照《医疗机构临床实验室管理办法》开展临床实验室项目检测。

(2)检验项目符合卫健委《医疗机构临床检验项目目录(2013年版)》范围。

(3)检验试剂、仪器设备应三证齐全(仪器注册证、经营许可证、生产许可证),符合国家有关部门标准和准入范围,检验设备应有标识并定期校准、保养、维修等维护制度和相关记录。

(4)有实验室安全流程、制度和相应的标准操作流程。

(5)具有相关资质人员负责检验全程的质量控制工作。

(6)执行实验室室间质控相关制度,有室间质控和室间质评程序文件。

(7)委托其他实验室检验的应符合《委托医学检验管理规范》,体检机构应有"委托检验服务协议书",协议书应规定双方的职责、委托服务应达到的标准,协议书须由法人或法人制定的委托人签署,并有单位公章。受托实验室应具有执业许可证,具有通过认可、认证或权威评审的证明材料、质量保证文件、作业指导书、标本交接记录和报告单交接发送的纸质或电子记录等。

(六)医学影像学质量控制管理

(1)医学影像检查应通过医疗机构执业诊疗科目许可登记,符合《放射诊疗管理规定》,取得《放射诊疗许可证》。

(2)有放射安全管理相关制度与落实措施。

(3)有专职人员负责对设备进行定期校正和维护,并有记录。

(4)诊断报告书写规范,有审核制度与流程。

(5)放射检查室门口设有电离辐射警告标志,并通过环境评估。

(6)有完整的放射防护器材与个人防护用品,保障医患防护需求,具有放射防护技术服务机构出具的设备及场所的年度检测报告。

(7)放射检查项目设置合理。

三、健康体检医疗安全管理

(一)医疗安全制度及应急流程

(1)制定严格的医疗安全工作制度和意外应急处理流程与预案。

(2)在诊查活动中,要严格执行"查对制度",确保对受检者实施正确的操作。

(3)对受检者实施唯一标识(体检号或身份证号)管理。

(4)定期进行质量检查,召开质量管理会议,有分析、有整改,有落实、有记录。

(5)体检区域内应设有安全器材及设施(如应急灯、消防器材、无障碍通道等),安全类警示牌(如小心碰头、当心滑到、当心触电等)和消防类警示牌(如安全逃生图、紧急出口、禁止吸烟、灭火器等)。

(二)体检结果危急值紧急处理制度和流程

(1)制定适合本单位的"危急值"报告制度与流程。

(2)根据工作需要制定"危急值"项目和范围。

(3)专人管理,有完整的"危急值"报告登记资料。

(4)对高危异常结果做到及时通知、登记,并有随访记录。

(5)传染病上报符合国家相关规定,做到及时上报。

(三)投诉管理相关制度

(1)具有投诉管理部门处理投诉,设立有效的投诉电话或投诉岗位。

(2)具有明确的投诉管理制度和处理流程及投诉处理记录、改进措施。

(3)具有明确的投诉电话、意见箱和投诉处理时限。

(4)在显要位置公布投诉管理部门、地点、投诉电话。

(5)有完整、明确的投诉登记记录,体现投诉处理全过程。

(四)服务管理相关制度

(1)体检机构应设有体检流程相关指引或指示,体检科室标识准确,公告设施牌,如洗手间、电梯、公用电话、楼梯灯等标识应明显独立。

(2)体检机构应在体检场所公共区域进行明显展示有关体检项目公示内容如基础体检项目、价格、项目意义介绍等,以及委托公示项目如体检项目外送单位名称和资质。

(3)体检区域内应设立方便受检者看到的体检相关情况的指导或告知,如具体工作时间、体检须知、体检流程。

(4)妇科检查和腔内超声检查针对女性(未婚者)应设有告知栏和知情同意书。

(5)体检时有身体暴露检查的科室(如内科、外科、妇科、B超等),应做到一受检者一室,检查时关门或有遮挡。

(杨 莹)

第三节 健康体检超声波检查相关知识

一、发展现状

近半个世纪以来，随着超声医学迅速发展及超声新技术的不断出现，超声医学作为影像医学的重要组成部分在临床应用中发挥着重要作用。回顾超声诊断发展历程，从20世纪50年代的A超、M超发展到如今的二维(B超)、三维超声；从静态的灰阶超声成像发展到实时二维、实时三维超声成像；由黑白超声显像发展到彩色多普勒血流显像；随着超声造影技术的应用，超声诊断开始从解剖成像向功能成像迈进；超声技术与其他技术结合应用，相得益彰，开辟了超声检查的新途径，如内镜超声、腹腔镜超声、术中超声、介入超声等。超声显像技术已经与X线、CT、MR、放射性核素并驾齐驱，成为诊断信息丰富、临床使用最多、最方便、无创和安全的医学影像诊断方法之一。

二、基本特性

超声波是指超过人耳听力范围的高频率的声波(>20 000 Hz)。诊断常用的超声频率为2～10 MHz(兆赫)。超声具有不同于X线的重要物理特性，其中，与临床检测和诊断密切相关的特性如下。

(一)方向性

超声在介质(如人体软组织和水)中可以类似光线一样成束发射(声束)，直线传播，方向性很强。

(二)声阻抗

超声在介质传播过程中会遇到声阻抗。超声垂直通过两个不同介质构成的交界面上，可产生最大的界面反射——回声。

(三)声衰减

超声在人体组织中传播，能量逐渐减低，这种现象称为声衰减。

(四)频移

超声遇到运动中的物体，如血管内流动的大量红细胞，反射回来的声波频率发生改变即频移，称为多普勒效应。

三、超声诊断的优点和不足

(一)优点

(1)无创伤、无放射性。

(2)分辨力强，取得的信息丰富。

(3)可以实时、动态观察组织及器官。

(4)可以观察血流方向及流速。

(5)能多方位、多切面地进行扫查。

(6)检查浅表器官及组织不需空腹、憋尿及排便,随时可以检查。

(7)可在床旁、急症及手术中进行检查,不受条件限制。

(8)可以追踪、随访观察,并比较前后两次治疗的效果。

(二)不足

(1)超声检查切面的随意性较大,对切面的认识和理解还没有形成完全统一的规范标准。

(2)现有的探头构造技术限制了一个切面的扫查范围,不能保证一幅图像具有如 CT、MRI 图像一样的完整性。

(3)图像质量受呼吸、心搏等生理活动,以及气体、骨骼等解剖因素的影响或干扰。

四、临床应用

随着影像医学的飞速发展,超声影像学已经成为一门具有临床特色的独立学科,其临床应用的领域得到了不断的拓展。超声波属纵波,即机械振动波。它在不同的介质中,传播速度不相同,反射的声波亦不相同。超声对人体软组织、脏器(如膀胱、胆囊)内液体有良好的分辨力,有利于诊断及鉴别微小病变。

(一)检查内容

(1)形态学检查:体积大小、形态改变、有无占位等。

(2)功能检查:心脏功能、血流动力学、胆囊收缩功能等。

(3)介入性诊断和治疗:在超声引导下,将穿刺针刺入病灶,进行细胞学及组织学的诊断,同时也可以对某些部位的积液、积脓、囊肿等进行抽液并注入药物进行治疗。

(二)应用范围

(1)腹腔脏器:腹部疾病种类繁多,病情复杂,高敏感度彩色多普勒血流成像技术在腹部疾病的应用研究进展迅速,显示了极为重要的临床应用价值,更拓宽了超声在腹部领域的诊断范围;使超声诊断为腹部外科临床解决了大量的难题,在临床医学中占有举足轻重的地位,已成为各级医疗机构不可缺少的重要诊断手段之一。在肝脏、胆囊、胰腺、脾脏、肾脏、输尿管、膀胱、肾上腺、前列腺、胃肠道等领域可为临床提供丰富且有价值的影像诊断信息。

(2)盆腔脏器:妇产科是超声应用的一个非常广阔的领域。自 20 世纪 70 年代超声诊断应用于妇产科临床后,使妇产科疾病的诊断水平有了大幅度的提高。

(3)心血管:作为重要的心血管影像学技术,超声心动图的最大优势是能够为临床医师提供心血管系统结构、心内血流和压力及心脏功能等重要信息。超声心动图对一些心血管疾病起着决定性的诊断作用,如结构性心脏病、心肌疾病、心腔内肿瘤、心包积液、主动脉夹层、急性心肌梗死后机械并发症等。

(4)浅表器官:随着高频探头(10～20 MHz)的出现,使皮肤及皮下等浅表组织的超声探测,不仅成为可能,而且有了迅速发展。应用范围包括眼部、甲状腺、甲状旁腺、颌面与颈部、乳腺、浅表淋巴结、肌肉与肌腱、骨与关节等。

(5)颅脑与外周血管:20 世纪 90 年代随着超声多普勒血流成像技术的使用,使超声诊断颅脑与外周血管疾病从形态学与血流动力学结合,得到客观图像特征及血流动力学的参数表达。应用范围包括脑血管、颈部血管、腹腔血管、上肢血管、下肢血管等。

(6)介入性超声:采用超声影像引导经皮穿刺抽吸、活检和引流等介入技术,实现对病灶的诊断和治疗目的。主要优点是实时监护,无放射损伤,操作重复性强。对人体内微量积液、微小肿物和微细管腔的穿刺准确率高。经体腔超声成像技术如经食管、经膀胱、经血管和术中超声检查等也归纳于介入超声的范畴。

(7)超声造影:随着超声成像技术的不断发展,新型声学造影技术成功地运用于临床诊断。超声造影剂是一类能够显著增强超声检测信号的诊断用药,在人体微循环和组织灌注检验与成像方面用超声造影剂进行超声检测,简便、实时、无创、无辐射,具有其他影像学检查方法如CT、MRI等无法比拟的优点。应用新型造影增强超声成像技术,可清楚显示微细血管和组织血流灌注,增加图像的对比分辨率,显著提高病变组织在微循环灌注水平的检测水平,进一步开拓了临床应用范围,是超声医学发展历程中新的里程碑。

五、超声诊断在体检预防医学中的重要价值

(一)脂肪性肝病

1.临床病理

体检中脂肪性肝病发生率高居榜首。脂肪在组织细胞内贮积量超过肝重量的5%,或在组织学上有30%肝细胞出现脂肪变性时,称为脂肪肝。脂肪肝是一种常见的肝脏异常现象,而不是一个独立的疾病。常见的原因有过量饮酒、肥胖、糖尿病、妊娠和药物毒性作用等引起的肝细胞内脂肪堆积,与脂肪性肝病肝脏不同程度的脂肪浸润及肝细胞变性有关。肝外组织的三酰甘油主要由高密度脂蛋白携带通过高密度脂蛋白受体途径进入肝脏代谢。当高血脂导致肝组织被脂肪堆积、浸润变性时,会使血脂代谢和脂蛋白合成障碍,尤其是高密度脂蛋白合成减少。肝细胞被浸润变性,同样使肝脏生成极低密度脂蛋白障碍,导致肝内的脂类不能以脂蛋白形式运出肝脏,造成三酰甘油在肝内堆积,形成和加重脂肪肝。由于腹部周围的脂肪细胞对刺激敏感,脂肪易沉积于腹部内脏,将大量脂肪酸输送到肝脏导致脂肪肝。按肝细胞脂肪贮积量的多少,分为轻、中、重度:轻度时脂肪量超过肝重5%~10%;中度在10%~25%;重度在25%~50%。根据脂肪在肝内的分布情况,分为均匀性和非均匀性脂肪肝两大类,前者居多。

2.超声诊断标准

(1)肝脏呈弥漫性肿大,轮廓较整齐,表面平滑,肝边缘膨胀、变钝。

(2)肝实质回声增强,呈点状高回声(肝回声强度大于脾、肾回声)。

(3)肝深部回声衰减,为+~++。

(4)肝内血管显示不清。

(5)不规则脂肪肝可表现为节段型(地图型)、局灶型(图9-1)。

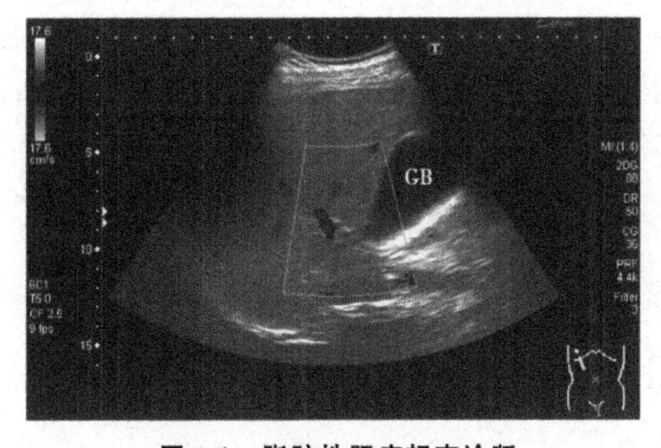

图9-1 脂肪性肝病超声诊断

(二)肝硬化

1.临床病理

肝硬化由多种原因引起肝细胞变性、坏死,继而出现纤维组织增生和肝细胞的结节状再生。这三种改变反复交替进行,结果导致肝脏的小叶结构和血液循环系统逐渐改变,形成假小叶,随之肝脏质地变硬。肝硬化是一种常见的慢性疾病,根据病因、病变和临床表现的不同有多种临床分型。常见的有门脉性肝硬化、坏死性肝硬化、胆汁性肝硬化、淤血性肝硬化和寄生虫性肝硬化,其致病因素有肝炎病毒、饮酒、胆道闭锁、淤血等。

2.超声诊断标准

(1)肝脏改变。①形态:右叶萎缩,左叶肿大;②表面:不光滑,凹凸不平或波浪状;③边缘:边缘显著变钝;④回声:增粗、增强;⑤肝静脉:管腔狭窄,粗细不等。

(2)门脉改变:门静脉、脾静脉扩张,脾大,侧支循环。

(3)其他改变:胆囊壁水肿、腹水(图 9-2)。

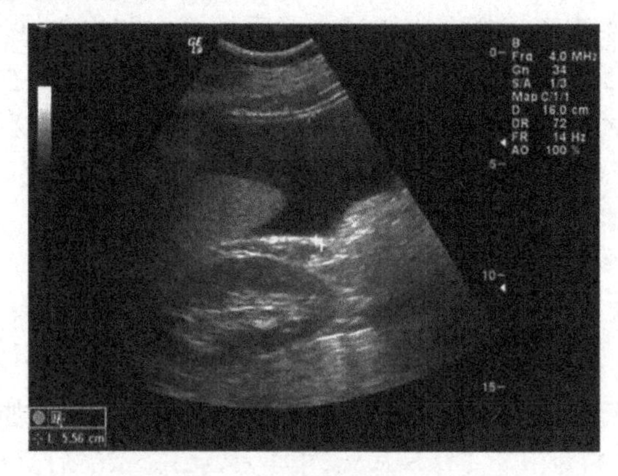

图 9-2 肝硬化超声诊断

(三)肝囊肿

1.临床病理

肝囊肿病因不明确,有先天性和后天性之分。先天性肝囊肿多认为起源于肝内迷走的胆管,或因肝内胆管和淋巴管在胚胎期的发育障碍所致,或胎儿时期患胆管炎导致肝内小胆管闭塞,引起近端胆管呈囊性扩张。部分患者出生时可能已存在类似的囊肿基础,所以年轻人群中也有很小一部分可发现肝囊肿。而后天性肝囊肿则由于肝内胆管退化而逐渐形成,为生理性退行性变,与年龄关系密切。因此肝囊肿检出率随年龄增长而增加,但囊肿的大小与数目发展与年龄的增长无相关。超声检查肝囊肿具有敏感性高、无创伤、简便易行等优点,而且能肯定囊肿的性质、部位、大小、数目和累及肝脏的范围,也易与其他囊性病变鉴别。超声为本病的首选检查方法。

2.超声诊断标准

(1)囊肿形态呈类圆形或椭圆形,大小不一。

(2)囊壁薄,轮廓平滑、整齐。

(3)内部回声呈无回声区。

(4)两侧壁处可出现声影。

(5)后方回声明显增强(图 9-3)。

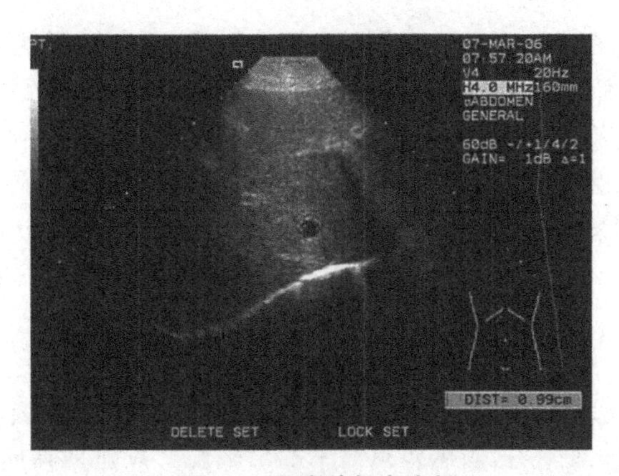

图 9-3 肝囊肿超声诊断

（四）肝血管瘤

1.临床病理

肝脏血管瘤属先天性发育异常，是肝脏最常见的良性肿瘤，分为海绵状血管瘤和毛细血管瘤。切面为蜂窝状的血窦腔，由纤维组织分隔，大的纤维隔内有小血管，血窦壁有内皮细胞覆盖。一般质地柔软有弹性，边界清晰，可呈分叶状或较平整，有纤维性包膜。血窦腔内可有血栓形成，血栓及间隔可发生钙化。肝脏血管瘤一般生长缓慢，较小者无症状，常于体检中发现，多为单发，多发的可并发身体其他部位（如皮肤）血管瘤。

2.超声诊断标准

（1）呈类圆形或不规则形。

（2）常为单个，亦可多发，大小不一。

（3）典型呈高回声，不典型呈混合回声或低回声。

（4）与周围肝组织境界清晰或无明显境界（图 9-4）。

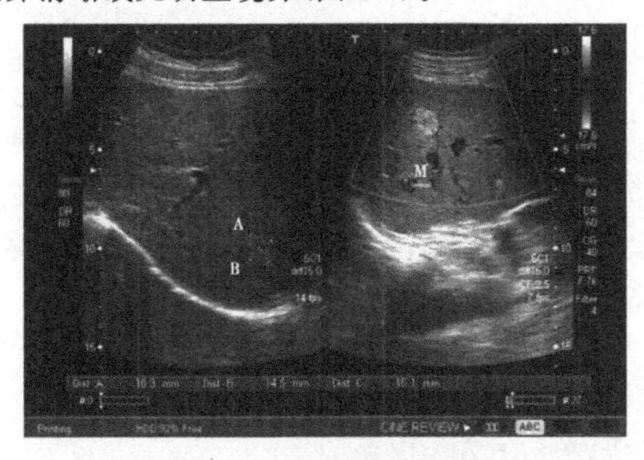

图 9-4 肝血管瘤超声诊断

（五）胆囊结石

1.临床病理

胆囊结石是最常见的胆囊疾病。女性胆囊结石发病率明显高于男性与两方面因素相关：①女性妊娠、多孕、产次可引起胆囊排空功能降低，致使胆汁淤积形成胆结石；②雌酮是绝经期女性体内的主要雌激素，可提高胆汁中胆固醇的饱和度，促使胆石的形成。并且绝经期前的中年妇女因为内分泌改变的关系，常影响胆汁的分泌和调节。研究发现，年轻女性易患胆囊结石，与饮食不规律有关,不吃早餐、喜吃甜食等。其原因是空腹时间延长,控制饮食减轻体重等导致胆酸的分泌下降,胆固醇过饱和,从而胆汁成石指数升高。年龄增长,胆囊收缩能力呈下降趋势,胆囊中胆汁排泄不畅易造成结石的形成;另外生活水平提高,高蛋白、高胆固醇、高热量类饮食摄入导致胆汁成分和理化性质发生了改变,胆汁中的胆固醇处于过饱和状态,易于形成结石。超声对胆囊结石的诊断有很高的敏感性和特异性,准确率在95%以上。使用高分辨力超声仪在胆汁充盈状态下可发现直径小至1 mm的结石,被公认为是诊断胆囊结石的最好方法,是影像诊断的首选方法。

2.超声诊断标准

国内常用分类如下。①典型胆囊结石:胆囊形态完整,有一个或多个结石强回声光团,其后方有清晰声影;②充满型胆囊结石:胆囊轮廓前半部呈半圆形或弧形强回声带,其后方有较宽的声影,胆囊后半部和胆囊后壁不显示,呈"WES"征;③泥沙型胆囊结石:胆囊内有多个小的强回声光团,呈细砂样随体位移动,其后有或无声影(图9-5)。

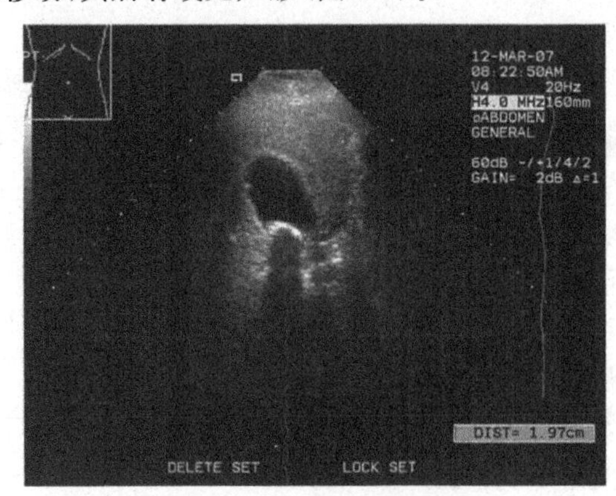

图9-5 胆囊结石超声诊断

(六)胆囊息肉

1.临床病理

胆囊息肉为一种非炎症性慢性胆囊疾病。因胆囊黏膜固有层的巨噬细胞吞噬胆固醇,逐渐形成向黏膜表面突出的黄色小突起,有弥漫型和局限型,以后者多见,呈息肉样,故又称胆固醇息肉。随着高分辨力实时超声仪的广泛应用,发病率逐年增加。发病率男女均等,原因不明,似与肥胖、血脂升高、胆固醇结石、胆汁中胆固醇过多积聚等有关。

2.超声诊断标准

(1)形态多呈颗粒状或乳头状,有带或基底较窄。

(2)内部呈强回声或中等回声,后方无声影。

(3)体积小,最大直径多<10 mm。

(4)一般为多发性,以胆囊体部较多见(图9-6)。

(七)前列腺增生

1.临床病理

发病年龄多在50岁以上,并随年龄的增长,发病率逐渐增高,是老年人最常见的前列腺疾病。发病原因尚不清楚,可能与人体雄性激素-雌性激素的平衡失调有关。增生常发生于前列腺移行带和尿道周围腺,即内腺。增生的前列腺由腺体、平滑肌和间质组成,形成纤维细胞性、肌纤维性、肌性、腺体增生性和肌腺性等不同的病理类型，较多见的是肌腺性增生，向各个方向发展，呈分叶状或结节状增大，形成体积较大的肌腺瘤。

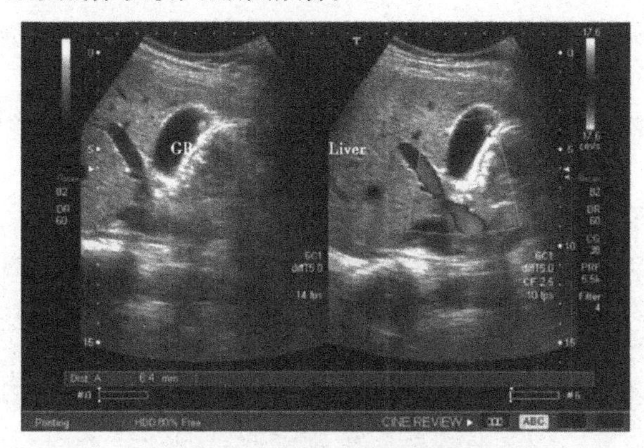

图 9-6　胆囊息肉超声诊断

2.超声诊断标准

(1)前列腺形态异常：各径线不同程度增大，通常左右对称，外形规整；少数局限性增生者，外形可不规则。

(2)内腺结节状增大：多数呈分叶状或结节状（结节型），少数为非结节状(弥散型)；内部回声多数呈均匀低回声，少数呈等回声或高回声；外腺被挤压萎缩。

(3)包膜回声平滑、连续、无中断现象。

(4)常有钙质沉着或结石：沿交界处形成弧形排列的散在强回声点或强回声团。

(5)精囊可能受压变形，但无浸润破坏征象(图 9-7)。

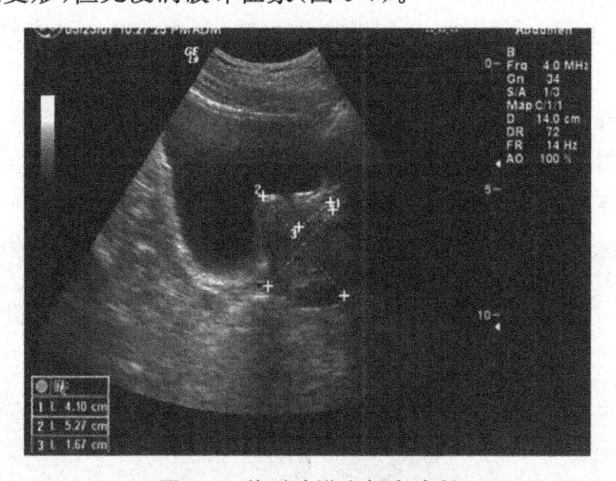

图 9-7　前列腺增生超声诊断

(八)子宫肌瘤

1.临床病理

子宫肌瘤为女性生殖系统最常见的良性肿瘤，受多种因素的影响。雌激素是子宫肌瘤发生与发展的重要促进因素。研究显示 40 岁组发病率最高，低于或高于此年龄段发病率逐渐下降。此年龄段女性生殖功能旺盛，体内雌激素水平较高，同时社会压力、琐碎家庭事务导致中年妇女机体内分泌紊乱。摄取含有激素的食物、药物等，促进子宫肌瘤发生发展。肌瘤增长速度与年龄增加无相关性，肌瘤好发于生育年龄，绝经后肌瘤停止生长，甚至萎缩，受女性激素水平调节。

2.超声诊断标准

(1)壁间肌瘤：最多见，子宫正常或增大；肌壁可见结节状低回声或旋涡状混合回声，伴后壁回声衰减；若肌瘤压迫子宫腔，可见宫腔线状反射偏移或消失。

(2)浆膜下肌瘤：宫体表面有低回声或中等回声的结节状凸起；子宫形体不规则；常与壁间肌瘤同时存在。

(3)黏膜下肌瘤：宫腔分离征，其间有中等或低回声团块(图 9-8)。

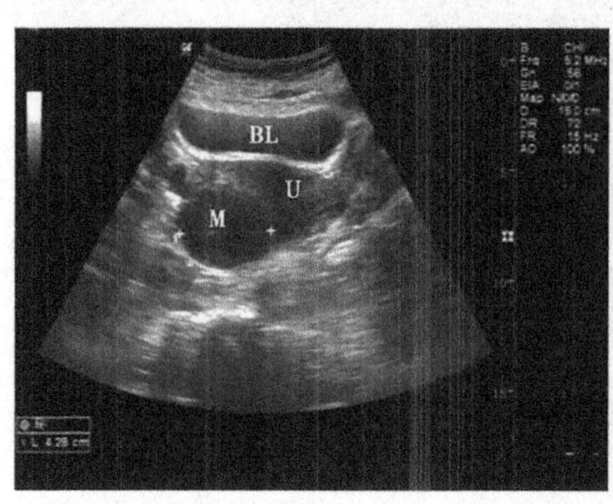

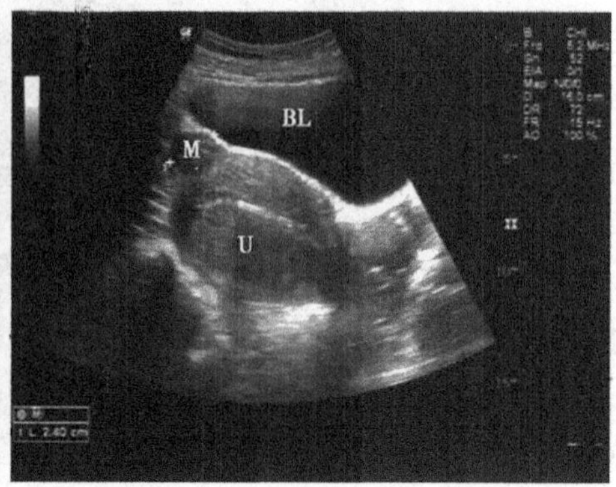

图 9-8 子宫肌瘤超声诊断

(九)卵巢囊肿

1.临床病理

卵巢囊性肿瘤分为非赘生性囊肿和赘生性囊肿两大类。非赘生性囊肿包括滤泡囊肿、黄体囊肿、黄素囊肿、多囊卵巢；赘生性囊肿包括浆液性囊腺瘤(癌)、黏液性囊腺瘤(癌)、皮样囊肿。

2.超声诊断标准

(1)形态呈圆形或椭圆形无回声区，可单个或多个，可伴线状或粗细不均的分隔光带。

(2)无回声区内可有细小或粗大光点，壁上可有局限性光团突向囊内或囊外。

(3)无回声区内可有规则或不规则的实性回声(图 9-9)。

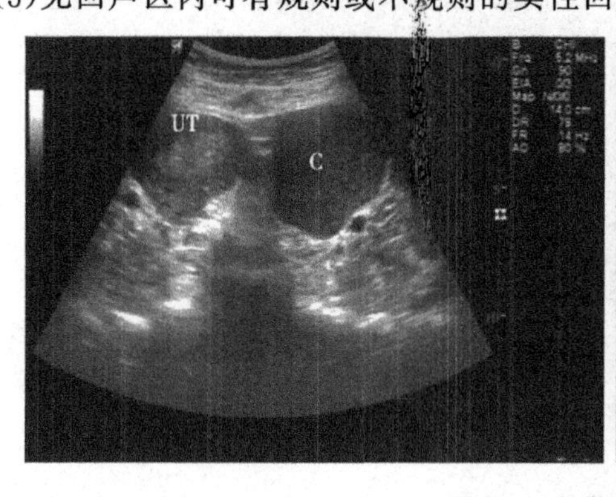

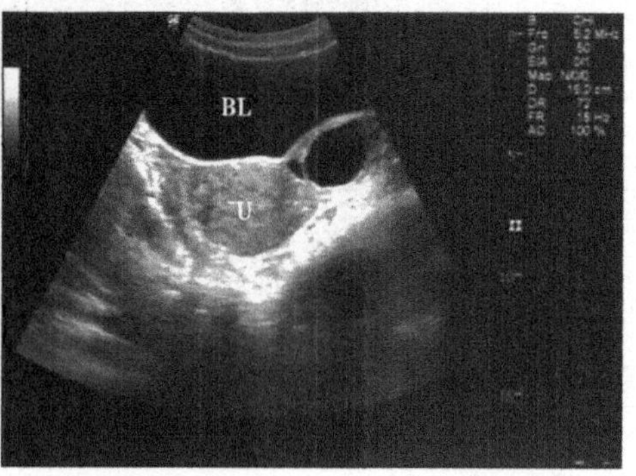

图 9-9 卵巢囊肿超声诊断

(十)甲状腺结节

1.临床病理

为代谢障碍引起的甲状腺组织增生或腺体增大，过去认为是由于腺垂体分泌促甲状腺激素过多所致，现在认为是与原发性免疫疾病有关。年轻女性多见，与精神因素有关。随着高频超声技术的普及，超声体检时可发现越来越多的甲状腺结节，超声不仅对鉴别甲状腺良、恶性结节有重要价值，还可以发现有无局部及远处转移，高频超声检查已经成为甲状腺疾病的首选影像学检查方法。

2.甲状腺影像报告和数据系统分级

(1)0级：影像学评估不完全，需要进一步评估。

(2)1级：阴性发现。

(3)2级：阳性发现。

(4)3级：可能良性发现(恶性可能<5%)。

(5)4级4a：低度可疑恶性(恶性可能5%～45%)。

(6)4级4b：中度可疑恶性(恶性可能45%～75%)。

(7)4级4c：高度可疑恶性(恶性可能75%～95%)。

(8)5级：典型恶性征象(恶性可能≥95%)。

(9)6级：已行活检证实的恶性肿瘤。

目前在国内许多医院已应用甲状腺影像报告和数据系统分级。超声科医师应在甲状腺影像报告和数据系统分级方面统一认识改良甲状腺影像报告和数据系统分级。同时，为进一步明确诊断，可采取超声引导下细针穿刺活检，必要时辅助分子标志物检测，可使甲状腺微小乳头状癌术前诊断的准确率得到进一步的提高。超声造影及超声弹性成像对于高分辨率超声影像检查诊断困难的患者，可作为补充手段，但不建议常规使用(图9-10)。

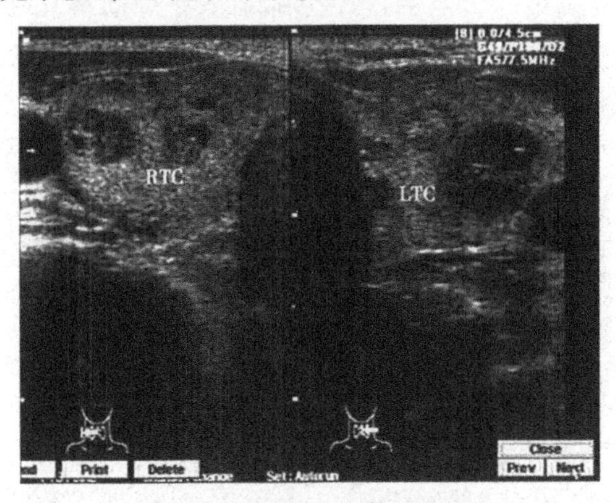

图9-10 甲状腺结节超声诊断

(十一)乳腺增生

1.临床病理

乳腺增生好发于育龄妇女。研究发现，30～40岁乳腺增生的发病率高，其他各年龄段呈逐渐下降趋势，20～30岁发病率上升较快。调查分析显示，人们工作、生活条件、人际关系、压力所致的精神紧张，内分泌紊乱导致体内性激素失衡，使乳腺导管、腺泡和间质增生和复旧变化同时存在，导致乳腺的组织结构发生紊乱，乳腺导管上皮和纤维组织不同程度增生。国内外学者研究证实，口服避孕药增加年轻女性乳腺增生症的患病风险。50岁以上乳腺增生的发病率逐渐降低，该年龄段绝经期卵巢功能逐渐衰退，雌激素水平相对下降，降低了乳腺增生的发病风险。大量流行病学、病理研究也证实，部分乳腺良性疾病癌变是乳腺癌发生的重要原因。因此，定期检查乳腺非常必要，对降低乳腺癌发病率具有重要意义。

2.超声诊断标准

(1)两侧乳房增大，但边界光滑、完整。

(2)内部质地及结构紊乱，回声分布不均，呈粗大强回声点及强回声斑。

(3)若有囊性扩张，乳房内可见大小不等的无回声区，其后壁回声稍强(图 9-11)。

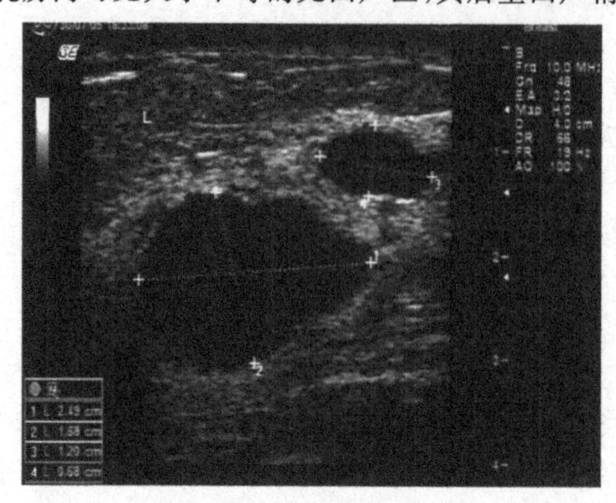

图 9-11 乳腺增生超声诊断

(十二)恶性肿瘤

恶性肿瘤是威胁人类生命的一大杀手，恶性肿瘤筛查是肿瘤早发现、早诊断、早治疗，获得较好的预后和生活质量的先决条件。体检中以肝癌、肾癌、卵巢肿瘤、甲状腺癌、乳腺癌、胰腺癌、膀胱癌、前列腺癌居多，往往都无明显症状和临床体征。因此，超声诊断在肿瘤早期筛查中具有重要意义，早期发现，早期治疗，降低恶化风险(图 9-12)。

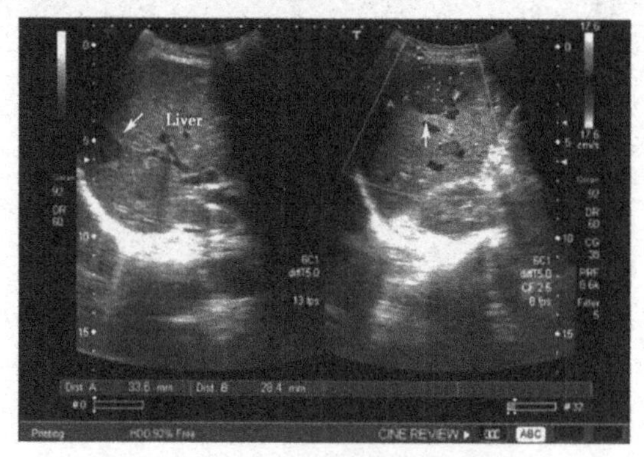

图 9-12 恶性肿瘤超声诊断(肝脏)

(十三)颈动脉粥样硬化

1.临床病理

动脉粥样硬化为脑卒中最重要的原因，是散在分布于动脉血管壁的一种慢性发展的一系列病理变化，包括脂质沉积、平滑肌增殖、纤维增殖、斑块形成。动脉粥样硬化斑块又可以发生钙化、坏死、出血、溃疡、附壁血栓形成等，使血管狭窄、闭塞或破裂，以及斑块脱落堵塞远端血管，导致脑血管病的发生。

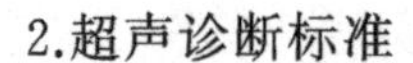

2.超声诊断标准

(1)颈动脉内膜增厚:颈动脉内膜中层厚度≥1.0 mm,颈动脉分叉处≥1.2 mm 作为内-中膜增厚的标准,是动脉粥样硬化的早期改变。

(2)颈动脉粥样硬化斑块:内膜中层厚度局限性增厚≥1.5 mm 时,称为斑块,斑块的大小、质地、形态变化,可造成不同程度的血管狭窄和血流动力学的改变。

(3)颈动脉狭窄:颈动脉狭窄在 60%以上,就应积极采取有效的治疗手段。颈内动脉狭窄>70%,可引起缺血性脑血管病的发生,外科治疗效果明显高于药物治疗。

(4)颈动脉闭塞:是在颈动脉狭窄的基础上发生的,颈内动脉或颈总动脉闭塞可造成一侧脑供血中断,产生一系列病理变化和临床改变(图 9-13)。

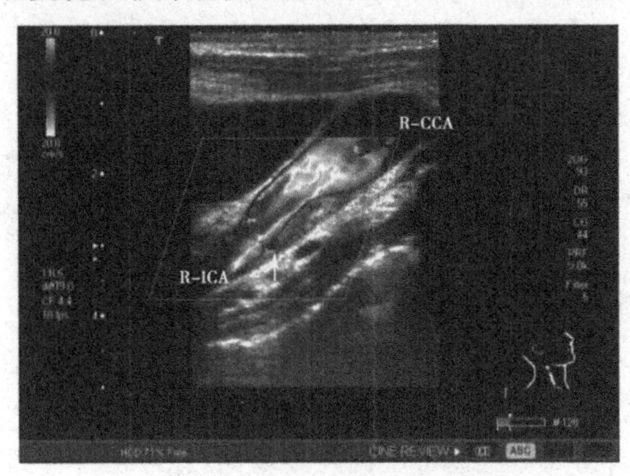

图 9-13 颈动脉粥样硬化超声诊断

(十四)冠心病

1.临床病理

冠心病全称为冠状动脉粥样硬化性心脏病,又称缺血性心脏病,是指冠状动脉粥样硬化或功能性痉挛使血管腔阻塞导致心肌缺血、缺氧而引起的心脏病。

2.超声诊断标准

(1)内膜增厚:左冠状动脉主干及右冠状动脉近端管腔内径为 3~6 mm,当管腔内径<3 mm或>6 mm者均为异常,而内膜增厚、回声增强且不均匀是冠状动脉粥样硬化的证据。

(2)节段性室壁运动异常:伴随着冠状动脉缺血的心肌缺血常导致左心室壁某个部位发生局限性的运动异常,它是切面超声心动图诊断冠心病的较特异性指标。

(3)心肌梗死:是指冠状动脉血供急剧减少或中断,使相应的心肌发生严重而持久的缺血、坏死,表现为室壁运动减弱、消失或矛盾运动,室壁变薄、室壁瘤形成、心功能不全等(图 9-14)。

(十五)下肢动脉硬化性闭塞症

1.临床病理

动脉硬化的病因至今仍无定论。目前认为高脂血症、高血压、糖尿病、吸烟及肥胖等通过引起血液中低密度脂蛋白水平增高,损伤内膜,将胆固醇带入动脉壁的平滑肌细胞内,使细胞增殖,形成泡沫细胞和斑块。同时,高血压使内膜对低密度脂蛋白的通透性增加,糖尿病引起高脂血症并伴有不明刺激使动脉中膜细胞增殖,吸烟主要使血液中一氧化碳增加,血小板聚集损伤动脉壁的细胞使动脉壁中脂质增加,以及肥胖为产生胰岛素抵抗的重要因素。在 2 型糖尿病,肥胖参与胰岛素抵抗机制,或独立地引起,或与糖尿病协同加重 2 型糖尿病的胰岛素抵抗。

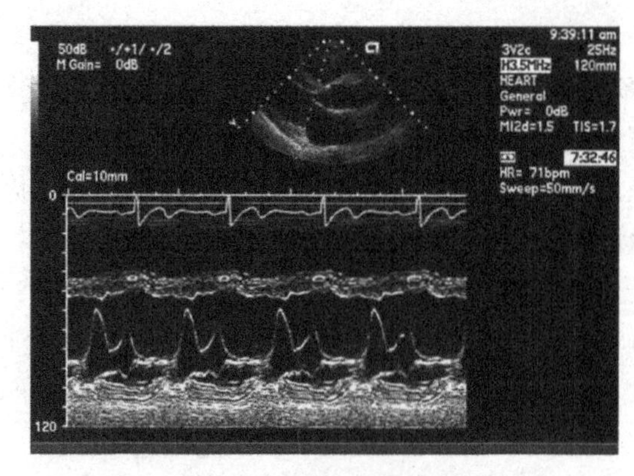

图 9-14　冠心病超声诊断

2.超声诊断标准

(1)病变部位的动脉内中膜增厚，回声增强，局部亦可弥漫性增厚；有斑块者可呈低回声或强回声团块伴声影，部位可局部亦可多处；若动脉闭塞，则灰阶超声显示管腔消失，腔内被中等不均匀回声所占据。

(2)若引起管腔变窄，则彩色多普勒显示彩色流道变细，流道边界不平整；若严重狭窄，则明显变细，迂曲，或呈断续状，血流颜色呈多彩镶嵌状；若动脉闭塞，则彩色多普勒不能显示血流流道，而狭窄远段血流颜色变暗。

(3)管腔轻度狭窄，收缩期峰值流速可不同程度增加，脉冲多普勒频谱形态仍呈三相波，曲线增宽；严重狭窄，可导致血流动力学明显改变，频谱形态呈单峰，反向血流消失，频窗减小或消失；动脉近乎闭塞，频谱形态显示单相低速波形，即收缩峰值流速减低，加速时间延长，反向血流消失(图 9-15、图 9-16)。

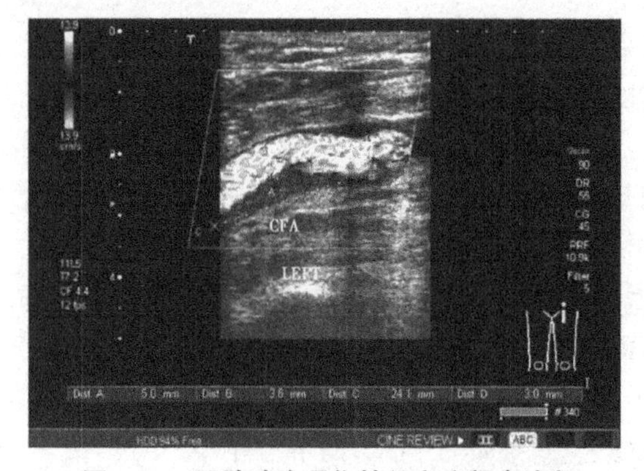

图 9-15　下肢动脉硬化性闭塞症超声诊断

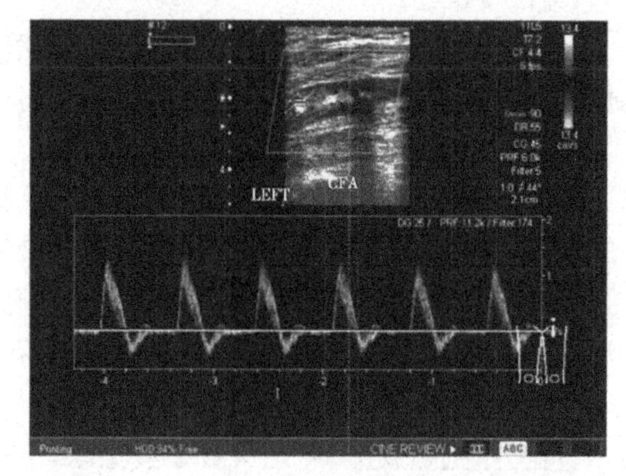

图 9-16　下肢动脉硬化性闭塞症超声诊断

(杨　莹)

第四节 健康体检项目及其临床意义

如今健康体检越来越普及，想保证自身健康指数的大多数朋友都会选择每年定期体检，但是大家清楚某些健康体检的项目和意义吗？了解了每个体检项目的具体内容及意义，才能让每次的健康体检更有意义，下面对于健康体检的项目和意义做全面的介绍。

一、一般情况

(一)身高

正常人体的身高随年龄变化也会有不同，从出生开始，男性到 25 岁左右，女性到 23 岁左右停止长高，从 40 岁开始男性的身高平均要降低 2.25%，女性平均要降低 2.5%，甚至一天中也会有 1～3 cm 的改变。影响身高的因素有很多，遗传因素较为普遍但也不是绝对，一个人后天的生活习惯，运动方式，都会影响到身高。国际上也有不同年龄段身高的计算方法，可适用于大多数人群。一般在常规检查中用身高增长来评定生长发育、健康状况和疲劳程度。

(二)体重

体重是反映和衡量一个人健康状况的重要标志之一。

(三)体质指数(BMI)

BMI＝体重(kg)/[身高(m)]^2。

正常体重：18.5≤BMI＜24。

超重：24≤BMI＜28。

肥胖：BMI≥28。

(四)血压

血管内的血液对于单位面积血管壁的侧压力。通常所说的血压是指动脉血压。

(1)理想血压：收缩压＜16.0 kPa(120 mmHg)、舒张压＜10.7 kPa(80 mmHg)。

(2)正常血压：收缩压＜18.7 kPa(140 mmHg)、舒张压＜12.0 kPa(90 mmHg)。

(3)血压升高：血压测值受多种因素的影响，如情绪激动、紧张、运动等；若在安静、清醒的条件下采用标准测量方法，至少 3 次非同日血压值达到或超过收缩压 18.7 kPa(140 mmHg)和(或)舒张压 12.0 kPa(90 mmHg)，即可认为有高血压。如果仅收缩压达到标准则称为单纯收缩期高血压。高血压绝大多数是原发性高血压，约 5%继发于其他疾病，称为继发性或症状性高血压，如慢性肾炎等。高血压是动脉粥样硬化和冠心病的重要危险因素，也是心力衰竭的重要原因。

(4)血压降低：凡血压低于 12.0/8.0 kPa(90/60 mmHg)时称低血压。低血压也可有体质的原因，患者自诉一贯血压偏低，患者口唇黏膜局部发白，当心脏收缩和舒张时则发白的局部边缘发生有规律的红、白交替改变即为毛细血管搏动征。

二、体格检查

（一）内科检查

1.脉搏

脉搏是心脏搏动节律在外周动脉血管的表现，检查的常用部位有桡动脉、颞动脉、足背动脉。其节律同心律。

2.胸廓

检查胸廓的前后、左右径，是否对称，有无扁平胸、桶状胸、鸡胸，有无胸椎后凸（驼背）、侧弯，有无呼吸困难所致“三凹征”等。

3.肺部

肺部主要检查气管是否居中，呼吸动度、呼吸音是否正常，有无过清音、实音，有无干湿啰音、胸膜摩擦音，并叩诊肺下界，初步诊断肺炎、慢性支气管炎、肺气肿、气胸、胸腔积液等。

4.心率

心脏搏动频率，正常为60～100次/分；＞100次/分为心动过速；＜60次/分为心动过缓。

5.心界

用叩诊法在前胸体表显示出的心脏实音区，初步判断心脏大小及是否存在左、右心室肥大。

6.心律

心脏搏动节律。正常为窦性心律，节律规整，强弱一致，且心率在正常范围。否则为心律失常，常见异常心律有期前收缩、二或三联律、心房颤动等。

7.杂音

血流在通过异常心脏瓣膜时发出的在第一、第二心音以外的声音。根据杂音发生时限可分为收缩期或舒张期杂音；根据杂音强弱可分为6级杂音；根据杂音所在听诊区可确定某处瓣膜病变。正常心脏无杂音或仅闻及一到二级收缩期杂音。三级以上收缩期或舒张期杂音均视为异常。瓣膜病变的确诊须行心脏彩超检查。

8.腹部压痛

正常腹部触诊为柔软、无压痛、无反跳痛、无包块。如有压痛应考虑所在部位病变。腹部以九分法分区，腹部分区相对应的器官如下。①右上腹：肝、胆、十二指肠、结肠肝曲。②上腹部：胃、横结肠、胰。③左上腹：脾、胰尾，结肠脾曲。④右侧腹：右肾、右输尿管、升结肠。⑤中腹部：小肠。⑥左侧腹：左肾、左输尿管、降结肠。⑦右下腹：回盲部（阑尾）、右输尿管。⑧下腹部：膀胱。⑨左下腹：左输尿管、乙状结肠。

9.肝脏

肝脏呈楔形位于右上腹，上界为右锁骨中线第5肋间，下界于剑突下＜3 cm，右肋缘下不能触及质地柔软，边缘锐，无结节，无压痛。肝脏主要功能为糖类、蛋白质、脂肪代谢场所；分泌胆汁；并有防御及解毒功能。肝脏有疾病时其上下限可发生改变。

10.脾脏

脾脏位于左上腹，正常于左肋下不能触及。其主要功能为处理衰老红细胞及血小板，并能储存血液。如脾大常为肝脏、血液、免疫系统疾病。

11.肾脏

肾脏呈半圆形，左右各一，位于腰椎两侧肋脊角。主要功能是产生尿液，调节体液，排泄代谢废物。如有病变常表现肾区叩痛。

12.肿块

医师可通过视、触、叩、听的检查方法初步判断有无腹部包块,并提出进一步检查的建议。

(二)外科检查

1.淋巴结

人体皮下有许多表浅淋巴结群,其主要分布在头颈部、腋下、腹股沟,这些淋巴结汇集相应皮肤表层淋巴液。淋巴结是人体防御器官,将淋巴液中有害物质吞噬清除。当淋巴结肿大、有压痛时常表示相应区域有病变。

2.甲状腺

甲状腺呈蝶形,位于颈前气管甲状软骨两侧,其分泌的甲状腺素对人体新陈代谢起重要作用。正常甲状腺外观不明显,不可触及,无血管杂音,无结节。甲状腺常见病变有单纯性肿大、甲状腺炎、甲亢、甲状腺功能减退症(简称甲减)、甲状腺腺瘤、甲状腺囊腺瘤,极少数有癌症。

3.脊椎

人体脊柱由32个椎体相互连接从头后枕骨大孔直至臀部尾骨,其中颈椎7个,胸椎12个,腰椎5个,骶椎5个,尾椎3个。正常脊柱无侧弯,有4个生理弯曲:颈、腰椎稍前凸;胸、骶椎稍后凸。胸椎和骶椎无活动度,颈椎和腰椎具有一定的活动度,不注意保护易造成损伤如颈椎病、腰椎间盘突出等。组成人体脊柱的32个椎体的椎弓相连形成椎管,穿行其内的脊髓是神经传导的重要组成部分,自椎间孔发出周围神经控制躯干及四肢的运动和感觉。故脊椎病变还可表现周围神经损伤的症状。

4.四肢

注意患者步态,检查上下肢有无畸形、外伤、感染、活动障碍及水肿等。

5.关节

检查有无关节畸形、红、肿、热、痛及活动障碍等。

6.皮肤

检查皮肤颜色:苍白、发红、发绀、黄染及色素;有无皮疹,如斑疹、丘疹、荨麻疹等;有无脱屑;有无皮肤出血,如瘀点、瘀斑;有无肝掌、蜘蛛痣、水肿、皮下结节及瘢痕等。

7.外周血管

有无下肢静脉曲张,有无动脉血管搏动减弱或消失。

(三)眼科检查

1.视力

常使用远视力表(在距离视力表5 m处)及近视力表(在距离视力表33 cm处),两表均能看清1.0视标者为正常视力。近视力检查能了解眼的调节功能,配合远视力检查可初步诊断屈光不正(包括散光、近视、远视)、老视或器质性病变(如白内障、眼底病变)。

2.辨色力

辨色力可分为色弱和色盲两种,可分为先天性和后天性。先天性以红绿色盲最常见;后天性多由视网膜病变、视神经萎缩和球后神经炎引起。

3.外眼

外眼包括眼睑、泪器、结膜、眼球位置和眼压的检查。

4.内眼

内眼包括角膜、前房、虹膜、瞳孔、晶状体、玻璃体和眼底的检查。常见疾病有角膜炎、青光眼、白内障、视网膜病变等。

(四)耳鼻喉科检查

1.耳

检查外耳(耳郭、外耳道)、中耳(鼓膜)、乳突、听力。常见疾病有外耳道疖肿、中耳炎、鼓膜穿孔、胆脂瘤和听力减退等。

2.鼻

检查鼻外形、鼻腔(鼻甲、鼻黏膜、鼻中隔、鼻腔分泌物)、鼻窦(上颌窦、额窦、筛窦等)。常见疾病有鼻中隔偏曲、鼻炎、鼻出血、鼻息肉、鼻甲肥大、鼻甲萎缩和鼻窦炎等。

3.咽

咽分为鼻咽、口咽及喉咽部。常见疾病有咽炎、扁桃体炎、扁桃体肿大和鼻咽癌等。

4.喉

检查声带和会厌。常见疾病有喉炎、声带小结、会厌囊肿、声带麻痹和喉癌等。

(五)口腔科检查

1.牙齿

牙齿主要是检查有无龋齿、残根、缺齿等。

2.黏膜

口腔黏膜及腺体有无异常。

3.牙周

牙龈、牙周及下颌关节有无异常。

(六)妇科检查

1.外阴部

已婚妇女处女膜有陈旧性裂痕,已产妇处女膜及会阴处均有陈旧性裂痕或会阴部可有侧切伤痕。必要时医师会嘱患者向下屏气,观察有无阴道前后壁膨出、子宫脱垂或尿失禁等。

2.阴道

阴道壁黏膜色泽淡粉,有皱襞,无溃疡、赘生物、囊肿、阴道隔及双阴道等先天畸形。

3.子宫颈

子宫颈糜烂的分度(轻、中、无),宫颈肥大的程度,以及赘生物的大小、位置等。

4.子宫及附件

子宫位置,有无肌瘤。卵巢及输卵管合称“附件”,有无囊肿。

三、实验室检查

(一)糖尿病筛查

1.空腹血糖

空腹血糖即空腹时血液中的葡萄糖浓度。葡萄糖是供给人体能量最重要的物质,它在血中的浓度受肝脏、胰岛素及神经系统等的调节,保持在正常范围内。参考范围:3.8～6.1 mmol/L,若≥7.0 mmol/L(126 mg/dL)应考虑为糖尿病,如血糖超过肾糖阈(9 mmol/L)即可出现尿糖。如果长时间的糖尿病未治疗,可能引起心脏血管、脑血管、神经系统、眼底病变及肾脏功能障碍等并发症。此外，血糖增高还可见于内分泌疾病（肢端肥大症、皮质醇增多症、甲亢、嗜铬细胞瘤、胰高血糖素瘤），应激性高血糖（如颅脑损伤、脑卒中、心肌梗死），药物影响（口服避孕药）；亦可见于生理性增高（如饱食后、高糖饮食、剧烈运动、情绪紧张）。

2.餐后2小时血糖

当空腹血糖稍有升高时，需做餐后2小时血糖测定，它是简化的葡萄糖耐量试验，可以进一步明确有无糖尿病。若餐后2小时血糖值界于7.8～11.1 mmol/L(140～200 mg/dL)，应考虑为糖耐量降低，表示体内葡萄糖代谢不佳，可能存在胰岛β细胞分泌胰岛素功能减退或胰岛素抵抗，应予以饮食和运动治疗。若≥11.1 mmol/L(200 mg/dL)，就可诊断为糖尿病，应进一步咨询糖尿病专科医师。

3.糖化血红蛋白

糖化血红蛋白是血糖与血红蛋白的结合产物，由于糖化过程非常缓慢，一旦形成不易解离，故反映的是在检测前120天内的平均血糖水平，而与抽血时间，患者是否空腹，是否使用胰岛素等因素无关，不受血糖浓度暂时波动的影响。对高血糖特别是血糖、尿糖波动较大的患者有独特的诊断意义，也是判定糖尿病各种治疗是否有效的良好指标。糖化血红蛋白的测定结果以百分率表示，指的是和葡萄糖结合的血红蛋白占全部血红蛋白的比例。

糖化血红蛋白正常值为4%～6%。①<4%：控制偏低，患者容易出现低血糖；②6%～7%：控制理想；③7%～8%：可以接受；④8%～9%：控制不好；⑤>9%：控制很差，是糖尿病并发症发生发展的危险因素。慢性并发症包括糖尿病性肾病、动脉粥样硬化、白内障等，并有可能出现酮症酸中毒等急性并发症。

4.糖尿病风险评估

通过汗腺离子密度的测定来分析自主神经病变的程度，检测出胰岛素抵抗的病变程度，判断出糖尿病并发症患病风险。

（二）血流变检测

血液流变学是研究血液中各种成分的流变规律。当血液的流动性和黏滞性（即黏稠度）发生异常时，可出现血流缓慢、停滞和阻断，可致血液循环障碍，组织缺血缺氧，引起一系列的病理变化。临床常见的与血黏度增高有关的疾病有高脂血症、冠心病、高血压病、糖尿病、动脉粥样硬化、脑血栓、心力衰竭、急性肾炎、肾病综合征、慢性肾衰竭、急性肾衰竭等。例如，血液中脂蛋白和胆固醇增加，可使血液黏稠度增加，血流速度减慢，血管内皮损害，血管壁内膜粗糙，形成粥样硬化，造成血管弹性变差，易导致血栓形成。此外，吸烟、超重（肥胖）也是血栓性疾病的发病因素。因此，检测全血黏度、血浆黏度、红细胞变性的临床意义，要结合患者具体情况综合判断。

（三）血常规

血常规检查项目及临床意义见表9-1。

表9-1 血常规检查项目及临床意义

项目	参考值	临床意义
红细胞	男：$(4.0\sim5.5)\times10^{12}/L$ 女：$(3.5\sim5.0)\times10^{12}/L$	升高：生理性增高见于禁（脱）水、重体力劳动、妊娠、高原居住。病理性增高见于真性红细胞增多症，各种先天性心脏病、慢性肺疾病、异常血红蛋白病 降低：各种贫血，如再生障碍性贫血、营养不良、阵发性睡眠性血红蛋白尿、溶血、失血如消化道出血、功能子宫出血、痔疮、外伤

续表

项目	参考值	临床意义
血细胞比容	男:0.40～0.50 女 0.37～0.48	升高:可能有脱水或红细胞增多症 降低:可能有贫血,但贫血程度与红细胞数不一定平行,有助于贫血分型
平均红细胞体积	80～100 fl	升高:见于缺乏维生素 B_{12} 和叶酸的贫血,如巨幼红细胞性贫血、口服避孕药、停经妇女及老人。 降低:见于缺铁性贫、中海性贫血及慢性疾病造成的贫血
血红蛋白	男:120～160 g/L 女:110～150 g/L	同红细胞计数。但不同性质的贫血,红细胞数量与血红蛋白数量不一定平行
血小板	$(100\sim300)\times10^9$/L	升高:骨髓增生异常综合征、脾切除后、急性大出血、血小板增多症等 降低:骨髓生成障碍和体内消耗过多。常见于再生障碍性贫血、放射病、骨髓原发和转移性肿瘤、急性白血病、血小板减少性紫癜、脾亢及药物等
白细胞计数	$(4.0\sim10.0)\times10^9$/L	升高:急性细菌感染,极度增高则可能存在白血病 降低:病毒感染、射线照射、药物化疗、再生障碍性贫血、脾功能亢进等

（四）冠心病危险因素检测指标

同型半胱氨酸(HCY):HCY 水平升高与遗传因素和营养因素有关。现认为 HCY 反应性的增高是引起血管壁损伤的重要因素之一,它与心肌梗死和心绞痛的发生率和死亡增高有关。目前,国内外逐渐把它作为心血管疾病临床常规检查指标。

超敏 C 反应蛋白(hs-CRP):hs-CRP 是用高灵敏度的方法检测的血浆 C 反应蛋白水平,大量研究证实,hs-CRP 可能是比低密度脂蛋白胆固醇更有效的独立的心血管疾病预测指标。个体 hs-CRP 的观测值应取两次(最好间隔 2 周)检测的平均值。hs-CRP 可对表观健康的人群预示未来发生脉管综合征的可能性,对急性冠脉综合征患者则是预后指标。心肌梗死后的 hs-CRP 水平预示未来冠心病的复发率和死亡率,和梗死面积无关。

（五）胃蛋白酶原检测

胃蛋白酶原(PG)分为Ⅰ、Ⅱ两个亚型。目前普遍认为萎缩性胃炎是很重要的癌前病变,在癌症的发病机制中起着至关重要的作用。PGⅠ/PGⅡ可作为萎缩性胃炎的标志物,实现对于胃癌高风险人群的识别。PGⅠ降低对检出胃癌相对不够敏感,但如果与 PGⅠ/PGⅡ比值相结合,则检出胃癌的灵敏度(64%～80%)和特异性(70%～84%)都大大提高,可用于胃癌普查。目前,日本专家一般建议用 PGⅠ≤70 ng/mL 和 PGⅠ/PGⅡ≤3.0 作为入选标准。

（六）骨代谢指标

1.甲状旁腺激素

甲状旁腺激素是由甲状旁腺主细胞分泌而来。其生理作用主要是升高血钙、降低血磷,调节钙离子水平。通常,血浆钙离子水平与血浆甲状旁腺激素水平成反比。测定甲状旁腺激素对鉴别高钙血症和低钙血症上具有一定的价值,同时对甲状旁腺疾病的诊断及血液透析的监测都有重要意义。

参考值范围：0.1～1.8 μg/L(RIA 法)。

升高见于：①原发性甲状旁腺功能亢进症、假性特发性甲状旁腺功能低下；②继发性甲状旁腺功能亢进症、慢性肾衰竭、单纯甲状腺肿；③甲状腺功能亢进症、老年人、糖尿病性骨质疏松、异位甲状旁腺激素分泌综合征；④药物或化学性，如磷酸盐、降钙素、氯中毒等。

降低见于：①特发性甲状旁腺功能减退症、低镁血症性甲状旁腺功能减退症，由于甲状旁腺激素分泌减少引起低钙血症；②非甲状腺功能亢进性高钙血症，如恶性肿瘤、结节病、维生素 D 中毒、甲状腺功能亢进症及其他由于高钙血症抑制甲状旁腺激素分泌。

2.25-羟基维生素 D

维生素 D 又称抗佝偻病维生素，是类固醇衍生物，属脂溶性维生素。维生素 D 主要包括维生素 D_2(又称麦角钙化醇)及维生素 D_3，在体内主要的储存形式为 25-羟基维生素 D，其在血液中的含量是具有活性的 1，25-双羟基维生素 D 的 1 000 倍。其生物学作用主要包括：①促进小肠钙吸收；②促进肾小管对钙、磷的重吸收；③调节血钙平衡；④对骨细胞呈现多种作用；⑤调节基团转录作用。

参考值范围：47.7～144.0 nmol/L(酶联免疫法)。

维生素 D 缺乏常见于以下几种。①骨质软化症：表现为骨质软化，腰腿部骨疼痛、易变形等；②骨质疏松症：常见于老人，由于其肾功能降低，胃肠吸收欠佳，户外活动减少，影响骨钙化可发生自发性骨折；③佝偻病。

维生素 D 过多常由于过量摄入维生素 D 引起。其主要毒副作用是血钙过多，早期征兆主要包括痢疾或者便秘、头痛、食欲缺乏、头昏眼花、走路困难、肌肉骨头疼痛，以及心律失常等。晚期症状包括发痒、骨质疏松症、体重下降、肌肉和软组织石灰化等。严重可引起肾、脑、肺、胰腺等脏器有异位钙化灶和肾结石。

(七)尿常规

检查项目包括尿糖、尿酮体、尿胆原、尿比重、尿蛋白、尿红细胞、尿白细胞、尿酸碱度、尿胆红素、尿亚硝酸盐。

(八)大便常规

检查项目包括大便的颜色、形态、细胞、潜血试验、粪胆素、粪胆红素。

四、影像学检查

(一)心电图

心电图是诊断心血管疾病最常用的辅助手段。分析各波形出现的顺序及基线水平的变化可为诊断各种心脏疾病或全身疾病提供线索。P 波为心房兴奋产生；QRS 波为心室所形成；T 波为心室激动恢复（复极）的结果；P-R 间期代表激动由心房传到心室时所需的时间，正常值为 0.12～0.20 秒，当 P-R 间期延长时提示房室间传导障碍；QRS 间期为心室除极时间，正常应在 0.08 秒以内，Q-T 间期代表心室复极的时间，在某些疾病时 Q-T 间期可明显延长。

可用心电图诊断的疾病包括以下几种。①心律失常：如房性及室性期前收缩、室性及室上性心动过速、病态窦房结综合征、房室及室内传导阻滞。其主要表现为 P、QRS 波群出现的顺序及形态，节律的异常及 P-R 段的延长或 P、QRS 波无固定关系。②心肌梗死：主要表现为异常 Q 波及 ST 段的上移，T 波倒置等。③冠心病心绞痛：主要表现为 ST 段下移和 T 波倒置或低平。④药物中毒或电解质紊乱：可表现为 QRS 波增宽，Q-T 间期延长及巨大 U 波等。⑤心包积液：

表现为肢体导联低电压。

心电图与运动试验相结合称为运动心电图，主要用于诊断冠心病及某些心律失常，如窦性心动过缓及室性心动过速。平时心电图正常者，若运动后出现 ST 段压低则为冠心病的临床诊断提供了重要依据。

(二)胸部 X 线

1.肋骨计数

数肋骨是看片的基础，看片时常常是以肋骨作为标志。正常胸部 X 线片肋骨从后上向前下数，第1肋与锁骨围成一个类圆形的透亮区，这一部分也是肺尖所在的区域，两侧对比有利于发现肺尖的病灶。

2.判断肺纹理是否正常

一侧肺野从肺门到肺的外周分为三等份，分别称为肺的内、中、外带，正常情况下肺内中带有肺纹理，外带无，如果外带出现了肺纹理则有肺纹理的增多，反之内中带透亮度增加则肺纹理减少。对肺内、中、外带的区分还有一个意义，那就是对肺气肿时肺压缩的判断，一般来说肺内、中、外带占肺的量分别为 60%、30%、10%。

3.纵隔与肺门

肺门前方平第 2～4 肋间隙，后平对第 4～6 胸椎棘突高度，在后正中线与肩胛骨内侧缘连线中点的垂直线上。关于纵隔主要是判断是否有移位。

4.心脏

心脏后对第 5～8 胸椎，前对第 2～6 肋骨，心胸比<0.5。主动脉结是主动脉弓由右转向左突出于胸骨左缘的地方，它平对左胸第 2 肋软骨。肺动脉段位于主动脉结下方，对判断肺动脉高压很有意义。

5.膈肌和肋膈角

一般右肋膈顶在第 5 肋前端至第 6 肋前间水平，由于右侧有肝脏的存在，右膈顶通常要比左侧高 1～2 cm。意义：胸腔或腹腔压力的改变可以改变膈肌的位置，如气胸时膈位置可以压低；膈神经麻痹出现矛盾呼吸。正常的肋膈角是锐角，如果肋膈角变钝角则提示胸腔有积液或积血存在。一般地说，若肋膈角变钝，则提示有积液 300 mL；若肋膈角闭锁，则提示有积液 500 mL。

6.乳头位置

男性乳头一般位于第 4 肋前间，女性乳头位置可较低，两侧不对称的乳头阴影易误诊为结节病灶。

7.判断病灶来自肺内或胸膜腔

一般来说如果病灶大部分在肺内则病灶来自肺内；可以结合侧位 X 线片来判断，同时 CT 可以精确鉴别。

(三)骨密度检查

检测部位为腰椎 L_1～L_4、髋关节及股骨颈。骨密度测定是目前诊断早期骨质疏松最敏感的特异指标。

(四)经颅多普勒

经颅多普勒是检测颅内、外血管病变的无创伤性新技术，是目前诊断脑血管疾病的必备设备。经颅多普勒在临床上主要应用于高血压病；此外，尚可用于脑血管疾病，包括脑动脉硬化症、脑供血不足、脑血管狭窄及闭塞等；以及椎动脉及基底动脉系统疾病等。还可应用于临床疾病的病因学诊断，包括头痛、头晕、眩晕、血管性头痛、功能性头痛、神经症、偏头痛等，并可用于脑血管疾病治疗前后的疗效评价等方面。

五、特殊检查

（一）呼气试验

1.^{13}C 呼气试验

它是敏感性和特异性都较高的无创性检测方法；能方便、快捷地反映出胃内幽门螺杆菌感染的情况，且无放射性，广泛适用于各种人群，尤其是老年人及患高血压、心脏病等不能耐受胃镜检查者；并能监测幽门螺杆菌经治疗后的效果。

2.^{14}C 呼气试验

^{14}C 呼气试验对上消化道疾病中胃幽门螺杆菌感染的检出率具有诊治意义。

（二）女性 TCT 检查

TCT 是液基薄层细胞检测的简称，TCT 检查是采用液基薄层细胞检测系统检测宫颈细胞并进行细胞学分类诊断，它是目前国际上最先进的一种子宫颈癌细胞学检查技术，与传统的宫颈刮片巴氏涂片检查相比明显提高了标本的满意度及宫颈异常细胞检出率。

（三）人乳头瘤病毒（human papilloma virus，HPV）检查

HPV 检查主要检测是否携带有 HPV。HPV 某些分型具有高度致子宫颈癌危险。HPV 包括 HPV 6、11、42、43、44 等类型，常引起外生殖器湿疣等良性病变包括宫颈上皮内低度病变（CINⅠ），高危险型 HPV 包括 HPV 16、18、31、33、35、39、45、51、52、56、58、59、68 等类型，与子宫颈癌及宫颈上皮内高度病变（CINⅡ/Ⅲ）的发生相关，尤其是 HPV 16 和 HPV 18 型。不属于此范围，都属于正常。妇女感染 HPV 后，有 30%～50%的妇女出现宫颈上皮细胞的轻度病变，但大部分妇女会在清除病毒后 3～4 个月时间内转为正常，所以如果在这段时间内同时检查 HPV 和细胞学，会出现 HPV 阴性而细胞学为异常的现象。

（四）动脉硬化检测

脉搏波传播速度、踝臂血压指数。

1.意义

通过脉搏波传播速度、踝臂血压指数异常，诊断下肢动脉疾病，常提示可能存在全身动脉粥样硬化疾病。及时进一步检查、通过改变不良生活习惯及药物治疗等方式进行干预，避免将来重大心脑血管疾病的发生。

2.适用人群

（1）年满 20 周岁以上。

（2）已被诊断为高血压（包括临界高血压）、高脂血症、糖尿病（包括空腹血糖升高和糖耐量异常）、代谢综合征、冠心病和脑卒中者。

（3）有早发心脑血管疾病家族史、肥胖、长期吸烟、高脂饮食、缺乏体育运动、精神紧张或精神压力大等心脑血管疾病高危因素者。

（4）有长期头晕不适的症状尚未明确诊断者；有活动后或静息状态下胸闷、心悸等心前区不适症状尚未明确诊断者。

3.不适于检查的人群

(1)外周循环不足(有急性低血压、低温)。

(2)频发心律失常。

(3)绑袖捆绑位置局部表皮破损、外伤。

(4)正在静脉注射、输血、血液透析行动静脉分流的患者。

(五)人体成分分析

对身体脂肪比例和脂肪分布进行测定可以对身体进行健康检查及老年病,如高血压、动脉硬化和高血脂的筛查诊断。另外,它还可以广泛应用于肥胖的诊断、营养状态评估、康复治疗后肌肉物质的变化、身体平衡、物理治疗、透析后体内水分改变和激素治疗后身体成分改变的评估。通过人体成分分析仪的分析检测,可以找到身体状况改善的轨迹;查找健康隐患,为体检者提供保持健康的建议和知识。对细胞内外液的质量及比例进行分析,尤其适合儿童青少年生长发育过程中的监控。

(杨 莹)

第十章　重症医学科护理

第一节　危重患者的基础护理

一、危重患者基础护理要求

凡入重症监护室(intensive care unit,ICU)的患者至少为一级护理。为危重患者做好基础护理是防止各种并发症,决定总体治疗成功与否的基本条件。ICU 护士一律在患者床头交接班,因仪器使用条件及治疗用药繁杂多变,交班必须详细、完整。

二、各种危重症监护患者的基础护理技术

(一)重症卧床患者床单位的清洁整理

1.目的

使病床平整无皱褶,患者睡卧舒适,保持病室整齐划一。

2.操作准备

(1)患者准备:病情稳定,允许整理或更换床单且能主动配合。

(2)用物准备。①卧床患者床整理用物:床刷、扫床巾,必要时备便器。②卧床患者床更换床单用物:清洁的大单、中单、被套、枕套、床刷、扫床巾、污物袋,需要时备衣裤。

3.操作要点

(1)卧床患者床整理法。①核对解释:携用物至床旁,向患者解释,以取得合作。②移开桌椅:若病情许可,放平床头及床尾支架,移开床旁桌椅。③清扫床单:松开床尾盖被,协助患者翻身背向护士,松开近侧各单,用床刷套上湿的扫床巾分别扫净中单、橡胶单,依次搭在患者身上,再自床头至床尾扫净大单,注意枕下及患者身下部分彻底扫净,将各单逐层拉平铺好。协助患者翻身至近侧并躺稳,护士转至对侧,同法逐层扫净并拉平铺好。④整理盖被:患者仰卧,将被套与棉胎同时拉平,叠成被筒,为患者盖好。取出枕头,揉松后放回患者头下。⑤整理用物:还原床旁桌、椅。扫床巾集中消毒清洗。

(2)卧床患者床更换床单法。①安置用物:将清洁被服按更换顺序放于床尾椅上。②更换床单:铺床单,松开床尾盖被,协助患者侧卧背向护士,枕头随患者翻身移向对侧;松开近侧各层床

单，将中单卷入患者身下，扫净橡胶中单，搭于患者身上，再将污染大单卷入身下，扫净褥垫上的渣屑；将清洁大单的中线与床的中线对齐，一半塞于患者身下，靠近侧的半幅大单自床头、床尾、中间按序铺好；放平橡胶中单，铺上清洁中单，一半塞于患者身下，近侧中单连同橡胶中单一起塞于床垫下。铺对侧，协助患者侧卧于铺好的清洁大单上，面向护士；护士转至对侧，将污染中单卷起撤出，扫净橡胶中单，搭于患者身上，将污染大单卷起，连污中单一同放于污物袋中；扫净褥垫上的渣屑，依次将清洁大单、橡胶中单、中单逐层拉平，一起塞于床垫下，协助患者取仰卧位。③更换被套：取出棉胎，解开盖被尾端带子，被套的尾端打开约1/3，将棉胎在污被套内竖叠三折后按“S”形折叠拉出放在床尾的椅子上。套被套，以清洁被套正面向外铺于患者身上；将棉胎套入清洁被套内，拉平已套的棉胎与被套，并系上被套尾端带子，卷出污染被套放入污物袋内。将盖被叠成被筒，尾端向内折叠与床尾齐，并塞于床尾的床垫下。④更换枕套：一手托起患者头部，另一手迅速取出枕头，更换枕套后，再放回患者头下。⑤整理用物：协助患者取舒适卧位，必要时拉起床挡，还原床旁桌、椅，清理用物，整理床单位。

4.注意事项

(1)若监护室中有治疗操作或有患者进餐，不宜整理床铺。

(2)操作时，动作应轻稳、节力，不宜过多翻动和暴露患者，避免受凉，防止患者翻身时坠床。

(3)病床应用湿式清扫，一床一巾用后均需消毒。

(二)口腔护理技术

1.目的

(1)保持口腔清洁、湿润，预防口腔感染及其他并发症，使患者感到舒适。

(2)防止口臭、牙垢，促进食欲。

(3)观察口腔黏膜、舌苔的变化、口腔气味，提供病情变化的动态信息。

2.操作准备

(1)患者准备：了解口腔护理的目的，愿意合作，有安全感。

(2)用物准备。①治疗盘内置：治疗碗(内盛含有漱口溶液的棉球约16个、弯血管钳、镊子)治疗巾、弯盘、压舌板、纱布、棉签、吸水管、漱口杯、手电筒，需要时可备张口器。②外用药：如液状石蜡、冰硼散、锡类散、西瓜霜、金霉素甘油、制霉菌素甘油等。③常用漱口溶液及作用：见表10-1。

表10-1　常用漱口溶液及作用

名称	作用
生理盐水	清洁口腔，预防感染
多贝尔溶液(复方硼酸溶液)	轻微抑菌，除臭
1%～3%过氧化氢溶液	遇到有机物时，放出新生氧，抗菌除臭
2%～3%硼酸溶液	为酸性防腐剂，抑菌
1%～4%碳酸氢钠溶液	为碱性防腐剂，抑菌
0.02%呋喃西林溶液	清洁口腔，广谱抗菌
0.1%醋酸溶液	用于铜绿假单胞菌感染
0.08%甲硝唑溶液	适用于厌氧菌感染

3.操作要点

(1)核对解释:携用物至床旁,核对并向患者及家属解释。

(2)安置体位:协助患者侧卧或头偏向护士,铺治疗巾于患者颌下及胸前,置弯盘于口角旁。

(3)观察口腔:湿润口唇、口角,观察口腔黏膜有无出血、溃疡等,对长期使用激素、抗生素的患者,应观察有无真菌感染。昏迷、牙关紧闭及无法自行开口的患者,可用张口器。若光线不足,可使用手电筒辅助,再以压舌板由患者口腔侧面轻轻置入。

(4)取下义齿:取下活动义齿,先取上面义齿,后取下面义齿,并放置容器内用冷水冲洗刷净,待口腔护理后戴上或浸入冷水中保存。

(5)擦洗口腔:协助患者用温水漱口(昏迷患者除外)。嘱患者咬合上下齿,用压舌板轻轻撑开一侧颊部,用弯血管钳夹含有漱口液的棉球由内向外(磨牙至切牙)纵向擦洗;同法擦洗对侧。每擦一个部位,更换一个棉球。嘱患者张口,依次擦洗一侧牙齿的上内侧面、上咬合面、下内侧面、下咬合面,再弧形擦洗颊部。同法擦洗另一侧。再依次擦洗舌面及硬腭部。勿触及咽部,以免引起患者恶心。

(6)漱口涂药:意识清醒者用吸水管吸漱口水漱口,用治疗巾拭去患者口角处水渍。口腔黏膜如有溃疡、真菌感染,酌情涂药于患处,口唇干裂者可涂液状石蜡。

(7)整理用物:协助患者取舒适卧位,清理用物,整理床单。

4.注意事项

(1)操作时动作要轻,以免损伤口腔黏膜及牙龈。

(2)需用张口器时,应从臼齿处放入,不可用暴力助其张口。

(3)为昏迷患者清洁口腔时,棉球需夹紧每次一个,棉球不可过湿,防止将漱口液吸入呼吸道,并不予漱口。

(4)每天进行口腔护理2～3次。

(5)患者若有活动义齿要取下,浸于冷水中,并于每晨更换清水1次。

(6)操作完毕后记录口腔护理日期、时间、口腔局部用药的名称,护士签名。

(三)床上擦浴

1.目的

(1)使患者清洁、舒适,预防皮肤感染。

(2)促进皮肤血液循环,预防压疮。

(3)观察和了解患者的一般情况,满足其身心需要。

2.操作准备

(1)患者准备:让患者及家属了解擦浴的目的及步骤,并能主动配合。

(2)用物准备。①治疗盘内置:毛巾2条、肥皂、浴巾、梳子、小剪刀、50%乙醇、清洁衣裤和被服、爽身粉。②治疗车下置:脸盆、热水桶(水温47～50 ℃,并根据年龄、季节、生活习惯增减水温)、污水桶、便盆等。③女患者备会阴冲洗物:弯盘、长镊子、大棉球数个。

3.操作要点

以女患者为例。

(1)备齐用物携至床旁,做好解释,询问需要。

(2)热水桶、污水桶放于床旁,移开桌椅,备好脸盆、水,毛巾、肥皂。调整患者为舒适体位并易于擦洗。将毛巾叠成手套状,包在手上。

(3)为患者擦洗脸部及颈部:浴巾铺于颈前,松开领口,依次擦洗眼(由内向外擦拭)、额、鼻翼、面颊部、嘴部、耳后直至颌及颈部。

(4)为患者脱下上衣,在擦洗部位下面铺上浴巾,按顺序擦洗两上肢、胸腹部。先用涂肥皂的湿毛巾擦洗,再用湿毛巾擦净肥皂,清洗拧干毛巾后再擦洗,最后用浴巾擦干。协助患者侧卧,背向护士,依次擦洗颈、背、臀部。擦洗毕,可在骨突处用50%酒精做按摩。为患者换上清洁上衣。

(5)清洗会阴部:脱下裤子,腿用盖被包裹,便盆放于臀下,倾倒温开水自阴部流过,同时用长镊子夹大棉球自上而下分别擦洗两侧阴唇,最后用棉球自阴阜擦向肛门,边擦边冲洗,洗毕用纱布将流水擦干,将镊子置于弯盘,撤去便盆。

(6)更换温水及毛巾后,擦洗双下肢,用温水泡洗双脚擦干,再为患者换上清洁的裤子。

(7)梳头,需要时修剪指甲、更换床单,整理好床单位,清理用物,放回原处。

4.注意事项

(1)床上擦浴时间不超过20～30分钟。

(2)每擦洗一处,均在下面垫浴巾,避免弄湿床铺,注意擦净腋窝、脐部、腹股沟等皱褶处。

(3)擦洗动作要敏捷,减少翻身和暴露,以免患者受凉。按摩时可适当用力,不宜过重。

(4)擦洗过程中注意观察病情,若患者出现寒战、面色苍白等情况时,应立即停止擦浴,给予适当处理。

(5)操作前后测量记录生命体征,记录任何异常的皮肤发现。

(四)排痰

1.目的

(1)清除咽、喉、气管内分泌物,保持呼吸道通畅。

(2)避免或解除痰液窒息,防止吸入性肺部感染。用物准备电动吸痰器、吸痰用物(吸痰导管、玻璃接头、镊子、压舌板、开口器、牙垫、纱布、手套、治疗碗、生理盐水)。

2.操作要点

(1)协助排痰法:摇高床头,使患者处坐位,护士立于患者左侧,左手扶住患者肩部,右手呈杯状有规律地自下而上叩打患者两侧背部,手腕用力要适当,避免叩打脊柱部,叩打约30秒;然后嘱患者做深呼吸约5次,最后一次深吸气后嘱患者屏气,护士立即用右手扶住患者肩部,左手示指与中指并拢触摸患者气管,刺激其咳嗽将痰排出(图10-1)。

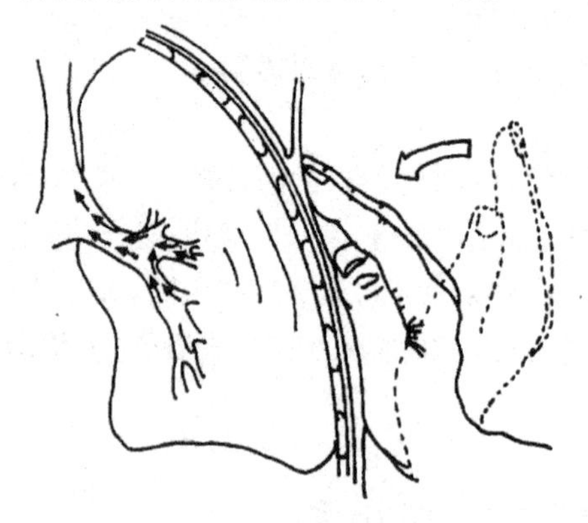

图10-1 胸背部扣打法

(2)负压吸痰法:①插上电源,将吸痰导管通过玻璃接头、胶管与吸痰器紧密连接,不可漏气。

②打开吸引器开关,用镊子将吸痰管端置于生理盐水中,检测有无阻塞及吸引力大小。③对昏迷患者,应先用开口器、压舌板张开其口腔,并置以牙垫。④左手持吸痰管与玻璃接头处,右手用镊子夹住吸痰管前 1/3 处,逐渐自患者的口腔或鼻腔插至咽部;同时,间歇用开关启动吸痰器进行吸痰(气管插管或气管切开患者可将吸痰管由插管或套管内插入)。吸痰时,吸痰管应自下慢慢上移,并左右旋转,以吸净痰液。⑤吸痰完毕后,将吸痰管抽出,并置于清水中开动吸引器冲净吸痰管、胶管等处的分泌物;用纱布擦拭管外面分泌物;最后将吸痰管置于消毒瓶中浸泡,以备下次使用。⑥若在吸痰过程中,痰量较多而黏,或吸痰管被阻塞,应取出吸痰管,并在清水或生理盐水中进行冲洗,直至痰液被清除或吸痰管通畅为止。

3.注意事项

(1)用前检查吸引器性能是否良好,各导管连接是否正确。

(2)吸痰动作要轻柔,防止损伤黏膜。抽吸前,应给患者吸氧或至少让患者做深呼吸 5 次,抽吸时间不超过 15 秒,以免造成缺氧。

(3)储液瓶内液体不得超过 2/3 满,以防止液体进入电动机内损坏机器,储液瓶及其连接的橡胶管应每天更换清洁、消毒 1 次。

(4)治疗盘内吸痰用品应每天更换 1 次。

(马　姝)

第二节　危重患者的心理护理

心理护理是指护理人员运用心理知识,以科学的态度、恰当的方法、美好的语言对患者的精神痛苦、心理顾虑、思想负担、疑难问题等进行疏导,帮其解决心身症结、克服心理障碍、提高战胜疾病的信心和勇气,促进康复。

一、环境对 ICU 患者心理的影响

(一)物理环境的影响

(1)设施:ICU 摆放了各种各样的仪器设备,如氧气管道、吸引器、呼吸机、监护仪、除颤器等高新技术设备,会让患者产生思想上的压力。

(2)噪声:床位之间距离较近,无隔音装置,各种各样的仪器运作声、报警声、吸痰声,甚至夜间谈话及走路声等都可成为噪声来源。有调查发现,ICU 噪声平均为 63～92 dB。噪声超过 60 dB会使患者感到烦躁不安,降低其对疼痛的耐受阈值。使其产生较强的压力感和焦虑感,导致心理紧张,影响正常生活节奏、休息及睡眠。因此,WHO 建议白天监护室内环境的噪声强度不可超过 48 dB,晚上不可超过 35 dB。

(3)光线:ICU 白天室内光线较暗,夜间室内光线较亮,易改变患者的睡眠型态,给患者造成不适感。因此,保持室内光线柔和,可安抚患者,改善患者的睡眠,稳定情绪。

(4)温度、湿度、清洁度:监护室内温度、湿度、清洁度的不适当均会使患者产生不良心理反应。过热会使患者烦躁,影响食欲和睡眠;过冷会使肌肉紧张,影响其睡眠。科学测定表明,当空气湿度高于 65%或低于 38%,病菌繁殖滋生最快;空气湿度过小,容易造成痰液黏稠或结成干痂

不排出，从而进一步加重感染，导致患者产生焦虑。不洁的病室环境会使患者感到压抑。

(二)ICU 社会环境的影响

1.工作人员的影响

个别医护人员对各种监护抢救仪器的使用和调整不熟练，对监护仪器显示的数据不能够正确分析，在抢救危重患者时表情紧张，回答不确定，惊呼随口而出或者进行护理操作时工作程序不流畅，"三查七对"不严格，无菌操作观念不强等，都会给患者心理上造成不信任感、紧张感。医护人员的注意力往往被监护仪所引导，关注的常常是患者的疾病和损伤，较少同患者沟通交流，会使患者感到医护人员更关心的是他们身旁的仪器而不是患者本身。

2.特殊环境的影响

患者对各种监护仪器、抢救仪器和环境的陌生，对各种侵入性操作的不理解，以及限制探视无陪护、限制活动或进行强制约束等易使患者感到不安和恐惧。尤其是夜幕降临，ICU 内仍然警报声、呻吟声不断，此时患者恐惧感骤然上升。

3.同病室患者的影响

当患者看到同病室的其他患者病情变化或死亡，看到医护人员紧张而严肃的表情时不禁会为自己的疾病担忧，而造成负性心理影响。同病室患者存在性别差异，在接受某些治疗或检查时，如果医护人员不能充分重视对患者个人隐私的保护，未能满足患者的需求会引起患者的尴尬、窘迫和心理紧张。

二、ICU 患者的心理需求

(一)安静环境的需求

ICU 的患者，大多处于被动状态。ICU 环境嘈杂，各种仪器的运作声、报警声、监护仪光信号、昼夜不息的灯光及医务人员忙碌的工作，这些都使 ICU 的氛围变得紧张，造成了患者视觉、听觉超负荷。因此，患者需要一个安静的环境

(二)安全的需求

安全感是所有患者最普遍、最重要的心理需求。由于受到疾病的威胁和随时会发生病情变化，患者极易产生不安全感，他们希望生命不再受到威胁，迫切希望得到准确、可靠、安全的治疗。因而进行任何技术操作和治疗前，医护人员均应事先耐心细致的解释，以增强患者的安全感。

(三)尊重的需求

ICU 患者病情危重，自我评价往往较低，但却对别人如何看待自己极为敏感，自尊心格外易受伤害，因此希望得到医务人员的尊重、关心和重视。医务人员应当尊重患者，避免出现伤害患者自尊心的表情、语言及行为。

(四)被关心和接纳的需求

由于突然改变了原来的生活习惯和规律，进入陌生的 ICU 环境，患者需要尽快地熟悉环境，需要被新的群体接受；患者有时不能通过语言表达自己的感受和意愿，需要有效的交流沟通，在情感上被接纳。

(五)信息的需求

和普通病房患者一样，ICU 患者也需要了解自己生的是什么病、为什么要住进 ICU、疾病会发生什么变化、疾病的预后及采用的治疗手段等。总之，患者需要来自医院、社会和家庭的信息刺激及情感交流。

三、ICU 患者心理护理原则

(一)尊重和爱护

入住 ICU 的患者，活动受限，自我感受性增强，易敏感、恐惧和情绪不稳定等使他们更易把注意力集中在自身与疾病。关心、体谅、爱护、尊重患者，建立良好的护患关系，使其增强战胜疾病的信心，是做好心理护理的前提。

(二)理解与沟通

护士通过语言交流(如谈心、说话等)和非语言交流(如观察患者的面部表情、眼神、肢体动作)等方法来了解 ICU 患者的感受和需求，从而采取相应措施开导患者和帮助其解决问题。护士应理解和同情患者的烦恼、顾虑与痛苦，尽力帮助和支持患者，改善其心境，提高其信心，促进其心身健康。

(三)满足需要

ICU 患者对尽早诊断、准确治疗的心理需要大多比较直接、迫切；对疼痛的耐受性降低，希望得到及时的止痛处理；他们的需要在得不到满足时容易产生抑郁、愤怒等消极情绪，加重病情，从而产生恶性循环。故心理需要满足与否是做好心理护理的关键。

(四)个体化

ICU 患者的心理护理不能千篇一律，患者的文化层次、心理特征、生理及年龄状况等不同，以及疾病种类、病史长短、病程进展、疗效状况不同，其心理需求不同，心理护理的重点也不同。因此，要强调心理护理的个体化，即不同的患者采取不同的护理方法。

(五)共同参与

ICU 患者是社会的一员，因此，心理护理不仅仅是医护人员的专职，家庭所有成员，包括邻居、同事和朋友，都要积极参与和配合，才能收到更好的效果。

(马　姝)

第三节　危重患者的疼痛护理

一、危重患者疼痛的评估

相对于全身麻醉患者的镇静与镇痛，对 ICU 患者的镇静和镇痛治疗更加强调“适度”概念，“过度”或“不足”都可能给患者带来损害。因此，需要对重症患者的疼痛与意识状态及镇痛和镇静疗效进行准确评价。对疼痛程度与意识状态的评估是进行镇痛和镇静的基础，是合理、恰当使用镇痛、镇静治疗的保证。

(一)疼痛评估

疼痛评估包括疼痛的部位、特点、加重或减轻因素和强度，最可靠和有效的评估标准是患者的自我描述。应用各种评分方法进行评估疼痛程度与治疗反应，应定期进行并有完整的记录。常用评分方法如下。

1.语言分级评分法(verbal rating scale，VRS)

按疼痛以最轻到最重的顺序，从 0 分(不痛)～10 分(疼痛难忍)的分值代表不同疼痛的程度，由患者选择不同分值来量化疼痛程度。

2.视觉模拟评分法(visual analogue scale，VAS)

用一条 100 mm 的水平直线，将两端分别定为不痛到最痛。由被测试者自己在最接近疼痛程度的地方画垂直线标记，由此量化其疼痛强度。VAS 已被证实是一种评价老年患者急、慢性疼痛的有效且可靠的方法。

3.数字分级评分法(numerical rating scale，NRS)

NRS 是指一个从 0～10 的点状标尺，其中 0 代表不痛，10 代表疼痛难忍，由测试者从上面选一个数字来描述疼痛。其在评价老年患者急、慢性疼痛的有效性与可靠性上已获得证实。

4.面部表情疼痛评分法(faces pain scale，FPS)

FPS 指由 6 种面部表情及 0～10 分(或 0～5 分)构成，程度分别从不痛到疼痛难忍。由患者选择图像或者数字来反映最接近其疼痛的程度。FPS 与 VAS、NRS 有很好的相关性，并且可重复性也较好。

5.术后疼痛评分法(Prince-Henry 评分法)

此方法主要用于胸、腹部手术后疼痛的测量。由 0～4 分共分为 5 级，评分方法见表 10-2。

表 10-2 术后疼痛评分法

分值	描述
0	咳嗽时无疼痛
1	咳嗽时有疼痛
2	安静时无疼痛，深呼吸时有疼痛
3	安静状态下有较轻疼痛，可以忍受
4	安静状态下有剧烈疼痛，难以忍受

对于术后因气管切开或者因保留气管导管不能说话的患者，可在术前训练患者用 5 个手指来表达自己从 0～4 分的选择。

疼痛评估可采用上述多种方法来进行，但最可靠的方法仍是患者的主诉。VAS 或 NRS 依赖于患者与医护人员之间交流的能力。当患者处在较深镇静、麻醉或吸收肌松剂的情况下，往往不能主观表达疼痛的强度。此种情况下，患者的相关行为(如面部表情、运动和姿势)与生理指标(如心率、血压和呼吸频率)的变化同样可反映疼痛的程度，需要定时及仔细观察来判断疼痛的程度及变化。但这些非特异性的指标容易被曲解或受观察者的主观影响。

(二)镇静评估

定时进行镇静程度评估有利于镇静药物及其剂量的调整以达到预期的目标。理想的镇静评分系统应便于各参数易于计算与记录，有助于准确判断镇静程度并能指导治疗。现在临床常用的镇静评分系统包括 Ramsay 镇静评分、Riker 镇静躁动评分(sedation agitation scale，SAS)和肌肉活动评分法(motor activity assessment scale，MAAS)等主观性镇静评分方法，以及脑电双频指数(bispectral index，BIS)等客观性镇静评分方法。

1.镇静和躁动的主观评估

(1)Ramsay 镇静评分：是指临床上使用最广泛的镇静评分标准，分为 6 级，可分别反映出 3 个层次的清醒状态与 3 个层次的睡眠状态(表 10-3)。Ramsay 镇静评分法被认为是一种可靠的镇静评分标准，但是缺乏特征性指标来区分不同的镇静水平。

表 10-3 Ramsay 镇静评分

分数	描述
1	患者焦虑、躁动不安
2	患者配合，有定向力、安静
3	患者对指令有反应
4	嗜睡，对轻扣眉间或大声听觉刺激反应敏捷
5	嗜睡，对轻扣眉间或大声听觉刺激反应迟钝
6	嗜睡，无任何反应

(2)Riker 镇静躁动评分(SAS)：SAS 是根据患者的 7 项不同行为，对其意识和躁动程度进行评分(表 10-4)。

表 10-4 Riker 镇静躁动评分(SAS)

分值	描述	定义
7	危险躁动	拉拽气管内插管，试图拔除各种管道，翻阅床栏，攻击医护人员，在床上辗转挣扎
6	非常躁动	需要保护性束缚并反复语言提示劝阻，咬气管插管
5	躁动	焦虑或身体躁动，经言语提示劝阻可安静
4	安静合作	安静，容易唤醒，服从指令
3	镇静	嗜睡，语言刺激或轻轻摇动可唤醒并能服从简单指令，但又迅速入睡
2	非常镇静	对躯体刺激有反应，不能交流及服从指令，有自主运动
1	不能唤醒	对恶性刺激无或仅有轻微反应，不能交流及服从指令

注：恶性刺激是指吸痰或用力按压眼眶、胸骨或甲床 5 秒钟。

(3)肌肉活动评分法(MAAS)：是自 SAS 演化而来，MAAS 通过 7 项指标来描述患者对刺激的行为反应(表 10-5)，对重症患者的评分也有很好的可靠性和安全性。

表 10-5 肌肉运动评分法(MAAS)

分值	定义	描述
6	危险躁动	无外界刺激就有活动，不配合，拉扯气管插管及各种导管，在床上翻来覆去，攻击医务人员，试图翻越床栏，不能按要求安静下来
5	躁动	无外界刺激就有活动，试图坐起或将肢体伸出床沿。不能始终服从指令(如能按要求躺下，但很快又坐起或将肢体伸出床沿)
4	烦躁但能配合	无外界刺激就有活动，摆弄床单或插管，不能盖好被子，能服从指令
3	安静、配合	无外界刺激就有活动，但有目的的整理床单或衣服，能服从指令
2	触摸、叫姓名有反应	可睁眼，抬眉，向刺激方向转头，触摸或大声叫名字时有肢体运动
1	仅对恶性刺激有反应	可睁眼，抬眉，向刺激方向转头，恶性刺激时有肢体运动
0	无反应	恶性刺激时无运动

ICU患者的理想镇静水平是指既能保证患者安静入睡又能够容易被唤醒。应该在镇静治疗开始前就明确所需要的镇静水平,给予定时、系统地评估和记录,并且随时调整镇静用药及剂量以达到并维持所需的镇静水平。

2.镇静的客观评估

客观性的评估是镇静评估重要的组成部分,但现有的镇静客观评估方法的临床可靠性尚需进一步验证。目前,报道的方法主要有脑电双频指数(BIS)、心率变异系数及食管下段收缩性等。

二、重症患者疼痛的处理与护理

(一)准确评估疼痛程度

1.患者的主诉

患者的主诉是判断患者疼痛的黄金标准,疼痛是一种主观的感觉,必须依靠患者的主诉来判断疼痛是否存在及其疼痛的部位、性质、程度、有无不良反应。护士要主动询问,耐心倾听患者主诉,并且做好记录。

2.选择适合的疼痛评估量表

应根据患者的特点选择适合的疼痛量表进行评估,将疼痛程度精确化、统一化。呼吸机治疗的患者无法进行语言交流时可采用手势、写字等非语言交流的方式。对于极度虚弱患者应通过观察与疼痛相关的行为(如面部表情、运动和姿势等)和生理指标(如心率、血压和呼吸频率等),并且监测镇痛治疗后这些参数的变化来评估疼痛。

3.避免评估的偏差性

通常护理人员认为主诉多的患者比主诉少的患者经历着更为剧烈的疼痛,往往低估了主诉少的患者的疼痛程度。因此,护士应尽量避免由此而造成评估的偏差性。

(二)选用恰当的镇痛、镇静措施

1.祛除或减轻导致疼痛的诱因

有很多焦虑与躁动的诱因会加重危重症患者的疼痛。在实施镇痛和镇静治疗前应预先将其排除。这些诱因包括以下几点。

(1)精神因素:精神压力过重、极度悲伤、性格忧郁。

(2)环境因素:气温、强光、噪声、人多嘈杂等。

(3)身体因素:不良姿势、过度疲劳、低氧状态等。

2.遵医嘱予镇痛、镇静治疗

应遵医嘱按时给药,并且根据病情估计可能经历较严重疼痛的患者,给予预防性的镇痛治疗,并且在麻醉药物作用未完全消失时重复给药。对于合并有疼痛因素的患者,在实施镇静治疗之前首先给予充分镇痛治疗,护士还可在自己的职权范围内应用一些非药物的方法为患者减轻疼痛,减少其对止痛药的需求。常用的方法有热敷、冷敷、改变卧位、按摩、活动肢体、呼吸调整、分散注意力等。

3.根据镇痛和镇静效果不断调整用药剂量

在采取了镇痛、镇静措施后,应及时观察并评估镇痛与镇静的效果。并根据疗效制订下一步的治疗护理措施,以达到较满意的治疗目的。

4.镇静过程中实施每天唤醒计划

为避免药物蓄积和药效延长,应采取每天定时中断输注镇静药物(宜在白天进行),并且评估患者的精神与神经功能状态。应用该方案可减少用药量,减少机械辅助通气时间和重症监护室停留时间。但患者清醒期间须严密监测和护理,以防止患者自行拔除气管插管等意外的发生。

5.健康教育

护士应负责患者及家属的宣教。让那些不愿意报告疼痛、担心出现不良反应、害怕成瘾的患者采取正确的态度对待疼痛、配合治疗。指导患者应如何表达自己的疼痛性质、程度、持续时间和部位。对于使用镇痛泵的患者,还应教其正确的使用方法,让患者学会自我缓解疼痛的方法,如放松、想象、分散注意力等。患者家属的安慰和鼓励对提高患者的痛阈起着不可替代的作用。

(三)不良反应及并发症的观察及处理

1.呼吸抑制

患者可能表现为呼吸频率减慢、幅度减小、缺氧和(或)二氧化碳潴留等。因此,需注意呼吸运动的监测,密切观察患者的呼吸频率、节律、幅度、呼吸周期比和呼吸形式。常规监测氧饱和度,酌情监测呼气末二氧化碳,定时监测动脉血氧分压和二氧化碳分压。对机械辅助通气患者应定期监测自主呼吸潮气量、每分通气量等。应结合镇痛和镇静状态评估,及时对治疗方案进行调整,避免发生不良事件。尤其是无创通气患者应该引起注意,加强呼吸道的护理,缩短翻身和拍背的间隔时间。酌情给予背部叩击治疗和肺部理疗,结合体位引流的方法,促进呼吸道分泌物排出,可在必要时应用纤维支气管镜协助治疗。

2.过度镇静

应选用恰当的镇静状态评分标准定时进行镇静评分。使用麻醉性镇痛及镇静药后第 1 个 4 小时内,应每小时监测 1 次,然后每 2 小时监测 1 次,连续使用 8 小时以后只要继续给药,就应每 4 小时监测镇静程度 1 次,根据评分结果及时调整药物及剂量。

3.谵妄

在 ICU 的患者谵妄发生率为 11%~90%,导致谵妄的危险因素主要存在患者自身的状况、疾病因素及医源性因素(药物苯二氮䓬类、制动及睡眠紊乱)等。防治方法主要是减少或避免使用苯二氮䓬类药物、氟哌啶醇及综合治疗。

4.ICU 获得性神经肌肉障碍

危险因素主要包括多器官功能衰竭(multiple organ failure,MOF)、高血糖、激素治疗、不活动、肌松剂镇静引起的制动。其主要预防治疗包括积极治疗脓毒症、控制血糖、早期活动等;恰当且有计划的镇静治疗,避免发生过度镇静;及尽早停用镇静药物。

(马 姝)

第四节 危重患者的营养支持

一、概述

营养支持正确的实施可以发挥良好的效果,能促进患者早日康复,也能使并发症发生率降到最低程度。当机体处于在疾病应激状态时,会出现营养素或热量的消耗增加,以及某些特定营养素的额外损失，及时、合理地调整营养素摄入量可增加机体的抗病能力，促进创伤组织修复和疾病痊愈。但相反，不恰当的营养支持则不仅疗效不明显，而且并发症很多。在重症医学的综合治疗中，关键是保护和改善全身与各器官的氧输送并使之与氧消耗相适应，而在代谢的底物及部分代谢过程的调理中，营养支持是重要的手段。而营养不良的严重程度又直接关系到危重症综合治疗的效果，影响到疾病的转归。临床营养经过30多年的研究与实践，在理论认识及临床应用方面均得到长足发展，在能量的合理补充、营养供给的方式与途径、应用营养素的药理作用影响疾病的进程及营养支持相关并发症的处理等方面均有深入的了解。当今营养支持已成为重症患者整体救治过程中不可缺少的一个组成部分，人们发现各种营养底物在不同疾病的不同阶段通过不同的代谢途径与给予方式，对疾病预后有着显著不同的影响。

(一)基本概念

1.营养

营养指人体吸收和利用食物或营养要素的过程，是人类通过摄取食物以满足机体生理需要的生物化学过程。

2.营养素

营养素是食物中能被人体消化、吸收和利用的成分。

(二)营养支持途径与选择原则

临床根据营养素补充途径，营养支持分为肠外营养支持(parenteral nutrition，PN)即通过外周或中心静脉途径，与肠道营养(enteral nutrition，EN)即通过胃肠管经胃肠道途径。尽早开始营养支持已是众所周知的原则，随着临床营养支持的发展，已由PN为主的营养供给方式，转变为经鼻胃管、经鼻空肠管或胃肠造口途径为主的EN支持。

临床研究显示关于营养支持的时机：及时、合理的营养支持有助于降低重症营养不良的发生，维持组织器官的结构与功能，维护肠屏障与免疫机制，并支持骨骼肌与呼吸肌功能，从而更好地改善重症患者的预后。重症患者在经过早期而有效复苏(特别是容量复苏)、生命体征与内稳态失衡得到一定的控制后，应该及早开始任意形式的营养支持，这一原则已基本达到国际上的共识。对于胃肠道仍具有一定功能的重症患者，EN应是首先考虑选择的营养供给途径。重症患者由于疾病及某些治疗的影响，常合并有胃肠动力障碍，EN不耐受是常常面临的问题，并由此可导致喂养不足及加重营养不良。后者常与感染性并发症和病死率的增加相关。因此，在EN实施过程中，判断患者的胃肠功能、制订合理的目标喂养量、评估肠道喂养的耐受性、调整治疗方案等，均是确保EN有效实施的必要措施。应该指出的是，如果肠道喂养不能满足患者需要时，应及时采用PN或PN联合EN的营养供给方式，来完成重症患者的营养治疗计划。

二、重症患者的营养评估与需求

对住院患者进行正确、合理的营养评估是极关键的。因为营养支持尤其是全肠外营养(total parenteral nutrition，TPN)，不但价格昂贵而且会由于应用不当而造成损害。不加选择地进行营养支持是禁忌的，而营养状态评价的目的就是筛选出那些可能从营养支持中获益的患者。这种评估提供了患者营养不良的严重程度及持续发展的危险性。在临床上确定患者是否需要营养支持的3个常用的指标是机体成分的组成、半饥饿状态的持续时间和系统性炎症反应的程度。它反映了机体的营养状态、食物摄入不足的间期和疾病造成损害的程度。

(一)营养评估

1.病史

患者的病史和体检可提示对营养支持的需要。病史可提供体重减少的速度和程度及营养摄取的数量和质量,患者的病史还可提供饮食特点的信息,以及味觉、咀嚼方式、吞咽改变、食物变态反应史、药物和乙醇摄入及厌食等情况。体检可能发现皮肤状态(干燥、鳞屑及萎缩)、肌肉消耗、肌肉强度丧失、凹陷性水肿等。由有经验的临床医师获得一份完整的病史和体检,也许是最简单、最好的营养评估方法。

2.人体学测量

(1)身高与体重:①身高>165 cm 者,标准体重(kg)=(身高-100)×0.9。②身高<165 cm者,男性标准体重(kg)=(身高-105)×0.9。③女性标准体重(kg)=(身高-100)×0.9。

如果不存在水、电解质代谢紊乱的影响,体重的变化情况基本上能够客观反映患者的营养状态,尤其是实际体重与平时体重之比更有意义。可计算下列指标。

占标准体重的百分比(%)=(实际体重/标准体重)×100。

占平时体重的百分比(%)=(实际体重/平时体重)×100。

体重变化的百分比(%)=(平时体重-实际体重)/平时体重×100。

测的体重占标准体重的80%~90%,为轻度营养不良;占标准体重的60%~80%,为中度营养不良;重度营养不良者的体重仅为标准体重的60%以下。急性(2周之内)体重丢失10%,相比较逐渐减少10%危害性大得多。当体重减少25%以上,体内的多数功能性器官(心、肺、肝)可发生功能障碍。

(2)上臂周径、上臂肌肉周径和皮褶厚度。人体测量标准:①上臂中部周径(cm)。男性,29.3;女性,28.5。②上臂肌肉周径(cm)。男性,25.3;女性,23.2。③三头肌皮褶厚度(mm)。男性,12.5;女性,16.5。

(3)内脏蛋白测定。①清蛋白:浓度低于35 g/L,提示营养不良。②转铁蛋白:正常值为2.4~2.8 g/L;1.5~1.75 g/L为轻度营养不良;1.0~1.5 g/L为中度营养不良;<1.0 g/L为重度营养不良。③维生素A结合蛋白:正常值为157~296 mg/L。

3.免疫状态测定

营养不良者常兼有体液和细胞免疫功能的降低。

(1)淋巴细胞总数:是评定细胞免疫功能的简易方法。经计算公式为总淋巴细胞计数=淋巴细胞百分比×白细胞计数。总淋巴细胞计数>2.0×10^9/L者为正常;(1.2~2.0)$\times10^9$/L者为轻度营养不良;(0.8~1.2)$\times10^9$/L者为中度营养不良;<0.8×10^9/L者为重度营养不良。若淋巴细胞总数低于1.5×10^9/L,则提示免疫功能不良。

(2)迟发型超敏皮肤反应:该实验室将不同的抗原于前臂屈侧表面不同部位分别注射0.1 mL,待48小时后测量接种处硬结直径,若>5 mm为正常。

(3)氮平衡:是评价机体蛋白质营养状况最可靠和最常用的指标。摄入氮量可按6.25 g蛋白质=1 g氮来进行计算:氮平衡=蛋白质摄入量/6.25-[24小时尿中尿素氮(g)+3 g]。

(二)营养需求

正常人的热量和氮需求可根据年龄、性别、身高和体重计算。理想地说,热量需求应根据每个患者进行计算,通过计算和测定的静息能量消耗(resting energy expenditure,REE),并用身体活动系数和应激程度加以调整。对个体患者来说,间接测热法是REE较准确的测量方法。热量需求用 Harris-Benedict 公式可方便地计算。

女性：REE(kcal/d)＝655＋9.6W＋1.8H－4.7A。

男性：REE(kcal/d)＝66＋13.7W＋5.0H－6.8A。

W＝体重(kg)；H＝身高(cm)；A＝年龄(岁)。

(三)重症患者营养支持原则

营养摄入不足与蛋白质能量负平衡、发生营养不良及血源性的感染相关，并直接影响 ICU 患者的预后。对重症患者，维持机体水、电解质平衡为第一需要。在复苏的早期、血流动力学还尚未稳定或存在严重的代谢性酸中毒阶段，均不是开始营养支持的安全时机。此外，还应考虑不同原发疾病、不同阶段的代谢改变与器官功能的特点。当存在严重肝功能障碍，严重氮质血症，肝性脑病，严重高血糖未得到有效控制等情况下，营养支持很难有效实施。

有关外科重症患者营养支持方式的循证医学研究表明，80%的患者可以完全耐受 EN，另外 10%可接受 EN 和 PN 混合形式营养支持，其余的 10%胃肠道不可使用，是选择 TPN 的绝对适应证。应该指出，重症患者肠道营养不耐受的发生率高于普通患者，有回顾性调查资料显示仅有 50%左右接受 EN 的重症患者可达到目标喂养量[104.5 kJ/(k g・d)]。对于合并肠功能障碍的重症患者，PN 是其综合治疗的重要组成部分。

三、肠道营养的应用与护理

(一)定义

EN 是经胃肠道提供代谢需要的营养物质及其他各种营养素的营养支持方式。EN 决定于时间长短、精神状态与胃肠道功能。EN 有口服和经导管输入2 种途径，其中经导管输入方式包括经鼻胃管、经鼻十二指肠管、经鼻空肠管和胃或空肠造瘘管。

(二)适应证

(1)胃肠功能正常，但营养物摄入不足或不能摄入者(昏迷、烧伤、大手术后重危患者)。

(2)胃肠道部分功能不良者，如消化道瘘、短肠综合征(大量小肠切除术后)等。

(3)胃肠功能基本正常，但合并其他脏器功能不良者，如糖尿病或肝、肾衰竭者。

肠道营养应用指征：胃肠道功能存在(或部分存在)，但不能经口正常摄食的重症患者，应优先考虑给予 EN，只有 EN 不可实施时才考虑 PN。

(三)禁忌证

(1)上消化道出血。

(2)严重吸收不良综合征。

(3)3 个月以内婴幼儿和肠梗阻。

(4)腹腔内感染。

(5)短肠综合征等肠道完全休息的患者。

(四)肠道营养制剂的种类与选择

1.要素饮食

肠内营养混悬液(百普力)、短肽型肠内营养剂(百普素)。

2.整蛋白型配方饮食

肠内营养粉剂(安素)、整蛋白型肠内营养剂(能全素)，要求患者肠道功能较好，否则不宜使用。

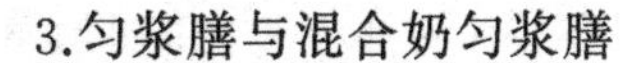

3.匀浆膳与混合奶匀浆膳

接近正常饮食，营养全面，对胃肠道消化吸收功能要求较高，基本上接近于正常功能。混合奶与匀浆膳类似，但消化道负担小。

(五)肠道营养输注途径及方法

1.给予途径

(1)经鼻胃管途径：常用于非昏迷且胃肠功能正常及短时间应用管饲可过渡到口服饮食的患者。

(2)经鼻空肠置管喂养：与上述应用特点基本相同，优点是导管通过幽门进入十二指肠或空肠，降低反流与误吸的发生率。

(3)经胃或空肠造口喂养：是通过手术经胃或空肠造口置入营养管，适用于较长时间需要肠道营养的患者。

2.喂养方法

(1)一次性注入：用注射器一次性将配好的肠道营养食品注入，并发症较多。

(2)间歇性注入：分次给予肠道营养食品，通常是重力滴注 30～40 分钟，间隔 3～4 小时一次。

(3)连续滴注：通常借助肠道营养泵 20～24 小时连续性滴注，大多数患者对这种方式能够耐受较好。

(4)循环滴注：通常也需要在输液泵的控制下，在规定的时间内持续泵入。

3.输注原则

输注速度的决定要根据渗透压决定，当渗透压高，输注速度应减慢；若渗透压低，输注速度应适当加快，起步速度每小时为 20～40 mL，之后每小时增加 5～20 mL，最终每小时速度可达到 80～100 mL，最大速度每小时不超过 120 mL。总量：可第一天试用 500 mL，逐日增量 500 mL，3～4 天达到 1 500～2 000 mL。

(六)肠道营养治疗的护理

1.护理诊断

(1)营养失调：低于机体需要量，与营养计划未完成、摄入量不足有关。

(2)有误吸的危险：与患者的意识、体位、喂养管移除及胃排空障碍有关。

(3)舒适改变：与接受过快的营养液输注产生呕吐、腹胀有关。

(4)排便异常：与输入营养液温度低、速度快产生腹泻有关。

(5)知识缺乏：缺乏肠道营养的有关知识。

2.护理措施

(1)鼻饲管的护理。①鼻饲管选择：临床一般采用鼻胃管或鼻肠胃管。②采用无创性方法固定：取一长形丝绸胶布，上端粘贴于鼻翼下端，下端撕开，交叉螺旋粘于鼻饲管。每天应更换胶布，避免黏膜和皮肤的损伤，应每天用甘油涂拭鼻腔黏膜，起润滑作用；对应用胃、空肠造瘘管者，应保持造瘘口周围皮肤干燥、清洁。③放置导管后对躁动不配合患者应适当约束，防止自行拔管。④每次鼻饲前应抽吸胃液并检查鼻饲管位置，以保证肠道营养能顺利进行。⑤每次输注营养液前应用 20～30 mL 温开水冲洗喂养管，持续输注高浓度的营养液时，应当每 2～4 小时用温开水 10～20 mL 冲洗导管 1 次，输注管应每 24 小时更换。⑥经鼻饲给药时，不同药物尽量分开，不能混合注入，并注意避免与营养液混合注入。

(2)营养液的使用与护理。①营养液的使用:检查营养液的出厂日期及外包装,并摇匀营养液,操作前应洗手,营养液开启后,放置时间不宜超过24小时(冰箱存放,2~8℃)。②控制营养液的浓度:应从低浓度开始滴注营养液,根据患者胃肠道适应程度逐步递增,如能量密度从2.09 kJ/mL起,渐增至4.18 kJ/mL或更高,以避免营养液浓度和渗透压过高引起的胃肠道不适、肠痉挛、腹胀和腹泻。③营养液温度的控制:营养液的滴注温度以接近正常体温为宜,温度一般为35~37℃,过高可能灼伤胃肠道黏膜,过低则刺激胃肠道,引起肠痉挛、腹痛或腹泻。寒冷季节应加温输注,可用输液加温器,夹在输注管道上,通过调节加温器与输入口的距离来调节温度,并且应不断更换位置,以避免局部温度过高,造成管道破损,同时应防止烫伤患者。④控制输注量和速度:营养液宜从少量开始,每天250~500 mL,在5~7天内逐渐达到全量。输注速度以每小时20 mL起,根据适应程度逐渐加速并维持滴速每小时100~120 mL。交错递增量和浓度将更有利于患者对EN液的耐受。⑤避免营养液污染、变质:营养液应现配现用;保持调配容器的清洁、无菌;每天应更换输液器、袋或瓶;开启的营养液在室温下放置时间应<6小时,若营养液含有牛奶及易腐败成分时,放置时间应更短。

(3)估计胃内残留量:每次输注营养液前及期间(每间隔4小时)抽吸并估计胃内残留量,若残留量>100 mL,应延迟或暂停输注,必要时给予用胃动力药物,防止因胃潴留引起反流所导致误吸。

(4)卧位选择:输注时取半卧位,头部抬高30°~45°,此卧位应保留输注后30分钟。

(5)各种营养代谢的监测:在输注EN液时应监测血糖及电解质,同时应定期监测血红蛋白、转铁蛋白、前清蛋白,每天测量体重、上臂脂肪度等,了解患者的生化指标及营养情况,准确记录24小时出入液量。

(6)口腔护理:置鼻肠管的清醒患者应定时帮助其用水或漱口液漱口,昏迷患者应用0.9%氯化钠溶液擦拭口腔每天2~3次,防止口腔炎及口腔溃疡的发生。

(7)心理护理:实施肠道营养之前,应向患者及其家属详细解释EN的意义、重要性及实施方法,告知患者配合要点。经常与患者沟通,了解肠道营养、心理生理反应,给予心理支持。重症患者应用EN时,易产生腹胀、腹泻等不适。使患者产生厌倦的心理,导致不配合,护理人员应耐心解释,介绍EN的优点,对可能出现的并发症提前讲明,在应用过程中应及时处理出现的问题,提高患者的安全感。

(8)积极做好各种并发症的防治及处理。①吸入性肺炎:保持喂养管在正常位置,妥善固定喂养管。在喂养管进入鼻腔处做标记,每4小时检查1次,观察喂养管有无移位。告知患者卧床、翻身时应避免压迫、折叠或拉脱喂养管。预防误吸,应抬高头部30°~45°,开始EN前检查导管位置,并采用喂养泵输入,减少每次喂养量。②急性腹膜炎:多见于经空肠造瘘输注营养液者。加强观察患者有无腹部症状。如患者突然出现胃或空肠造瘘管周围有类似营养液渗出或腹腔引流管引流出类似营养液的液体,应怀疑喂养管移位,营养液进入游离腹腔。应立即停止输注营养液并报告医师,尽可能协助清除或引流出渗漏的营养液。按医嘱应用抗生素避免发生继发性感染或腹腔脓肿。③肠道感染:胃肠道并发症主要有腹胀、腹泻、恶心、呕吐、肠蠕动亢进、胃潴留及便秘。处理措施包括应用不含乳糖,低脂配方,营养液室温下不超过8小时,输注管24小时更换,从小剂量、低浓度开始实施的EN;也可以稀释营养液,便秘患者增加配方的纤维素量,腹泻时进行常规检查和培养,同时服用蒙脱石散。同时,应避免营养液污染、变质。在配制营养液时,注意无菌操作;配制的营养液暂时不用时应放冰箱保存,以免变质而引起肠道感染。④导管阻塞:EN过程中最常见,主要与喂养管的材料、导管内径细、胃管放置时间长、营养液浓度高、滴注速慢及未按要求冲洗管道有关,同时,由于喂药时碾磨不细及注水不够也可引起喂养管阻塞。如出现堵塞,应用温开水加压冲洗及负压抽吸并反复捏挤体外管道部分,可用碳酸钙及酶溶液冲洗管道6~8小时再用灭菌水或温开水冲洗,调整患者体位,若上述方法无效,应重新置管。⑤高血糖:及时调整营养物质的比例和输注速度,合理应用胰岛素等降糖药物,对于急性呼吸窘迫综合征(acute respiratory distress syndrome, ARDS)及急性胰腺炎患者给予含糖极少要素膳。⑥低血糖:应用床旁血糖测定,快速补充高糖。

3.健康教育

(1)饮食摄入不足和营养不良对机体可能造成危害。

(2)经口饮食和EN有助于维护肠道功能。

(3)术后患者恢复经口饮食是逐步递增的过程;在康复过程中,应该保持均衡饮食,保证足够的能量、蛋白质和维生素等摄入。

(4)指导需携带胃或空肠喂养管出院的患者和其家属进行居家喂养和自我护理。叮嘱输注营养液前、后,应用温开水冲洗喂养管,以避免喂养管阻塞。

四、肠外营养的应用与护理

(一)定义

PN是从静脉内供给营养作为手术前后及重症患者的营养支持,全部营养从肠外供给称TPN。PN是经静脉途径供应患者所需要的营养要素,其中包括热量(碳水化合物、脂肪乳剂)、氨基酸、维生素、电解质及微量元素。PN的主要途径有周围静脉和中心静脉。PN可分为完全肠外营养和部分补充肠外营养。其目的是在患者无法正常进食的情况下仍可以维持营养状况、体重增加及创伤愈合,幼儿可以继续生长、发育。

(二)适应证

(1)胃肠道梗阻。

(2)短肠综合征:小肠切除>80%。

(3)小肠疾病:肠缺血、多发肠瘘。

(4)放射性肠炎。

(5)严重腹泻、顽固性呕吐>7天。

(6)重症胰腺炎:先输液抢救休克或多器官功能障碍综合征(multiple organ dysfunction syndrome, MODS),待生命体征平稳后,若肠麻痹未消除、无法完全耐受EN,则属PN适应证。

(7)高分解代谢状态:大面积烧伤、严重复合伤、感染等。

(8)严重营养不良:伴胃肠功能障碍,无法耐受EN。

(三)禁忌证

以下情况时,不宜使用PN:①复苏早期阶段、血流动力学未稳定或严重水电介质与酸碱失衡;②肝功能严重衰竭,肝性脑病;③急性肾衰竭并存在严重氮质血症;④严重高血糖尚未控制。

(四)肠外营养的主要营养素及应用原则

1.碳水化合物

碳水化合物(葡萄糖)是非蛋白热量的主要部分,临床常用的是葡萄糖。葡萄糖每天需要量>100 g。为了提高足够的热量,在配方中常应用高浓度的葡萄糖,所需热量根据患者体重、消耗量、创伤及感染的程度而定。一般每天需 8 386～16 736 kJ，但对高热或严重创伤患者，热量需要量可达每天 20 920 kJ。

2.氨基酸/蛋白质

一般肠外营养蛋白质的补充以氨基酸液为主要来源，静脉输注的氨基酸液，含有必需氨基酸(essential amino acid，EAA)及非必需氨基酸(non-essential amino acid，NEAA)。EAA 与 NEAA 的比例为(1∶1)～(1∶3)。存在全身严重感染患者的研究显示：尽管充分的给予营养支持，仍不能阻止蛋白质的丢失。瘦体重丢失速度为每天0.5%～1.0%。不同组织器官蛋白质合成与降解的反应是不同的，并在疾病时发生变化。稳定持续的蛋白质补充是营养支持的重要策略。ICU 患者人体测量结果提示蛋白质(氨基酸)的需要量供给应达到每天 1.2～1.5 g/kg。

3.水、电解质

营养液的容量应该根据每个患者病情及具体需要，综合考虑每天液体平衡和前负荷的状态确定，根据需要予以调整。进行连续性肾脏替代治疗时，水、电解质丢失量较大，应加强监测血电解质。一般情况每天补充钠离子 40～120 mmol，钾离子 60～100 mmol，钙离子 4～5 mmol，镁离子 2～4 mmol，磷离子 10～22.5 mmol。

4.脂肪

PN 治疗中所应用的为 10%与 20%脂肪乳剂。应用脂肪乳剂可在供热量同时避免 EAA 缺乏。10%脂肪乳剂每 500 mL 可产生 1 881 kJ 热量，一般输入量不超过每天3 g/kg。

5.维生素

维生素参与着人体的生长发育及伤口修复，是体内必需的物质，同时参与糖类、蛋白质、脂肪代谢。需要注意的是国内一部分维生素制剂目前是不能由静脉供给，只能由肌内注射补充。

6.微营养素(维生素与微量元素)

重症患者血清抗氧化剂含量降低，PN 和 EN 时可适当添加维生素 C、维生素 E 和 β-胡萝卜素等抗氧化物质。连续 9 天硒的补充，使合并全身炎症反应综合征和感染的重症患者肾衰竭发生率较对照组明显降低，死亡率有下降趋势。ARDS 患者血清维生素 E、维生素 C 和硒含量低于正常对照组，脂质过氧化物浓度升高。由此，可提示应增加 ARDS 患者抗氧化物的补充量，以满足恢复机体抗氧化能力的需要。一项涉及 595 例创伤患者的随机对照试验研究显示，补充维生素 E、维生素 C，使肺部并发症有下降趋势，MODS 发生率降低。

(五)PN 途径与选择原则

一般 PN 途径主要为中心静脉和经外周静脉营养支持 2 种，如需要提供完整充分营养供给，临床多选择经中心静脉途径。若营养液容量和浓度不高，或需要接受部分 PN 的患者，可采取经外周静脉途径。

选择经中心静脉途径给予营养支持包括经颈内静脉、锁骨下静脉、股静脉和外周插入的 PICC 途径。通过锁骨下静脉途径发生感染和血栓性并发症的概率均低于股静脉和颈内静脉途径，并且随着新型管材的使用和穿刺技术的提高，发生机械性损伤的概率并不比经股静脉高。PICC 并不能减少导管相关性血液感染的发生。对于全身脏器功能状态相对稳定，但由于疾病原因难以脱离或完全脱离 PN 的患者，可选择此途径给予 PN 支持。

(六)护理诊断

(1)不舒适：与长时间输注 PN 液有关。

(2)躯体移动障碍：与穿刺过程损伤神经有关。

(3)有体液失衡的危险:与营养制剂配制有关。

(4)潜在并发症:气胸、血管、胸导管损伤、导管移位、感染、空气栓塞、糖或脂肪代谢紊乱、血栓性浅静脉炎。

(七)护理措施

1.常规护理

(1)体位:妥善固定静脉留置针或深静脉导管的前提下,协助患者选择舒适体位。

(2)控制输液速度:根据提供的葡萄糖、脂肪和氨基酸用量,合理控制输液速度,以免快速输注时导致患者因脸部潮红、高热、出汗和心率加快等反应而感觉不舒适。营养液的输注可选择间断或连续,通常是选择连续24小时输注,但长期使用的患者有很多不足,间断的输注管理困难。但液体滴速的调节是很重要的,可以采用重力输注法和输液泵控制。目前,临床上多采用重力输注法,但影响因素较多,滴速难以控制,最好使用输液泵,能够对滴速控制更加精确。输液泵与重力输注法输注最好间断使用,同时观察导管是否通畅,是否有打折、扭曲或堵塞现象。

(3)高热患者的护理:输注营养液过程中出现的发热,大多因输液过快引起;在输液结束后1小时、不经特殊处置可自行消退。对于部分高热患者可根据医嘱给予物理降温或服用退热。

(4)合理输液,维持患者体液平衡。①合理安排输液种类和顺序:应选择慢速输注,可适应人体代谢能力,同时使所输入的营养物质可以被充分利用。但已有电解质紊乱者,先予以纠正,再输注TPN液;对于已有缺水者,为避免慢速输注营养液导致的体液不足,应先补充部分平衡盐溶液后再输注TPN液。②加强观察和记录:观察患者有无水肿发生或皮肤弹性消失,尿量是否过多或过少,并予以记录。根据患者的出入液量,合理补充液体和控制输液速度。③尽早经口饮食或肠道营养:TPN患者因长期禁食,导致胃肠道黏膜缺乏食物刺激和代谢的能量而致肠黏膜结构和屏障功能受损、通透性增加,导致肠内细菌和脂多糖易位,并发肠源性的全身感染。当患者胃肠功能恢复或允许进食的情况下,鼓励患者经口饮食。

2.营养液护理

(1)营养液的配制和管理:营养液的配制应在层流环境下,严格执行按无菌操作技术;在配制前应将所有药品、器械准备齐全,避免增加污染机会。TPN液输注系统和输注过程应保持连续性,保证配制的营养液在24小时内输完;期间不宜中断,以防污染;避免营养液长时间暴露于阳光和高温下而导致变质。

(2)注意TPN液的输注温度和保存时间:①TPN液配制后若暂时不输注,应以4℃保存于冰箱内;为避免输注液体过冷而致患者不舒适,须在输注前0.5～1小时取出、置室温下复温后再输。②TPN液应在配制后24小时内输完,由于TPN液中所含成分达几十种,长时间在常温下搁置后可使营养液内某些成分降解、失稳定或产生颗粒沉淀,输入体内后易引起患者不舒适。

3.导管护理

导管穿刺点周围要注意消毒和保护,一般每天消毒穿刺点1次,为便于观察建议使用透明敷贴。若伤口没有渗出、积液或污染时,敷料可以3天更换1次;使用消毒的纱布应2天更换1次,揭下纱布时要轻柔,注意不要让导管滑出,如发现导管有滑出的可能,应妥善固定,再作处理,滑出的部分不应再送入,应该记录导管插入时的刻度,每天记录。外周静脉为预防静脉炎的发生,一般24小时更换输液穿刺的部位,若使用留置针,并能够留置时,应72小时更换输注部位。导管的肝素帽应每周更换1次,更换时注意不要让空气进入,严格执行无菌操作。观察穿刺部位有无红、肿、热、痛等现象,如果患者发生不明原因的寒战、发热、反应淡漠或烦躁不安,应疑为导管性感染。一旦发生上述现象,应及时通知医师,协助拔除导管,做细菌培养试验。当输液结束时,可用肝素稀释液封管,以防导管内血栓形成和保持导管通畅。

4.观察和预防并发症

(1)气胸:当患者于静脉穿刺时或置管后出现胸闷、胸痛、呼吸困难、同侧呼吸音减弱时,应考虑气胸的发生;应立即通知医师并协助处理。对依靠机械辅助通气的患者,须加强观察,原因为此类患者即使胸膜损伤很小,也可能引起张力性气胸的发生。

(2)血管损伤:反复穿刺在同一部位易损伤血管,表现为局部出血或血肿形成等,应立即退针并压迫局部。

(3)胸导管损伤:多发生于左侧锁骨下静脉穿刺时,多数患者可自愈,少数需做引流或手术处理。

(4)空气栓塞:大量空气进入患者可立即致死。锁骨下静脉穿刺时,患者应置于平卧位、屏气;置管成功后及时连接输液管道;输液结束应旋紧导管塞。一旦怀疑空气进入,立即置患者于左侧卧位,以防空气栓塞。

(5)导管移位:锁骨下或其他深静脉穿刺置管后可因导管固定不妥而移位。临床表现为输液不畅或患者感觉颈、胸部酸胀不适,X线透视可明确导管位置。静脉穿刺置管成功后必须妥善固定导管。一旦出现导管移位,应立即停止输液、拔管和作局部处理。

(6)静脉炎的护理:控制 TPN 的 pH,可以大大降低外周静脉炎的发生率。在液体中加入可的松或肝素对静脉炎有预防作用。最好 24 小时更换外周静脉输注部位,注意观察穿刺部位的情况。当出现静脉炎时,应立即停止输注,局部采用热敷,如果出现了外渗可用透明质酸局部封闭。

(7)感染:长期深静脉置管 TPN 和禁食,容易引起导管性和肠源性感染,应加强观察和预防。中心静脉导管的感染易继发于全身其他部位的感染,如尿路、肺部的感染,如果患者存在其他的感染,应警惕导管继发感染的可能,最好以预防为主,防止其他部位的感染。

(8)代谢紊乱。①糖代谢紊乱:在单位时间内患者输入的葡萄糖量超过人体代谢能力,或胰岛素相对不足时,患者可出现高血糖,其表现为血糖异常升高,亦可出现渗透性利尿、电解质紊乱、脱水、神志改变,甚至昏迷。护士应立即报告医师并协助处理,停止输葡萄糖溶液或含有大量糖的营养液;输入低渗或等渗氯化钠溶液,内加胰岛素,使血糖逐渐下降;应避免因血浆渗透压下降过快导致的急性脑水肿。糖代谢紊乱也可表现为可因突然停输高渗葡萄糖溶液而出现反应性低血糖。主要症状为面色苍白、四肢湿冷、脉搏加速和低血糖性休克;应立即报告医师并协助处理,推注或输注葡萄糖溶液。故 PN 时,应加强临床观察和输液护理,输入速度应小于每分钟 5 mg/kg,当发现患者出现糖代谢紊乱征象时,应检测血糖值再根据结果予以相应处理。②脂肪代谢紊乱:脂肪代谢紊乱患者可发生高脂血症或脂肪超载综合征;后者表现为发热、血小板减少、溶血、急性消化道溃疡、肝大、脾大、骨骼肌肉疼痛等。发现类似症状,应立即停输注脂肪乳剂。对长期应用脂肪乳剂的患者,应定期作脂肪廓清试验以了解患者对脂肪的代谢、利用能力。通常,20%的脂肪乳剂 250 mL 需输注 4～5 小时。

(八)健康教育

因长期摄入营养不足或慢性消耗性疾病所致的营养不良患者应及时到医院检查和治疗,防止严重营养不良和免疫防御能力下降。当患者出院时,若营养不良仍未完全纠正,应嘱患者继续增加饮食摄入,并定期到医院复诊。

(马　姝)

第五节 休　　克

休克是一个由多种病因引起的以循环障碍为主要特征的急性循环衰竭。在休克时，由于组织的灌注不良，而引起组织血、氧及营养物质供应不充足，并产生代谢方面的异常。细胞代谢异常将导致细胞的功能异常、炎性递质释放和细胞损伤。如果组织的灌注能得以迅速恢复，细胞的损伤将可得到控制；如果细胞的损伤和代谢功能方面的异常严重或广泛，则休克就不可逆转。因此，对于休克的现代解释为持续的、血液灌注不足的多器官功能障碍综合征的亚临床病变。休克典型的临床表现是意识障碍、皮肤苍白、湿冷、血压下降、脉压减小、脉搏细速、发绀及尿少等。

一、病因

（一）血容量不足

由于大量出血（内出血或外出血）、失水（呕吐、腹泻、大量排尿等）、失血浆（烧伤、腹膜炎、创伤、炎症）等原因，血容量突然减少。

（二）创伤

多因撕裂伤、挤压伤、爆炸伤、冲击波伤引起内脏、肌肉和中枢神经系统损伤。此外，骨折和手术亦可引起创伤性休克，属神经源性休克。

（三）感染

细菌、真菌、病毒、立克次体、衣原体、原虫等感染，亦称中毒性休克。

（四）变态反应

某些药物或生物制品使机体发生变态反应，尤其是青霉素过敏，常引起血压下降、喉头水肿、支气管痉挛、呼吸极度困难，甚至死亡。

（五）心源性因素

常继发于急性心肌梗死、心脏压塞、心瓣膜口堵塞、心肌炎、心肌病变和严重心律失常等。

（六）神经源性因素

剧痛、麻醉意外、脑脊髓损伤等刺激，导致反射性周围血管扩张，使有效血容量相对减少。

二、分类

休克分类方法很多，目前尚无一致的意见。传统的休克分类法主要按病因及病理生理学分类。

（一）按病因分类

(1)失血性休克（低血容量休克）。

(2)感染性休克。

(3)心源性休克。

(4)过敏性休克。

(5)神经源性休克。

(6)内分泌性休克（黏液性水肿、嗜铬细胞瘤和肾上腺皮质功能不全等）。

(7)伴血流阻塞的休克(肺栓塞、夹层动脉瘤)。

(二)按病理生理学分类

根据血流动力学机制、血容量分布的改变,Weil 提出了一种新的休克早期分类的方法(表 10-6)。

表 10-6 休克分类

休克类型	特征
Ⅰ.低血容量	
A.外源性	出血引起的全血丢失,烧伤、炎症引起的血浆丧失,腹泻、脱水引起的电解质丧失
B.内源性	炎症、创伤、过敏、嗜铬细胞瘤、蜇刺毒素作用引起的血浆外渗
Ⅱ.心源性	心肌梗死、急性二尖瓣关闭不全、室间隔破裂、心力衰竭、心律失常
Ⅲ.阻塞性(按解剖部位)	
A.腔静脉	压迫
B.心包	压塞
C.心腔	环状瓣膜血栓形成、心房黏液瘤
D.肺动脉	栓塞
E.主动脉	夹层动脉瘤
Ⅳ.血流分布性(机制不十分清楚)	
A.高或正常阻力(静脉容量增加,心排血量正常或降低)	杆菌性休克(革兰阴性肠道杆菌)、巴比妥类药物中毒、神经节阻滞(容量负荷后)、颈脊髓横断
B.低阻力(血管扩张、体循环动静脉短路伴高心排血量正常升高)	炎症(革兰阳性菌肺炎)、腹膜炎、反应性充血

传统的分类方法过于繁杂,完全可以将这些种类的休克浓缩集中,以便于临床分类与治疗。美国《克氏外科学》(第 15 版)中休克按病原分类的方法,克服了传统分类法的不利面,有明显的优越性。但在实际临床应用时,仍会有一定的限制,因为常有休克患者的病因包括多种致病因素,如创伤休克者可能同时伴有败血症,或同时存在神经方面的因素,判断这种患者的休克分类是比较困难的。故在临床诊断和治疗各种休克时,一定要综合分析判断其病因病原,以便使患者得到最有效的治疗。以下将参考新的休克分类法进行叙述。

(1)低血容量休克:出血和血浆容量丢失。

(2)心源性休克:本身因素和外来因素。

(3)神经源性休克。

(4)血管源性休克:①全身炎症反应综合征、感染(脓毒血症)、非感染。②过敏。③肾上腺皮质功能不全。④创伤。

三、休克的分期

不同原因造成的休克过程是十分复杂的,不论什么原因造成的心功能不全及外周组织器官的灌注差,均可产生一系列组织低灌注的临床症状。休克的发生是有一定阶段性的,了解其各个阶段的特点和临床表现对于指导抢救治疗是非常有益的。一般情况下,休克时微循环的变化分为 3 个阶段。

(一)缺血缺氧期

由于组织的低灌注,使氧供明显减少。此期心排血量明显下降,临床表现为血压下降、脉压小、脉搏频速、尿量减少、心烦气躁、皮肤苍白、出冷汗、四肢发凉、四肢末梢出现轻度缺氧性发绀等。参与此期机体代偿的病理生理机制有如下几个方面。

1.交感-肾上腺髓质系统兴奋

由于该系统的激活,使内源性儿茶酚胺类物质的释放增加,以利于增加心肌收缩力、增快心率、收缩外周血管,使血压回升。

2.肾素-血管紧张素系统的作用

该系统兴奋后肾素的释放增多,在血管紧张素转化酶的作用下,肾素转化为血管紧张素Ⅱ和血管紧张素Ⅲ,在精氨酸升压素和肾上腺释放的醛固酮协同作用下,使腹腔脏器和外周大血管的阻力增加,使血压回升。

3.血管活性脂的作用

细胞膜磷脂在磷脂酶 A_2 作用下生成的几种具有广泛生物活性的物质:血小板激活因子(PAF)、花生四烯酸环氧合代谢产物中的血栓素(TXA_2)、白三烯,可使全身的微血管收缩,但同时也有抑制心肌的作用。

4.溶酶体水解酶-心肌抑制因子系统

在该系统的作用下,溶酶体膜不稳定以致肠、肝、胰释放溶酶体酶类。胰腺则产生心肌抑制因子并可使腹腔脏器小血管收缩。该系统的激活也可以代偿性地使回心血量增加,以达到回升血压的目的。

此阶段为休克的早期代偿阶段,如果病变不十分严重,或其他因素干扰较小及原有的病因祛除得好,那么患者的情况经紧急处理与对症对因治疗后可较快好转。例如,患者是因为外伤后所造成的大失血等原因而致休克,在此休克的代偿期给予补充血容量和有效的伤部处理止痛等,患者的休克状态可以很快恢复到正常循环功能。但如果是严重感染后的细菌内外毒素所造成的休克,由于病因不可能马上祛除,因此,有可能休克的治疗效果就不那么明显或迅速。此期的正确判定与治疗是十分重要的,如果不能很好地控制病情,而使之进入淤血缺氧期(即失代偿期),则治疗的难度更大。

(二)淤血缺氧期

此期是指休克进入失代偿期,由于缺氧情况的进一步加重,组织的灌注状态更加不好。由于明显的缺氧代谢,致组织器官产生酸中毒现象,各器官的功能进一步减退,机体的代偿功能也明显转向失代偿,其临床表现为血压下降、脉搏细速,四肢末梢表现为严重的发绀及皮肤花斑,全身湿冷,尿量减少等。参与此期的病理生理机制有如下几个方面。

1.氢离子的作用

由于组织的供氧不足,造成严重的酸性代谢产物增加,同时,也由于血供不足而造成酸性代谢产物不能及时排出,血液中缓冲物质减少、肾功能不全和肺功能不全等,氢离子大量蓄积,致使体内的各种酶类的功能下降、器官功能不全。此时,机体的心血管系统对于各种药物的敏感性明显下降而疗效不佳,休克的程度逐渐加重。

2.血管活性物质的作用

由于各种致病因子的作用,血压降低和炎性物质的进一步刺激,前列腺素的释放增加,组胺、缓激肽、腺苷、PAF 等逐渐增多;而且代偿期的几个升压系统功能不全,升血压物质、心血管系统对于血管活性物质的反应减弱，致使全身的血管扩张、血小板趋于聚集而使微循环状态更差，甚至造成微循环衰竭。

3.自由基的作用

由于组织的严重缺氧和酸中毒，使之产生大量的氧自由基和羟自由基，促使脂质过氧化加剧，对于组织细胞造成严重的损伤而加重器官的功能不全或衰竭。

4.其他

由于血管内皮细胞的损伤，使白细胞易于附壁黏着，大量的细胞因造成血管功能的改变，使毛细血管后阻力增加，加重微循环的障碍。

淤血缺氧期是休克的严重病变期，此期内如果不能祛除病因和进行有效的对症治疗，将不可避免地使休克进入终末期，即弥散性血管内凝血（disseminated intravascular coagulation, DIC）期。因此，在此期的救治过程中，要确实地祛除病因，纠正缺氧与酸中毒，使病情向好的方面转化，而不使之进入下一期。

（三）微循环凝血期（DIC 期）

微循环凝血期是休克的终末期，由于微血管内广泛血栓形成，使组织已经无法得到充分的血供氧供，也不能排出体内或组织器官的酸性代谢产物，各器官的功能已基本走向衰竭。临床表现为患者严重的烦躁不安，有的患者表现为意识不清或出现昏迷等，血压显著下降甚至测不到、肺出血或消化道出血、皮肤出现出血点或者瘀斑、无尿。患者于此期已处于濒死状态。化验室检查示凝血因子减少、血小板计数减少、3P 试验阳性等。

四、临床表现

按照休克的发病过程可分为休克代偿期、休克抑制期和休克失代偿期，或称休克早期、休克期和休克晚期。

（一）休克代偿期

当血容量丧失未超过总血容量的 20%时，机体处于代偿阶段，患者的中枢神经系统兴奋性提高，交感神经的活动增强，患者表现为精神紧张、兴奋、烦躁不安，面色苍白、四肢湿冷、脉搏细速、呼吸增快、血压正常或稍高，但脉压缩小，肾血管收缩，尿量减少，每小时尿量少于 30 mL。在此期间如能及时正确处理，补足血容量，休克可迅速纠正；反之，如处理不当导致病情发展，则进入休克抑制期。

（二）休克抑制期

当血容量丧失达到总血容量的 20%～40%时，患者由兴奋转为抑制，表现为神志淡漠、反应迟钝，口唇和肢端发绀，皮肤出现花斑纹，四肢厥冷，出冷汗，脉搏细速，血压下降，收缩压下降至 10.7 kPa(80 mmHg)以下。病情严重时，全身皮肤黏膜明显发绀，脉搏摸不清，无创血压测不到，体内组织严缺氧，大量乳酸及有机酸增加，出现代谢性酸中毒。若抢救及时仍可好转，若处理不当，病情迅速恶化，出现进行性呼吸困难。脉速或咳出粉红色痰，动脉血氧分压降至 8.0 kPa (60 mmHg)以下虽大量给氧也不能改善呼吸困难症状，提示已发生呼吸窘迫综合征；若皮肤、黏膜出现瘀斑或发生消化道出血，则表示病情已发展至弥散性血管内凝血阶段，常继发有心、脑、肾等器官的功能衰竭而死亡。

（三）休克失代偿期

当血容量丧失超过总血容量的 40%，由于组织缺少血液灌注，细胞因严重缺氧而发生变性坏死;加之严重的酸中毒又可使细胞内的溶酶体膜破裂,释出的溶酶体酶(如蛋白水解酶等)和某些休克动因(如脂多糖等)都可使细胞发生严重的乃至不可逆的损害,从而使包括脑、心在内的各重要器官的功能代谢障碍也更加严重,这样就给治疗造成极大的困难,故本期又称休克难治期(表 10-7)。

表 10-7 休克的临床表现

分期	意识	口渴	皮肤黏膜		脉搏	血压	体表血管	尿量	估计血量
			色泽	温度					
休克代偿期	神志清楚,伴有痛苦表情,精神紧张	口渴	开始苍白	正常发凉	100 次/分以下,尚有力	收缩压正常或稍升高,舒张压升高,脉压缩小	正常	正常	20%以下(800 mL 以下)
休克抑制期	神志尚清楚,表情淡漠	很口渴	苍白	发冷	100～200 次/分	收缩压为 12.0～9.3 kPa(90～70 mmHg),脉压小	表浅静脉塌陷,毛细血管充盈迟缓	尿少	20%～40%(800～1 600 mL)
休克失代偿期	意识模糊	非常口渴可能无主诉	显著苍白,肢端发紫	厥冷(肢端更明显)	速而细弱,或模糊不清	收缩压在 9.3 kPa(70 mmHg)以下或测不到	毛细血管充盈非常迟缓,表浅静脉塌陷	尿少或无尿	40%以上(1 600 mL 以上)

五、治疗

尽管引起休克的原因不同,但都有共同的病理生理变化,即存在有效循环血量不足,微循环障碍和程度不同的体液代谢变化,故治疗的原则是针对引起休克的原因和休克不同发展阶段的生理紊乱,争取相应的治疗。

(一)一般措施

一般措施包括积极处理引起休克的原发伤、病,适当应用镇痛剂,采取头和躯干抬高20°～30°,下肢抬高 15°～20°体位,以增加回心血量,减轻呼吸负荷。及早建立静脉通路,并注意保温。病情危重者,可考虑做气管内插管或气管切开。休克患者气管内插管和机械辅助通气的指征如下。

(1)每分通气量<9 L/min 或>18 L/min。

(2)潮气量<4 mL/kg。

(3)肺活量<10 mL/kg。

(4)动脉血二氧化碳分压($PaCO_2$)>6.0 kPa(45 mmHg),合并代谢性酸中毒;或 $PaCO_2$>7.3 kPa(55 mmHg),碳酸氢盐正常。

(5)吸入氧浓度为 40%时,动脉血氧分压(PaO_2)<8.0 kPa(60 mmHg);或吸入氧浓度为100%时,PaO_2<26.7 kPa(200 mmHg)。

(6)呼吸频率>35 次/分。

(7)呼吸困难。

(二)补充血容量

纠正休克引起的组织低灌注及缺氧的关键,应在连续监测动脉血压、尿量和CVP的基础上,结合患者皮肤温度、外周循环、脉搏幅度及毛细血管充盈时间等微循环情况,观察补充血容量的效果。通常首先采用晶体液,但由于其维持扩容作用的时间仅1小时左右,故还应准备全血、血浆、压缩红细胞、清蛋白或血浆增量剂等胶体液输注。也有用3%～7.5%高渗溶液进行休克复苏治疗。通过高渗液的渗透压作用,吸出组织间隙和肿胀细胞内的水分,从而起到扩容的效果;高钠还可增加碱储备及纠正酸中毒。

(三)积极处理原发病

外科疾病引起的休克,如内脏大出血的控制、坏死肠襻切除、消化道穿孔修补和脓液引流等,多存在需手术处理的原发病变。应在尽快恢复有效循环血量后,及时施行手术处理原发病变,才能有效地治疗休克。紧急情况下,应在积极抗休克的同时施行手术,以保障抢救时机。

(四)纠正酸碱平衡失调

由于休克患者组织灌注不足和细胞缺氧,常伴有不同程度的酸中毒,而酸性内环境均抑制心肌、血管平滑肌和肾功能。在休克早期,又可能因过度通气,引起低碳酸血症、呼吸性碱中毒。根据血红蛋白氧解离曲线的规律,碱中毒使血红蛋白氧解离曲线左移,氧不易从血红蛋白中释出,可使组织缺氧加重,故不主张早期使用碱性药物。而酸性环境有利于氧与血红蛋白解离,从而增加组织供氧。机体在获得充足血容量和微循环改善后,轻度酸中毒得到缓解而不需再用碱性药。但重度休克合并酸中毒经扩容治疗不满意时,仍需使用碱性药物。用药前需保证呼吸功能正常,以免引起二氧化碳潴留和继发呼吸性酸中毒。给药后应按血气分析的结果调整剂量。

(五)血管活性药物的应用

严重休克时,单靠扩容治疗不易迅速改善循环和升高血压。若血容量已基本补足,但循环状态仍未好转表现为发绀、皮肤湿冷时,则应选用下列血管活性药物。

1.血管收缩剂

包括去甲肾上腺素、间羟胺和多巴胺等。

去甲肾上腺素是以兴奋α受体为主,轻度兴奋β受体的血管收缩剂,能兴奋心肌,收缩血管,升高血压及增加冠状动脉血流量,作用时间短。常用量为0.5～2 mg,加入5%葡萄糖溶液100 mL,静脉滴注。

间羟胺间接兴奋α、β受体,对心脏和血管的作用同去甲肾上腺素,但作用弱,维持时间约30分钟。常用量2～10 mg,肌内注射;或2～5 mg,静脉注射;也可10～20 mg加入5%葡萄糖溶液100 mL,静脉滴注。

多巴胺是最常用的血管收缩剂,具有兴奋α、β_1和多巴胺受体作用,其药理作用与剂量有关。当剂量每分钟<10 μg/kg时,主要作用β_1受体,可增强心肌收缩力和增加心排血量,并扩张肾和胃肠道等内脏器官血管;剂量每分钟>15 μg/kg时则为α受体作用,增加外周血管阻力;抗休克时主要用其强心和扩张内脏血管的作用,宜采取小剂量。为提升血压,可将小剂量多巴胺与其他缩血管药物合用,从而不增加多巴胺的剂量。

多巴酚丁胺对心肌的正性肌力作用较多巴胺强,能增加心排血量,降低肺毛细血管楔压,改善心泵功能。常用量为每分钟2.5～10 μg。小剂量有轻度收缩血管作用。

异丙肾上腺素是能增强心肌收缩和提高心率的β受体兴奋剂,剂量0.1～0.2 mg溶于100 mL输液中。但对心肌有强大收缩作用和容易发生心律失常,不能用于心源性休克。

2.血管扩张剂

血管扩张剂分α受体阻滞剂和抗胆碱能药两类。α受体阻滞剂包括酚妥拉明、酚苄明等,能祛除去甲肾上腺素所引起的小血管收缩和微循环淤滞,并增强左心室收缩力。

抗胆碱能药物包括阿托品、山莨菪碱和东莨菪碱。临床上较多用于休克治疗的是山莨菪碱,可对抗乙酰胆碱所致平滑肌痉挛使血管舒张,起到改善微循环的作用。用法是每次 10 mg,每15 分钟一次,静脉注射,或者每小时 40～80 mg 持续泵入,直到临床症状改善。

硝普钠也是一种血管扩张剂,作用于血管平滑肌,能同时扩张小动脉和小静脉,但对心脏无直接作用。剂量为 100 mL 液体中加入 5～10 mg,静脉滴注。滴速应控制在每分钟 20～100 μg,以防其中的高铁离子转变为亚铁离子。用药超过 3 天者应每天检测血硫氰酸盐浓度,血硫氰酸盐浓度超过 12.8%时即应停药。

3.强心药

包括兴奋α和β肾上腺素能受体兼有强心功能的药物,如多巴胺和多巴酚丁胺等,其他还有可增强心肌收缩力,减慢心率作用的强心苷,如毛花苷 C。当在中心静脉压监测下,输液量已充分,当动脉压仍低而其中心静脉压显示已达 1.5 kPa(11 mmHg)以上时,可经静脉注射毛花苷 C 行快速洋地黄化(每天 0.8 mg),首次剂量 0.4 mg,缓慢静脉注射,有效时可再给维持量。

休克时应结合当时的主要病情选择血管活性药物,如休克早期主要病情与毛细血管前微血管痉挛有关;后期则与微静脉和小静脉痉挛有关。故应采用血管扩张剂配合扩容治疗。在扩容尚未完成时,如有必要,可适量使用血管收缩剂,应抓紧时间扩容,所用血管收缩剂的剂量不宜太大,时间不能太长。

为了兼顾各重要脏器的灌注水平,常将血管收缩剂与扩张剂联合应用。例如,去甲肾上腺素每分钟0.1～0.5 μg/kg 和硝普钠每分钟 1.0～10 μg/kg 联合静脉滴注,可增加心脏指数 30%,减少外周阻力 45%,使血压提高到 10.7 kPa(80 mmHg)以上,尿量维持在每天 40 mL 以上。

(六)皮质类固醇和其他药物的应用

皮质类固醇可用于感染性休克及其他较严重的休克。其作用主要如下。

(1)阻断α受体兴奋,使血管扩张,降低外周血管阻力,改善微循环。

(2)保护细胞内溶酶体,防止溶酶体破裂。

(3)增强心肌收缩力,增加心排血量。

(4)增进线粒体功能和防止白细胞凝集。

(5)促进糖异生,使乳酸转化为葡萄糖,减轻酸中毒。一般主张应用大剂量,静脉滴注,一次滴完。为了防止多用皮质类固醇后可能产生的不良反应,一般只用 1～2 次。

(七)治疗 DIC,改善微循环

对诊断明确的 DIC,可用肝素抗凝,成人首次可用 10 000 U(1 mg 相当于 125 U 左右),一般 1.0 mg/kg,6 小时一次;有时还使用抗纤溶药如氨甲苯酸、氨基己酸,抗血小板黏附和聚集的阿司匹林、双嘧达莫和低分子右旋糖苷。

(八)营养支持

休克患者行合理的营养支持有助于保护胃肠黏膜完整性、提高免疫功能、促进伤口愈合和减少脓毒血症的发生。严重创伤或感染时,机体呈高分解状态,每天所供热量应在 125～146 kJ/kg。发生呼吸衰竭时,碳水化合物供给过多会加重二氧化碳潴留,可用长链脂肪酸来提供部分热量。增加蛋白质供应以维持正氮平衡。补充各种维生素和微量元素。维生素 C 和维生素 E 是氧自由基清除剂，可适当增加用量。

肠道淋巴组织控制病原菌的局部免疫反应。休克时，缺血、应激和应用抗生素、H_2受体阻滞剂、抗酸药和糖皮质激素治疗常破坏肠道免疫防御功能，易发生细菌易位。长期肠外营养可导致胃肠黏膜萎缩。肠道营养能刺激 IgA 和黏液分泌，保护胃肠黏膜免遭损伤，防止细菌易位和脂多糖吸收进入血液循环。只要胃肠功能存在，即可开始肠道营养。

其他类药物包括：①钙通道阻滞剂如维拉帕米、硝苯地平和地尔硫䓬等，具有防止钙离子内流、保护细胞结构与功能的作用；②吗啡类拮抗剂纳洛酮，可改善组织血液灌流和防止细胞功能异常；③氧自由基清除剂如超氧化物歧化酶，能减轻缺血再灌注损伤中氧自由基对组织的破坏作用；④调节体内前列腺素，如输注依前列醇以改善微循环。

六、病情监测和护理

根据病因，结合临床表现，通过监测，可了解患者病情变化和治疗反应，为休克的早期诊治争取有利时机，为调整治疗方案提供客观依据。

（一）病情监测

1.一般监测

(1)精神状态：是脑组织有效血液灌流和全身循环状况的反映。例如，患者意识清楚，对外界的刺激能正常反应，说明患者循环血量已基本恢复；相反，若患者表情淡漠、不安、谵妄、嗜睡、昏迷，则反映大脑因循环不良而发生障碍。

(2)皮肤温度、色泽：是体现灌流情况的标志。如患者的四肢暖，皮肤干，轻压甲床或口唇时，局部暂时缺血呈苍白，松压后色泽迅速转为正常，可判断外周循环已恢复、休克好转；反之则说明休克情况仍存在。

(3)血压：维持血压稳定在休克治疗中十分重要。但血压并不是反映休克程度最敏感的指标。例如，心排血量已有明显下降时，血压的下降常滞后约 40 分钟；当心排血量尚未完全恢复时，血压可已趋正常。因此，在判断病情时，还应兼顾其他的参数进行综合分析。在观察血压情况时，还要强调定时测量、比较血压情况。通常认为收缩压＜12.0 kPa(90 mmHg)、脉压＜2.7 kPa(20 mmHg)是休克的表现；血压回升、脉压增大则是休克好转的征象。

(4)脉率：脉率的变化多出现在血压变化之前。脉率已恢复且肢体温暖者，虽血压还较低，但常表示休克趋向好转。常用脉率/收缩压(mmHg)计算休克指数，帮助判定休克的有无及轻重。指数为 0.5 多表示无休克；＞1.5 有休克；＞2.0 为严重休克。

(5)尿量：是反映肾血液灌注情况的有用指标。早期休克和休克复苏不完全的表现通常是少尿。对疑有休克或已确诊者，应观察每小时尿量，必要时留置导尿管。尿量＜25 mL/h、尿比重增加者表明仍存在肾血管收缩和供血量不足；血压正常但尿量仍少且尿比重偏低者，提示有急性肾衰竭可能。当尿量维持在30 mL/h以上时，则休克已得到纠正。此外，创伤危重患者复苏时使用高渗溶液者可能有明显的利尿作用；涉及垂体后叶的颅脑损伤可出现尿崩现象；尿路损伤可导致少尿与无尿。判断病情时应予注意。

2.特殊监测

(1)CVP：中心静脉压代表右心房或者胸腔段腔静脉内压力的变化，一般比动脉压要早，反映全身血容量及心功能状况。CVP 的正常值为 0.5～1.0 kPa(3～8 mmHg)。当 CVP 低于0.5 kPa (3 mmHg)时，表示血容量不足；高于 1.5 kPa(11 mmHg)时，则提示心功能不全、肺循环阻力增高或静脉血管床过度收缩；若 CVP 超过 2.0 kPa(14 mmHg)，则表示存在充血性心力衰竭。临床实践中，通常进行连续测定，动态观察其变化趋势以准确反映右心前负荷的情况(表 10-8)。

表 10-8 休克时中心静脉压与血压变化的关系及处理原则

CVP	血压	原因	处理原则
低	低	血容量相对不足	充分补液
低	正常	心收缩力良好，血容量相对不足	适当补液，注意改善心功能
高	低	心功能不全或血容量相对过多	强心剂、纠正酸中毒、扩张血管
高	正常	容量血管过度收缩，肺循环阻力增高	扩张血管
正常	低	心功能不全或血容量不足	补液试验

(2)肺毛细血管楔压(pulmonary capillary wedge pressure，PCWP)：应用 Swan-Ganz 漂浮导管可测得肺动脉压和 PCWP，可反映左心房、左心室压和肺静脉。PCWP 的正常值为 0.8～2.0 kPa(6～15 mmHg)，与左心房内压接近；肺动脉压的正常值为 1.3～2.9 kPa(10～22 mmHg)。PCWP 增高常见于肺循环阻力增高例如肺水肿时，PCWP 低于正常值反映血容量不足(较 CVP 敏感)。因此，临床上当发现 PCWP 增高时，即使 CVP 尚属正常，也应限制输液量以免发生或加重肺水肿。此外，还可在测量 PCWP 时获得血标本进行混合静脉血气分析，了解肺内通气/灌流比或肺内动静脉分流的变化情况。但必须指出，肺动脉导管技术是一项有创性检查，有发生严重并发症的可能(发生率为 3%～5%)，故应当严格掌握适应证。

(3)心排血量(cardiac output，CO)和心脏指数(cardiac index，CI)：CO 是心率和每搏排出量的乘积，可经 Swan-Ganz 倒灌应用热稀释法测出。成人 CO 的正常值为每分钟 4～6 L；单位体表面积上的 CO 便称作 CI，正常值为每分钟 2.5～3.5 L/m^2。此外，还可按下列公式计算出周围血管阻力=(平均动脉压－中心静脉压)/心排血量×80，周围血管阻力正常值为 100～130 kPa(750～975 mmHg)。

了解和监测上述各参数对于抢救休克时及时发现和调整异常的血流动力学有重要意义。CO 值通常在休克时均较正常值有所降低；有的感染性休克时却可能高于正常值。因此，在临床实践中，测定患者的 CO 值并结合正常值。

(二)休克护理

1.一般护理

(1)将患者安置在单间病房，室温 22～28 ℃，湿度 70%左右，保持通风良好，空气新鲜。

(2)设专人护理，护理人员不离开患者身边，保持病室安静，避免过多搬动患者，建立护理记录，详细记录病情变化及用药。

(3)体位：休克患者体位很重要，最有利的体位是头和腿均适当抬高 30°，松解患者紧身的领口、衣服，使患者平卧，立即测量患者的血压、脉搏、呼吸，并在以后每 5～10 分钟重复 1 次，直至平稳。

(4)保温：大多数患者有体温下降、怕冷等表现，需要适当保暖，但不需在体表加温，不用热水袋。因体表加温可使皮肤血管扩张，减少了生命器官的血液供应，破坏了机体调节作用，对抗休克不利。但在感染性休克持续高热时，可采用降温措施，因低温能降低机体对氧的消耗。

(5)吸氧与保持呼吸道通畅：休克患者都有不同程度缺氧症状，应给予氧气吸入。吸入氧浓度 40%左右，并保持气道通畅。必要时可以建立人工气道。用鼻导管或面罩吸氧时，尤应注意某些影响气道通畅的因素，如舌后坠，有颌面、颅底骨折，咽部血肿，鼻腔出血的患者，吸入异物及呕吐物后的患者；气道灼伤，变态反应引起的喉头水肿的患者；颈部血肿压迫气管及严重的胸部创伤的患者，为防止出现气道梗阻，应给予必要的急救护理措施。如用舌钳将舌头拉出；清除患者口中异物、分泌物；使患者侧卧头偏向一侧；尽可能建立人工气道，确保呼吸道通畅。

(6)输液：开放两条及以上静脉通路，尽快进行静脉输液。必要时可采用中心静脉置管输液。深静脉适宜快速输液，浅表静脉适宜均匀而缓慢地滴入血管活性药物或其他需要控制滴速的药物。输液前要采集血标本进行有关化验，并根据病情变化随时调整药物。低血容量休克且无心脏疾病的患者，速度可适当加快，老年人或有心肺疾病患者速度不宜过快，避免发生急性肺水肿。抗休克时，输液药物繁多，要注意药物间的配伍禁忌、药物浓度及滴速。此外，抢救过程中常有大量的临时口头医嘱，用药后及时记录，且执行前后应及时查对，避免差错。意识不清、烦躁不安患者输液时，肢体应以夹板固定。输液装置上应写出床号、姓名、药名及剂量等。

(7)记出入液量：密切观察病情变化，准确记录 24 小时出入液量，以供补液计划作参考。放置导尿管，以观察和记录单位时间尿量，扩容的有效指标是每小时尿量维持在 30 mL 以上。

2.临床护理

(1)判断休克的前期、加重期、好转期：护理人员通过密切观察病情，及早发现与判断休克的症状，与医师密切联系，做到及早给予治疗。

休克前期：护理人员要及早判断患者病情，在休克症状未充分表现之前，就给予治疗，往往可以使病情向有利方面转化，避免因治疗不及时而导致病情恶化。患者意识清醒，烦躁不安，恶心、呕吐，略有发绀或面色苍白，肢体湿冷，出冷汗，心搏加快但脉搏尚有力，收缩压可接近正常但不稳定，遇到这些情况，应考虑到休克有早期表现，及时采取措施，使患者病情向好的方面发展。

休克加重期：表现为烦躁不安，表情淡漠，意识模糊甚至昏迷，皮肤发紫，出冷汗，或出现出血点，瞳孔反射迟钝，脉搏细弱，血压下降，脉压变小，尿少或无尿。此时，医护人员必须密切合作，采取各种措施，想方设法挽救患者生命。

休克好转期：表现为神志逐渐转清，表情安静，皮肤转为红润、出冷汗停止，脉搏有力且变慢，呼吸平稳而规则，脉压增大，血压回升，尿量增多且每小时多于 30 mL，皮肤及肢体变暖。

(2)迅速祛除病因，积极采取相应措施：临床上多种多样的原因可导致休克，积极而又迅速祛除病因占重要地位。如立即对开放伤口进行包扎、止血、固定伤肢，进行抗过敏、抗感染治疗，给予镇静、镇痛药物，使患者能安静接受治疗等。如过敏性休克患者，在医师未到之前，应立即给予皮下或肌内注射 0.1%肾上腺素 1 mL，并且给予氧气吸入及建立输液通道。如外科疾病，内脏出血、肠坏死、急性化脓性胆管炎及妇产科前置胎盘、宫外孕大出血等，应一方面及时地恢复有效循环血量；另一方面要积极地祛除休克的病因，即施行手术才能挽救患者生命。护理人员在抗休克治疗的同时，必须迅速做好术前准备，立即将患者送至手术室进行手术。

(3)输液的合理安排：护理人员在执行医嘱时，要注意输液速度、量与质的合理安排，开始输液时决定量和速度比决定补什么溶液更为重要。在紧急情况下，血源困难抢救休克时，可立即大量迅速输入 0.9%氯化钠溶液。输入单纯的晶体液虽然能补充血容量，但由于晶体液很快转移到血管外，不能有效地维持血管内的血容量。应将该晶体液与胶体液交替输入，以便保持血管胶体渗透压来维持血容量。在输入血管收缩剂或血管扩张剂时，如去甲肾上腺素、多巴胺等，因这些药物刺激性强，对注射局部容易产生坏死，而休克患者反应迟钝，故护理患者要特别谨慎，经常观察输液局部变化，发现异常要及时处理和更换部位。

(4)仔细观察病情变化:休克是一个严重的变化多端的动态过程,要取得最好的治疗效果,必须注意加强临床护理中的动态观察。护理人员在精心护理的过程中,从病床边可以随时获得可靠的病情进展的重要指标。关键是对任何细微的变化都不能放过,同时,要作出科学的判断。其观察与判断的内容如下。

意识表情:患者的意识表情的变化能反映中枢神经系统血液灌流情况。脑组织灌注不足、缺氧,表现为烦躁、神志淡漠、意识模糊或昏迷等。严重休克时细胞反应降低,患者由兴奋转为抑制,表示脑缺氧加重病情恶化。患者经治疗后意识转清楚,反应良好,提示循环改善。早期休克患者有时需要心理护理,耐心劝慰患者,使之配合治疗与护理。另外对谵妄、烦躁、意识障碍者,应给予适当约束加用床挡,以防发生坠床意外。

外周循环:患者皮肤色泽、温度、湿度能反映体表的血液灌注情况。正常人轻压指甲或唇部时,局部因暂时缺血而呈苍白色,松压后迅速转为红润。轻压口唇、甲床苍白色区消失时间超过1秒,为微循环灌注不足。休克时,患者面色苍白、皮肤湿冷表明病情较重,皮色从苍白转为发绀,则提示进入严重休克,由发绀又出现皮下瘀点、瘀斑,注射部位渗血,则提示有DIC的可能,应立即与医师联系。如果患者四肢温暖,皮肤干燥,压口唇或指甲后苍白消失快(<1秒),迅速转为红润,表明血液灌注良好,休克好转。

颈静脉和周围静脉:颈静脉和周围静脉充盈常提示高血容量的情况。休克时,由于血容量锐减,静脉瘪陷;当休克得到纠正时,颈静脉和周围静脉充盈,若静脉怒张则提示补液量过多或心功能不全。

体温:休克患者体温常低于正常,但感染性休克有高热。护理时应注意保暖,如盖被、低温电热毯或空气调温等,但不宜用热水袋加温,以免烫伤和使皮肤血管扩张,加重休克。高热患者可以采用冰袋、冰帽或低温等渗盐水灌肠等方法进行物理降温,也可配合室内通风或药物降温法。

脉搏:休克时脉率增快,常出现于血压下降之前。随着病情恶化,脉率加速,脉搏变细弱,甚至无法扪及。若脉搏逐渐增强,脉率转为正常,脉压由小变大,提示病情好转。为准确起见,有时须结合心脏听诊和心电图监测。若心率超过150次/分或高度房室传导阻滞等,则可降低心排血量,值得注意。

呼吸:注意呼吸次数,有无节律变化,呼吸增速、变浅、不规则,说明病情恶化;反之,呼吸频率、节律及深浅度逐渐恢复正常,提示病情好转。呼吸增至30次/分以上或降至8次/分以下,表示病情危重。应保持呼吸道通畅,有分泌物及时吸出,鼻导管给氧时用每分钟6~8 L的高流量吸氧(氧浓度40%~50%),输入氧气应通过湿化器或在患者口罩处盖上湿纱布,以保持呼吸道湿润,防止黏膜干燥。每2~4小时检查鼻导管是否通畅。行气管插管或切开、人工辅助通气的患者,更应注意全面观察机器工作状态和患者反应两方面的变化。每4~6小时测量全套血流动力学指标、呼吸功能及血气分析1次。高流量用氧者停用前应先降低流量,逐渐停用,使呼吸中枢逐渐兴奋,不能骤停吸氧。

瞳孔:正常瞳孔两侧等大、圆形。双侧瞳孔不等大应警惕脑疝的发生。如双侧瞳孔散大,对光反射减弱或消失,说明脑组织缺氧,病情危重。

血压与脉压:观察血压的动态变化对判断休克有重要作用。脉压越低,说明血管痉挛程度越重。而脉压增大,则说明血管痉挛开始解除,微循环趋向好转。此外,在补充血容量后,血流改善,血压也必然上升。通常认为上肢收缩压<12.0 kPa(90 mmHg)、脉压<2.7 kPa(20 mmHg),且伴有毛细血管灌流量减少症状,如肢端厥冷、皮肤苍白等是休克存在的证据。休克过程中,血流和血压

是成正比的。因此，对休克患者的血压观察不能忽视。但治疗休克原则的目的在于改善全身组织血液灌注，恢复机体的正常代谢。不能单纯以血压高低来判断休克的治疗效果。在休克早期或代偿期，由于交感神经兴奋，儿茶酚胺释放，舒张压升高，而收缩压则无明显改变，故应注意脉压下降和交感兴奋的征象。相反，如使用血管扩张剂或硬膜外麻醉时，收缩压为 12.0 kPa(90 mmHg)左右而脉压正常[4.0～5.3 kPa(30～40 mmHg)]，且无其他循环障碍表现，则为非休克状态。此外，平时患高血压的患者，发生休克后收缩压仍可能＞16.0 kPa (120 mmHg)，但组织灌注已不足。因此，应了解患者基础血压。致休克因素使收缩压降低 20%以上时考虑休克。重度休克患者，袖带测压往往不准确，可用桡动脉穿刺直接测压。休克治疗过程，定时测压，对判断病情、指导治疗很有价值。若血压逐渐下降甚至不能测知，且脉压减小，则说明病情加重。血压回升到正常值，或血压虽低但脉搏有力，手足转暖，则休克趋于好转。

尿量：观察尿量就是观察肾功能的变化，也是护理人员对休克患者重点观察的内容之一。尿量和尿比重是反映肾脏毛细血管的灌流量，也是内脏血液流量的一个重要指标。在休克过程，长时间的低血容量和低血压，或使用了大量血管收缩剂后，可使肾脏灌流量不足，肾缺血而影响肾功能。此时，患者肾小球滤过率严重下降，临床出现少尿或无尿。如经扩容治疗后，尿量仍每小时少于 25 mL，应与医师联系，协助医师进行利尿试验。用 20%甘露醇溶液 100～200 mL于15～30 分钟内静脉滴注，或用呋塞米 20～40 mg于 1～2 分钟内静脉推注。如不能使尿量改善，则表示已发生肾衰竭。此时应立即控制入量，补液应十分慎重。急性肾衰竭时，肾小管分泌钾的功能下降，同时大量组织破坏，蛋白质分解代谢亢进，钾从细胞内大量溢出进入细胞外液，故急性肾衰竭少尿期，血钾必然升高。当血钾升高超过 7 mmol/L 时，如不积极治疗，可发生心室颤动和心搏骤停，因此要限制钾的摄入。反复测定血钾、钠、氯，根据化验报告和尿量的情况来考虑钾的应用。可给予碳酸氢钠纠正酸中毒，使钾离子再进入细胞内，或给予葡萄糖加胰岛素静脉滴注，可使血清钾离子暂时降低。如果经过治疗尿量稳定在每小时 30 mL 以上时，提示休克好转。因此，严格、认真记录尿量极为重要。

除此之外，还应注意并发症的观察，休克时肺衰竭、心力衰竭、肾衰竭及 DIC 是休克死亡的常见并发症。①ARDS：应注意观察有无进行性呼吸困难、呼吸频率加快(＞35 次/分)；有无进行性严重缺氧，经一般氧疗不能纠正，PaO_2＜9.3 kPa (70 mmHg)并有进行性下降的趋势。特别常见于原有心、肾功能不全的患者，过度输入非胶体溶液更易发生。如有上述表现立即报告医师，及时处理。②急性肾衰竭：如血容量已基本补足，血压已回升接近正常或已达正常，而尿量仍＜20 mL/h，并对利尿剂无反应者，应考虑急性肾衰竭的可能。③心功能不全：如血容量已补足，中心静脉压达 1.2 kPa(8 mmHg)，又无酸中毒存在，而患者血压仍未回升，则提示心功能不全，尤其老年人或原有慢性心脏病的患者有发生急性肺水肿的可能，应立即减慢输液速度或暂停输液。④DIC：如休克时间较长的患者，应注意观察皮肤有无瘀点、瘀斑或血尿、便血等，如有以上出血表现，则需考虑并发 DIC，应立即取血做血小板计数、凝血酶原时间、纤维蛋白原等检查，并协助医师进行抗凝治疗。

(5)应用血管活性药物的护理：①开始用升压药或更换升压药时血压常不稳定，应每 5～10 分钟测量血压 1 次，有条件的连续监测动脉压。随血压的高低调节药物浓度。对升压药较敏感的患者，收缩压可由测不到而突然升高甚至可达 26.7 kPa(200 mmHg)。在患者感到头痛、头晕、烦躁不安时应立即停药，并报告医师。用升压药必须从最低浓度且慢速开始，每 5 分钟测血压 1 次，待血压平稳及全身情况改善后，改为 30 分/次，并按药物浓度及剂量计算输入量。

②静脉滴注升压药时，切忌使药物外渗，以免导致局部组织坏死。③长期输液的患者，应每24小时更换一次输液管，并注意保护血管及穿刺点。选择血管时应先难后易，先下后上。输液肢体应适当制动，但必须松紧合适，以免回流不畅。

(6)预防肺部感染：病房内定期空气消毒并控制探视，定期湿化消毒。避免交叉感染，进行治疗操作时，注意遮挡，适当暴露以免受凉。如有人工气道，注意口腔护理，鼓励患者有效咳痰。痰不易咳出时，行雾化吸入。不能咳痰者及时吸痰，保证呼吸道通畅，以防止肺部并发症。

(7)心理护理：经历休克繁多而紧急的抢救后，患者受强烈刺激，易使患者倍感自己病情危重与面临死亡而产生恐惧、焦虑、紧张、烦躁不安。这时亲属的承受能力、应变能力也随之下降，则将严重影响与医护人员的配合。因此，护士应积极主动配合医疗，认真、准确无误地执行医嘱；紧急情况下医护人员也要保持镇静，快而有序、忙而不乱地进行抢救工作，以稳定患者及家属的情绪，并取得他们的信赖感和主动配合；待患者病情稳定后，及时做好安慰和解释工作，使患者积极配合治疗及护理，树立战胜疾病的信心；保持安静、整洁舒适的环境，减少噪声，让患者充分休息；应将患者病情的危险性、治疗、护理方案及期望治疗前途告诉患者家属，在让他们心中有数的同时，协助医护人员做好患者的心理支持，以利于早日康复。

(马　姝)

第六节　弥散性血管内凝血

一、概述

弥散性血管内凝血(DIC)是一种综合征，不是一种独立的疾病。是在各种致病因素的作用下，在毛细血管、小动脉、小静脉内发生广泛的纤维蛋白沉积和血小板聚集，形成广泛的微血栓，导致循环功能和其他内脏功能障碍，消耗性凝血病，继发性纤维蛋白溶解，产生休克、出血、栓塞、溶血等临床表现。

DIC患者发病的严重程度不一，有的患者临床症状十分轻微，体征也不是很明显；而急性DIC在ICU病房中的发病率较高，或一般都会运送患者到ICU中进行抢救。DIC起病急、病情危重且进展快、预后差，病死率达50%～60%，临床上应做到早诊断、早处理。

二、常见病因及发病机制

造成DIC的病因很多。根据资料分析，在中国以感染最常见，恶性肿瘤(包括急性白血病)次之，两者占病因的2/3。而国外报告中则以恶性肿瘤，尤其是有转移病变的占首位。DIC发病的常见病因也有广泛组织创伤、体外循环及产科意外。

(一)血管内皮损伤和组织创伤

1.感染各种严重的细菌感染

如金黄色葡萄球菌、革兰阴性杆菌、中毒性菌痢、伤寒等均可导致DIC。

2.抗原-抗体复合物的形成

如移植物排斥反应、系统性红斑狼疮或其他免疫性疾病，各种免疫反应及免疫性疾病都能损伤血管内皮细胞，激活补体，也能引起血小板聚集及释放反应，激活凝血机制。

3.其他

如酸中毒、体温升高、休克、持续性缺氧、低血压等均可损伤血管内皮细胞。

(二)红细胞破坏

红细胞大量破坏，血小板活化，白细胞激活或破坏可加速凝血反应。

(三)大量促凝物质进入血液循环

大量促凝物质进入血液循环常见于如羊水栓塞、胎盘早期剥离、死胎滞留等病例的产科意外。如严重烧伤、广泛性外科手术、挤压综合征、毒蛇咬伤等严重创伤也是常见的 DIC 病因，均可由受损的组织中释放出大量组织因子进入血液，促发凝血。此外，化疗及放疗杀灭肿瘤细胞释放出其中的促凝物质，更容易导致 DIC 的发生。

(四)凝血系统激活

凝血系统最先被过度激活，血液中凝血酶大量形成，加上多种细胞因子的作用，导致 DIC 早期以血液凝固性升高为主，形成广泛的微血栓。

(五)微血栓形成

广泛的微血栓形成必然消耗大量的凝血因子和血小板，加上继发性纤溶功能亢进，从而使血液由高凝状态进入低凝状态，纤维蛋白原裂解，出现多部位出血。

三、影响 DIC 发生发展的因素

(一)单核-吞噬细胞系统受损

全身性施瓦茨曼现象：第一次注入小剂量脂多糖，使单核-吞噬细胞系统封闭，第二次注入脂多糖易引起休克。

(二)血液凝固的调控异常

抗凝机制：以蛋白酶 C 为主体的蛋白酶类凝血抑制机制；以抗凝血酶Ⅲ为主的蛋白酶抑制物类凝血抑制机制。

(三)肝功能障碍

肝功能严重障碍可使凝血、抗凝、纤溶过程失调。

(四)血液的高凝状态

如妊娠妇女、酸中毒及抗磷脂抗体综合征。

(五)微循环障碍

血流缓慢和产生旋涡时，被激活的凝血因子和凝血酶能在局部达到凝血过程所必需的浓度；血流缓慢导致血液氧分压降低和酸性代谢产物滞留，可以损伤血管内皮细胞，触发凝血。

(六)纤溶抑制剂使用不当

纤溶抑制剂使用不当也可导致 DIC 的发生。

四、临床表现

(一)DIC 的分期和发展过程

1.高凝期

各种病因导致凝血系统被激活，凝血酶生成增多，微血栓大量形成，血液处于高凝状态，仅在抽血时凝固性增高，多见于慢性型、亚急性型，急性型不明显。

2.消耗性低凝期

凝血酶和微血栓的形成使凝血因子和血小板的数量因大量消耗而减少，同时，因继发性纤溶系统功能增强，血液处于低凝状态，因而此时出血症状明显。

3.继发性纤溶亢进期

凝血酶及凝血因子Ⅻa等激活了纤溶系统，使大量的纤溶酶原变成纤溶酶，再加上纤维蛋白降解产物形成，使纤溶和抗凝作用大大增强，故此期出血十分明显。

（二）DIC的分型及各型的特点

根据DIC发病的快慢和病程长短可分为3型，主要和致病因素的作用方式、强度与持续时间长短有关。

（1）急性型：①突发性起病，一般持续数小时或数天。②病情凶险，可呈暴发型。③出血倾向严重。④常伴有休克。⑤常见于暴发型流脑、流行型出血热、病理产科、败血症等。

（2）亚急性型：①急性起病，在数天或数周内发病。②进展较缓慢，常见于恶性疾病，如急性白血病（特别是早幼粒细胞白血病）、肿瘤转移、主动脉弓动脉瘤、死胎滞留及局部血栓形成等。

（3）慢性型：临床上少见。①起病缓慢。②病程可达数月或数年。③高凝期明显，出血不重，可仅有瘀点或瘀斑。④常见于恶性肿瘤、胶原病、慢性溶血性贫血、巨大血管瘤等疾病。

（三）常见临床表现

DIC的发病原因虽然不同，但其临床表现均相似，除原发病的征象外，主要有出血、休克、栓塞及溶血四方面的表现。

DIC的临床表现主要为出血、多器官功能障碍、休克和贫血。其中最常见者为出血。

1.出血

DIC患者有70%～80%以不同程度的出血为初发症状，如紫癜、血疱、皮下血肿、采血部位出血、手术创面出血、外伤性出血和内脏出血等。DIC引起的出血特点如下。

（1）突然出现是DIC最早的临床表现。

（2）多部位严重出血倾向是DIC的特征性表现。

（3）出血的原因不易用原发病或原发病当时的病情来解释。

（4）常合并休克、栓塞、溶血等DIC的其他表现。

（5）常规止血药治疗效果欠佳，往往需要肝素抗凝，补充凝血因子、血小板等综合治疗。

2.休克

DIC病理过程中有许多因素与引起休克有关。

（1）出血可影响血容量。

（2）微血栓形成，使回心血量减少。

（3）DIC时可通过激活激肽和补体系统产生血管活性介质如激肽和组胺，使外周阻力降低，引起血压下降；也可引起肾上腺素能神经兴奋。

（4）心功能降低。

（5）除心内微血栓形成直接影响心泵功能外，肺内微血栓形成导致肺动脉高压，增加右心后负荷；DIC时因组织器官缺血、缺氧可引起代谢性酸中毒，酸中毒可使心肌舒缩功能发生障碍。因此，血容量减少、回心血量降低、心功能降低和心排血量减少，加上血管扩张和外周阻力降低，则血压可明显降低。

DIC引起的休克特点：①突然出现或与病情不符；②伴有严重广泛的出血及四肢末梢的发绀；③有多器官功能障碍综合征出现；④对休克的综合治疗缺乏反应，病死率高。

3.微血管病性溶血性贫血

DIC时红细胞可被阻留于微血管内。当红细胞受血流冲击、挤压，引起对红细胞的机械性损伤，因而在循环中出现各种形态特殊的变形红细胞或呈盔形、星形、多角形、小球形等不同形态的红细胞碎片，称为裂细胞。这些红细胞及细胞碎片的脆性明显增高，很易破裂发生溶血。DIC早期溶血较轻，不易察觉，后期易于在外周血发现各种具特殊形态的畸形红细胞。外周血破碎红细胞数>2%对DIC有辅助诊断意义，这种红细胞在微血管内大量破坏引起的贫血称为微血管病性溶血性贫血。

4.MODS

由于DIC发生的原因和受累脏器与各脏器中形成微血栓的严重程度不同，故不同器官系统发生代谢、功能障碍或缺血性坏死的程度也可不同，受累严重者可导致脏器功能不全甚至衰竭。MODS常是DIC引起死亡的重要原因。临床上常见器官功能障碍的表现如下。

(1)肾脏：严重时可导致双侧肾皮质坏死及急性肾衰竭。

(2)肺：出现肺出血、呼吸困难和呼吸衰竭。

(3)肝脏：黄疸和肝衰竭。

(4)消化道：呕吐、腹泻和消化道出血。

(5)肾上腺：出血性肾上腺综合征(沃-弗综合征)。

(6)垂体：席汉综合征。

(7)神经系统：神志改变。

(8)心血管系统：休克。

五、治疗

由于DIC的病情严重，发展迅速，病势凶险，必须积极抢救，否则病情可发展为不可逆性。原发病与DIC两者互为因果，治疗中必须严密观察临床表现及实验室化验结果的变化，做到同时兼顾。

(一)祛除病因及原发病的治疗

治疗原发病是治疗DIC的根本措施，也是首要原则，控制原发病的不利因素也有重要意义，如积极控制感染、清除子宫内死胎及抗肿瘤治疗等。输血时应预防溶血反应。其他如补充血容量、防治休克、改善缺氧及纠正水、电解质紊乱等，也有积极作用。祛除DIC的诱因也有利于防止DIC的发生和发展。

(二)肝素治疗

在DIC后期，病理变化已转为以纤维蛋白溶解为主，而出血主要涉及纤溶和大量纤维蛋白降解产物的关系，而不是凝血因子的消耗。有明显肝、肾功能不良者；原有严重出血如肺结核咯血、溃疡病出血或脑出血者；手术创口尚未愈合者；原有造血功能障碍和血小板计数减少者。有上列情况时，应用肝素要特别谨慎，以免加重出血。

(三)抗血小板凝集药物

低分子右旋糖酐降低血液黏滞度，抑制血小板聚集，一般用量为500～1 000 mL，静脉滴注，主要用于早期DIC,诊断尚未完全肯定者。

(四)合成抗凝血酶制剂的应用

日本近年合成的抗凝血酶制剂,对DIC有明显的疗效,而且不良反应少。

(五)补充血小板及凝血因子

DIC时凝血因子和血小板被大量消耗,是DIC出血的主要因素。所以,积极补充凝血因子和血小板是DIC治疗的一项重要且十分必要的措施。

在临床上也有部分学者和专家认为,在未用肝素前输血或给纤维蛋白原时,可为微血栓提供凝血的基质,促进DIC的发展。所以,他们觉得这种外源性的补充可能"火上浇油"。但当凝血因子过低时,应用肝素可加重出血。所以在凝血指标和凝血因子、血小板极度消耗的情况下,仍应积极补充新鲜血浆、凝血酶原复合物,单采血小板、纤维蛋白原等血制品,同时进行抗凝治疗,以期减少微血栓的形成。

(六)抗纤溶药物的应用

在DIC后期继发性纤溶成为出血的主要矛盾,可适当应用抗纤溶药物;但在DIC早期,纤溶本身是一种生理性的保护机制,故一般不主张应用抗纤溶药物。早期使用反而有使病情恶化可能。这类药物应在足量肝素治疗下应用。只有当已无凝血消耗而主要为继发性纤溶继续进行时,方可单独应用抗纤溶药物。常用的药物包括氨甲苯酸或氨甲环酸等。

(七)其他

国内在治疗DIC并发休克的病例中,有报道用山莨菪碱、东莨菪碱或酚苄明能解除血管痉挛。对于疏通血脉,低分子右旋糖酐有良好疗效。

六、护理要点

(一)心理护理

因为DIC的病情变化极为迅速,患者及家属都会出现焦虑、恐惧等心理。

(1)护士应对清醒的患者进行心理护理,并对家属做好安抚工作,及时向患者解释病情,在解释时还应注意减少疑虑,避免使用一些难懂的专业术语,更不能有一些不良的情绪影响到患者。

(2)抢救时应保持安静,医护人员态度要认真、亲切、细心,护理操作时要准确、敏捷,以增强患者的信任感和安全感。

(3)指导患者一些适用的放松技巧,若患者病情允许,可以在病床上读书或看报纸等。

(二)基础护理

(1)按原发性疾病患者常规护理。

(2)卧床休息,保持病室环境清洁、舒适并安静。定期开窗通风,减少刺激。

(3)给予高蛋白、高维生素、易消化的食物。有消化道出血的患者应禁食,不能进食者可给予鼻饲或遵医嘱给予静脉高营养。

(4)定期采集血标本,通过实验室检查协助临床诊断,以判断病情变化和治疗的综合疗效。

(5)做好口腔、会阴等基础护理,预防并发症的发生。

(6)保持呼吸道通畅,对于昏迷的患者应及时清理口腔、鼻腔内的分泌物。

(7)对于意识障碍且躁动的患者,可在家属知情同意后采取适当的安全保护措施,如使用床护栏、约束带等。

（三）病情观察

(1)观察出血症状:患者可能出现广泛自发性出血,皮肤黏膜瘀斑,伤口、注射部位渗血,内脏出血如呕血、便血、泌尿道出血、颅内出血,意识障碍等症状。应观察出血部位、出血量。

(2)观察有无微循环障碍症状:皮肤黏膜缺氧发绀、尿少或无尿、血压下降、呼吸循环衰竭等症状。

(3)观察有无高凝和栓塞症状:如静脉采血时,血液迅速凝固应警惕血液高凝状态。内脏栓塞可引起相关的症状,如肾栓塞引起腰痛、血尿、少尿,肺栓塞引起呼吸困难、发绀,脑栓塞引起头痛、昏迷等。

(4)观察有无黄疸、溶血症状。

(5)观察实验室临床诊断结果,如血小板计数、凝血酶原时间、血浆纤维蛋白含量等。

(6)观察原发性疾病的病情有无进展。

（四）对症护理

1.出血患者的护理

(1)保持患者皮肤清洁、干燥,避免用力抓、碰。

(2)按医嘱给予抗凝剂、补充凝血因子、成分输血或抗纤溶中医药治疗。按时给药,严格控制剂量、监测凝血时间等实验室各项指标,密切观察治疗综合疗效,随时按医嘱调整剂量,预防患者出现不良反应。

(3)凡是执行有创操作时,都应避免反复穿刺,并在操作后妥善按压,如有渗血应加压包扎。

(4)吸痰时动作轻柔,防止损伤气道黏膜。

(5)保持口腔、鼻腔的湿润,防止出血。

2.微循环衰竭患者的护理

(1)使患者处于休克体位,以利于回心血量和呼吸的改善。

(2)建立两条或两条以上的静脉通道,按医嘱给药,纠正酸中毒,保持水、电解质平衡,保持血压稳定。

(3)严密监测体温、心率、脉搏、呼吸、血压、皮肤色泽及温度、尿量、尿色变化,准确记录24小时的出入液量。

(4)保持呼吸道通畅,吸氧,改善患者的缺氧症状。

(5)随时准备好各种抢救仪器和设备,如抢救车、喉镜、气管插管、呼吸机、吸引器等。

3.使用肝素的护理要点

(1)用药前要先测定凝血时间,用药后2小时再次测定凝血时间。凝血时间在20分钟左右表示肝素剂量合适;凝血时间短于12分钟,提示肝素剂量不足;若超过30分钟则提示过量。

(2)注意变态反应的发生,轻者出现鼻炎、荨麻疹和流泪,重者可引起过敏性休克、支气管痉挛。

(3)正确按时给药,严格掌握剂量。肝素使用过量可引起消化道、泌尿系统、胸腔或颅内出血,部分患者还可能发生严重出血。若大出血不止,则须用等量的鱼精蛋白进行拮抗。注射鱼精蛋白速度不宜太快,以免抑制心肌,引起血压下降、心动过缓和呼吸困难。

（马　姝）

第七节　多器官功能障碍综合征

多器官功能障碍综合征(MODS)是指在严重创伤、感染和休克时,原无器官功能障碍的患者同时或者在短时间内相继出现两个以上器官系统的功能障碍,以致机体内环境的稳定必须靠临床干预才能维持的综合征。

MODS的原发致病因素是急性而继发受损器官可在远隔原发伤部位,不能将慢性疾病、组织器官退化、机体失代偿时归属其中。常呈序惯性器官受累,致病因素与发生MODS必须>24小时。发生MODS前,机体器官功能基本正常,功能损害呈可逆性,一旦发病机制被阻断,患者得到及时救治,则器官功能有望恢复。

一、病因

(一)严重创伤

严重创伤是诱发MODS的常见因素之一,主要见于复合伤、多发伤、战地伤、烧伤及大手术创伤,并由此可引起心、肺、肝、肾、造血系统、消化道等多个组织器官系统的功能障碍。

(二)休克

各种原因导致的休克是引起MODS的重要发病因素,尤其是出血性休克和感染性休克更易引发MODS。休克过程中,机体各重要器官因血流不足而呈低灌注状态,引起广泛性全身组织缺氧、缺血,代谢产物蓄积,影响细胞代谢,损害器官的功能,最后导致MODS。

(三)严重感染

严重感染是引发MODS的最主要因素之一,尤其是腹腔感染,是诱发MODS的重要原因。据相关资料统计,腹腔感染在多种MODS致病因素中占首位。其中革兰阴性杆菌占大多数,如腹腔内脓肿、急性化脓性阑尾炎、急性坏死性胰腺炎、急性腹膜炎、急性胆囊炎等更易导致MODS的发生。有报道,69%~75%MODS患者的病因与感染有关。

(四)医源性因素

医源性因素也是造成MODS的一个重要因素。尤其是急危重症患者,病情错综复杂,如治疗措施应用不当,对脏器容易造成不必要的损伤而引发MODS。较常见的因素如下。

(1)长时间(>6小时)高浓度给氧可破坏肺表面活性物质,损害肺血管内皮细胞。

(2)大量输血、输液可导致急性肺水肿、急性左心功能不全。

(3)药物使用不当可导致肝、肾等重要脏器功能障碍。

(4)不适当的人工机械辅助通气可造成心肺功能障碍。

(5)血液吸附或血液透析造成的不均衡综合征、出血和血小板计数减少。

(五)心搏、呼吸骤停

心搏、呼吸骤停致使机体各重要脏器严重缺血、缺氧,若能在短时间内得到有效及时的抢救,则复苏成功后,血流动力学改善,各大器官恢复灌流,形成"缺血-再灌注"。但同时也可能引发"再灌注"损伤,导致MODS。

二、临床表现

MODS多以某一器官功能受损开始发病,并序贯的影响到其他器官,由于首先受累器官的不同及受累器官组合的不同,因此,其临床表现也不尽相同,下面将各器官受累时的主要表现分别介绍(表10-9)。

表10-9 MODS的临床表现

	休克	复苏	高分解代谢	MOF
全身情况	萎靡、不安	差、烦躁	很差	终末
循环	需输液	依赖容量	CO↓,休克	药物依赖
呼吸	气促	呼碱低氧	ARDS	O_2↓,CO_2↑
肾脏	少尿	氮↑	氮↑,需透析	恶化
胃肠	胀气	摄食↓	应激性溃疡	功能紊乱
肝脏	肝功能轻度↓	中度↓	严重↓	衰竭
代谢	血糖↑需胰岛素	高分解代谢	代谢性酸中毒,血糖↑	肌萎缩,酸中毒
CNS	模糊	嗜睡	昏迷	深昏迷
血液	轻度异常	血小板计数↓,白细胞计数↑	凝血异常	DIC

(一)心脏

心脏的主要功能是泵功能,并推动血液在体内进行周而复始的循环,无论是心脏发生继发性损伤或原发性损伤都能够引起泵功能障碍,从而引起急性心功能不全,主要临床特征为急性肺循环淤血和供血不足。

急性心功能不全可概括为急性右心功能不全和急性左心功能不全,临床上急性右心功能不全极为少见。因此,一般急性心功能不全即泛指急性左心功能不全,临床上最常见的是急性左心室功能不全。临床症状及体征表现如下。

1.呼吸困难

按诱发呼吸困难急性程度的不同又可分为劳力性呼吸困难、夜间阵发性呼吸困难和端坐呼吸,而端坐呼吸和夜间阵发性呼吸困难是急性左心功能不全早期或急性发作时的典型表现之一,必须给予高度重视。

2.咳嗽与咯血

急性心功能不全引起的咳嗽主要特征为无其他原因可解释的刺激性干咳,尤以平卧或活动时为明显,半卧位、坐起及休息时咳嗽可缓解。若发生肺水肿时可见大量白色或粉红色泡沫样痰,严重者可发生咯血。

心排血量急剧下降是严重急性左心功能不全引起的病变,从而引起心源性晕厥、心源性休克及心搏骤停。

(二)呼吸功能

临床特征表现为发绀和呼吸困难,血气分析检查常呈现为低氧血症。严重者可出现ARDS或急性呼吸功能不全。ARDS是MODS常伴发的一种临床表现,其病理改变为急性非心源性肺水肿。临床特点如下。

(1)起病急,呼吸极度困难,经鼻导管高流量吸氧不能缓解。

(2)呼吸频率加快,常超过28次/分,并呈进行性加快,严重者可达60次/分以上,患者所有呼吸肌都参与了呼吸运动,仍不能满足呼吸对氧的需求而呈现为窘迫呼吸。

(3)血气分析呈现为血氧分压(PO_2)<8.0 kPa(60 mmHg),并呈进行性下降,高流量氧疗也难以使PO_2提高,而必须采用人工机械辅助通气。

(三)肝

当肝脏功能遭到严重损害时,临床表现为肝细胞性黄疸,巩膜、皮服黄染,尿色加深呈豆油样,血清生化检查显示总胆红素升高(直接胆红素与间接胆红素均升高)并伴有肝脏酶学水平升高,同时ALT、AST、LDH均大于正常值的2倍以上,还可伴有清蛋白含量、血清总蛋白含量下降及凝血因子减少,既往有肝病史者或病情严重者即可发生肝性脑病。

(四)肾

在急危重症的抢救过程中,多种原因都可能造成肾小管功能受损或急性肾小球功能受损,从而引起急性肾功能不全,其临床表现主要为氮质血症、少尿、无尿和水、电解质及酸碱平衡失调。当发生急性肾功能不全后,常易导致病情急剧进展或明显恶化,在以各种原因所导致的休克为MODS的原发病变时,肾功能不全也可能为最早的表现。

(五)胃肠道

各种原因引起的胃肠黏膜缺血及病变、治疗过程中的应激,导致的胃泌素与肾上腺皮质激素分泌增加,而导致胃黏膜病变,引起消化道大出血;或者其他因素所致的胃肠道蠕动减弱,从而发生胃肠麻痹。

(六)凝血功能

毛细血管床开放,血流缓慢或淤积,致使凝血系统被激活,引起微循环内广泛形成微血栓,导致DIC可由任何原因所致的组织微循环功能障碍造成。进一步使大量凝血因子和血小板被消耗,引发全身组织发生广泛出血。临床常表现为黏膜、皮肤形成花斑,皮下出血,注射部位或手术切口、创面自发性弥漫性渗血,术后引流管内出血量增多,严重者内脏器官也发生出血。化验检查可见血浆蛋白原含量降低,纤维组织蛋白原降解产物增加,血小板计数呈进行性减少,凝血酶原时间延长。

(七)脑

由于危重病病变发生发展过程中的多种因素影响而使脑组织发生缺血、缺氧和水肿,从而在临床上引起患者意识障碍。如出现淡漠、烦躁、自制力和定向力下降,对外界环境、自己及亲人不能确认,甚至出现嗜睡、昏睡、昏迷。同时,常伴有瞳孔、出现神经系统的病理反射及呼吸病理性变化等。

三、护理

(一)一般护理

1.饮食护理

MODS患者机体常处于全身炎性反应高代谢状态,机体消耗极度升高,免疫功能受损,内环境紊乱,因此,保证营养供应至关重要。根据病情选择进食方式,尽量经口进食,必要时给予管饲或静脉营养,管饲时注意营养液的温度及速度,避免误吸及潴留。

(1)EN:根据患者病情选择管饲途径,如经口胃管、经鼻胃管、经鼻肠管、胃造口管、空肠造瘘等。

(2)PN:根据患者病情给予不同成分的 TPN 治疗。

2.环境管理

病室清洁、安静,最好住单人房间,室内每天消毒1次。

3.心理护理

因患者起病突然、病情严重,容易恐惧,护士耐心解释疾病发生发展的原因,帮助患者树立信心并取得积极配合,保证患者情绪稳定。

(二)重症护理

1.病情观察

全面观察,及早发现,预防各器官功能不全征象。

(1)循环系统:血压,心率及心律,CVP、PCWP 的监测,严格记录出入液量。

(2)呼吸系统:呼吸频率及节律,动脉血气分析,经皮血氧饱和度的监测。

(3)肾功能监测:监测尿量,计算肌酐清除率,规范使用抗生素,避免使用肾毒性强的药物,必要时行连续性肾脏替代治疗。

(4)神经系统:观察患者的意识状态、神志、瞳孔、反应等的变化。

(5)定时检测肝功能,注意保肝,必要时行人工肝治疗。加强血糖监测。

(6)肠道功能监测与支持:根据医嘱正确给予营养支持,合理使用肠道动力药物,保持肠道通畅。

(7)观察末梢温度和皮肤色泽。

2.各脏器功能的护理

(1)呼吸功能的护理:加强呼吸道的湿化与管理,合理湿化,建立人工气道患者及时吸痰。根据患者病情,及时稳定脱机。多次进行机械辅助通气、病情反复的患者,对脱机存在恐惧感,得知要脱机即表现为紧张、恐惧,这种情绪将影响患者的正常生理功能,如产生呼吸加快、心率加快、血压升高等,影响脱机的实施。需对患者实施有效的心理护理。

(2)循环功能的护理:MODS 患者在抢救治疗过程中,循环系统不稳定,血压波动大且变化迅速,需通过有创动脉测压及时可靠准确的连续提供动脉血压,为及时发现病情变化并给治疗提供可靠的资料。同时,注意观察患者痰液色、质、量,及时发现心衰早期表现,严格控制出入液量。

(3)肝肾功能的护理:注意肝、肾功能化验指标的变化,严密监测尿量、尿色、尿比重,保持水、电解质平衡。避免使用肝、肾毒性药物。维持血容量及血压,保证和改善肾脏血流灌注。严重衰竭患者及时采用连续血液净化治疗。

(4)胃肠道功能的护理:应激性溃疡出血是 MODS 常见的胃肠功能衰竭症状,早期进行胃肠道内营养,补充能量,促进胃肠蠕动的恢复,维持菌群平衡,保护胃黏膜。观察患者是否存在腹胀,及时听诊肠鸣音,观察腹部体征的变化。患者发生恶心、呕吐时及时清理呕吐物,避免误吸。发生腹泻时,及时清理,保持床单位清洁,观察大便性状、色、量,留取异常大便标本并及时送检。

3.药物治疗的护理

(1)根据医嘱补液,为避免发生肺水肿,可在PCWP及CVP指导下调整补液量及速度。

(2)按常规使用血管活性药物。

(3)血压过低时不可使用利尿剂,用后观察尿量变化。

(4)使用制酸剂和胃黏膜保护剂后,要监测胃液pH。

(5)观察要点:持续心电监护,监测体温。

(马　姝)

参考文献

[1] 于红,刘英,徐惠丽,等.临床护理技术与专科实践[M].成都:四川科学技术出版社,2021.
[2] 赵安芝.新编临床护理理论与实践[M].北京:中国纺织出版社,2020.
[3] 孙平.实用临床护理实践[M].天津:天津科学技术出版社,2018.
[4] 姜永杰.常见疾病临床护理[M].长春:吉林科学技术出版社,2019.
[5] 王婷,王美灵,董红岩,等.实用临床护理技术与护理管理[M].北京:科学技术文献出版社,2020.
[6] 张宏.现代内科临床护理[M].天津:天津科学技术出版社,2018.
[7] 张金兰.实用临床肿瘤护理[M].沈阳:沈阳出版社,2020.
[8] 魏燕.实用临床护理实践[M].长春:吉林科学技术出版社,2019.
[9] 张萍,黄俊蕾,陈云荣,等.现代医学临床与护理[M].青岛:中国海洋大学出版社,2018.
[10] 任潇勤.临床实用护理技术与常见病护理[M].昆明:云南科技出版社,2020.
[11] 张世叶.临床护理与护理管理[M].哈尔滨:黑龙江科学技术出版社,2020.
[12] 伍海燕,贺大菊,金丹.临床护理技术实践[M].武汉:湖北科学技术出版社,2018.
[13] 程萃华,张卫军,王忆春.临床护理基础与实践[M].长春:吉林科学技术出版社,2019.
[14] 张秀萍.外科疾病临床护理[M].天津:天津科学技术出版社,2020.
[15] 沈燕.现代临床护理精要[M].北京:科学技术文献出版社,2018.
[16] 那娜.实用临床护理与管理[M].南昌:江西科学技术出版社,2020.
[17] 魏瑜双.血液净化临床护理[M].北京:科学技术文献出版社,2020.
[18] 孙淑华.现代临床护理规范[M].北京:科学技术文献出版社,2019.
[19] 黄俊蕾,赵娜,李丽沙.新编实用临床与护理[M].青岛:中国海洋大学出版社,2019.
[20] 张书霞.临床护理常规与护理管理[M].天津:天津科学技术出版社,2020.
[21] 张文燕,冯英,柳国芳,等.护理临床实践[M].青岛:中国海洋大学出版社,2019.
[22] 张琼芬.护理学临床实践与护理管理[M].长春:吉林科学技术出版社,2020.
[23] 王静.手术室护理用书[M].北京:科学技术文献出版社,2020.
[24] 苗蓓蓓,张蔚,刘振.现代护理教学与临床实践[M].北京/西安:世界图书出版公司,2019.
[25] 赵静.新编临床护理基础与操作[M].开封:河南大学出版社,2021.
[26] 孙艳华.外科护理研究与实践[M].天津:天津科学技术出版社,2020.

[27] 孙彩琴.当代临床护理新实践[M].长春:吉林科学技术出版社,2019.
[28] 张祁,吴科敏.普外科常见病临床诊疗方案与护理技术[M].北京:中国纺织出版社,2021.
[29] 马雯雯.现代外科护理新编[M].长春:吉林科学技术出版社,2019.
[30] 杜亚美,胡秀玲,陈清丽,等.现代实用临床护理技术与规范[M].武汉:湖北科学技术出版社,2019.
[31] 王晓艳.临床外科护理技术[M].长春:吉林科学技术出版社,2019.
[32] 马秀芬,王婧.内科护理[M].北京:人民卫生出版社,2020.
[33] 董霞.实用临床护理理论与实践[M].长春:吉林科学技术出版社,2019.
[34] 魏丽萍.实用内科护理实践[M].哈尔滨:黑龙江科学技术出版社,2020.
[35] 张翠华.实用常见内科疾病诊疗与护理[M].北京:科学技术文献出版社,2020.
[36] 王妍,田敏,刘峰,等.心内科护理安全管理指标体系的构建[J].护理学杂志,2019,34(11):46-50.
[37] 杨辉,何兴月,曹慧丽.关于我国护理员培训和规范管理工作的思考[J].护理研究,2020,34(18):3365-3366.
[38] 曹岚,岳丽青,周阳,等.重症护理超声技术在ICU患者管理中的应用[J].中国护理管理,2020(S01):6-7.
[39] 任丽艳.护理安全干预机制在手术室护理管理中的应用[J].护理研究,2020,34(20):3736-3737.
[40] 刘小青,姜金霞.护理管理者护理信息能力研究进展[J].护理研究,2020,34(3):444-446.